LÜNING - SCHULTHESS - VILLEMIN

ATLAS – MANUEL

DE

CHIRURGIE ORTHOPÉDIQUE

J.B. BAILLIÈRE & FILS

ATLAS-MANUEL

DE

CHIRURGIE ORTHOPÉDIQUE

ATLAS-MANUEL

DE

CHIRURGIE ORTHOPÉDIQUE

ATLAS-MANUEL

DE

CHIRURGIE ORTHOPÉDIQUE

PAR LES DOCTEURS

A. LÜNING et W. SCHULTHESS

DE L'UNIVERSITÉ DE ZURICH

EDITION FRANÇAISE

PAR LE DOCTEUR

Paul VILLEMIN

Chirurgien des Hôpitaux de Paris.

Avec 16 planches en couleurs
et 250 figures dans le texte

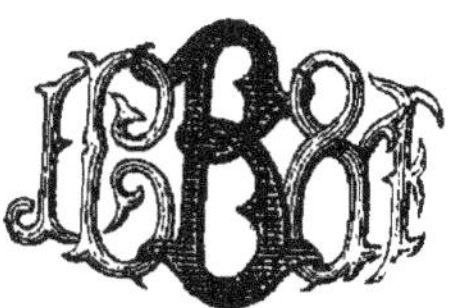

PARIS

LIBRAIRIE J.-B. BAILLIÈRE ET FILS
19, rue Hautefeuille, près du boulevard Saint-Germain

1902

Pour le placement des planches hors texte le relieur consultera le tableau
page 344.

PRÉFACE

—

L'orthopédie, science essentiellement française à son origine, est devenue une branche individualisée de la chirurgie, enseignée à part dans presque tous les pays de l'ancien et du nouveau monde. En France à l'exception des travaux des professeurs Lannelongue et Kirmisson, des articles originaux constituant la *Revue d'orthopédie,* dirigée par ce dernier, il n'y a point d'ouvrage d'orthopédie résumant assez succinctement nos connaissances en la matière pour permettre au praticien ou à l'étudiant de se faire rapidement une opinion exacte sur les principales questions relatives aux difformités. C'est pourquoi nous avons cru faire œuvre utile en offrant aux lecteurs français la traduction de l'ouvrage de MM. Lüning et Schulthess.

Il comprend deux parties, l'une de *généralités* sur l'orthopédie, l'autre traitant des *difformités en particulier.*

La PREMIÈRE PARTIE concerne l'étude des vices de conformation congénitaux ou acquis ; au sujet de leur traitement sont passées en revue les méthodes thérapeutiques spéciales à l'orthopédie, les opérations sur les tendons, les os, les articulations, les appareils.

La SECONDE PARTIE débute par des remarques anatomiques et physiologiques sur la colonne vertébrable et l'étude des procédés de mensuration du rachis. Sont alors assez longuement exposées les déviations vertébrales, cyphose, lordose, scoliose surtout ; les divers éléments de la déviation sont étudiés tour à tour, rotation, torsion, courbures, ainsi que la manière de les traiter. Le mal de Pott, sa variété cervicale font l'objet du chapitre suivant. Les déformations

primitives du thorax, le torticolis constituent deux petits
paragraphes précédant l'étude les difformités du membre
supérieur. Alors sont passées successivement en revue les
luxations congénitales, les ankyloses et attitudes vicieuses
des diverses articulations. Au membre inférieur les mêmes
chapitres prennent une importance incomparablement plus
grande : il suffit de rappeler pour le comprendre la luxation congénitale de la hanche et son traitement, les attitudes vicieuses de la coxalgie. L'intérêt qui s'attache à la
coxa vara, au genu valgum, aux courbures rachitiques du
tibia, au pied bot congénital ou acquis, au pied plat n'échap-
pera à personne.

La première partie de l'ouvrage, les généralités (sauf l'orthopédie opératoire) et la seconde, les difformités du tronc,
sont dues à la plume du Dr W. Schulthess, les difformités
des membres, sauf le pied plat, à celle du Dr A. Lüning.

Au cours de la traduction quelques notes additionnelles
mises entre crochets [ ] ont été intercalées pour combler
certaines lacunes et pour faire connaître la pratique de notre
maître, M. le professeur Lannelongue. Quelques appareils
de fabrication française nous ont également paru intéres-
sants à mettre sous les yeux du lecteur.

Nous ne pouvons terminer ces préliminaires sans rappeler combien nous avons été utilement secondé dans ce travail par M. Pierre Duval, prosecteur à la Faculté, en qui
nous avons trouvé un collaborateur qui a droit à toute notre
reconnaissance.

P. VILLEMIN

Février 1902.

INTRODUCTION

Dans l'histoire des sciences médicales, l'orthopédie a subi des vicissitudes multiples, tour à tour décriée ou portée aux nues, accaparée par des empiriques ou défendue par les plus hautes intelligences qui lui ont fait faire des pas de géant, accueillie dans ses méthodes avec un enthousiasme qui frisait le fanatisme, ou envisagée avec le scepticisme le plus absolu, abandonnée aux fabricants d'appareils ou devenue l'objet des études favorites des plus grands savants du siècle dernier, d'abord exploitée par les médecins, puis devenue une branche confiée aux chirurgiens après avoir passé par les mains d'empiriques qui n'étaient ni l'un ni l'autre. Aujourd'hui elle a conquis sa place, son indépendance, son droit à l'existence ; son domaine est reconnu par tous ; sa voie est toute tracée dans l'avenir.

Elle a réussi à se dégager de l'empirisme aveugle et ignorant. Eclectique, elle a puisé dans toutes les branches médicales les principes scientifiques ou les méthodes thérapeutiques qu'elle a su adapter à son usage, approprier à ses besoins, modeler sur ses nécessités. Elle a mis à contribution l'anatomie qui lui a fourni les notions les plus rigoureusement exactes sur la conformation du squelette ; la physiologie dont elle a appris le mécanisme parfois si complexe des organes de mouvement ; l'anatomie pathologique sujet d'études inépuisable qui, étant toujours présent à l'esprit de l'opérateur, rend seule possibles les progrès en thérapeutique ; la pathologie générale qui, nouvellement enrichie de la microbiologie et aidée de la chimie biologique, de la physiologie pathologique, explique la génèse des difformités, des maladies articulaires, etc. Faut-il encore citer la thérapeutique médicale à laquelle l'orthopédie a constamment recours, l'hydrothérapie, l'électricité, le massage, facteurs indispensables du succès en maintes circonstances ? Enfin la mécanique orthopédique, réduite d'importance il est vrai depuis que le chirurgien a pu réaliser lui-même, à l'aide des substances plastiques, la contention exacte des os et des jointures, fournit encore un contingent important d'appareils mieux étudiés, mieux surveillés dans leur application, plus conformes aux attitudes et aux mouvements physiologiques, souvent indispensables et que rien ne peut suppléer.

Dans la pratique l'orthopédie est quelque peu ingrate. Elle est toute de patience, de persévérance, d'attention constante ; ses résultats thérapeutiques se font parfois désespérément attendre. Ses méthodes, un peu différentes de celles de la chirurgie générale, font qu'elle n'a pu bénéficier que dans une petite mesure de l'essor donné à celle-ci depuis l'ère antiseptique. Aux yeux du vulgaire quel abîme entre le résultat brillant, rapide, avec la sensation du danger miraculeusement évité, d'une laparotomie et l'amélioration aussi difficilement acquise que péniblement maintenue, à la suite de nombreux mois d'appareils, d'une affection chronique articulaire ! Partout où intervient le couteau, l'ostéotome, le traitement par les constatations immédiatement tangibles auxquelles il donnne lieu, satisfait les plus exigeants. Mais dès que les moyens thérapeutiques sont obligés de se limiter aux appareils immobilisateurs prolongés, aux massages, à l'électrisation des muscles, le malade ou les parents impatients se lassent et abandonnent le traitement, si le chirurgien n'a pas su prendre sur eux un ascendant suffisant pour les empêcher de commettre cette faute.

La psychologie des parents est ainsi faite qu'ils ne comprennent point qu'une difformité remontant à plusieurs années ne puisse être redressée en quelques semaines. Ils sont rares les dévouements maternels qui, guidés par l'orthopédiste, arrivent, à force de persévérance, à l'aide de manœuvres de redressement intelligemment comprises et quotidiennement mises en pratique, à modifier, à modeler un squelette d'enfant au point de lui rendre son architecture normale.

Nous venons précisément d'évoquer un élément de la question qui doit faire envisager sous un jour plus riant cette thérapeutique ardue. Les malades justiciables des moyens dont dispose l'orthopédie sont presque toujours des enfants dont le squelette, en voie d'évolution, se prête à des changements de forme d'autant plus marqués que le sujet est plus jeune : il faut avoir vu, à quelques mois d'intervalle, au sortir des appareils redresseurs, les modifications profondes subies par certains massifs osseux pour comprendre à quel point la plasticité du squelette infantile permet d'escompter des résultats inespérés. L'enfant a une puissance de réparation que ne possède point l'adulte ; il se défend à merveille contre les infections chroniques ; ses viscères, indemnes de toute tare, contribuent à le maintenir victorieux dans la lutte. Il supporte le décubitus au lit pendant des années sans paraître en souffrir ; il tolère presque indéfiniment l'immobilisation du tronc ou d'un membre. Et si la cure de la difformité n'est pas menée à bien jusqu'au bout, ce n'est ordinairement pas la résistance du malade qui y met obstacle, mais la volonté mal éclairée des parents, ou encore, il faut bien l'avouer, l'indifférence du médecin.

En effet l'orthopédiste devra éviter avec soin de tomber dans deux excès contraires. Tantôt le praticien sceptique conseillera le mépris de toute thérapeutique dont il redoutera les longueurs ou les difficultés ; ou bien, confiant dans la renommée de tel ou tel gymnaste, de tel ou tel fabricant d'appareils, il remettra à des mains ignorantes le soin de traiter un malade dont il ne s'occupera plus. Tantôt, enthousiasmé par un mode de traitement prôné dans un livre, vanté dans un article de journal ou présenté habilement dans un congrès, il s'en fera l'apôtre, et obéissant à un sentiment très humain d'ailleurs, il verra, à la suite de son emploi, des améliorations là où elles n'existent pas.

Que de guérisons illusoires ont été ainsi montrées dans les Sociétés savantes et qu'on n'a plus vu se produire entre d'autres mains ! Que de succès rapides et prétendus définitifs qui, passés au crible de l'expérience et du temps, sont devenus des revers ! C'est qu'en orthopédie l'appréciation des résultats est difficile ; les meilleurs appareils de mesure sont défectueux. En matière scientifique nous ne pouvons plus nous contenter de l'affirmation d'un auteur basée sur son appréciation et ses souvenirs, si habituelle que soit la sûreté de son jugement, si prépondérante que soit sa situation professionnelle ; nous voulons des preuves matérielles que chacun puisse contrôler à son tour. Or dessins, tracés pris sur le sujet, photographies, moulages, radiographies, tous sont sujets à tromper l'observateur même de la meilleure foi du monde, à plus forte raison celui qui veut bien l'être.

Hippocrate pratiquait l'extension et la contrextension combinées à la pression exercée sur les gibbosités ; le redressement des bosses n'est donc pas une découverte de ces dernières années. Nous devons à Galien les noms de lordose, scoliose, cyphose. Ambroise Paré imagine une bottine, un corset pour le traitement du pied bot, des déviations de la colonne vertébrale, seules affections dont on s'occupait alors. Fabrice de Hilden fait une machine pour réduire le pied bot, Glisson (1660) invente l'appareil à suspension dont nous nous servons encore aujourd'hui, Nück fait fabriquer un collier ingénieux pour le traitement du torticolis, Minnius (1641) exécute la première ténotomie du sterno-mastoïdien. Il y avait donc des tentatives isolées sans esprit de suite, ayant pour but la cure orthopédique des difformités ; la chose existait à l'état rudimentaire ; le mot fut créé par Andry et toutes les notions éparses à cette époque furent réunies par lui en un ouvrage paru en 1741.

Survient alors une nouvelle période d'obscurité où l'on ne trouve à signaler que la machine à extension du rachis de Le Vacher (1768), le livre de Portal (1779) sur le traitement préventif des courbures de la colonne et des membres, le sabot de Venel qui fit grand bruit à cette époque (1780), ainsi que son lit à extension et l'établissement orthopédique qu'il fonda en Suisse.

Cependant vers la fin du xviiie siècle, en divers pays, certains praticiens se spécialisent volontiers dans l'exercice de l'orthopédie, Bruckner et Heine en Allemagne,

William Jackson et Sheldrake en Angleterre, Typhaine et Verdier en France ; des établissements se fondent à Paris sous la direction de d'Ivernois et de Milly ; à un moment donné on en compta sept ou huit, non compris les pensionnats qui tous possédaient des lits orthopédiques où l'on clouait impitoyablement tous les enfants atteints de déviations vertébrales. Darwin, Humbert, Heine, Jalade-Lafond, Maisonabe, Pravaz, Jules Guérin, John Shaw et combien d'autres créent de nouveaux lits orthopédiques ou perfectionnent ceux qui existaient déjà.

Une réaction devait inévitablement se produire ; les moyens préventifs proposés par Andry et Portal avaient été trop oubliés ; Lachaise, Pravaz (1827) rappellent l'attention sur les avantages de la gymnastique, et Delpech, abondant dans ce sens, fonde à Montpellier l'établissement orthopédique le plus complet qui fût en France et fait connaître le résultat de ses travaux dans son Traité de l'*Orthomorphie* (1829), ouvrage de haute valeur, le plus important qui eût paru depuis celui d'Andry.

Entre temps Palletta avait fait paraître ses études anatomiques sur la luxation congénitale de la hanche et sur la maladie décrite par Percival Pott, Scarpa son travail sur les pieds bots. Puis était née la ténotomie sous-cutanée ; malgré ce qu'on en dit en Allemagne, c'est à Delpech que revient l'honneur de cette découverte. Se souvenant des faits de rupture du tendon d'Achille qu'il avait observés, il pensa qu'on pourrait imiter la nature en coupant le tendon dans son entier et en laissant subsister la peau qui le recouvre ; il proposa l'opération aux parents d'un enfant de neuf ans atteint d'un pied équin très accusé ; tous les médecins consultés traitèrent ce projet de folie ; malgré cela il fut mis à exécution (1816). Le succès fut complet et persistait vingt ans après ainsi que put le constater Bouvier. C'est seulement quinze ans plus tard (1831) que Stromeyer, imitant Delpech de point en point (jusqu'à mettre comme lui le pied en extension après ténotomie), renouvelle la tentative. Avant lui, d'ailleurs (1822), Dupuytren avait imaginé la myotomie sous-cutanée. Elle subit le même sort que la ténotomie ; déconsidérées en France, peut-être uniquement parce qu'elles avaient été imaginées par des Français, ces méthodes, une fois naturalisées en Allemagne, nous revinrent comme des nouveautés dont chacun s'empara. Dieffenbach, V. Duval, Bouvier (1836) et enfin Jules Guérin (1837) s'adonnèrent à la ténotomie sous-cutanée. Ce dernier même tomba dans une exagération facile à comprendre et à excuser: obtenir sans danger et presque sans douleur un redressement que les machines ne pouvaient opérer qu'à la longue et d'une manière très incomplète, était un résultat vraiment trop beau pour ne pas entraîner l'esprit le plus pondéré à généraliser la méthode. Jules Guérin éleva le rôle de la rétraction musculaire primitive à la hauteur d'une doctrine complète d'après laquelle toutes les déformations osseuses n'étaient qu'une conséquence de cette rétraction même ; rien n'était donc plus logique que de sectionner la corde qui retenait les parties en situation anormale. J. Guérin alla jusqu'à pratiquer le même jour sur un même sujet la section sous-cutanée de quarante-deux muscles, tendons ou ligaments, pour remédier à une difformité articulaire.

En 1830 l'Académie des Sciences met au concours pour l'un des prix Montyon la question du traitement des difformités par la gymnastique et les appareils. Après trois concours infructueux, elle accorde le premier prix à J. Guérin et le second à Bouvier. C'est à dater de cette époque que Bouvier se consacre presque uniquement à l'orthopédie. Il publie en 1838 un mémoire sur le pied bot où il conseille de maintenir le membre en flexion après ténotomie sous-cutanée du tendon d'Achille. En 1839, réfutant les exagérations de J. Guérin, il établit que les déviations latérales du rachis sont dues à une déformation particulière des vertèbres et des ligaments intervertébraux, qu'il n'y a pas de contraction des muscles, comme il y a contracture dans le pied bot et que la ténotomie, pas plus que la myotomie, n'y est applicable.

En 1858 Bouvier combat à la Société de chirurgie cette idée que la maladie décrite par Pott n'est pas la même que celle qui produit les abcès par congestion et conclut à l'impossibilité de scinder le mal de Pott en tuberculeux et non tuberculeux. Il démontre que la prétendue réduction des luxations congénitales, selon la méthode de Pravaz, n'est qu'une illusion, que cette réduction est impossible, moins à cause de la résistance des muscles et l'effacement de la cavité cotyloïde, qu'en raison de l'état physique de la capsule trop rétrécie pour livrer passage à la tête fémorale, trop inextensible pour lui permettre de descendre dans sa cavité.

Le torticolis était le sujet favori de Bouvier ; il insiste sur ce que les altérations osseuses y sont exceptionnelles. En 1858 paraissent ses remarquables *Leçons sur les affections de l'appareil locomoteur*. Mais pour lui la ténotomie et les machines constituaient toutes les ressources du traitement orthopédique. Il était d'un grand scepticisme thérapeutique ; l'expectation était pour lui une règle dont il se départait rarement ; jamais il ne voulut employer le traitement si efficace de d'Ivernois et de Mellet, les manipula-

tions et le massage dans les déviations de la taille et le
pied bot. Ce simple aperçu suffit à démontrer que Bouvier
fut le vrai fondateur de l'orthopédie.

Presque en même temps Louvrier (1837) opère la rupture des ankyloses à l'aide de puissantes machines et est
imité par Dieffenbach et Bonnet (de Lyon). Ce dernier
fait paraître (1841) son *Traité des sections tendineuses et
musculaires* et son *Traité des maladies des articulations*.
Pravaz publie ses intéressantes études sur la luxation
congénitale du fémur (1847). Enfin réagissant encore contre
les excès de la ténotomie, Duchenne (de Boulogne) (1855)
démontre que nombre de difformités articulaires ont
pour cause la paralysie ou l'atrophie d'un groupe musculaire et qu'il faut intervenir alors non par la section,
mais par la faradisation, le massage, l'hydrothérapie, afin
d'obtenir la régénération des muscles, seule capable de
rétablir l'antagonisme nécessaire au fonctionnement normal de l'organe.

La chirurgie devenant plus entreprenante, après la section des parties molles, vint celle des os. Dès 1815 Le-
mercier réséquait un cal vicieux ; en 1826, Rhea Barton
(de Philadelphie) sectionnait le fémur pour une ankylose
coxo-fémorale. Puis toute une série de chirurgiens français se succèdent qui perfectionnent les opérations osseuses, Clémot (de Rochefort) qui pratique l'excision cunéiforme du cal (1834), Velpeau qui propose la résection
cunéiforme pour le traitement des difformités du pied, du
genou, du coude (1839), Jobert (de Lamballe) qui fait la
première ostéotomie pour courbure rachitique (1840),
Malgaigne qui décrit le manuel opératoire de l'ostéotomie
sous-cutanée et publie ses *Leçons d'orthopédie*. En 1845,
Rizzoli avait inventé l'ostéoclaste et appliquait l'ostéoto-

mie linéaire à la cure des contractures des mâchoires. En
1852 David Green avait imaginé les appareils à traction
élastique et traitait par l'extension les affections de la
hanche.

De tous côtés, dans tous les pays, l'orthopédie devient le
sujet favori des études de praticiens éminents. L'école orthopédique américaine avec Bauer, Sayre, Taylor, s'occupe
activement des appareils orthopédiques ; en Allemagne les
Wildberger, Ross, Meyer, Berend, Bruns, Werner, perfectionnent la médecine opératoire des difformités ; en Angleterre, Bishop, Adams, Little, Chance, Bigg, donnent le
jour à d'importants travaux. Partout se fondent des Ins-
tituts orthopédiques (combien différents de ceux du commencement du siècle), ceux de Löwenstein à Berlin, de
Zahn à Nuremberg, de Nussbaum à Munich, de Little
à Londres.

Les orthopédistes de plus en plus instruits, de plus en
plus au courant des connaissances médicales générales,
s'empressent de perfectionner et de rendre plus hardies les
méthodes opératoires sous le couvert de l'antisepsie. Grâce
à elle la moelle osseuse, de tous les tissus le plus sujet à
s'infecter, n'est plus l'origine de l'ostéomyélite traumatique, autrefois si commune et qui arrêtait l'essor de toutes
les tentatives opératoires sur le squelette ; aussi se multi-
plient-elles à l'envi. L'ostéotomie ne s'attaque plus seulement aux cals vicieux, mais aux ankyloses de la hanche
avec Volkmann, Sayre, Adams, aux courbures rachitiques
avec Bœckel, Wahl, Lannelongue, au genu valgum avec
Max Schede, Annandale, Riedinger, Ogston, Chiene, Macewen ; les résections tarsiennes sont appliquées au pied
bot par Little, Ried, Kocher, Bœckel, Paci, Lannelongue,
Lucas Championnière ; les résections osseuses sont multi-

pliées par Ollier; les interventions sanglantes sont tentées pour le traitement des luxations congénitales de la hanche par Margary, Hoffa; l'arthrodèse est créée par Albert, von Lesser, Wolff, Karewski, Petersen, Ogston.

Les opérations sur les parties molles subissent la même évolution. Les sections à ciel ouvert détrônent les sections sous-cutanées avec Volkmann, Lorenz ; les sections ligamenteuses et tendineuses sont appliquées au traitement du pied bot par Phelps.

Ce qui n'empêche pas d'enregistrer des perfectionnements nouveaux à l'égard des autres procédés orthopédiques. C'est ainsi qu'à Lyon l'ostéoclasie, grâce à Delore, Robin, Mollière, Vincent, Poncet, acquiert une précision presque mathématique dans le traitement des déviations latérales du genou et des ankyloses. Le redressement forcé des articulations est apprécié à sa juste valeur. Les appareils plâtrés, le corset de Sayre sont vulgarisés dans le monde entier ; les appareils à extension continue, à traction élastique sont adoptés dans tous les pays ; les appareils orthopédiques atteignent un haut degré de perfectionnement mécanique (1).

Tous les adjuvants qui peuvent concourir à la guérison du malade sont mis en jeu, l'électricité, le massage déjà anciens, la gymnastique orthopédique et la mécanothérapie, les nouveaux venus dans l'orthopédie.

Et maintenant si nous voulons donner une idée de l'importance de l'orthopédie à notre époque dans les divers pays des deux mondes, il suffira de citer quelques noms, pris au hasard ; on verra, par le nombre des praticiens qui

______

(1) Consulter l'*Arsenal de Chirurgie contemporaine* par Gaujot, Paris, 1867, t. I.

L. et S. — Atlas-man. de Chirurgie orthop.   *b.*

s'en occupent et par la notoriété qui s'attache à leurs noms la part que prend l'orthopédie dans les préoccupations scientifiques du monde civilisé.

Nous citerons donc, parmi beaucoup d'autres qu'il serait trop long d'énumérer: en Allemagne, Wolff, Beely à Berlin, Staffel à Wiesbaden, Roth à Stuttgard, Petersen à Kiel, Nebel à Francfort, Landerer, Kölliker à Leipsig, Hoffa à Würzbourg, Hessing à Göttingen ; en Amérique, Ketch, Myers, Bryant, Withman, Shaffer, L. A. Sayre, R. H. Sayre, Phelps, Judson, Gibney à New-York où l'American orthopédic Association, fondée en 1887, compte 85 membres, Bradfort, Lovett, Burrel, Brackett à Boston, Goodmann, Mittchell, Morton à Philadelphie ; en Angleterre Backer, Adams, Brodhurst, Chance, Fischer, Little, Owen, Walsham, Roth, Reeves, Parker, Lane, Hovard, Dent, Cripps, Balkwill à Londres, Wright, Lund à Manchester, Annandale à Edimbourg, Macewen à Glasgow, Omrsby à Dublin, Jones, Thomas à Liverpool ; en Autriche, Lorenz, Albert à Vienne, Schwarz à Prague, Döllinger à Budapesth ; en Belgique, Charon à Bruxelles, Casse à Middelkerke ; en Danemark, Panum, Ipsen, Bloch à Copenhague ; en Italie, Ceccarelli à Rome, Panzeri à Milan, Caselli, Motta à Gênes, d'Ambrosio à Naples, Bonadei à Cremone, Rota à Bergame, Oliva à Turin ; en Suède, Zander, Murray, Wide à Stockholm ; en Suisse, Lüning, Schulthess à Zurich, Burkhard à Bâle, Reymond à Genève, Martin à Lausanne ; en France, Lannelongue, Kirmisson, Redard à Paris, Piéchaud à Bordeaux, Ménard à Berck, Phocas à Lille, Frœlich à Nancy.

D'où vient donc qu'en France le nombre des chirurgiens s'occupant d'orthopédie paraisse au premier abord si restreint? La cause de cette anomalie semble devoir être cherchée dans les habitudes françaises. Tous les chirurgiens font de l'orthopédie comme ils s'occupent tous de gynécologie ; l'orthopédie n'a pas encore conquis rang de spécialité à l'égal de l'ophtalmologie, de l'otologie et même de la chirurgie des voies urinaires. Il est certain que les chirurgiens les hôpitaux d'enfants consacrent une notable partie de leur temps à l'étude des difformités, mais sans que ce soit au détriment de la chirurgie abdominale ou des maladies congénitales par exemple. Une autre raison doit être cherchée du côté des malades dans la nature même du caractère français qui ne se plie pas aisément à une règle monotome pour peu qu'elle se prolonge longtemps. Le lecteur verra, en parcourant l'ouvrage de MM. Lüning et Schulthess comment les malades confiés à leurs soins furent guéris de leur scoliose par exemple après deux ans ou deux ans et demi de traitement par des exercices de gymnastique orthopédique répétés tous les jours ou même deux fois par jour. Quels sont les parents qui en France consentiraient à faire appliquer à leur enfant un traitement qui dérangerait à ce point leurs habitudes ? Quel est le chirurgien français qui saurait assez imposer confiance pour obtenir une pareille soumision ? Sauf dans les grands centres comme Paris, Bordeaux ou Nice, trouverait-on dans une ville de moyenne importance assez de malades pouvant consacrer tout leur temps à leur guérison pour éviter la ruine d'un institut de mécanothérapie sur le modèle de ceux de Zander et dans lequel le seul achat des appareils revient à 140.000 francs ?

En revanche une ostéotomie qui en six semaines mettra sur pied et en attitude parfaite un adolescent atteint de genu valgum sera tout de suite acceptée. Mais l'ostéotomie ce n'est point de l'orthopédie, c'est de la chirurgie ordinaire, et de même la ténotomie, la résection, etc., etc., et ce n'est pas au chirurgien spécialisé que sera demandée l'intervention.

L'orthopédie n'en reste pas moins une science éminemment française. Une branche de notre art, qui a eu pour parrains Andry et Delpech, qui compta Bouvier, J. Guérin, Bonnet (de Lyon), Pravaz, Malgaigne pour faire ses premiers pas dans le monde, doit à juste titre être considérée comme originaire de notre pays. Depuis cette époque, elle a traversé bien des phases pleines de vicissitudes, elle s'est heurtée à bien des écueils, s'est lancée parfois dans des voies périlleuses, puis a fait retour en arrière. Mais l'observation clinique constante a fini par réglementer tous ces écarts, assagir les entreprises trop hardies, triompher des hésitations, et conduire avec assurance dans la voie du progrès.

A l'heure actuelle des faits considérables sont acquis à la science ; un certain nombre de méthodes thérapeutiques semblent rallier tous les orthopédistes. Loin de nous la pensée que le dernier mot de cette science n'est plus à dire et que nous avons atteint l'apogée de son histoire ! Une pareille opinion ne fut et ne sera jamais vraie en ce qui concerne la science médicale. L'avenir nous réserve des découvertes dont la portée peut être incalculable. Mais aujourd'hui une sorte d'entente s'est faite sur un grand nombre de points autrefois mal établis, et si nous jetons un coup d'œil rapide sur les principaux problèmes que pose le traitement des difformités, nous verrons que l'accord est bien près de se faire en ce qui concerne beaucoup d'entre eux.

Le traitement du torticolis musculaire est devenu aussi simple que sa pathogénie est restée obscure. Que la ténotomie soit sous-cutanée ou à ciel ouvert, elle est le seul remède que doit compléter une cure postopératoire prolongée.

Le pied bot si discuté jadis est soumis aux règles les plus simples ; s'en occuper dès la naissance, le traiter par les manipulations, les massages, les appareils ; plus tard y adjoindre la ténotomie s'il y a lieu, en respectant le squelette du jeune enfant ; réserver les mutilations osseuses pour les cas invétérés de l'adolescent ou de l'adulte.

La question d'âge prime également dans les déviations rachitiques des membres : par l'hygiène et à l'aide de quelques appareils correcteurs les membres des jeunes rachitiques se redressent avec facilité ; l'ostéotomie, l'ostéoclasie ne doivent intervenir que dans les cas où le rachitisme a terminé son évolution.

Le traitement du génu valgum des adolescents ne laisse plus subsister aucune hésitation ; c'est l'ostéotomie surtout, l'ostéoclasie quelquefois, selon l'instrumentation dont dispose l'opérateur, qui lui conviennent.

En matière de tuberculose articulaire, les méthodes conservatrices ont rallié à peu près tout le monde. La résection sur laquelle on avait tant fondé d'espoir au début, a dû être abandonnée sans retour chez l'enfant après les désastres qu'entraîna le peu de respect montré à l'égard des cartilages de conjugaison.

Les attitudes vicieuses dans les tumeurs blanches doivent être corrigées avec la plus grande prudence pour ne rallumer que dans la plus petite mesure possible la tuberculose éteinte, et maintenues dans la situation la plus favorable à la fonction du membre malade.

Les ankyloses des grandes articulations sont soumises

au brisement forcé ou à l'ostéotomie jusqu'à correction de l'attitude.

La paralysie infantile, une des plus désespérantes des affections de l'enfance, est encore à la période d'essai des transplantations tendineuses.

Le mal de Pott après des tentatives malheureuses n'échappe pas à la loi thérapeutique qui régit les arthrites fongueuses. Si l'on avait toujours présent à l'esprit que, malgré son appellation spéciale, passée dans les usages et qu'elle mérite, cette affection est en réalité une tumeur blanche vertébrale, on ne chercherait pas à lui appliquer un traitement différent de celui qui convient aux ostéoarthrites de même nature tuberculeuse et l'on s'exposerait moins à de douloureux mécomptes.

La luxation congénitale de la hanche n'a pas encore, selon nous, sa véritable mise au point. La réfection de la cavité cotyloïde mal conformée reste toujours l'idéal à atteindre ; mais les accidents d'infection et d'ankylose ont jeté le discrédit sur l'opération sanglante. Sa rivale, la réduction non sanglante, plus à la portée de tout le monde, moins meurtrière, plus facilement acceptée des familles, a réuni presque tous les suffrages ; la radiographie est venue concourir à sa défense. Nous ne pouvons croire que le différend soit tranché.

La scoliose reste le grand problème. Aucune méthode thérapeutique nettement définie n'a su s'imposer d'une manière formelle ; l'entente n'est pas encore faite. La question est si complexe, les cas cliniques sont si disparates, les résultats acquis si difficiles à contrôler, qu'il n'y a pas lieu de s'étonner de ces incertitudes.

Les quelques lignes qui précèdent donnent une idée de l'état de l'orthopédie au début de ce siècle. C'en est le lumineux exposé que le lecteur va pouvoir apprécier dans les chapitres qui vont suivre ; il y va trouver à chaque page la marque de la précision scientifique, de la sûreté de jugement, du sens clinique et de la correction didactique de MM. Lüning et Schulthess et dont l'éloge n'est plus à faire.

Nous n'avons fait que donner un aperçu de ce que fut l'orthopédie, de ce qu'elle est devenue ; nous n'avons envisagé que les affections principales de son ressort. Ne devrait-on pas, à l'exemple de Shaffer (de New-York), n'y faire rentrer que les maladies dont la cure exige l'emploi de machines et d'appareils, à l'exclusion des cas dans lesquels une intervention chirurgicale est nécessaire ? Il serait d'abord bien prématuré d'établir une semblable ligne de démarcation ; il fut une époque où la tarsectomie, l'ostéotomie n'existaient pas et où il fallait bien avoir recours à l'emploi des machines ou des appareils pour traiter les maladies ; en est-il de même aujourd'hui ? Qui prouve que dans un avenir, peut-être prochain, telle ou telle difformité ne deviendra pas justiciable d'une opération sanglante assez efficace et assez bénigne pour rallier tous les suffrages ? Pourquoi admettre aussi que tel pied-bot d'adolescent sera du domaine de l'orthopédie parce qu'il sera jugé réductible par les manœuvres et les appareils, et n'en sera plus quelques mois plus tard parce qu'à l'usage ces moyens auront été jugés impuissants ?

Nous dirons même plus : après avoir parlé de l'orthopédie dans le passé, si nous voulons préjuger de l'avenir, il n'est pas téméraire de prévoir une extension progressive de la médecine opératoire aux dépens des procédés orthopédiques anciens. L'orthopédie deviendra la chirurgie orthopédique ; avec la sécurité que donnent les méthodes nouvelles, obtenir vite et bien la cure d'une diffor-

mité appartenant à son domaine ne sera pas plus dangereux que de faire endurer au patient de longs mois de
massages, de manipulations, de redressements, d'appareils. C'est ce qui nous permet d'envisager avec tranquillité
l'avenir, d'espérer que certaines difformités qui aujour-
d'hui paraissent au-dessus des ressources de l'art ne
seront plus qu'un jeu pour l'opérateur, qu'il en sera plus
tard de la scoliose ou de la luxation congénitale comme
il en est aujourd'hui du torticolis ou du genu valgum.

Paul VILLEMIN

Février 1902.

ATLAS-MANUEL

DE

CHIRURGIE ORTHOPÉDIQUE

GÉNÉRALITÉS

CLASSIFICATION DES DIFFORMITÉS

La classification des difformités peut se faire d'après l'étiologie, l'anatomie pathologique ou l'anatomie topographique. La classification étiologique conduit le plus rapidement au but, mais elle ne saurait être employée dans tous les cas, ni poursuivie jusque dans le détail, parce que la connaissance des causes morbides nous échappe, parce que plusieurs causes donnent lieu aux mêmes syndromes cliniques. L'étiologie nous servira donc à la classification générale; l'anatomie pathologique ou la répartition topographique nous permettra de combler les lacunes de cette première division.

La description des maladies orthopédiques puise ses caractères dans les modifications de forme des os, les incurvations, les malformations, les changements de rapports réciproques des pièces squelettiques, et aussi dans les modifications articulaires dont les trois types sont : la contracture, l'ankylose, la synostose.

La contracture est l'état des articulations dont un raccourcissement des muscles ou des autres parties molles

Planche I. — **Scoliose congénitale chez un porc. Vue latérale droite du rachis.** La colonne vertébrale est incurvée vers la droite. Au niveau de la scoliose, les vertèbres sont manifestement tordues à droite et le bourrelet formé par le grand ligament antérieur est rejeté du même côté. Les lignes épiphysaires qui sont entièrement conservées manquent aux trois vertèbres les plus incurvées vers la droite entre le corps vertébral et l'arc neural (quelques-unes des plaquettes osseuses qui recouvraient les corps vertébraux ont été perdues). Les apophyses épineuses des vertèbres incurvées sont obliques à gauche et en dedans et atteignent par leurs extrémités le niveau des autres qui n'ont guère quitté la direction sagittale.

adjacentes limite la mobilité (1). L'ankylose est constituée lorsque le jeu articulaire est plus ou moins réduit par la fusion ou le raccourcissement des parties molles périarticulaires. Dans la synostose, l'obstacle à la mobilité est la fusion osseuse complète des surfaces articulaires.

D'après l'étiologie, il y a lieu de distinguer des *difformités : 1° congénitales ; 2° acquises.*

I. — DIFFORMITÉS CONGÉNITALES

Ce sont celles dont l'origine est intra-utérine. Elles sont dues soit à une position vicieuse de l'embryon, soit à certains accidents de la vie intra-utérine, tels qu'intoxications, compressions, etc…, sur lesquels il est impossible d'insister ici. Cette définition exclut tous les cas où une anomalie congénitale qui ne produit pas de difformité à la naissance ne trouble la forme ou la fonction des différents organes qu'après la naissance à une époque plus ou moins lointaine de la vie intra-utérine.

La *colonne vertébrale* ne présente que des malformations complexes coïncidant avec d'autres difformités, absence ou dislocation de plusieurs portions de vertèbres, dont la constatation ressortit à l'anatomie pathologique. La région la plus fréquemment atteinte est celle de la douzième dorsale.

[(1) Le lecteur remarquera que les auteurs n'entendent pas seulement par le mot contracture, comme dans les ouvrages français, un état particulier du système musculaire seul : ils désignent par ce mot une attitude vicieuse quelle qu'en soit la cause (note du traducteur).]

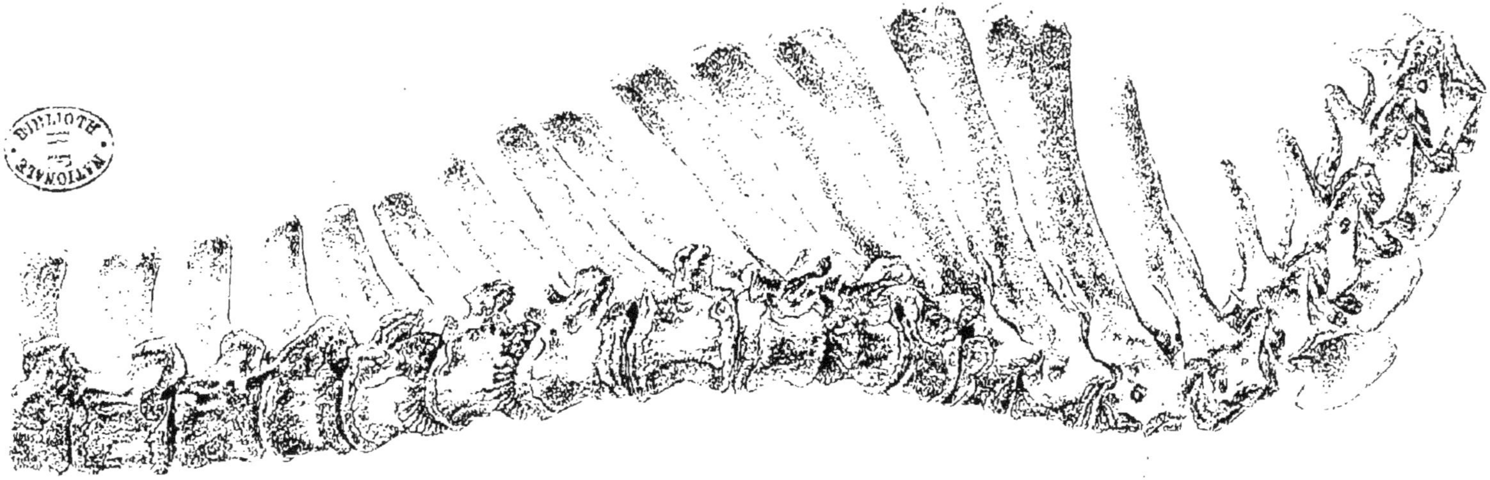

La clinique nous enseigne que certaines anomalies congé-nitales simples de la colonne vertébrale lombaire, bien que rares, sont la cause d'incurvations rachidiennes. La figure 1

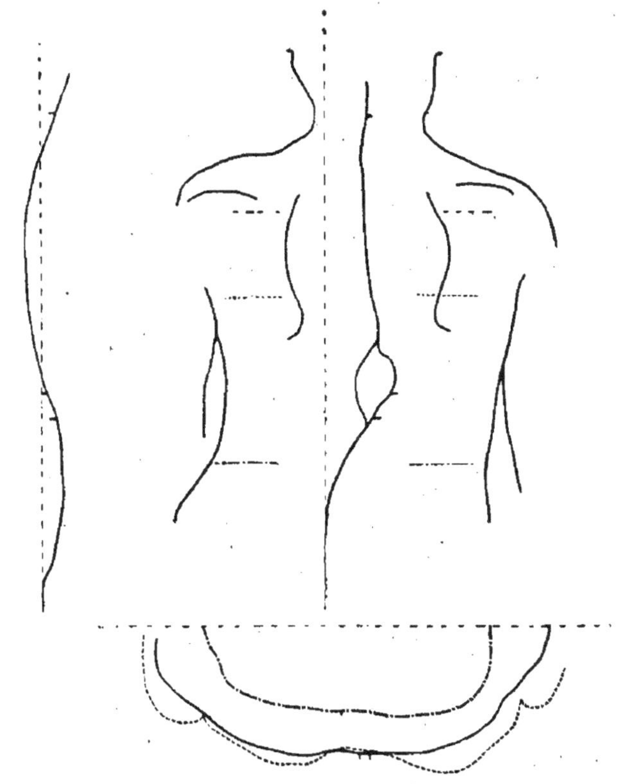

Fig. 1. — Mensuration d'une scoliose congénitale.
Enfant de 13 ans.

représente un cas où, à la colonne dorsale inférieure, les apophyses épineuses disposées sur deux rangées bien appa-rentes circonscrivaient un espace elliptique recouvert d'une membrane résistante. Il s'agissait vraisemblablement d'un diastasis des arcs neuraux, les apophyses épineuses n'étant que les extrémités des deux demi-arcs. Cette lésion était le point de départ d'une scoliose grave. Il n'est pas rare d'ob-server des côtes cervicales, côtes surnuméraires unilatérales unies généralement aux vertèbres cervicales inférieures par des articulations rudimentaires. Elles peuvent, dans cer-tains cas, expliquer une scoliose cervicale.

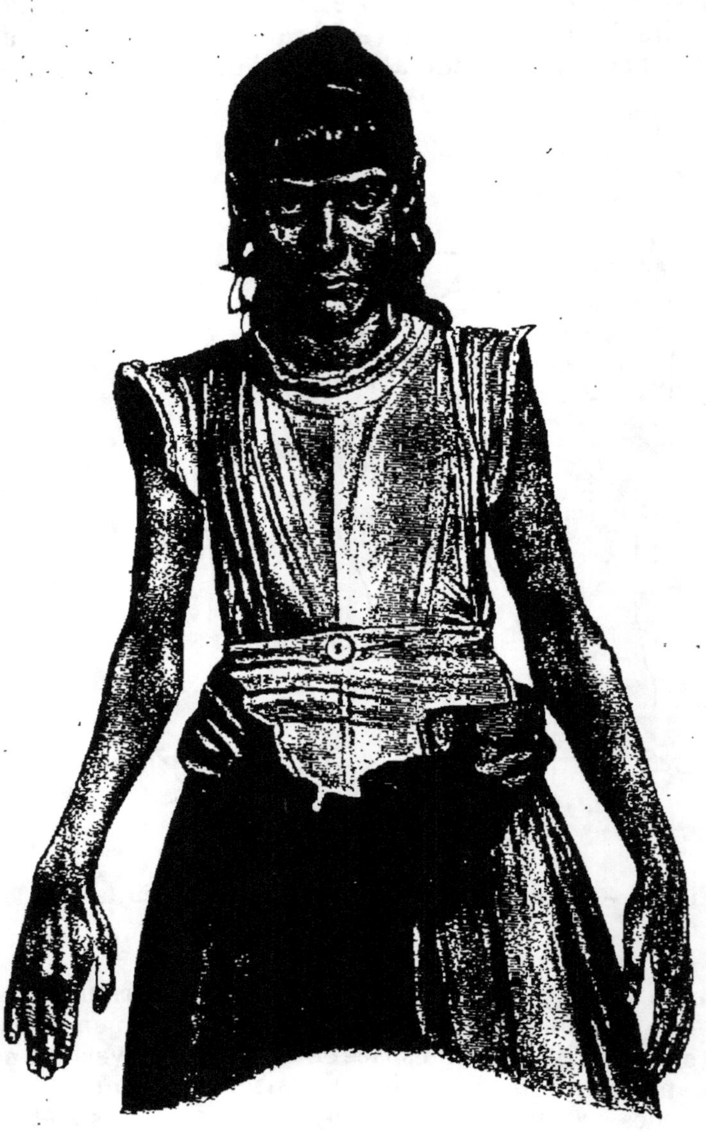

Fig. 2. — Absence partielle du radius droit, main en pronation. La forme extérieure de l'avant-bras révèle déjà l'anomalie; il est plus volumineux du côté du coude. Le pouce est peu développé; son extrémité tourne en dedans; la face palmaire de la main porte des sillons anormaux. Enfant de 12 ans.

Les *anomalies congénitales des extrémités* susceptibles d'un traitement orthopédique sont bien plus nombreuses. A la *ceinture scapulaire*, nous connaissons la *situation élevée congénitale de l'omoplate*, au *membre supérieur*, l'*absence congénitale du radius*, bien plus fréquente que celle du cubitus. L'absence totale du radius se trouve associée d'habitude à une anomalie de position de la main que l'on désigne sous le nom de main bote. La main est à angle droit ou aigu sur l'avant-bras, le pouce manque ; le cubitus est d'ordinaire fortement incurvé (fig. 2).

L'*absence partielle du radius* (fig. 3) s'accompagne de l'ankylose de la main en pronation parce que le rudiment de radius, qui d'habitude est mieux soutenu à sa partie inférieure, est confondu avec le cubitus.

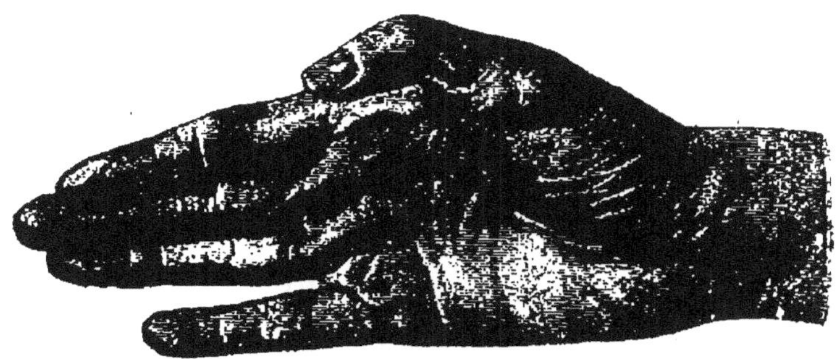

Fig. 3. — Absence partielle du radius droit.

Une anomalie analogue se voit au membre inférieur, c'est l'absence du péroné et du tibia.

L'*absence du tibia* entraîne d'habitude une incurvation si considérable de la jambe que celle-ci est inutilisable pour la marche et doit être amputée. Le péroné paraît anormalement développé ; il est incurvé ; les muscles manquent en partie. [Un bel exemple d'absence congénitale double du tibia fut présenté à la section de chirurgie de l'enfance au Congrès International de 1900 à Paris. Les membres du Congrès qui prirent part à la discussion furent unanimes à conseiller la désarticulation du genou.]

L'*absence totale du péroné* entraîne une difformité bien moins prononcée et des troubles moins accusés dans la motilité du pied ; ce dernier a tendance à élever son bord externe et à devenir pied plat équin valgus. La situation du pied

Planche II. — **Absence totale du radius avec main bote. Absence totale du pouce.** Nouveau-né. La main est à angle droit sur l'avant-bras.

en équin est la conséquence du développement imparfait et de la fonction insuffisante des péroniers et de la contrac-

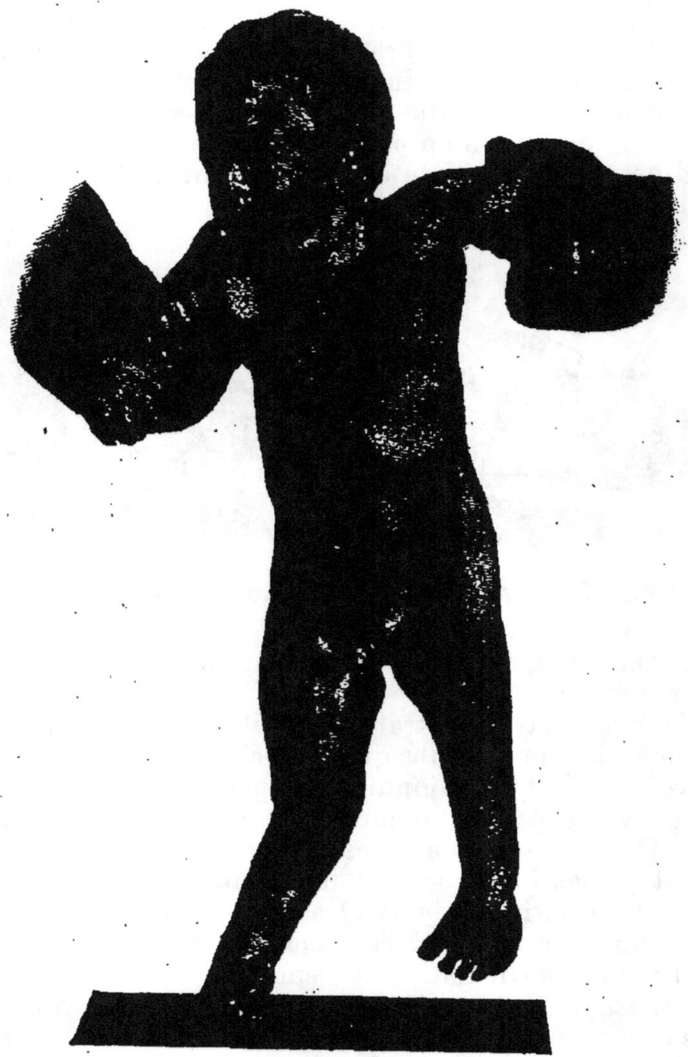

Fig. 4. — Raccourcissement congénital de la cuisse gauche avec luxation de la hanche et pied bot bilatéral.

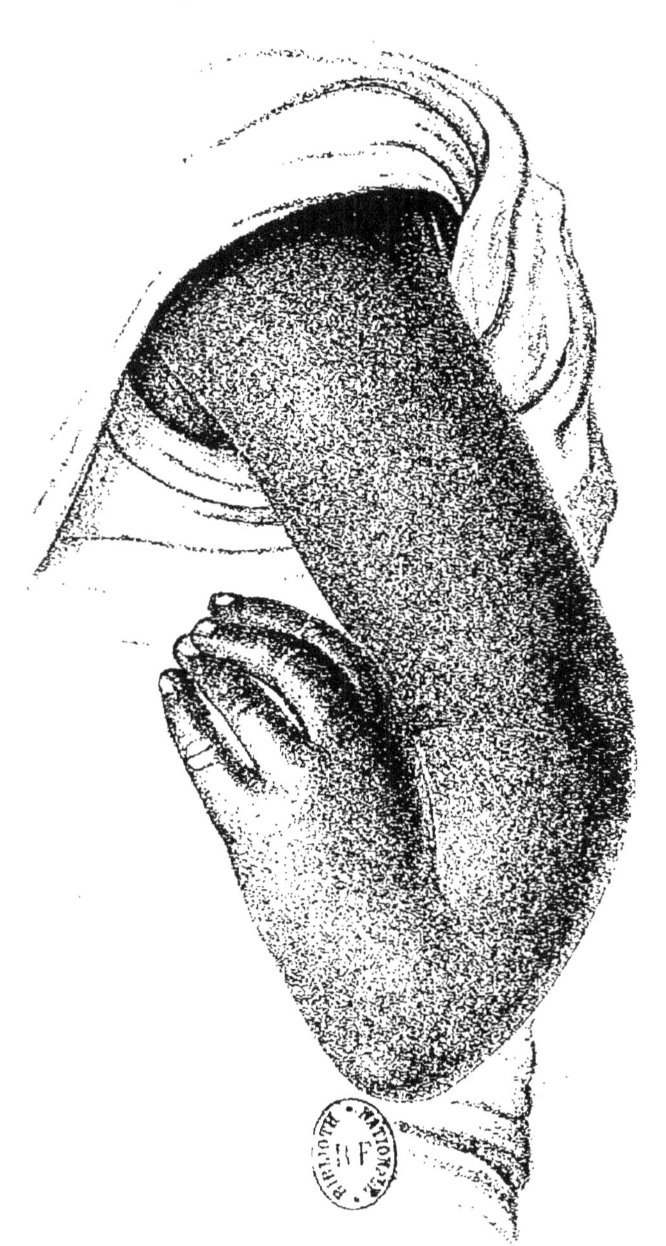

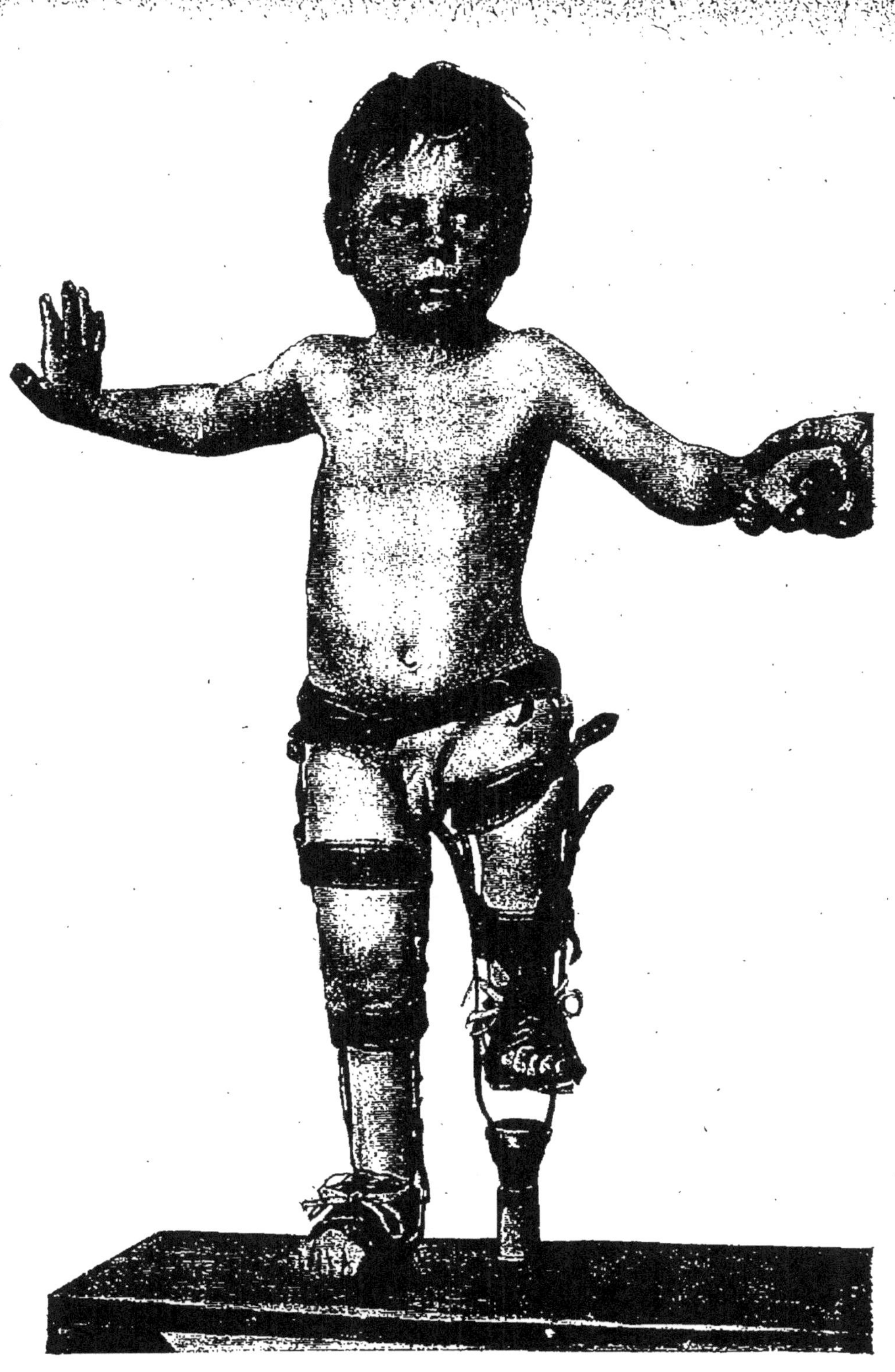

Fig. 5. — Cas de la figure 4 après application d'un appareil de marche.

ture consécutive des muscles du mollet. La position en valgus est attribuable à l'absence de malléole externe. D'habitude il manque quelques orteils et des petits os du tarse.

Deux autres anomalies du membre inférieur qui sont d'une importance capitale, ce sont la *luxation congénitale de la hanche* et le *pied bot congénital* (voir les chapitres spéciaux). Citons encore la *luxation congénitale de la rotule* et sa *situation élevée anormale*.

La figure 4 représente une difformité rare due à la combinaison d'un raccourcissement congénital prononcé de la cuisse gauche avec luxation de la hanche et double pied bot. La figure 6 montre le même cas après traitement et application d'un appareil de marche. Il s'agit d'une absence partielle de la diaphyse ou bien d'une ossification précoce des épiphyses supérieure et inférieure du fémur.

Il faut réserver une mention spéciale à la *paralysie spinale spasmodique* ou *raideur spasmodique congénitale des membres* qui s'observe surtout chez des enfants nés avant terme. Bien que cette dénomination embrasse une série d'affections caractérisées par des contractures et des lésions de la moelle et du cerveau, lésions dont la cause ne remonte pas toujours à la vie fœtale, il est un grand nombre de cas où la contracture existait à la naissance. Le caractère de cette contracture est tel que la résistance à la traction, qui semble tout d'abord être absolue, se laisse après quelques secondes progressivement vaincre. Ce symptôme, dû au trouble de l'innervation des muscles, donne à la démarche des malades un cachet tout spécial.

Les mouvements rapides sont impossibles ; si l'enfant essaye de les exécuter, tous les muscles sollicités entrent en contracture si bien que le corps entier du malade peut être manœuvré à l'aide de la jambe raidie comme avec un levier rigide.

[Ce spasme est d'ailleurs variable, augmente sous l'influence des excitations, de l'émotion, diminue pendant le sommeil. Dans la forme généralisée les quatre membres, la face, le tronc, la nuque sont rigides ; dans la paraplégie spasmodique, les membres inférieurs sont seuls atteints ; fréquemment le second type clinique n'est que le reliquat du premier en partie guéri, car toujours, les membres inférieurs sont plus profondément atteints et le siège des contractures les plus persistantes. Les bras sont accolés au tronc,

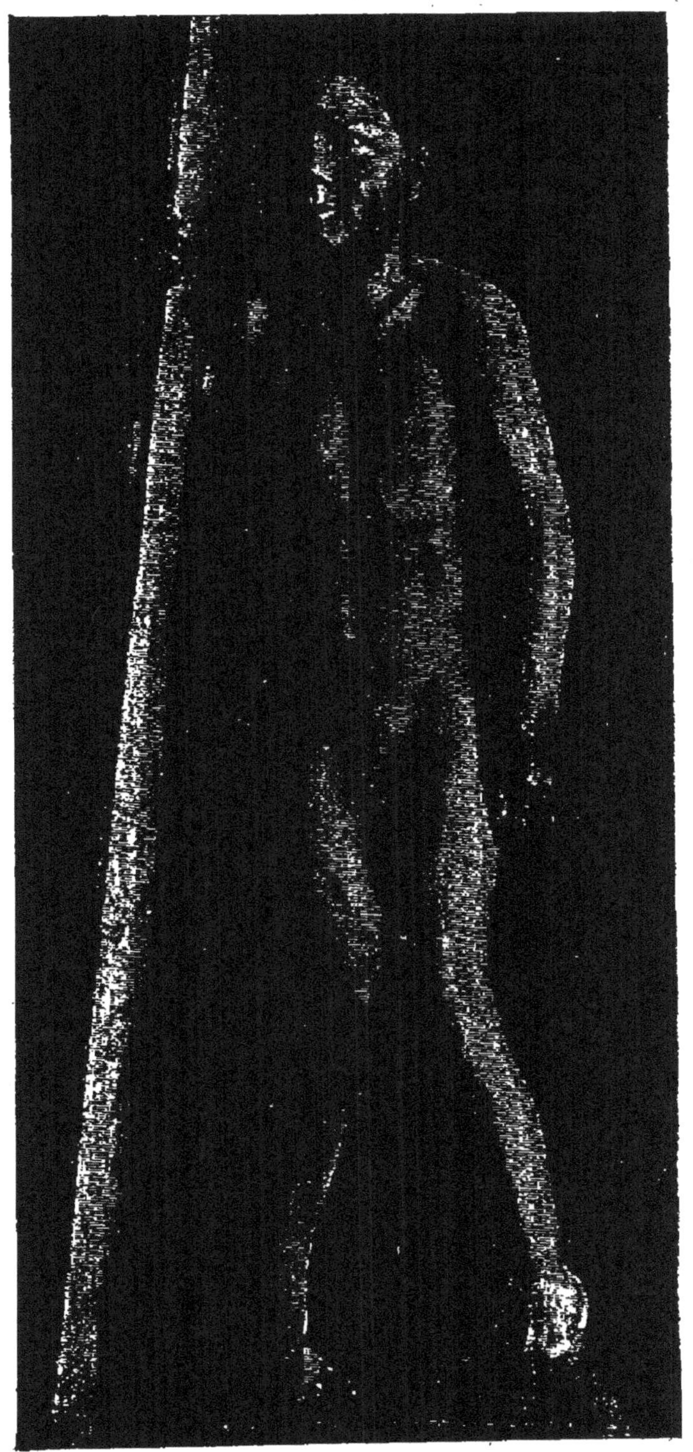

Fig. 6. — Raideur congénitale spasmodique des membres.
Enfant de 12 ans.

l'avant-bras fléchi, les doigts fermés dans la paume de la main, les cuisses fléchies sur le bassin et surtout en adduction et rotation interne, parfois même croisées en X l'une sur l'autre et impossibles à écarter même avec effort, les pieds en varus équin, souvent creux, la tête penchée en avant, le thorax cyphotique dans le même sens.

Tous les mouvements sont maladroits et comme ataxiques ; la marche est impossible ; si on essaye de mettre le patient debout, les jambes se raidissent, les cuisses s'entrecroisent, les pieds se placent en hyperextension forcée avec les pointes tournées l'une vers l'autre ; l'équilibre est impossible à tenir. Plus exceptionnellement on observe du strabisme, du nystagmus, des troubles de la déglutition, de la phonation. Les réflexes tendineux sont exagérés, la trépidation épileptoïde est fréquente, la percussion directe des os est suivie de contractions musculaires ; le chatouillement de la plante des pieds qui normalement provoque la flexion de la première phalange du gros orteil, donne un mouvement d'extension athétosiforme ; c'est le signe de Babinski. La sensibilité est indemne ; les muscles ne sont pas atrophiés, mais subissent à la longue des rétractions persistantes. Les facultés intellectuelles, généralement intactes, sont cependant parfois atteintes. Les convulsions sont très rares et ne tardent pas à disparaître].

Il est parfois fort difficile de distinguer la raideur congénitale spasmodique des membres de certaines formes de paralysie infantile avec contractures. Un bon signe diagnostique est l'apparition de la contracture à l'occasion des mouvements actifs.

Au point de vue anatomo-pathologique, on observe des lésions variées, absence congénitale de portions de cerveau, absence des hémisphères, kystes ou hématomes d'importance variable.

[Et c'est précisément parce que l'étiologie de cette infection n'est pas univoque, parce que son anatomie pathologique est loin d'être élucidée, qu'en France on la désigne plus communément sous le nom de maladie de Little, ou mieux encore de syndrome de Little, complexus symptomatique qui répondrait à plusieurs entités morbides].

Le traitement ne peut être que symptomatique ; il consiste en la réduction des contractures articulaires. Dans les cas peu prononcés la correction de l'équinisme s'obtient par le port de chaussures orthopédiques ; les cas accentués sont

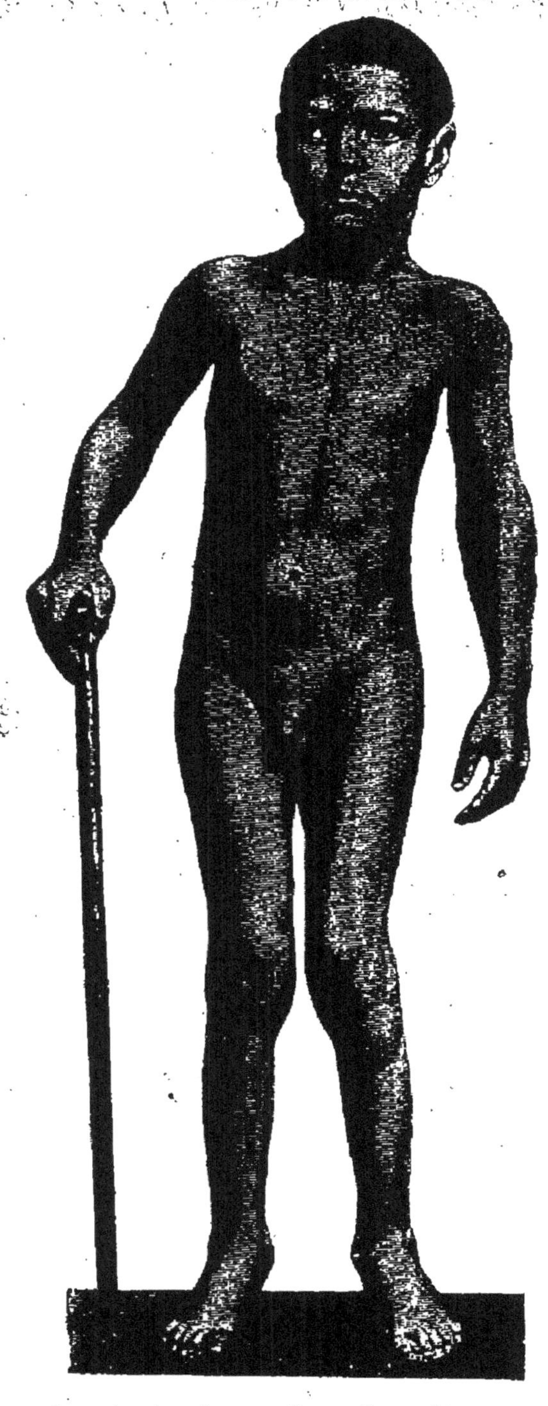

Fig. 7. — Cas de la figure 6 après traitement. Ténotomie du tendon d'Achille, redressement forcé, immobilisation pendant deux mois et demi dans des appareils plâtrés et silicatés. Massage et mouvements; port d'un appareil usuel pour difformités du pied.

soumis au redressement forcé. Très souvent la correction des attitudes vicieuses n'est possible qu'après des ténotomies, pratiquées parfois en grand nombre, au creux poplité, aux adducteurs de la cuisse, au tendon d'Achille. On ne doit pas pour cela abandonner le traitement mécanique (énergiques mouvements passifs, massage, tapotement musculaire, gymnastique active). Dans les cas légers ce dernier traitement suffit à lui seul, mais doit être prolongé pendant des années.

II. DIFFORMITÉS ACQUISES

Les causes en sont :
a) La maladie ;
b) Le traumatisme ;
c) Les troubles de la fonction (travail et habitudes de la vie).

Il est évident que dans les paragraphes *a* et *b* un trouble de la fonction peut à l'occasion jouer un rôle important, mais ne saurait être interprété comme cause première. Il ne commande que la localisation et influe sur la forme de la difformité.

a. Maladies causes de difformités

Il y a lieu de distinguer les processns qui attaquent les *os* de ceux qui atteignent les autres parties du système locomoteur, ligaments, capsules articulaires, muscles, tendons et autres organes. Les processus morbides qui atteignent le système osseux y déterminent les lésions suivantes :

1. *Destruction totale ou partielle ;*
2. *Altérations de la résistance aux influences mécaniques ;*
3. *Troubles dans la puissance d'accroissement* (épiphyses) ;
4. *Diminution de volume ;*
5. *Augmentation de volume.*

1. *Les processus destructeurs* qui causent la première catégorie de lésions sont la *tuberculose*, l'*ostéomyélite*, les *tumeurs*, moins souvent l'*actinomycose* localisée ordinairement à la superficie des os, surtout au rachis. La *tuberculose* détermine par la destruction des os des changements

de rapports. Les cavernes tuberculeuses du mal de Pott ne se comblent que par un déplacement des vertèbres voisines (planches 7 et 8) ; les lésions ostéo-articulaires conduisent à des modifications de situation réciproque des surfaces en contact, à des troubles graves de la fonction, à l'ankylose ou à la synostose (planche 11 et figure 93). Si la tuberculose atteint les épiphyses dans la période de développement, elle provoque un trouble de la croissance des os.

L'*ostéomyélite* frappe surtout les limites épiphysaires ; elle produit une forte hyperostose périostique capable d'assumer la fonction de l'os qui reste complètement déformé. Mais en revanche le processus atteint l'accroissement ultérieur de l'os en altérant la puissance formatrice même de l'épiphyse.

Les altérations dues aux *néoplasmes* sont rarement l'objet de traitements orthopédiques, parce qu'en général ce ne sont que des localisations métastatiques de maladies qui primitivement siègent ailleurs. Elles n'existent qu'au rachis où les métastases cancéreuses sont les plus fréquentes et prêtent à de grandes difficultés de diagnostic différentiel entre les gibbosités dues aux tumeurs et celles du mal de Pott.

2. La résistance du tissu osseux est altérée dans tout le squelette et à un haut degré par le *rachitisme* et l'*ostéomalacie* et à un degré moindre par la *syphilis héréditaire*, l'*anémie* ou les *faiblesses constitutionnelles*.

Dans le *rachitisme* la prépondérance des éléments cartilagineux par rapport aux éléments calcaires est notablement réduite ; il en est de même de la puissance de résistance de tout l'os par rapport à l'énergie musculaire et au poids du corps. Les os longs se plient sous l'action des muscles et de la pesanteur. Ces dispositions pathologiques deviennent stationnaires, les os se sclérosent et la difformité se trouve constituée.

A ces troubles primitifs de la forme s'ajoutent des changements secondaires, qui, préparés par les premiers, doivent être rapportés à des influences anormales mécaniques sur le squelette. Par exemple, le rachitisme conduit directement au *genu varum* ; cette malformation, à son tour, entraîne une position anormale du pied et par suite une difformité. Nous aurons, dans des chapitres spéciaux, l'occasion d'étudier les difformités dues au rachitisme sur les différentes pièces du squelette.

Il n'a été donné jusqu'alors sur le *rachitisme tardif* que des explications peu satisfaisantes. Dans l'adolescence se montrent certaines affections caractérisées par des poussées de douleurs légères et un défaut de résistance anormale des lignes épiphysaires. Elles conduisent à une série de difformités dont le genu valgum est la plus commune.

Dans l'*ostéomalacie*, la diminution de la résistance osseuse aux violences extérieures est encore plus typique que dans le rachitisme. L'os est affaibli par la raréfaction des travées

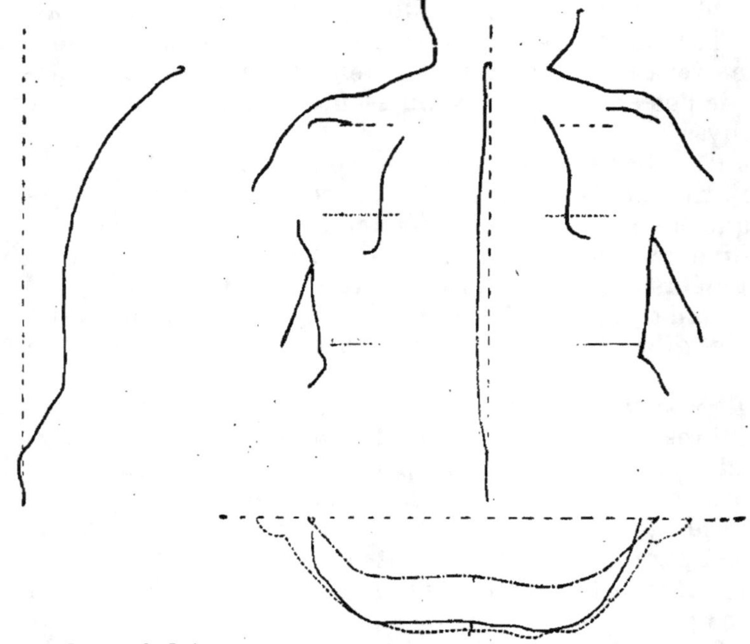

Fig. 8. — Schéma d'une cyphose ostéomalacique. Femme de 36 ans. Le rachis montre à l'union du sacrum avec les lombes une incurvation manifeste lordosique. L'incurvation cyphotique est très prononcée en avant, à l'encontre des autres formes de dos rond où le contour dorsal coupe une perpendiculaire menée par le coccyx. Le profil montre aussi l'effondrement total du tronc.

de la substance spongieuse, par la disparition des sels calcaires dans la substance dure ; il se ploie sous les influences mécaniques, et de plus en plus avec les progrès de la maladie. Dans la forme la plus fréquente de l'ostéomalacie, la forme puerpérale, le bassin et la colonne vertébrale lombaire sont atteints en premier lieu ; la symphyse pubienne se projette en forme de bec, le bassin est aplati entre les deux têtes fémorales.

La *maladie de Paget* ou ostéite déformante produit, comme l'ostéomalacie, des incurvations marquées sur tout le squelette, mais surtout sur les os des membres. Elle frappe des personnes plus âgées, et sa caractéristique se manifeste non seulement dans les incurvations, mais aussi dans les épaississements, les productions nouvelles qui atteignent plus ou moins les différents os, entre autres le crâne, y déterminant des difformités monstrueuses.

Les maladies du *système nerveux central*, le tabes par exemple, sont l'origine de complications multiples et graves ; celles qui portent sur le squelette sont dues à des troubles de nutrition et à des défauts de résistance mécanique des os. Les intoxications chroniques, le morphinisme par exemple, conduisent au même résultat.

Lorsque plus haut il a été question de la syphilis héréditaire, de l'anémie et des maladies constitutionnelles générales, comme de processus qui diminuent la résistance des os, nous avons appuyé ces données étiologiques, moins sur des résultats anatomiques stricts que sur une série de constatations cliniques qui permettent de relever cette faiblesse spéciale des os. Les maladies graves donnent lieu à des considérations du même ordre.

3. *La maladie altère la puissance de développement de l'organe producteur par excellence, l'épiphyse.*

On a vu plus haut que toute une série de processus exerce une perturbation dans la puissance vitale des épiphyses. C'est le cas de la tuberculose et de l'ostéomyélite ; il en est de même pour le rachitisme. Un processus dont l'étiologie nous est encore inconnue et qui frappe spécialement les épiphyses est leur persistance anormale ou leur arrêt de développement, comme cela s'observe chez les nains.

Il faut ranger encore dans ce chapitre une série d'altérations de croissance qui atteignent spécialement les os longs, se présentent chez des individus par ailleurs absolument sains, et ne se révèlent que par des asymétries osseuses consécutives à une ossification prématurée des épiphyses. Mentionnons encore ces cas où, chez les adolescents, les lignes épiphysaires sont en plus ou moins grand nombre douloureuses et épaissies. Cette maladie provoque souvent des difformités consécutives.

4. *Difformités par diminution de volume des os.*

Nous ne connaissons pas d'atrophie osseuse primitive pathologique, origine de difformités par asymétrie. Par contre il existe de nombreux processus, particulièrement les altérations du système nerveux et les paralysies qui doivent être regardées comme des causes directes d'altérations de nutrition du système osseux. Ces maladies, et principalement la paralysie infantile, atteignent l'enfant au moment de la croissance; il en résulte un arrêt de développement; la région frappée subit toujours des altérations fonctionnelles et, parmi elles, la diminution de volume des os en longueur et épaisseur entre pour une large part.

5. *Difformités par augmentation de volume.*

Le squelette entier peut être atteint par des processus pathologiques qui provoquent l'hypertrophie générale de ses éléments. Ces altérations appartiennent à la syphilis héréditaire, à l'acromégalie et se trouvent dans le gigantisme sans autres manifestations pathologiques. Citons encore les hypertrophies osseuses partielles entravant les fonctions articulaires dans des maladies très différentes comme l'arthrite déformante, l'ostéopériostite ossifiante, etc.

DIFFORMITÉS QUI SUCCÈDENT A DES MALADIES D'AUTRES ORGANES

D'après le siège de l'affection primitive, on peut distinguer :

Des difformités arthrogéniques,
   — myogéniques,
   — desmogéniques,
   — neurogéniques,
   — dermatogéniques,

suivant que les articulations, les muscles, les ligaments et aponévroses, les nerfs ou la peau peuvent être considérés comme le point de départ des altérations osseuses.

Il faut placer en tête la tuberculose et les suppurations articulaires qui, par la formation d'adhérences synoviales, aboutissent à des altérations des surfaces osseuses et à l'ankylose. Les maladies articulaires comme le *rhumatisme chronique*, *l'arthrite déformante* provoquent, mais à un degré moindre, des troubles fonctionnels par leurs néoproductions, par la symphyse de la synoviale.

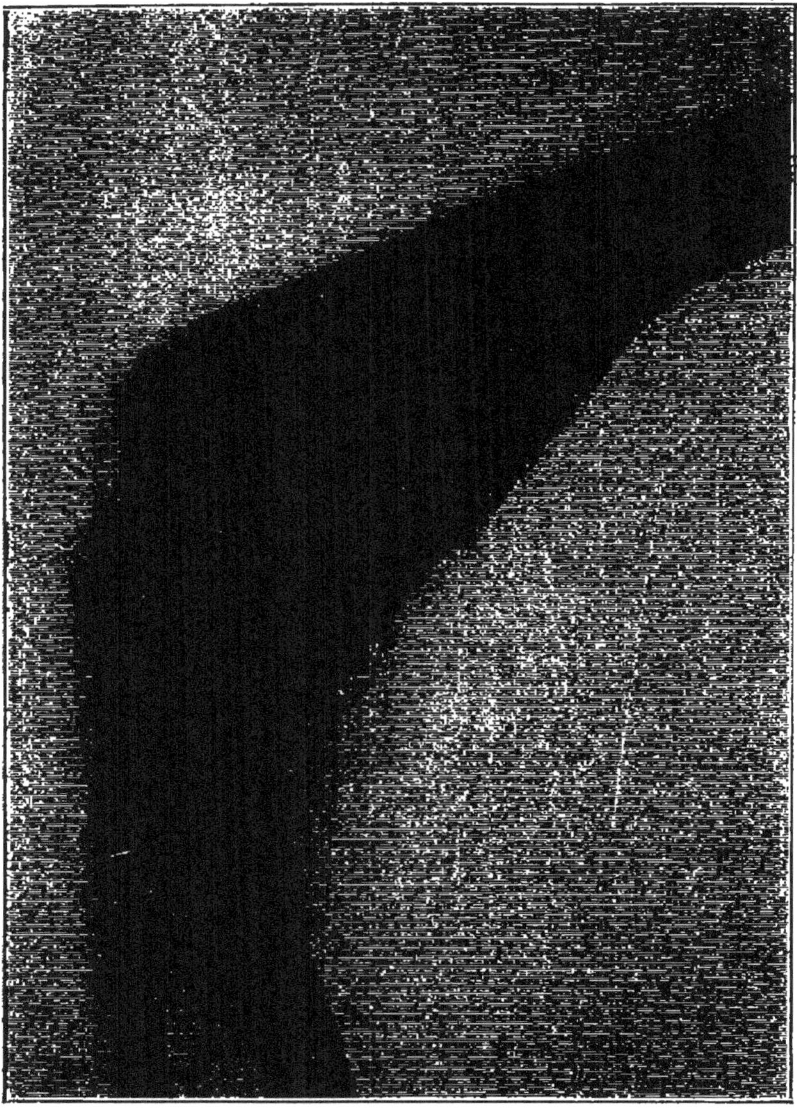

Fig. 9. — Myosite ossifiante. Radiographie. Ossification du brachial antérieur.

L. et S. — Atlas-man. de Chirurgie orthop.   2

Les contractures permanentes jouent dans ces maladies articulaires un rôle important; elles engendrent des limitations de mouvement, puis de l'atrophie musculaire, de la dégénérescence graisseuse, consécutives à la perte complète des mouvements dans l'articulation. Et la dégénérescence fibreuse envahit alors le muscle dont les fonctions sont réduites à celles d'un simple ligament.

Les maladies primitives du système musculaire auxquelles sont redevables certaines difformités par raccourcissement des muscles et troubles de leurs fonctions sont : la *myosite rhumatismale*, la *myosite suppurée* sous forme de phlegmon ou d'abcès intramusculaire, la *myosite diffuse, fibreuse, ischémique* et la *myosite ossifiante* (fig. 9, p. 17), enfin les syndromes morbides désignés sous le nom de pseudo-hypertrophie musculaire.

Ce qui donne à la pathologie musculaire un si gros intérêt en orthopédie, ce sont moins les modifications auxquelles il a été fait allusion plus haut et qui en réalité ne forment pas la majorité des cas observés, que le rôle joué par le muscle dans les positions vicieuses permanentes des articulations. Que ces attitudes soient la conséquence du traumatisme, de l'inflammation, de la paralysie ou de l'habitude, dans tous les cas le muscle rétracté d'une manière permanente subit un raccourcissement de son corps charnu ; son champ de contraction se trouve alors limité et par la régression progressive des fibres peut totalement disparaître. La contracture musculaire joue un rôle si important dans l'étiologie des difformités, que, même lorsqu'elle est secondaire, elle est à nouveau le point de départ d'une série de troubles fonctionnels ; elle présente à la thérapeutique de grosses difficultés et l'oblige souvent à se servir de méthodes particulières.

En se basant sur l'étiologie, on peut distinguer des contractures musculaires d'origine articulaire, paralytique ou fonctionnelle. Les contractures spasmodiques forment une catégorie toute spéciale dont nous avons déjà parlé à propos de la rigidité congénitale des membres.

Parmi les maladies s'accompagnant de troubles musculaires, il en est peu qui intéressent autant l'orthopédiste que la *paralysie infantile (paralysie essentielle, poliomyélite antérieure)*. Au point de vue symptomatique l'affection se traduit surtout par des paralysies musculaires, ayant le degré et l'extension les plus divers, depuis la simple paré-

sie de muscles isolés et de petits groupes musculaires jusqu'à la paralysie presque totale des extrémités inférieures
et de grandes étendues du tronc ; ensuite elle se manifeste
par des troubles trophiques qui peuvent intéresser non seulement les diverses parties de l'appareil locomoteur, mais
même la peau de la région atteinte.

Il est la plupart du temps très difficile de distinguer les
deux processus dans leur influence sur le développement
des différentes pièces du squelette. On observe cependant
des faits, où, malgré une paralysie musculaire très étendue,
le raccourcissement des os est proportionnellement insigni-
fiant, et d'autres inversement où, malgré une paralysie
minime, la maladie entraîne un raccourcissement osseux
notable. Ces observations, en apparence contradictoires,
montrent que ni les troubles fonctionnels, ni les troubles
trophiques ne peuvent à eux seuls être rendus responsables
des arrêts de croissance, bien que nous soyons tentés de
donner aux premiers une influence prépondérante. Certains
faits prouvent que les influences fonctionnelles jouent parfois un rôle qu'on ne saurait négliger dans des affections
que l'on rangerait volontiers parmi les troubles trophiques ;
ce sont les cas où, lorsqu'on a obtenu une amélioration
dans la motilité par la transplantation des insertions tendineuses, on gagne du même coup une atténuation de la
cyanose de la peau et de la sensation de froid.

Suivant la situation et l'étendue de la paralysie, le membre atteint et l'articulation intéressée prennent une attitude
qui correspond à l'action prépondérante des muscles indemnes ; la paralysie de la musculature antérieure de la
jambe entraîne l'équinisme, celle des muscles du mollet
produit le pied talus. Les muscles non paralysés gardent
d'une manière permanente une longueur qui correspond à
leur tonus et dans les contractions actives ne sont pas com-
pensés par la tension des antagonistes ; il en résulte un
état de contraction chronique ; les muscles se raccourcissent
et contraignent l'articulation à prendre une attitude correspondant à leur rétraction, tandis que les muscles paralysés
subissent surtout la dégénérescence graisseuse, plus rarement la dégénérescence fibreuse.

Suivant l'état de la musculature, c'est-à-dire suivant
qu'épargnée par la paralysie elle reste plus ou moins intacte, ces états de contracture progressive et la modification
articulaire qui y correspond, sont très énergiques (fig. 6).

Tantôt ils offrent à toute tentative de correction une résistance invincible, tantôt ils sont relativement minimes, de telle sorte que l'articulation ressemble à une jointure anormalement mobile (fig. 7, p. 11) dans laquelle la limite de la motilité passive n'est fixée que par l'entrave des ligaments.

Naturellement les troubles partiels des fonctions musculaires n'occasionnent que rarement des modifications d'attitude typiques simples. Généralement on a affaire à des combinaisons particulières de ces attitudes ; au pied, par exemple, on trouve combiné le *pied équin* avec le *pied plat* ou bien le *pied creux* avec *équin* ou le *talus*.

La déchéance d'un plus grand nombre de forces musculaires dans l'appareil fixateur d'une articulation produit une tension particulière de certains ligaments. L'importance de leur rôle lorsqu'elle dépasse les limites physiologiques amène ordinairement leur allongement et leur épaississement ; la capsule articulaire subit une rétraction correspondant à l'attitude habituelle.

Ces changements de conditions mécaniques entraînent des modifications dans la forme des os. Au squelette de la jambe, par exemple, la malléole du côté qui correspond à la majorité des muscles paralysés présente un développement exagéré, surtout dans la direction antéro-postérieure.

En dehors des paralysies et des contractures secondaires des muscles non paralysés, les phénomènes spastiques, qui se produisent en dehors d'elles et en même temps qu'elles, donnent un caractère particulier au tableau nosologique ; elles nous placent devant un autre problème thérapeutique. Les spasmes peuvent se produire comme phénomènes accessoires des paralysies essentielles et, dans ce cas, se limiter à l'extrémité d'un membre, parfois à un groupe musculaire. Semblables aux contractures, ils rendent plus difficiles les mouvements dans une direction donnée ; mais ils présentent cette différence qu'après avoir persisté longtemps dans cette même attitude, ils finissent par céder à la force redressante.

En dehors des formes congénitales de la raideur articulaire spastique, dont il a déjà été question, on rencontre des états analogues dans les paralysies acquises (apoplexies, compression de la moelle, paralysies cérébrales traumatiques), bien que les cas de raideur spasmodique acquise chez l'enfant soient plus confus et d'une importance secondaire.

Parmi les troubles du système nerveux qui nous intéressent, la *compression de la moelle* tient une place toute particulière. Elle est une complication, un phénomène secondaire du mal de Pott et devient à son tour la source

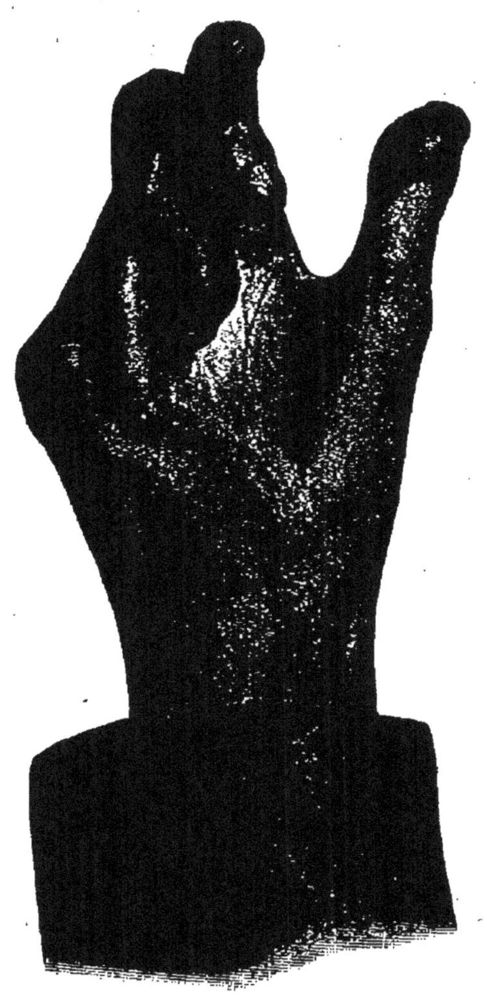

Fig. 10. — Sclérodactylie (d'après Schubiger. Dissertation tirée de la clinique médicale de Zürich, 1897).

de troubles fonctionnels et de difformités dans les membres inférieurs. Citons encore la *syringomyélie*, les *myélites* de causes diverses, les états consécutifs à la *méningite spinale*, à l'*atrophie musculaire progressive*, à la *maladie de Friedreich*, etc.

Le mécanisme suivant lequel les difformités se produisent est toujours tracé d'avance par la déchéance des forces musculaires, par la contracture secondaire des muscles non paralysés, par les troubles de l'antagonisme musculaire dans les mouvements (athétose) et par la fixation pathologique des attitudes habituelles déterminées par des circonstances extérieures, pression du lit, des bandages, etc.

Les maladies de la peau ne sont la source que d'un nombre assez limité de difformités. Les scléroses cutanées consécutives aux ulcères de la jambe à récidives entraînent une gêne croissante des mouvements de l'articulation du pied ; elles conduisent en fin de compte à une contracture musculaire secondaire et souvent au pied bot équin. Mais il y a encore d'autres scléroses de la peau (sclérème) qui ne dépendent pas de formations cicatricielles et qui produisent à la jambe, plus rarement à la main, des rétractions d'aspect assez semblable à celui de la maladie de Dupuytren. Il en est de même pour les cicatrices produites par les brûlures à l'égard des difformités articulaires.

b) Traumatisme

Les difformités dues aux traumatismes proviennent tantôt des modifications de situation des os en eux-mêmes ou les uns par rapport aux autres (fractures, luxations), tantôt de troubles fonctionnels mécaniques par modification de forme des régions articulaires, par coalescence, déchéance, contracture ou paralysie musculaire, etc.

c) Fonction et habitudes

Par fonction et habitudes il faut entendre l'influence sur le développement, la forme et la structure des divers éléments de l'appareil locomoteur : des augmentations ou diminutions non physiologiques des fonctions de l'appareil locomoteur, des mouvements anormaux ou exécutés dans une seule direction d'une manière répétée, des interventions extérieures violentes (charge), des attitudes habituelles symétriques ou asymétriques. C'est pénétrer ainsi, dans une certaine mesure, dans le domaine spécial de l'orthopédie qui s'occupe de l'influence des causes purement mécaniques sur l'appareil locomoteur, que ces causes agissent sur un individu normal ou pathologique.

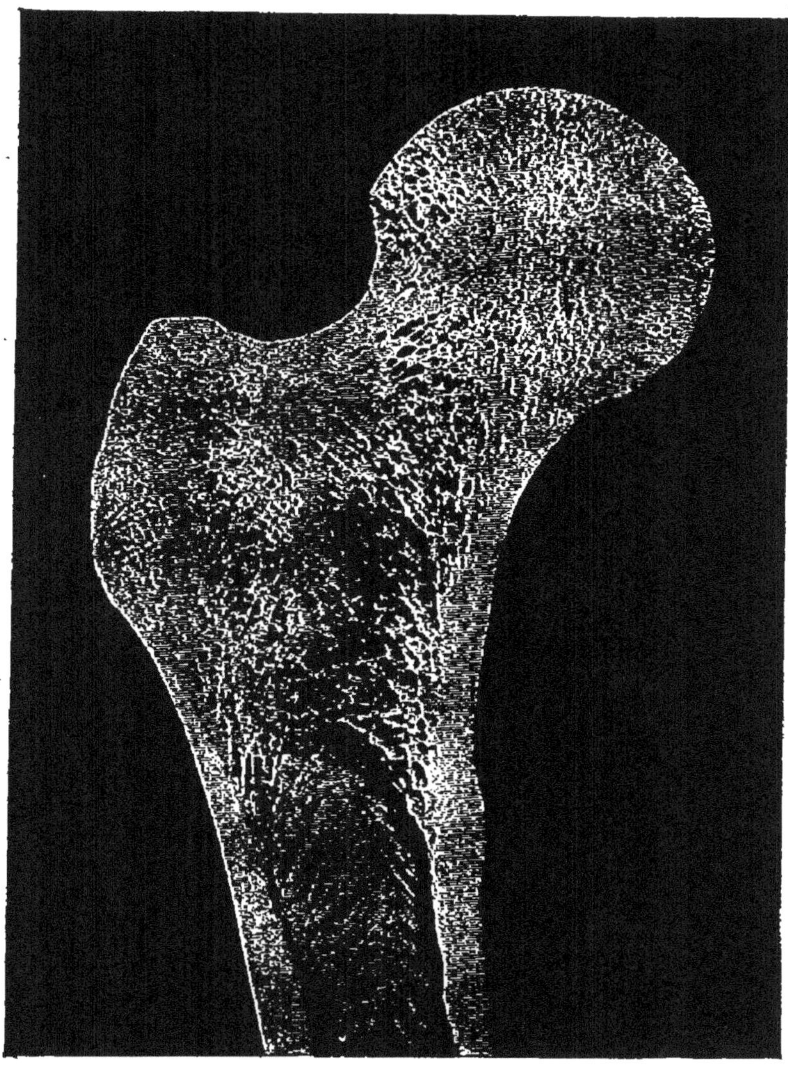

Fig. 11. — Coupe médiane à travers la tête fémorale. La plus grande partie des travées spongieuses part de l'arc d'Adams. Un second système, assez fort, provient des parois externes du fémur (ce dernier est souvent décrit comme faisceau de courbes de traction).

Comme tous les autres organes du corps humain, ceux de l'appareil locomoteur sont soumis à cette loi générale. La forme et le développement normaux d'un organe sont liés à la fonction normale de celui-ci, si bien que la fonction concourt au développement de l'organe et à la conservation de sa forme. Toute modification durable de la fonction d'un organe conduit à une altération plus ou moins nette de la structure, de la consistance et de la forme de cet organe. Cette loi domine aussi bien la période de croissance que les années ultérieures de la vie de l'homme ; mais il va de soi que son influence est bien plus manifeste dans l'enfance que dans l'âge adulte et a fortiori dans la vieillesse.

Tout le monde reconnaît que l'exercice fortifie la musculature ; mais l'application d'un principe analogue aux parties non actives de l'appareil locomoteur, notamment au squelette, est de date récente.

Le développement exagéré d'un point osseux doit être considéré comme une hypertrophie fonctionnelle due à un travail plus considérable et avant tout à des pressions périodiques répétées. Nous en avons observé un exemple chez un enfant qui, à la suite d'une paralysie infantile, avait une paralysie totale des deux jambes et marchait sur les mains. Les deux radius, en particulier leur tête, avaient acquis un développement tout à fait remarquable. Dans les fractures du tibia avec formation de pseudarthrose, on observe également une hypertrophie fonctionnelle du péroné.

Les phénomènes de réaction de ce genre ont cependant une limite, en ce sens qu'un accroissement plus considérable de la pression (et ici l'intensité et la durée de cette pression semblent entrer également en jeu) conduit à une diminution du diamètre qui correspond à la direction de la pression, sans préjudice de la densité du tissu. Le corps vertébral cunéiforme du scoliotique devient plus bas du côté concave le plus chargé, mais demeure cependant d'une grande densité.

Ce processus en apparence si simple subit bien des modifications dues à l'intervention de facteurs statiques et dynamiques, au rôle alternatif que jouent ligaments et tendons dans les différentes formes de travail fournies par le squelette, aux lésions mécaniques directes du périoste et aux néoformations osseuses qui en découlent ; de telle sorte qu'il est le plus souvent très difficile d'analyser les difformités d'un os isolé et de les rattacher à leur véritable cause.

Pour comprendre encore mieux l'action des facteurs mécaniques sur les os, il est essentiel de tenir compte d'abord
de leur *élasticité*, ensuite du rôle des *cartilages épiphysaires* dans la période de croissance. Dans l'os jeune ou
dans celui dont la résistance aux violences extérieures est
diminuée, l'élasticité produit des changements de forme
primitifs ; dans l'os normal ils sont imperceptibles ; ils sont
manifestes dans les cas pathologiques comme dans le rachitisme où les courbures osseuses s'accusent de plus en plus
sous l'influence du poids du corps.

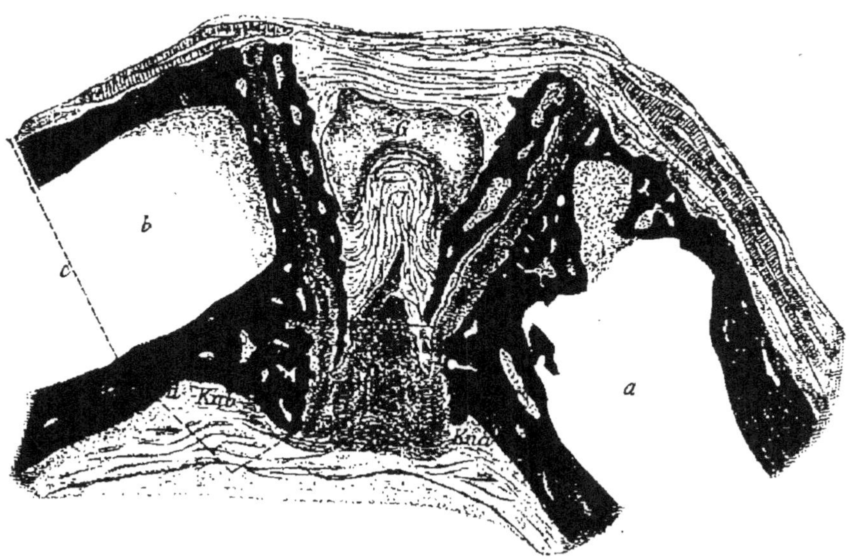

Fig. 12. — Coupe transversale passant par l'articulation de
deux vertèbres caudales du lapin, après incurvation en arrière
produite expérimentalement. D'après Ribbert.

Ce qui se produit d'une manière si nette dans l'os dont la
consistance est modifiée par la maladie s'accomplit d'une
manière analogue dans l'os normal qui a subi un travail
mécanique exagéré. Le phénomène est plus marqué dans
le jeune âge sur les cartilages de conjugaison bien qu'ils
soient en situation de supporter une augmentation considérable de l'activité mécanique de l'appareil locomoteur
sans subir de trouble dans leur fonction.

Nous voyons très nettement l'influence de ces facteurs
dans les recherches expérimentales de Ribbert sur le rachis

caudal du lapin (fig. 12, p. 25). La courbure exagérée maintenue par l'expérience conduit à une réduction en longueur
du côté concave, compensée par un développement en largeur
d'autant plus marqué ; la néoformation osseuse de la périphérie présente presque les apparences d'ostéophytes. Du
côté convexe par contre, la longueur d'accroissement est
conservée et s'accompagne d'un amincissement de la paroi
osseuse. Les résultats de cette expérience nous conduisent

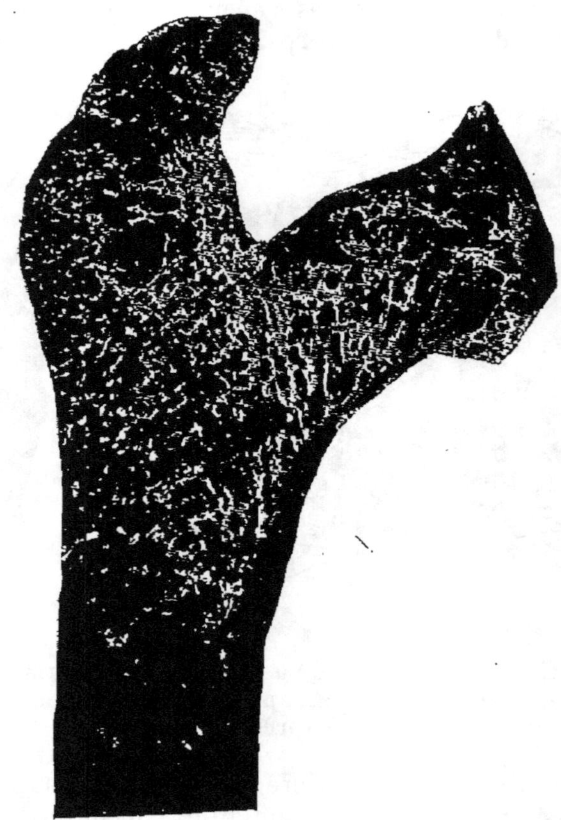

Fig. 13. — Coupe transversale passant par l'extrémité supérieure du fémur gauche dans un cas de luxation congénitale
double de la hanche. Femme de 68 ans.

à penser que les productions connues sous le nom d'ostéophytes, telles qu'elles se rencontrent si souvent dans les
vertèbres scoliotiques, ne doivent pas être expliquées,
comme on le fait ordinairement, par le mécanisme des
inflammations périostées, mais bien par l'action précoce de

facteurs mécaniques anormaux sur les cartilages de conjugaison des jeunes sujets.

Les phénomènes que nous venons de décrire relativement aux os jeunes s'expliquent aussi par ce fait que, à intensité égale, les troubles fonctionnels pendant la période de croissance produisent des difformités plus considérables que pendant les périodes suivantes.

La longueur et l'épaisseur des os diminuent soit à la suite d'un grave trouble fonctionnel, soit après suppression des influences trophiques dans les lésions des centres nerveux. Dans les cas de luxation congénitale, unilatérale de la hanche par exemple, la jambe du côté luxé est plus courte, avec des muscles et des os plus grêles que ceux du côté sain ; il en est de même dans le pied bot congénital. La manière dont se transforme la structure du tissu spongieux, sous l'influence de conditions fonctionnelles profondément modifiées, est mise en évidence par les coupes des figures 13 et 14 passant par les extrémités atrophiées de deux fémurs en luxation congénitale double.

On connaît il est vrai des exemples d'os qui ne fonctionnant plus montraient, au moins en ce qui concerne leur volume extérieur, une croissance extraordinaire ; néanmoins ces cas ne peuvent être considérés comme la règle, car le nombre de ceux dans lesquels une réduction de fonction s'accompagnait d'une diminution dans le volume et la densité de l'os, est de beaucoup le plus considérable. A ces exceptions semble appartenir ce fait déjà signalé à propos de la paralysie infantile, à savoir que la malléole du côté où se trouve le plus grand nombre de muscles paralysés se développe davantage. Mais nous ne devons pas oublier que dans ce cas l'os est soumis à une traction anormale des ligaments, et elle est anormale parce que ces liens articulaires doivent remplacer l'action des muscles paralysés dans la fixation de l'article.

Par la combinaison de l'*hypertrophie* et de l'*atrophie fonctionnelles* l'os s'adapte à des conditions mécaniques nouvelles. Ainsi se trouvent constitués la paroi épaissie de la face concave des tibias rachitiques incurvés, le renforcement des travées spongieuses de la face concave du tibia dans le genu valgum, etc.

Ce qui a été dit de l'os s'applique presque exactement au cartilage. Ici encore, on peut mettre en évidence ce fait que dans les articulations ankylosées le cartilage s'atrophie là où le contact normal a cessé (fig. 15), qu'il se conserve là où les deux surfaces articulaires demeurent en contact et peuvent encore exécuter des mouvements l'une sur l'autre.

Il a déjà été fait allusion aux remarquables modifications fonctionnelles que peuvent subir les *muscles*. Les plus con-

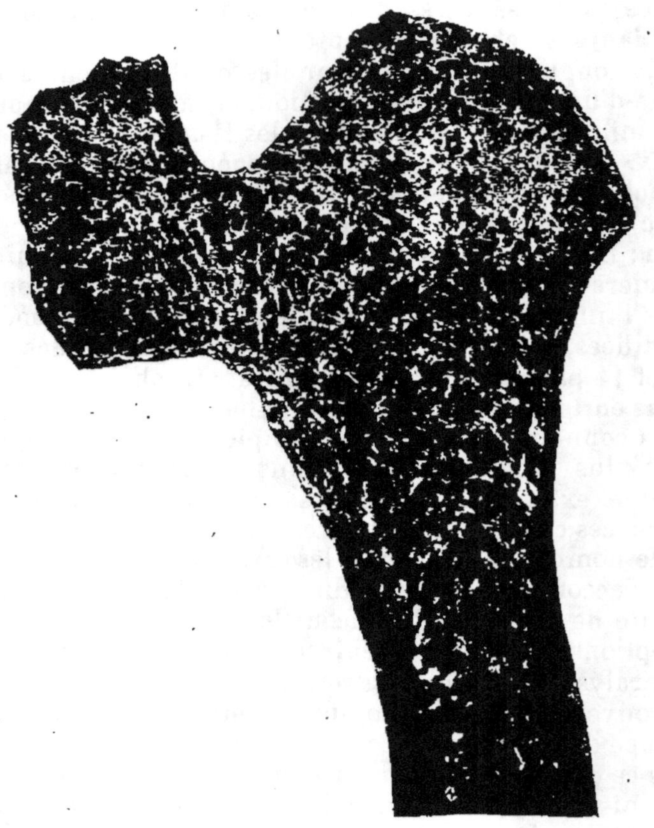

Fig. 14. — Coupe transversale passant par l'extrémité supérieure du fémur droit ; même cas que celui de la figure précédente.

nues sont l'augmentation et la diminution de volume du corps charnu qui sont directement proportionnelles à la force déployée. L'hypertrophie fonctionnelle de la musculature dans son ensemble trouve son expression la plus nette dans le développement athlétique que présentent les gymnastes et les acrobates. Elle apparaît d'une manière très claire dans le détail quand des muscles ou groupes musculaires isolés doivent en suppléer d'autres. A remarquer tout particulièrement l'hypertrophie des extrémités qu'on observe lorsqu'à la suite de paralysie partielle il y a eu transplantation tendineuse. Elle se produit quand le muscle doit fournir une tâche plus considérable ou que par suite de la transplantation on lui a créé des antagonistes.

Parmi les altérations fonctionnelles nous devons ne pas

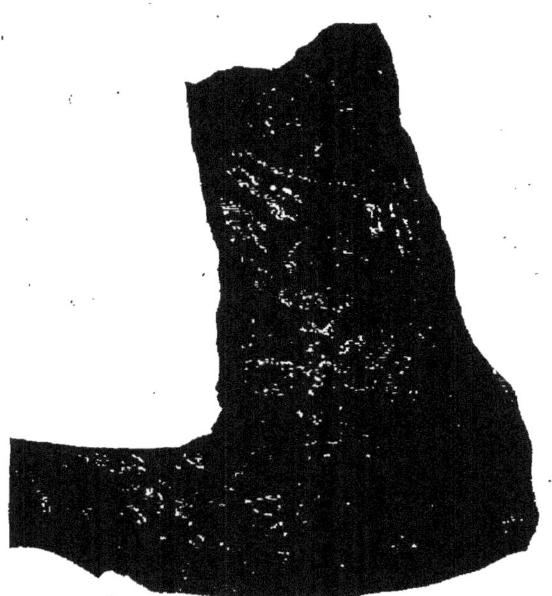

Fig. 15. — Coupe à travers une articulation du coude présentant une synostose.

oublier le raccourcissement du corps charnu musculaire comme il se produit petit à petit dans les attitudes de contractures permanentes et comme on a pu le reproduire expérimentalement par le raccourcissement du levier osseux auquel s'insère le tendon du muscle. A signaler comme exemple le raccourcissement du tendon d'Achille, c'est-à-dire des ventres musculaires dont il dépend, dans les cas d'équinisme. On sait que la longueur du corps charnu musculaire dépend de celle du levier osseux sur lequel il s'insère. Un os court demande un muscle court et puissant à contraction limitée, mais pouvant développer une grande force. Si le levier osseux est long, il faut un ventre musculaire grêle, mais plus long, avec un tendon relativement plus court.

Dans le pied bot congénital les jumeaux sont raccourcis. Ce fait dépend non seulement de la brièveté de l'apophyse postérieure du calcanéum, mais encore de la diminution d'étendue des mouvements articulaires.

Il y a *atrophie musculaire* partout où la fonction du muscle est diminuée ou supprimée, que ce soit par paralysie nerveuse ou par obstacle mécanique. Les muscles paralysés sont pâles, leur tissu se déchire facilement et tend à se résorber peu à peu,

Même dans les cas où il ne s'agit que d'atrophie suite d'inactivité pure et simple, les muscles parcourent tous les stades de cette atrophie, depuis la dégénérescence graisseuse jusqu'à la résorption totale. C'est ce que permettent d'étudier notamment les synostoses articulaires. Cette altération est manifeste dans la planche qui figure la musculature d'un scoliotique (planche 6). Non seulement les muscles situés dans l'angle de la synostose ont dégénéré, mais encore leurs tendons sont modifiés dans leur structure. Les intervalles de cet angle mort pour le mouvement sont complètement remplis de graisse.

Si, comme le montrent des exemples de ce genre, les limites de l'atrophie sont fixées par la résorption totale, celles de l'hypertrophie fonctionnelle nous sont inconnues. Nous manquons surtout de criterium objectif pour fixer le point où le surmenage fait sentir son influence que l'on peut prévoir a priori.

Il n'est pas douteux que l'hypertrophie fonctionnelle et l'atrophie par inactivité existent pour les ligaments comme elle est pour les tendons. L'allongement du tendon rotulien dans la raideur articulaire spasmodique congénitale prouve bien une distension anormale et une insuffisance relative sous l'influence du travail spastique des muscles. L'hypertrophie fonctionnelle ne saurait non plus être mise en doute. Comment, sans son intervention, expliquer le développement de l'appareil ligamenteux si fort que l'on trouve chez les sujets vigoureux et bien musclés? La pathologie nous en offre aussi des exemples dans l'épaississement et l'élargissement du ligament calcanéo-scaphoïdien dans les cas de pied plat (Lorenz).

Les difformités professionnelles ne présentent pas d'intérêt au point de vue thérapeutique, mais par contre elles donnent lieu à des phénomènes typiques bien connus. Il suffit de rappeler la lordose supérieure des cordonniers et des tailleurs, la disposition de la lordose lombaire et la cyphose des postillons. Y a-t-il modification de la forme des os ou déplacement partiel d'os isolés? les recherches anatomiques manquent à ce sujet. Ces modifications sont d'autant plus considérables que l'individu a été soumis à ces influences dès le jeune âge et qu'elles ont agi d'une manière plus longue et plus continue. L'effet maximum existe quand l'attitude et le déplacement du centre de gravité étant produits, le patient fournit encore un travail musculaire dans cette attitude.

On a voulu faire de la scoliose une sorte de maladie professionnelle, une maladie d'écoliers. Or le fait d'être assis sur un banc d'école ne produit pas de scoliose sensible, mais favorise seulement le développement de la déviation rachidienne. L'attitude assise nuit bien davantage aux courbures antéro-postérieures de la colonne vertébrale.

Certaines difformités fonctionnelles sont la conséquence des habitudes de la vie courante et des vêtements. Le facteur qui a déterminé la production de la forme vicieuse n'est pas la fonction seule, mais l'attitude produite par la contrainte extérieure unie à la fonction. Ces difformités mériteraient donc à juste titre le nom d'artificielles. Un exemple classique est fourni par le pied des Chinoises. Il faut y joindre d'une manière générale les déformations dues aux chaussures. Il en est de même des modifications imprimées au thorax par le corset, des difformités secondaires tenant au port des appareils orthopédiques, aux bandages plâtrés ou aux appareils à attelles appliqués au traitement du pied bot, de l'attitude élevée des épaules par les béquillons des corsets orthopédiques, etc., etc.

TRAITEMENT DES DIFFORMITÉS

Le traitement des difformités et des troubles fonctionnels qui y sont liés peut, en somme, être subdivisé de la manière suivante :

1. *Traitement par usage fonctionnel, c'est-à-dire modification.*

2. *Par redressement passif.*
   a) Sans fixation subséquente ;
   b) Avec fixation subséquente.

3. Par correction opératoire, sanglante ou non san-glante.

4. Par action mécanique directe (massage, ébranle-ment, vibration).

5. Par suppléance obtenue à l'aide de transplantation opératoire ou fournie par des forces mécaniques exté-rieures.

Le traitement doit parfois être corroboré par des médications internes et un traitement général hygiénique. Celui-ci doit intervenir dans les cas où la difformité est produite par des altérations pathologiques générales de l'appareil locomoteur, par exemple dans le rachitisme.

La classification précédente donne une vue d'ensemble prise au point de vue physiologico-mécanique sur les différents moyens thérapeutiques dont nous disposons. Mais dans la division des méthodes de traitement nous devons souvent nous écarter de ce schéma et nous maintenir dans les limites qui nous sont dictées par le côté pratique des choses (appareils portatifs, gymnastique à l'aide de machines, orthopédie chirurgicale).

I. — L'USAGE FONCTIONNEL, C'EST-A-DIRE LA MODIFICATION

Dans l'introduction à l'étude des difformités, l'attention a été appelée sur ce fait que plusieurs d'entre elles peuvent être produites par des modifications antiphysiologiques de la fonction mécanique. Si donc il y a dans la modification fonctionnelle un moyen d'agir sur la croissance des os en particulier, il faut l'employer tout d'abord pour corriger les difformités, principalement celles de l'enfant pendant la croissance. Si évidente que cette proposition paraisse, elle est très difficile à mettre en pratique dans certains cas particuliers et souvent tout à fait impossible. Quand la difformité résulte d'une fonction anormale, la forme devrait être corrigée par le rétablissement de la fonction normale. Ce n'est praticable, sans procédés techniques spéciaux, que pour les difformités les plus minimes. Pour peu que le cas soit accentué, il faut une fonction dirigée spécialement en vue de la correction. On peut appeler cet emploi de la fonction à des buts thérapeutiques, orthopédie fonctionnelle (Roux, Julius Wolff) et lui distinguer deux variétés :

1. *Le mouvement, la fonction* sont dirigés de telle manière que l'attitude se trouve corrigée par elle ou, en d'autres termes, que l'articulation soit replacée par le mouvement dans l'attitude corrigée.

2. *Une articulation, un système composé de plusieurs os* peuvent être modifiés dans leur attitude et être amenés à fonctionner dans cette situation, c'est-à-dire selon une direction corrigée.

A la première variété d'orthopédie fonctionnelle appartient le traitement à l'aide de certains exercices actifs accomplis avec ou sans appareils par la gymnastique ; et le traitement qui emploie les procédés techniques que nous fournit la médecine mécanique (Zander, Krukenberg, Thilo, Hertz, Schulthess) est le plus parfait de tous.

A la seconde variété appartient toute une série de bandages et d'appareils portatifs correcteurs, comme le serait, par exemple, celui qui maintiendrait un pied déformé dans l'attitude la plus correcte tout en lui laissant le maximum de liberté de mouvement. Dans une certaine mesure on doit rattacher à cette espèce les appareils plâtrés placés dans une attitude de redressement (scoliose, pied bot) ; mais il faut ajouter cette restriction qu'ils réduisent le mouvement au minimum, si bien que la fonction n'intervient plus que par la surcharge. A cette même catégorie appartient encore une série d'appareils de divers systèmes, entre autres les appareils de redressement par le mouvement (Schulthess), quelques appareils de Zander, etc.

II. — LE REDRESSEMENT PASSIF

C'est donner à une articulation ou à un ensemble osseux, à l'aide de procédés passifs, une attitude normale ou qui se rapproche de la normale ; c'est étendre les mouvements pathologiquement limités d'une articulation. Souvent la chose est pratiquée avec la main, mais dans ces derniers temps on a construit un grand nombre d'appareils destinés à la suppléer. Il y a donc un redressement manuel et un redressement mécanique. De toute manière il est fort important que le mouvement de la main ou de l'appareil qui opère le redressement s'adapte aussi exactement que possible à la trajectoire du mouvement physiologique. Les deux procédés peuvent être employés d'une manière plus ou moins violente, en plusieurs séances ou en une fois grâce à l'anesthésie. Ils établissent ainsi une sorte de transition avec la correction opératoire non sanglante. Les mouvements passifs accomplis par séances ne peuvent avoir pour but que de mobiliser légèrement des articulations ou des systèmes d'articulations, de telle sorte que les muscles qui les meuvent rencontrent une résistance moindre.

III. — LA CORRECTION OPÉRATOIRE SANGLANTE OU NON SANGLANTE

Quand le redressement passif rencontre des difficultés considérables, il faut intervenir pour supprimer les obstacles, qu'ils soient de nature osseuse ou dus aux parties molles, par des procédés manuels ou mécaniques ou bien par des opérations sanglantes (voir la chirurgie orthopédique générale).

IV. — INTERVENTION MÉCANIQUE DIRECTE

Nous rangeons sous ce chapitre le *massage*, l'*ébranlement* ou *vibration*. De ces deux agents, c'est le massage qu'on emploie surtout en orthopédie, tandis que le second joue un rôle bien plus considérable dans le traitement des maladies nerveuses.

Le *massage* nous est d'autant plus indispensable dans la thérapeutique orthopédique que les méthodes de traitement manuel sont les seuls procédés accessibles au praticien qui n'est pas outillé d'une manière spéciale.

On distingue dans le massage cinq espèces d'action manuelle :

    a) L'effleurage (Streichen).
    b) Le pétrissage (Kneten).
    c) La friction (Reiben).
    d) Le tapotement (Klopfen, Hacken).
    e) La vibration (Erschütterung).

De ces différentes espèces, les plus importantes sont le pétrissage et la friction, et au début de chaque massage, l'effleurage. Car, en orthopédie, il s'agit surtout d'agir sur les muscles faiblement développés, à demi paralysés, ou d'une manière ou d'une autre troublés dans leurs fonctions.

L'*effleurage* (*Streichen*) précède utilement chaque séance. On l'emploie en dehors des cas où il s'adresse à l'atrophie musculaire, pour le traitement des restes d'arthrites inflammatoires.

Le *pétrissage* (*Kneten*) sert surtout au traitement des muscles. Ces organes légèrement comprimés par la main doivent être alternativement balancés perpendiculairement à la direction de leur longueur, tandis que les doigts glissent à leur surface.

La *friction* (*Reiben*) se compose de mouvements circulaires exécutés avec le pouce. Elle trouve son emploi dans le traitement des affections articulaires (arthrite déformante, rhumatisme chronique). On doit déplacer la peau de manière à masser avec elle les parties profondes.

Le *tapotement* (*Klopfen*, *Hacken*) ne s'emploie exclusivement que dans le traitement de l'atrophie musculaire. Il produit une hyperémie locale dans les parties molles traitées, principalement dans la peau, et la contraction des muscles intéressés. On frappe avec le bord cubital de la main des coups courts et élastiques.

Il faut séparer du massage la *vibration* (*Erschütterung*): elle n'a de commun avec lui que ce fait qu'à l'origine elle était également pratiquée avec la main. Mais il n'est pas douteux que la vibration mécanique produit des effets bien plus précis et plus efficaces (Zander, Evers, Herz). En orthopédie elle ne trouve son emploi que dans le traitement de symptômes nerveux accessoires.

V. — LA SUPPLÉANCE ARTIFICIELLE OBTENUE PAR TRANSPLANTATION OPÉRATOIRE OU FOURNIE PAR DES FORCES MÉCANIQUES EXTÉRIEURES

Il s'agit le plus souvent de lésions osseuses et de paralysies musculaires pour lesquelles la technique s'est ingéniée à créer des suppléances. On a depuis longtemps remédié au défaut de traction d'un muscle paralysé par une bande de caoutchouc fixée à une chaussure orthopédique. Récemment on a eu recours dans certaines circonstances à la transplantation opératoire. Les mêmes considérations s'appliquent au squelette (voir le chapitre des appareils portatifs et de l'orthopédie opératoire).

Après ce court aperçu des facteurs thérapeutiques employés en orthopédie, nous allons envisager les méthodes de traitement technique réparties dans leurs grands groupes :

1. Gymnastique (exercices libres et exercices scolaires).

2, Gymnastique à l'aide de machines. Ces deux groupes comprennent encore, avec le redressement manuel passif, le traitement par le mouvement.

3. Orthopédie opératoire.

4. Appareils portatifs.

GYMNASTIQUE

Sous le nom de gymnastique, il faut entendre un exercice méthodique de nos organes de mouvement. Elle a pour mission de fortifier les muscles affaiblis, de donner plus de fermeté aux tendons, aux ligaments et aux os. Elle trouve place dans l'orthopédie fonctionnelle en ce sens qu'on peut l'utiliser non seulement pour augmenter la force individuelle, mais encore celle de certaines parties du corps en particulier. Elle nous fournit donc en cela un instrument précieux dans la correction des difformités.

On peut distinguer l'*exercice libre*, la *gymnastique d'appareils* et la *gymnastique suédoise*. La transition de l'exercice libre à la gymnastique d'appareils est fournie par les exercices qui se font à l'*aide de cordes élastiques*, de *bâtons*, *d'haltères*, etc.

L'*exercice libre* est utile chaque fois que nous avons affaire à une faiblesse musculaire générale, à une attitude défectueuse et relâchée. Les mouvements sont exécutés avec l'énergie maxima et l'étendue des mouvements articulaires est mise à contribution dans la plus grande mesure possible.

La *gymnastique suédoise* oppose à tout mouvement une résistance proportionnée et c'est à un aide (gymnaste) qu'il incombe de fournir cette résistance. Grâce à elle, la tâche du muscle est rendue plus considérable et on peut admettre que par des exercices de ce genre il acquiert plus promptement une augmentation d'énergie que par le simple exercice libre.

Les *exercices avec les cordes élastiques* poursuivent un

but analogue à celui de la gymnastique suédoise. Ces appareils opposent au mouvement une résistance continuellement croissante et exigent d'autre part dans le retour à la position primitive une contraction décroissante des muscles actifs.

Le *bâton de gymnastique* à coulisses est composé de deux moitiés en forme de gaînes recouvrant un axe plein et qui sont attirées en dedans par des ressorts. Son emploi principal se trouve dans le traitement du dos rond.

Les exercices pratiqués avec *les appareils* dans les écoles allemandes tendent à fournir aux muscles une tâche plus grande en leur opposant comme résistance le poids même du corps. La gymnastique d'appareils est souvent précieuse pour le développement des muscles du tronc. En orthopédie on emploie surtout, parmi les appareils en usage dans les écoles, l'échelle horizontale, les anneaux, les perches verticales parallèles pour l'exécution d'exercices de balancement et de flexion du tronc. Il est certain que l'on ne peut confier de tâche spéciale à la gymnastique munie de ces seuls appareils, puisqu'ils ne présentent aucune disposition pour modifier les membres déformés ; et bien des orthopédistes expérimentés ont fait observer qu'on ne peut guérir les difformités par la gymnastique et que son rôle en orthopédie a été souvent mal compris. Là où il y a lieu d'exercer une action locale sur la conformation des os ou sur les fonctions articulaires, il faut, quand les méthodes manuelles sont insuffisantes, des appareils techniques perfectionnés ; ils permettent la fixation de parties du corps déterminées et la modification des mouvements.

GYMNASTIQUE A L'AIDE DE MACHINE

Les appareils de la mécanique médicale moderne nous permettent de mener à bien des cures orthopédiques par le mouvement d'une manière bien plus complète et plus étendue que par les méthodes gymnastiques précédentes. Tous ces appareils sont construits pour être employés par séances successives. Suivant qu'ils sont plus propres à exercer telle ou telle action, on peut les diviser en *appareils conducteurs, de résistance, passifs, provocateurs de mouvement, correcteurs de mouvement.*

Les *appareils conducteurs* servent à diriger le corps

c'est-à-dire l'extrémité qui se meut activement. L'appareil accomplit le mouvement en même temps que le patient, tandis que le corps se suspend à l'appareil ou est plus ou moins fixé sur lui. L'appareil de rotation représenté fig. 125 et 126 est un appareil conducteur quand le levier qui produit la résistance contre la rotation est retiré. La conduite d'une articulation par l'appareil ne peut naturellement suivre tout à fait exactement le jeu normal de la jointure, mais doit se borner à imiter quelques mouvements typiques, comme le mouvement de charnière, la rotation.

Les *appareils de résistance* doivent faire obstacle aux mouvements accomplis par un corps qui se meut dans ses engrenages ; cette résistance peut être dosée dans la plupart des systèmes actuels et varie parfois pendant l'exécution du mouvement. Le créateur de la première collection importante d'appareils de ce genre est Zander ; après lui Thilo, Herz, Schulthess et d'autres ont construit des appareils analogues. Zander voulait remplacer par une résistance mécanique plus facile à mesurer exactement l'action du gymnaste dans la gymnastique suédoise. Les appareils de résistance sont utilisés pour augmenter la vigueur de la musculature en général ou des groupes musculaires en particulier, et même pour activer le développement du squelette, pour obtenir certaines formes des os.

Les *appareils passifs* sont des appareils conducteurs qui exécutent le mouvement voulu avec la partie du corps qui lui est fixée. Ils sont mis en mouvement par la main d'un aide ou par une force mécanique. Le patient est assis sur l'appareil et se tient avec les bras, avec la main. Ils servent à mobiliser des articulations ou des systèmes d'articulations et à réaliser des redressements passifs.

Les *appareils provocateurs de mouvement* sont intermédiaires entre les appareils à résistance et les appareils passifs, en ce sens qu'ils prolongent le mouvement produit activement par le patient. Leur type est l'*appareil à pendule*. Un pendule est mis en communication avec l'enveloppe qui embrasse la partie du corps à faire mouvoir ; l'axe du pendule coïncide avec celui de l'articulation. La force de balancement conduit dans sa course la partie mise en mouvement toujours un peu plus loin que le point projeté et soumet l'articulation par la somme de petits mouvements actifs à une mobilisation énergique.

Sous le nom d'*appareils de redressement* on désigne

ceux qui rectifient la difformité et permettent d'accomplir des mouvements dans l'attitude corrigée ou ceux qui opèrent le redressement pendant le mouvement. La nature même de ces appareils veut qu'ils possèdent un système de fixation bien meilleur et plus exact que ceux qui sont destinés à une action générale sur le système locomoteur. Ils se rapprochent sous ce rapport de la construction des appareils à pendule. Les dispositifs de fixation perfectionnés et la multiplicité des actions qui entrent en jeu permettent une modification considérable des diverses parties du corps. Comme type d'appareil de ce genre, nous citerons l'appareil de rotation de Schulthess pour le traitement des scolioses (fig. 125 et 126).

Tous ces appareils trouvent leur application dans la cure des maladies relevant de l'orthopédie. Ce sont en particulier les appareils de résistance, les appareils redresseurs de mouvement et certains appareils à pendule qui sont les plus nécessaires. Plus la méthode de traitement se rapproche de ce que nous avons désigné sous le nom d'orthopédie fonctionnelle, plus il faut consacrer de temps et de travail pour obtenir un effet durable. Les exercices doivent être répétés si l'on peut plusieurs fois par jour et avec une certaine énergie, de manière que leur action sur le squelette se rapproche autant que possible de l'action asymétrique du travail professionnel.

ORTHOPÉDIE OPÉRATOIRE

Pour obtenir d'une manière plus rapide ou plus certaine une amélioration fonctionnelle ou morphologique nécessaire, pour faire disparaître un obstacle fonctionnel qu'on ne saurait écarter d'une autre manière ou par une dépense de temps considérable, ou bien encore pour suppléer une fonction disparue qu'on ne peut remplacer autrement que par un procédé opératoire, on a introduit en orthopédie les procédés chirurgicaux les plus divers. Les indications des interventions chirurgicales dans les affections relevant de l'orthopédie sont encore assez mal fixées et dépendent des appréciations et des expériences personnelles du chirurgien. Néanmoins pour toute une série de cas les plus importants de la pratique, l'accord est fait entre les orthopédistes qui ont reçu une éducation chirurgicale suffisante. Dans le pied bot congénital, par exemple, on évite durant les premières années de l'enfance les interventions intéressant le squelette; mais par contre on ne traite guère que par une opération chirurgicale tout raccourcissement notable du tendon d'Achille.

D'autre part les conditions sociales du malade, son manque d'intelligence, d'énergie et de persévérance, rendent dans bien des cas tout à fait insuffisant le traitement purement orthopédique; il y a alors avantage à recourir aux procédés opératoires qui mènent plus rapidement au but.

Depuis longtemps on a coutume de diviser les interventions en question en non sanglantes et sanglantes. Les premières conduisent aux procédés du traitement mécanique (manipulations, tractions, mouvements passifs) qui sont caractérisés par leur plus ou moins grande répétition. Aujourd'hui, où nous savons donner aux blessures faites par nous une évolution vers la guérison analogue à celle des lésions sous-cutanées, il est préférable de les diviser en opérations sur le squelette et opérations sur les parties molles. Dans ces deux divisions, on emploie également des méthodes non sanglantes, c'est-à-dire sous-cutanées et sanglantes, c'est-à-dire à ciel ouvert.

OPÉRATIONS SUR LES PARTIES MOLLES

Ces opérations ont pour but d'améliorer la fonction. Elles sont aussi pratiquées comme *préliminaires* à une intervention sur le système osseux ou *en même temps* que cette dernière ou plus rarement *après* elle.

Les opérations simples entreprises sur les parties molles dans un but orthopédique consistent en général dans la section des parties raccourcies, peau, aponévroses, muscles, tendons. Elles exigent presque toujours un traitement ultérieur par des bandages et des appareils qui empêchent la réunion des parties séparées et facilitent la formation d'une cicatrice interstitielle aussi large que possible.

Les méthodes plastiques sont d'une action bien plus sûre pour produire un allongement durable des parties raccourcies; depuis longtemps appliquées à la peau, on les a, en ces derniers temps, transportées aux parties molles profondes, notamment aux tendons. Les opérations plastiques sur les tendons ne servent pas toujours à l'*allongement*, mais parfois aussi au *raccourcissement* de ces organes, par exemple dans le pied talus paralytique.

Les *opérations plastiques sur les tendons* prennent un caractère particulier quand elles concernent des transplantations reliant un tendon paralysé à un muscle fonctionnant normalement.

Les interventions qui n'intéressent que la peau sont indiquées dans les rétractions cicatricielles cutanées. La réunion par première intention étant rare sur un terrain cicatriciel, il est bon d'extirper la cicatrice quand on le peut et de combler la solution de continuité par autoplastie. Cette dernière s'effectue soit par transplantation de peau animale, soit par greffe selon les méthodes de la chirurgie plastique. Dans certains cas il deviendra nécessaire de greffer sur la solution de continuité des lambeaux cutanés empruntés à d'autres régions du corps convenablement choisies. Pour obvier à la rétraction ultérieure possible, il faut instituer un traitement complémentaire mécanique approprié.

Les *opérations sur les aponévroses* intéressent celles-ci seules ou conjointement avec la peau. Il s'agit en général de processus de rétraction qui s'accompagnent souvent de contractures articulaires et pour lesquels on a recours à la ténotomie sous-cutanée ou à ciel ouvert. (Exemple : section de l'aponévrose plantaire dans le pied varus).

Dans les interventions à ciel ouvert on peut extirper l'aponévrose rétractée (par exemple dans l'opération de la contracture des doigts dans la maladie de Dupuytren) ou produire un allongement en déplaçant la suture (section en V, suture en Y). La peau dans ce procédé est sectionnée en même temps que l'aponévrose à laquelle elle adhère et de la même manière qu'elle.

Les *opérations sur les muscles et les tendons* sont les plus fréquentes parmi celles qui se pratiquent sur les parties molles ; elles ont pour but principal d'obvier aux contractures qui jouent un si grand rôle en orthopédie. On peut rompre un léger obstacle musculaire sans avoir recours à une opération sanglante : pendant l'anesthésie on pratique une violente extension du muscle en faisant exécuter à l'articulation un mouvement diamétralement opposé à la fonction normale de ce muscle. Ce procédé n'est possible que là où des os longs peuvent servir de leviers suffisants, c'est-à-dire surtout dans le segment moyen des membres. Si l'intervention violente est très brusque et faite dans des cas qui s'y prétent, le muscle peut se déchirer en son milieu ou le tendon être arraché avec son insertion osseuse ; de pareilles lésions favorisent la récidive de la contracture. Quand on n'obtient pas aisément le résultat cherché, il convient de fixer le muscle en extension continue. Mais dans tous les cas il faut ultérieurement assurer le résultat obtenu par le massage et la gymnastique. Dans les cas difficiles on arrive mieux au but en divisant l'opération en plusieurs temps, par étapes successives.

Il est plus rare d'avoir recours à la traction suivant le grand axe du muscle, comme il est procédé à la main ou à l'aide de dispositifs de traction sur les pelvitrochantériens dans le premier temps préparatoire à la réduction de la luxation congénitale de la hanche.

Ce n'est presque jamais le muscle, mais le tendon qui doit être sectionné ; quand l'extension continue est impuissante, la *ténotomie* est l'opération de choix. Il n'y a que les muscles qui n'ont pas de tendon ou dont le tendon ne peut être atteint qui soient justiciables de la myotomie.

La *ténotomie* et la *myotomie* peuvent être *sous-cutanées* ou *à ciel ouvert*. Ce sont des opérations de date fort ancienne. Les sections des tendons et des parties molles en général, à ciel ouvert, sont un produit de l'ère antiseptique. Volkmann les a recommandées dans le traitement du torticolis ; depuis, elles se sont imposées pour d'autres espèces de contractures, dans lesquelles il s'agit d'intervenir aussi radicalement que possible (torticolis musculaire) ou dans lesquelles il y a à craindre de léser des organes voisins en opérant par la méthode sous-cutanée (le nerf sciatique poplité externe dans la ténotomie du tendon du biceps de la cuisse).

Quand le muscle ou le tendon à sectionner est facile à atteindre, quand il n'y a pas à craindre de léser les organes voisins même en opérant radicalement, la section sous-cutanée demeure le procédé de choix. Il en est de même des opérations analogues sur les aponévroses. L'intervention demande peu de préparatifs : on a à peine à s'occuper de la petite plaie punctiforme qu'on a faite aseptiquement et occlus de même ; on peut lui combiner ou la faire précéder d'autres procédés de redressement ; on n'est pas gêné dans l'application immédiate d'un appareil orthopédique permanent, un appareil plâtré par exemple.

Cette petite intervention peut très bien se faire avec une

anesthésie locale, sauf chez les enfants et les personnes impressionnables pour lesquelles il vaut mieux recourir à l'anesthésie générale.

La ténotomie sous-cutanée s'applique encore au sterno-mastoïdien dans les cas légers, aux fléchisseurs de la jambe, à l'exclusion du biceps, au jambier antérieur et aux muscles extenseurs des orteils. Dans les cas où elle risque de laisser des restes de tendon, si l'intervention est trop timide, ou de blesser des organes profonds, si elle est trop brusque, on lui substitue la ténotomie à ciel ouvert. Cette méthode est employée pour la section des tendons poplités et des adducteurs de la cuisse, celle-ci étant plutôt une myotomie. C'est également le procédé de choix pour les aponeurotomies (fascia lata, aponévroses palmaire et plantaire).

La guérison des plaies de ténotomie se fait par le bourgeonnement du tissu conjonctif qui entoure les tronçons tendineux; il pénètre dans la cavité remplie d'exsudat qui les sépare et celui-ci se résorbe. C'est ainsi que s'édifie un cal reliant les deux tronçons. Au bout de quatorze jours environ, ce cal rétablit la continuité du tendon. La substance intermédiaire plastique a tendance à se résorber et à donner une cicatrice linéaire; la contracture se reproduit alors; le traitement complémentaire doit éviter cette récidive. Quand on y parvient, l'allongement obtenu dépend-il de l'*élongation du corps charnu musculaire* (Stromeyer) ou *de la persistance d'une pièce intermédiaire dans le tendon* (Adams)? Cette dernière hypothèse paraît la plus vraisemblable; car lorsqu'on a répété la ténotomie sur un même tendon, celui d'Achille par exemple, on voit le ventre musculaire toujours remonter de plus en plus haut.

Contrairement à Stromeyer qui attend la formation du cal dans l'attitude de la contracture pour n'entreprendre la correction qu'après, on admet aujourd'hui qu'il convient de faire immédiatement suivre la ténotomie de la *correction d'attitude définitive* et de fixer celle-ci par un bandage. Si la correction de la difformité exige un écartement tout à fait considérable des deux tronçons séparés par la ténotomie, il vaut mieux pratiquer un allongement plastique.

La *myotomie sous-cutanée* remplace la ténotomie dans tous les cas où le muscle à sectionner n'a pas de tendon ou un tendon que le couteau ne peut atteindre par la voie sous-cutanée. La technique opératoire est la même que dans la ténotomie; la section se fait exclusivement de dehors en dedans, le corps musculaire étant soumis à une forte tension passive, jusqu'à ce que cette tension disparaisse. L'objet le plus habituel de cette opération est le groupe des adducteurs de la cuisse, dans les contractures et les luxations congénitales de la hanche. Le traitement complémentaire exige des pansements très compressifs pour éviter les hématomes musculaires. La guérison se fait en général sur une cicatrice fibreuse intermédiaire, rarement par la régénération de fibres musculaires striées.

On faisait autrefois des *sections sous-cutanées de ligaments* (syndesmotomie) dans le genu valgum (d'après v. Langenbeck) et dans le pied bot; aujourd'hui où nos conceptions étiologiques se sont modifiées, elles sont abandonnées et ne se pratiquent plus que dans les opérations à ciel ouvert et avec d'autres interventions.

La *section à ciel ouvert de toutes les parties molles*, peau, aponévrose, muscles, ligaments, est indiquée dans les rétractions graves où ces divers éléments concourent également à la production de la difformité. Seule elle permet de détruire radicalement toutes les résistances produites par les parties molles et d'épargner au squelette dans beaucoup de cas une intervention mutilante que nous devons toujours différer surtout dans l'os en voie d'accroissement.

La difficulté de détruire radicalement par la ténotomie sous-cutanée dans le torticolis tous les faisceaux musculaires et aponévrotiques rétractés a conduit Volkmann à lui substituer la section à ciel ouvert. Elle est universellement adoptée dans ce cas. Elle constitue en outre un temps capital dans l'*opération de Phelps* sur le pied bot. Enfin elle facilite beaucoup la cure des contractures articulaires, en tant que celles-ci sont occasionnées ou compliquées par la rétraction cicatricielle des parties molles.

L'opération a lieu soit après section préalable de la peau (torticolis), en ménageant seulement les vaisseaux et les nerfs (creux poplité), soit par incision directe jusqu'à l'os (bord interne du pied d'après Phelps). La plaie cutanée est immédiatement fermée par une suture ou bien laissée béante; dans l'un comme dans l'autre cas, l'appareil fixateur destiné à supprimer la difformité est combiné au bandage du pansement.

Les interventions opératoires sur les muscles et les tendons ont pour but de *sectionner des formations raccourcies*. Le processus cicatriciel modifié par un traitement mécanique complémentaire fait le reste. Le résultat n'étant pas garanti par l'opération seule, les récidives sont fréquentes. Dans les cas où, en dehors de la contracture musculaire, on ne rencontre pas d'autre obstacle, de la part du squelette par exemple, comme dans le pied équin purement myogène ou paralytique, quand on prévoit que l'écartement des deux segments du tendon à couper sera considérable et leur réunion douteuse, alors *l'allongement plastique du tendon* selon la pratique de Bayer est indiqué.

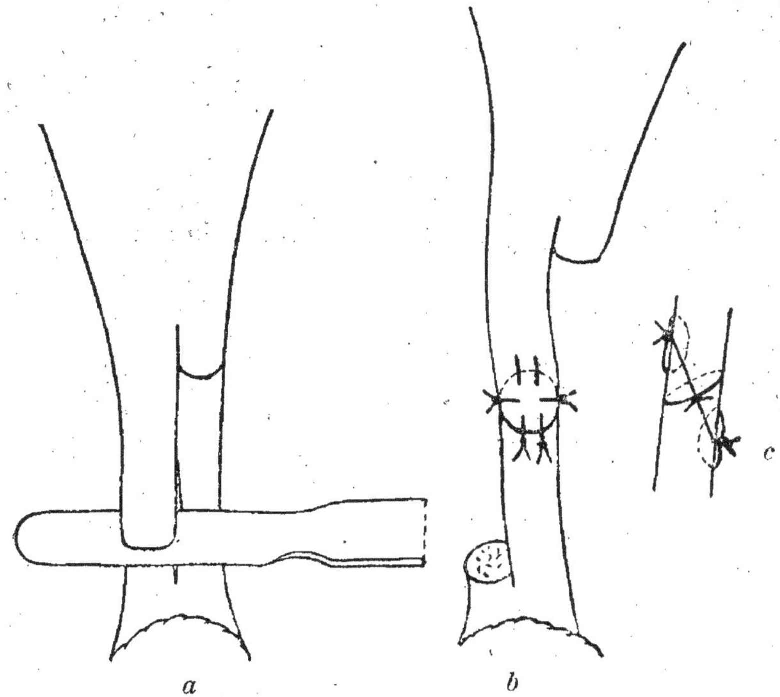

Fig. 16. — *a*) Allongement plastique d'un tendon (avivement); *b*) allongement plastique d'un tendon (réunion); *c*) suture vue de profil.

Le tendon est découvert par une longue incision cutanée, isolé et fendu en long sur une étendue de plusieurs centimètres; des deux moitiés de tendon ainsi séparées on coupe l'une en haut, l'autre en bas (fig. 16 *a*). Pour obtenir des surfaces de réunion plus étendues, il vaut mieux faire des sections obliques, selon des plans parallèles. Les longs faisceaux tendineux ainsi obtenus sont réunis par de fins points de suture à la soie (fig. 16 *b* et 16 *c*); on obtient ainsi un allongement considérable. Le tendon d'abord aminci reprend souvent après quelques semaines l'épaisseur normale et s'hypertrophie même parfois. La condition fondamentale du succès est naturellement l'asepsie parfaite; il faut éviter la symphyse avec la plaie cutanée.

Il est parfois nécessaire de faire une *résection dans la continuité* d'un ou de plusieurs tendons, soit pour raccourcir un tendon paralysé et anormalement allongé par un travail passif (pied talus paralytique), soit pour rendre plus difficile une réunion immédiate dans une section à ciel ouvert (fléchisseurs au creux poplité dans la paralysie spasmodique). Suivant le but thérapeutique qu'on se propose, on fait dans le premier cas la réunion par ténorrhaphie, on l'abandonne à elle-même dans le second.

Il reste enfin à parler d'une opération qui dans ces derniers temps a beaucoup préoccupé les orthopédistes et leur a semblé pleine de promesses, la *transplantation tendineuse*.

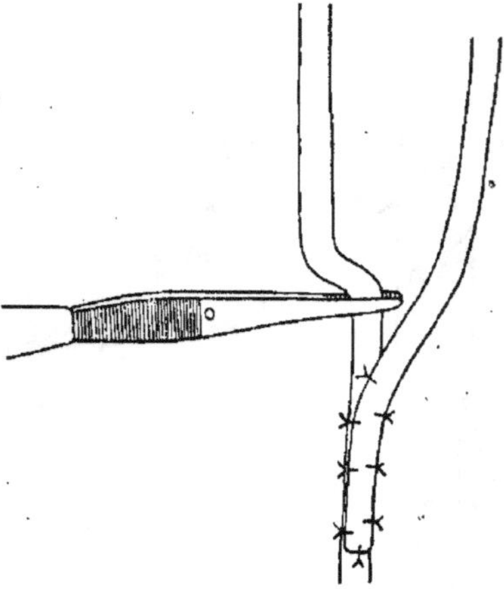

Fig. 17. — Transplantation tendineuse. Transport complet de la fonction.

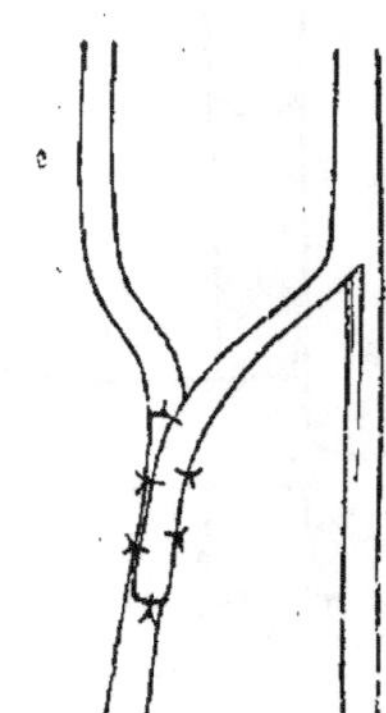

Fig. 18. — Division de la fonction par transplantation d'un faisceau tendineux détaché. Suture paratendineuse.

Nicoladoni le premier, se proposant de transporter la fonction d'un muscle sain sur un muscle paralysé, a suturé dans un cas de pied talus paralytique les extrémités centrales des muscles péroniers au tronçon périphérique du tendon d'Achille paralysé. Puis Drobnik, Vulpius et d'autres ont contribué à étendre et à multiplier l'application de ce procédé.

Les *difformités paralytiques du pied*, si diverses, combinées entre elles d'une manière si variable constituent un champ inépuisable pour cette méthode. On réussit souvent par un transport de fonction approprié à se passer des appareils ou tout au moins à remplacer de plus compliqués par de plus simples. Même dans les paralysies du quadriceps fémoral (transplantation du couturier), dans les paralysies radiales, dans les lésions traumatiques directes des tendons qui ne sont plus réparables, on a obtenu des succès opératoires, et il est certain que le cercle en peut encore être

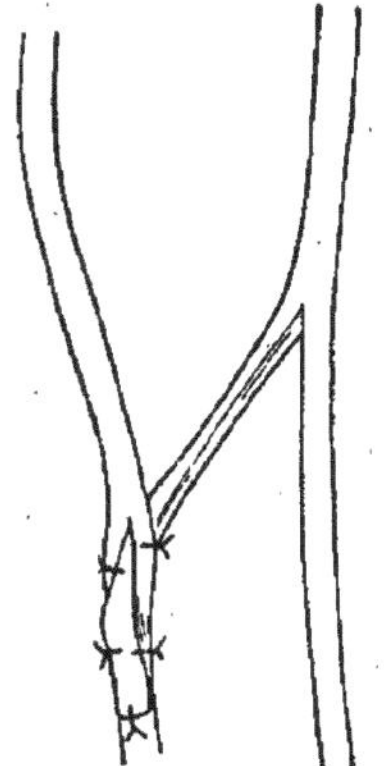

Fig. 19. — Division de la fonction avec entrelacement tendineux.

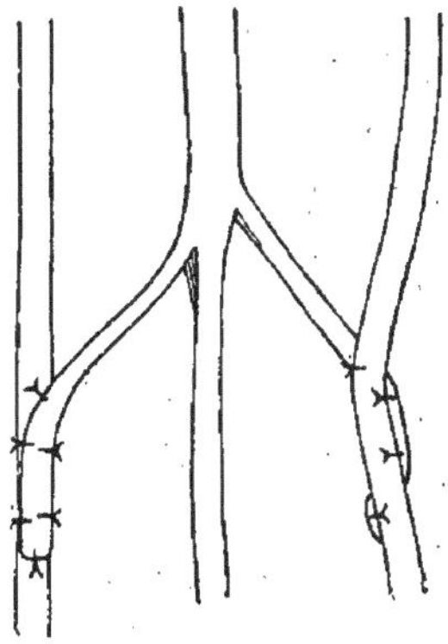

Fig. 20. — Division de la fonction par transplantation de deux faisceaux tendineux. A gauche suture paratendineuse, à droite suture avec double entrecroisement.

agrandi. C'est ainsi que Sonnenburg dans la paralysie spasmodique a pu partiellement transporter dans les extenseurs paralysés l'énergie surabondante des fléchisseurs plantaires.

Le tendon du muscle qui développe l'énergie, au cas où cet organe a une fonction peu importante, peut être entièrement sectionné et réuni au tendon du muscle paralysé (*Transport de fonction*, fig. 17). Il vaut mieux, à l'exemple de Drobnik, éviter la déchéance totale du muscle actif et se contenter d'en détacher un faisceau tendineux (*Division de la fonction*, fig. 18 à 20). On a distingué une transplantation ascendante et une descendante, suivant qu'on sectionne le tendon du muscle paralysé et qu'on le fixe au muscle sain ou qu'on opère inversement. Ce dernier procédé, la transplantation descendante, est le meilleur.

L'expérience nous a appris les règles générales suivantes
en ce qui concerne les transplantations tendineuses : pour
être efficace, la suture des tendons doit être faite pendant
une forte tension des deux bouts intéressés, tension exercée
autant que possible dans le sens de la fonction que l'on dé-
sire obtenir. La suture est ainsi soumise à une traction énergique et les méthodes de suture ordinaire, suture simple
des surfaces sectionnées (fig. 21), raccordement par des bou-

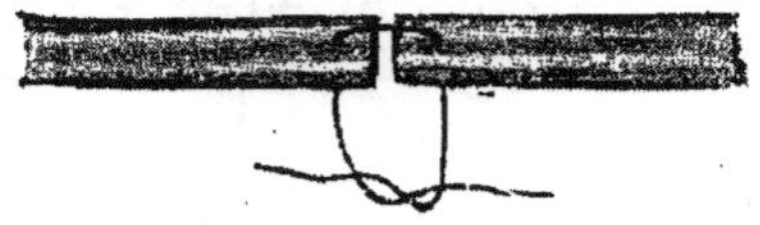

Fig. 21. — Suture tendineuse. Suture simple des
surfaces sectionnées.

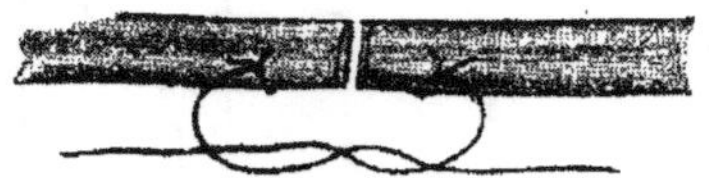

Fig. 22. — Suture tendineuse. Raccord des surfaces de
section par des boucles de fil.

cles de fil préalablement passées à travers les tronçons
(fig. 22), ne suffisent pas à assurer la réunion. Il vaut mieux
dans tous les cas faire une *suture paratendineuse* étendue,
soit en superposant sur une longueur notable les deux tendons et en les réunissant par des points perpendiculaires à
la direction des fibres, soit encore mieux en les entrelaçant
une ou deux fois (fig. 17 à 20, p. 46 et 47).

Pour ne pas exiger trop de la suture, il faut avant l'opération supprimer toutes les difformités osseuses qui pourraient gêner et, l'intervention terminée, appliquer un bandage qui fixe le tendon dans le relâchement.

Dans certains cas, il faut allonger des tendons ou des
portions tendineuses, ou bien suturer des tendons au périoste
ou aux capsules articulaires en créant ainsi pour eux de
nouvelles insertions.

Au bout de quatorze jours environ il faut commencer le
traitement complémentaire très important et faire cesser
l'immobilisation. Le massage, l'exercice, l'électricité et les
bains sont d'une grande importance pour développer la
nouvelle fonction musculaire qui vient d'être créée.

La combinaison opératoire est moins facile que la technique. Elle varie presque pour chaque cas et dépend de la localisation et du degré de la déchéance musculaire propres à la difformité. Chez les enfants la constatation de ce qui reste de muscles normaux demande souvent une étude et une observation prolongées.

[C'est à l'aide de l'électricité qu'on se rendra compte des muscles paralysés et de leur degré d'altération histologique. Les diverses formes de réaction de dégénérescence, les divers degrés de l'excitabilité électrique permettent de savoir si tel muscle atrophié a subi la dégénérescence totale ou simplement l'atrophie numérique, s'il reprendra sa vitalité ou s'il est perdu à jamais. C'est la présence ou l'absence de réaction de dégénérescence qui est la clef du diagnostic et du pronostic de la paralysie infantile et c'est cette dernière affection qui est le plus souvent en cause en matière de transplantation tendineuse. Or l'inexcitabilité au courant faradique n'est qu'une apparition partielle de cette réaction de dégénérescence. L'examen du membre frappé de paralysie sera donc pratiqué au point de vue de la contractilité électro-musculaire tout d'abord au moyen de la bobine à gros fil avec interruptions lentes, puis avec le courant galvanique. On explorera les muscles groupe par groupe, puis dans chacun d'entre eux les muscles un à un.

L'existence constante de la réaction de dégénérescence dans la paralysie spinale aussi limitée qu'elle soit, permettra dans les cas douteux d'écarter l'idée d'une origine cérébrale de l'affection : chez les enfants les affections cérébrales ne donnent jamais lieu à cette réaction de dégénérescence ; au contraire la contractilité faradique est presque toujours exagérée ; c'est ainsi que l'observation en fait foi dans la maladie de Little ou l'hémiplégie infantile.

Cette exploration électrique rend plus de services encore pour formuler un pronostic : elle permet seule de dire quels sont les muscles définitivement perdus, quels sont ceux qui sont capables de retrouver une partie de leur fonction, quels sont ceux qui vont recouvrer entièrement leur motilité compromise, et dans le cas particulier qui nous occupe, quels sont ceux sur lesquels on peut compter pour la suppléance fonctionnelle et l'anastomose tendineuse].

En cas de doute la découverte du corps charnu musculaire et de son tendon peut donner la solution. Le muscle normal apparaît rouge foncé, le muscle atrophié par inactivité est rose pâle, le muscle paralysé par dégénérescence est jaune de cire et son tendon est aminci.

[Ainsi donc il ne faut tenter la suppléance que des muscles totalement dégénérés, ne recourir à l'anastomose que s'il reste un certain nombre de muscles sains. L'opération n'est bonne que pour les paralysies à la fois incurables et incomplètes. Dans les cas de paralysie totale des muscles d'un membre ou d'un de ses segments ou encore d'attitudes vicieuses irréductibles, l'opération est contre-indiquée; c'est l'arthrodèse, c'est l'opération de Phelps, ce sont d'autres interventions qui conviennent. En tous les cas, le jeune âge est favorable à l'adaptation des centres nerveux; au bout d'un certain temps, un muscle fléchisseur par exemple arrive à remplir les fonctions d'extenseur sous l'empire de la volonté, deux portions d'un même muscle conquièrent assez d'indépendance réciproque pour être antagonistes l'une de l'autre.]

Parmi les combinaisons opératoires, spéciales pour chaque cas, les plus communes sont les suivantes :

Pied talus paralytique. — Les jumeaux sont paralysés : transplantation des deux péroniers latéraux ou d'une partie du long péronier latéral et du long extenseur commun sur le tendon d'Achille.

Pied valgus paralytique. — Paralysie des jambiers antérieur et postérieur : transplantation du long extenseur du gros orteil, d'une partie du long extenseur commun ou de l'un des péroniers, sur le jambier antérieur, et d'une partie du tendon d'Achille sur le jambier postérieur.

Pied varus équin paralytique. — Paralysie des péroniers, parfois aussi des divers extenseurs : transplantation du jambier antérieur sur le long extenseur commun et d'une partie du tendon d'Achille sur les péroniers. Division en trois faisceaux du tendon d'Achille et transplantation du faisceau externe sur les péroniers, du faisceau interne sur le jambier antérieur, et allongement plastique du faisceau moyen (Vulpius).

OPÉRATIONS SUR LES OS ET LES ARTICULATIONS

On les divise en opérations sanglantes et non sanglantes. C'est parmi ces dernières qu'on doit ranger le brisement forcé des articulations ankylosées à l'aide de certains dispositifs mécaniques et celui des os incurvés (ostéoclasie).

Le *brisement forcé* se fait dans le but de rendre la mobilité à une articulation ankylosée ou pour donner à une jointure devenue rigide dans une attitude mauvaise, une nouvelle position qui supprime la difformité et soit plus avantageuse pour l'usage du membre. Cette intervention qu'accompagnent la rupture des proliférations conjonctives des capsules, des ligaments et des surfaces articulaires, parfois aussi la fracture de ponts osseux et le décollement des épiphyses, présente bien le caractère d'une opération. Elle est souvent faite par degrés, par étapes successives.

Le brisement a lieu pendant l'anesthésie complète poussée jusqu'à la résolution musculaire totale. L'opérateur, après avoir exactement fixé par les mains de ses aides ou un dispositif de contention quelconque, la partie moyenne du membre, saisit le segment périphérique près de l'articulation de manière à agir avec un levier court en évitant les fractures du corps de l'os. Puis il produit, suivant le degré de résistance qu'il rencontre, des mouvements articulaires tantôt modérés, tantôt énergiques dans le sens de la correction qu'il cherche à obtenir. Souvent, au commencement de l'intervention, une pression dans le sens de l'augmentation de la contracture existante sert plus à la mobilisation qu'un effort direct en sens contraire. Il est utile et prudent d'exercer une traction dans l'axe du levier tout en faisant les mouvements de levier et de maîtriser toujours exactement la force employée. En cas de succès, le résultat est indiqué par un bruit de craquement accompagné de la modification de l'attitude. Le résultat doit, dans tous les cas, être assuré par un solide appareil plâtré appliqué pendant l'anesthésie.

Le traitement ultérieur diffère selon les cas. Si l'on cherche à obtenir une articulation mobile, ce qui ne peut réussir que dans certaines circonstances favorables et avec une grande endurance de la part du patient, il faut enlever l'appareil au bout de huit à quatorze jours ; on procède alors à la mobilisation par des massages et des mouvements passifs très douloureux au début, plus tard par une gymnastique active et le port d'un appareil articulé. Si on renonce à la mobilité articulaire, après avoir combattu la réaction immédiate par la position élevée du membre, la glace et les opiacés, il suffit de faire porter assez longtemps des bandages ou appareils permettant un fonctionnement partiel et empêchant les récidives.

Le brisement forcé, surtout pour les grandes articulations, n'est pas sans danger, même quand on a opéré correctement. En dehors des fractures, des luxations, des lésions nerveuses ou vasculaires qui dépendent d'une intervention brutale ou appliquée à des cas qui ne s'y prêtaient point, il faut tenir compte d'une reviviscence possible de l'affection primordiale (tuberculose, ostéomyélite infectieuse). Un intervalle même de plusieurs années après la disparition apparente des phénomènes inflammatoires ne garantit pas absolument contre une désagréable réapparition de ces phénomènes pouvant compromettre entièrement le succès opératoire.

La *rupture des os*, *l'ostéoclasie* tire son origine des méthodes très anciennes par lesquelles on rompait à nouveau les os dans les fractures à cal défectueux ou par lesquelles on réduisait violemment la gibbosité dans le mal de Pott. En dehors de ces faits, ce sont surtout les courbures rachitiques des diaphyses, les extrémités articulaires dans certaines difformités et l'ankylose, c'est-à-dire la synostose articulaire, qui sont justiciables de l'ostéoclasie.

On produit la *fracture* soit *manuellement* en saisissant l'os incurvé entre deux mains et en le *brisant* sur le *pouce* ou le *genou* (levier à deux bras), soit en fixant le segment situé au-dessus du point de rupture choisi et en produisant la fracture par pression sur le segment libre, contre le bord d'une table par exemple (bras de levier simple).

On ne peut fracturer à la main que des os ramollis et en des points répondant aux parties que l'on peut saisir aisément ; le siège de la fracture ne peut pas toujours être localisé à l'endroit désiré ; parfois elle se produit obliquement ou par éclatement.

Dans les cas d'os sclérosés, par exemple dans le rachitisme avancé, la force manuelle la plus grande devient insuffisante. Aussi a-t-on depuis longtemps eu recours à des machines qui permettent d'exercer une plus grande pression avec une localisation plus exacte. Les ostéoclastes de Robin et de Lorenz sont aujourd'hui universellement employés par les orthopédistes. Tous deux travaillent selon le principe du bras de levier simple, le premier (fig. 23), par le soulèvement d'une tige levier, le second (fig. 24) par la traction d'une vis à levier.

L'appareil de Lorenz permet encore d'obtenir « le redressement par modelage intraarticulaire ». Chez les jeunes sujets, dans le genu valgum par exemple, il n'est pas toujours

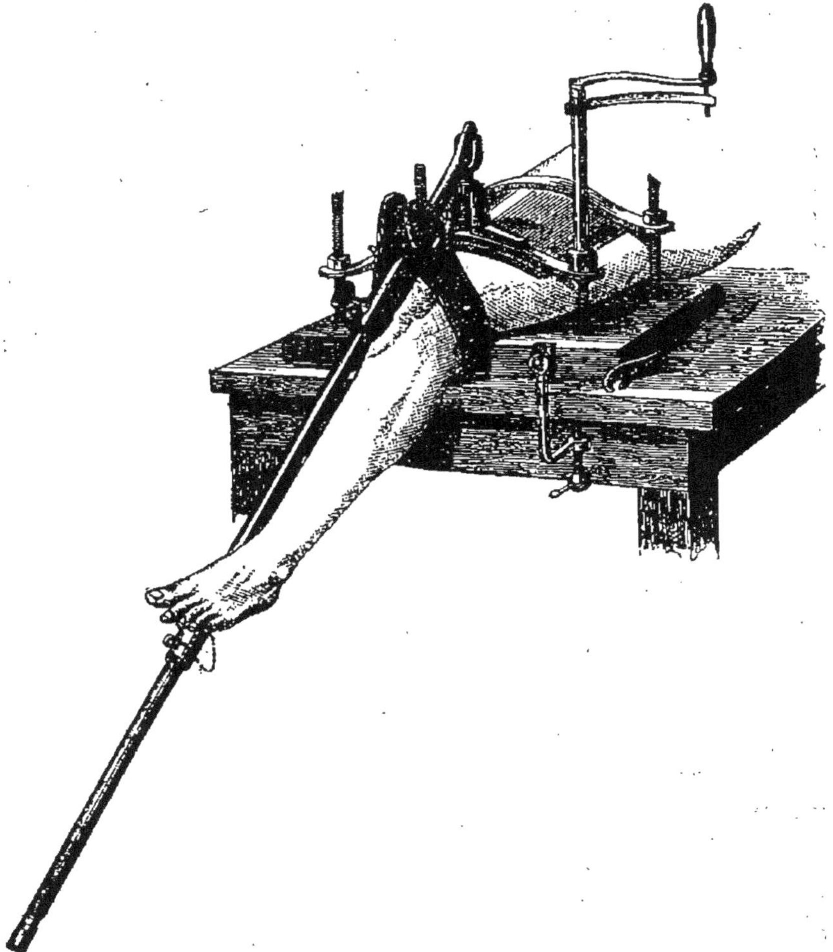

Fig. 23. — Ostéoclaste de Robin. Son application dans le genu valgum.

nécessaire de chercher à produire par l'ostéoclasie une fracture équivalente à une ostéotomie. Une application de l'appareil lente, interrompue par des repos, mais cependant faite en une fois sous une anesthésie complète, permet, par un simple allongement des ligaments sans les rompre, sans léser les épiphyses, de corriger des difformités même considérables. Le résultat obtenu en une seule fois est fixé par un bandage plâtré ; un traitement complémentaire avec des bandages de marche ou des appareils à attelles, comme dans le traitement ultérieur de l'ostéoclasie proprement dite, maintient la correction.

L'ostéoclasie ne convient qu'à des squelettes jeunes, au-dessous de vingt ans. Dans les os solides, sans élasticité des adultes ou dans la sclérose prononcée des os d'adolescents autrefois rachitiques, elle produit souvent des *fractures obliques* ou *par éclatement* et *des lésions de compression* considérables.

C'est alors qu'intervient l'*ostéotomie*. Elle peut suppléer l'ostéoclasie dans les cas où l'on est dépourvu des instruments nécessaires à celle-ci et quand toutes les garanties d'une asepsie rigoureuse sont assurées. Après application de la bande d'Esmarch, les parties molles sont incisées, autant que possible sur la convexité de la courbure osseuse, le périoste est fendu sur une longueur suffisante à l'introduction d'un large ciseau, celui de Mac Ewen par exemple. C'est avec un ciseau large qu'on opère la section la plus rapide et la plus régulière. On fait bien de ne pas traverser complètement l'os avec le ciseau et de briser le reste à la main. Quand la correction est obtenue, un appareil plâtré est appliqué à demeure jusqu'à consolidation, et peut être fenêtré pour faire le pansement.

Lorsqu'on cherche à obtenir un allongement, au lieu de faire l'ostéotomie transversale, on la pratique *en long* ou *obliquement* (Ollier). Les fragments séparés sont ensuite tirés selon la longueur l'un par rapport à l'autre (fig. 25).

On avait coutume autrefois de faire une ostéotomie *cunéiforme* en extirpant un coin ayant pour base le sommet de la courbure. L'expérience a montré que c'était une complication opératoire inutile. S'il se produit, après l'ostéotomie *linéaire*, un écartement des surfaces de contact, la lacune se comble d'elle-même dans la formation du cal et la continuité de l'os est rétablie par la néoformation osseuse de la même façon que dans les fractures.

Ce n'est que dans les cas de croissance exagérée de l'un des deux os de l'avant-bras ou de la jambe, qu'une *résec-*

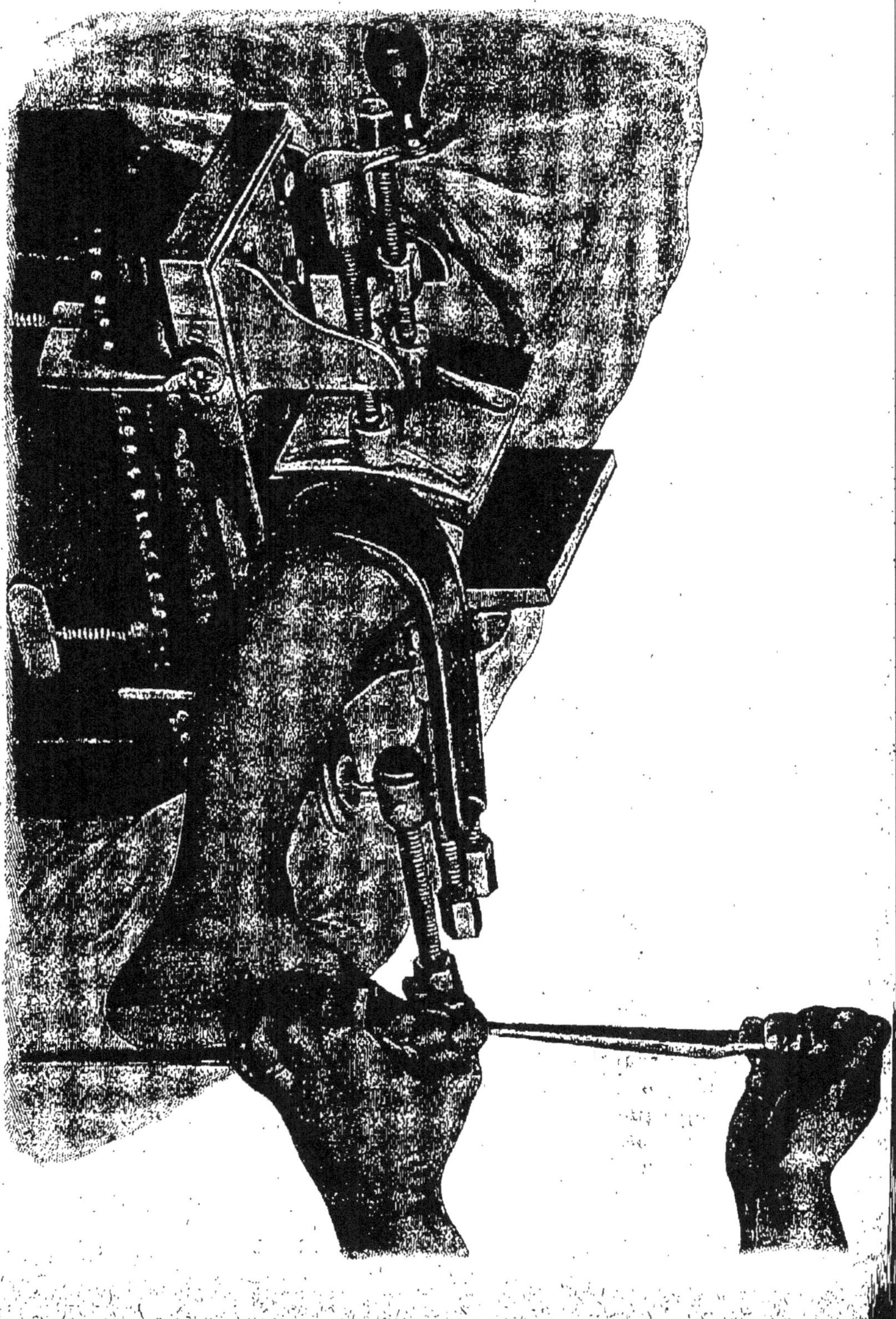

tion dans la continuité de l'os avec prélèvement d'un morceau de la diaphyse peut être indiquée (Güterbock).

Par contre quand une ankylose coexiste avec une courbure prononcée des os, les résections proprement dites sont nécessaires. La technique de ces opérations est en tous points semblable à celle des interventions chirurgicales de

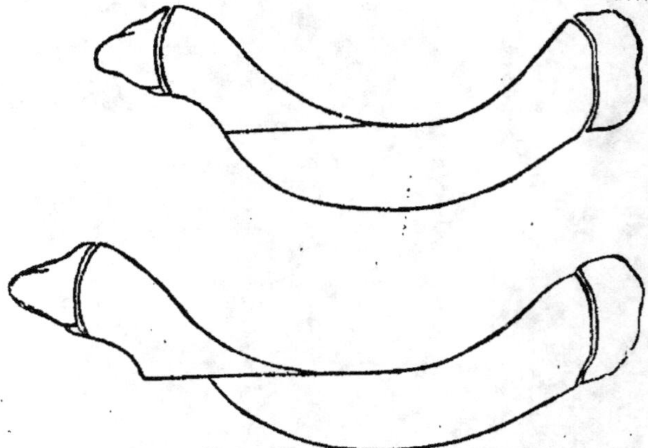

Fig. 25. — Ostéotomie avec allongement, d'après Ollier.

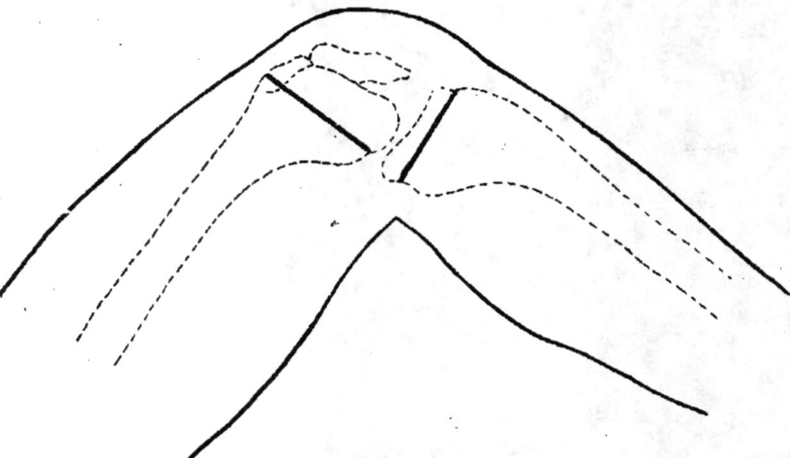

Fig. 26. — Résection cunéiforme de l'articulation du genou.

cette espèce. Pour éviter un raccourcissement trop considérable, Helferich a recommandé la résection en arc de cercle (fig. 27) dans les ankyloses angulaires du genou. Par ce procédé on sacrifie moins d'os, mais l'opération est plus délicate.

Quelques autres opérations orthopédiques plus rares ou tout à fait spéciales (chondrectomie, formation de cavité articulaire pour la hanche, extirpation des os du tarse) seront traitées dans la partie spéciale.

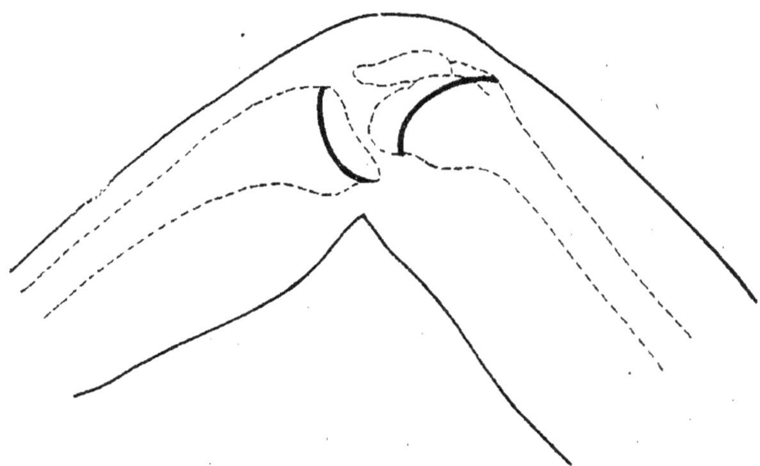

Fig. 27. — Résection en arc de cercle de l'articulation du genou.

Mentionnons encore un procédé particulier d'ankylose artificielle des articulations qui, par leur relâchement paralytique, s'opposent à la fonction des membres, l'*arthrodèse*. C'est une excellente opération en ce sens qu'elle dispense de porter des appareils coûteux ou du moins permet de les simplifier. Mais il ne faut pas oublier que c'est une opération mutilante, qui détruit à jamais l'articulation ; son emploi n'est justifié que dans les cas où la guérison est absolument impossible comme dans les articulations anormalement mobiles ou les contractures par paralysie. Ce n'est qu'après une persistance de plusieurs années et un échec total de tout autre mode de traitement que l'on peut intervenir en faisant une arthrodèse. Cette restriction s'applique notamment à la polyomyélite antérieure dont les paralysies, même après une persistance de plusieurs années, sont capables de céder partiellement. On a encore recommandé cette opération dans l'arthrite déformante et l'atrophie musculaire progressive.

La difficulté est de produire une *synostose* parfaite *des extrémités articulaires*. Les jointures privées de leurs conditions trophiques normales ont en général peu de tendances à cette soudure : souvent il faut se contenter d'une ankylose fibreuse, qu'on n'arrive même pas toujours à obtenir. La condition fondamentale est un avivement aussi profond et complet que possible des surfaces cartilagineuses. Après application de la bande d'Esmarch les articulations intéressées sont ouvertes par une incision aussi simple et aussi inoffensive que possible. On enlève totalement avec le bistouri et la curette tranchante la couche cartilagineuse superficielle ; exceptionnellement les extrémités sont fixées l'une à l'autre par des sutures métalliques, des clous d'acier, des chevilles d'ivoire, ce qui est généralement inutile à la tibio-tarsienne. Par dessus le pansement on applique immédiatement un appareil plâtré qui doit fixer l'attitude au moins pendant six mois, car l'ankylose est très lente à se produire. Suivant les circonstances on exécute en même temps le redressement des contractures, des ténotomies, etc.

APPAREILS PORTATIFS ET BANDAGES

Il sont destinés à rendre possibles les mouvements de déplacement ou ceux qu'a supprimés la maladie. Ils fixent des articulations ou des systèmes d'articulations, maintiennent certaines parties du corps dans leur position normale, opèrent le redressement progressif ou suppléent aux mouvements disparus.

La condition fondamentale pour l'application d'un appareil portatif est son exacte adaptation au corps, tout en tenant compte du manque de résistance des parties molles. L'appareil ne doit pas comprimer douloureusement ni causer le moindre trouble circulatoire, et cependant son application sera tout à fait exacte. La fixation doit aussi tenir compte de la direction suivant laquelle l'appareil présentera le maximum de résistance et pour cela il sera fixé sur les diverses parties du corps, particulièrement aux points où le squelette apparaît plus ou moins nettement sous la peau. On doit cependant toujours s'efforcer de répartir la pression sur la plus grande surface possible. On obtient cette fixation en adaptant aux diverses parties du corps à la manière d'une gaine ou d'un anneau, une substance relativement rigide comme du cuir, du celluloïde, etc., soutenue par un squelette d'acier.

Dans la plupart des appareils portatifs qui ne sont pas

destinés à une fixation tout à fait simple, on peut distinguer deux parties qui remplissent des rôles différents : l'une est destinée à servir de point d'application à une force de maintien ou de redressement, l'autre embrasse la partie du corps qu'il faut maintenir. L'union de ces deux parties se fait à l'aide d'articulations qui, par imitation de celles par-dessus lesquelles elles sautent, présentent des différences de construction. Comme il est naturellement impossible d'imiter artificiellement la structure si complexe des articulations humaines, on se contente généralement d'employer l'articulation à charnière et l'articulation à boule.

L'étendue des mouvements de l'article, c'est-à-dire des deux parties du corps fixées l'une à l'autre, doit être déterminée par la construction de la charnière ou par tout autre dispositif d'arrêt. Le moyen le plus simple est de faire buter une proéminence de l'une des attelles dans une encoche de l'autre. On obtient le même résultat avec de forts liens de caoutchouc tendus le long d'une face de l'appareil ; des ressorts à boudin s'opposent à certains mouvements ou attitudes.

Pour donner peu à peu une attitude différente, on met en usage des roues dentées ou des vis reliant entre elles les attelles fixatrices. L'extension à l'aide d'appareils portatifs, soit pour le rachis, soit pour les membres, exige des dispositifs techniques spéciaux.

Le type d'appareil le moins répandu est l'appareil d'exercice, bien qu'on doive attendre de son application une grande amélioration dans le traitement. Il doit représenter sous une forme concrète la deuxième sorte d'orthopédie fonctionnelle : faciliter le redressement et susciter l'exercice dans cette attitude redressée. Comme type de ces appareils, nous citerons la ceinture redressante de Schulthess pour les scoliotiques (fig. 110).

De tous temps la technique s'est également préoccupée de suppléer la fonction des muscles paralysés ; un soulier à attelles, auquel on a fixé du côté des muscles paralysés un cordon élastique qui franchit l'articulation intéressée, remplit ce but. On peut encore atténuer la déchéance musculaire par un dispositif d'arrêt dans l'articulation elle-même qui empêche les muscles encore actifs de la mouvoir au delà d'un certain point.

Un certain nombre des effets que nous venons de décrire peut aussi être obtenu à l'aide de simples appareils improvisés. Le plâtre joue ici le principal rôle, mais ces appareils improvisés ne conviennent guère qu'à l'immobilisation, tandis que leur réunion à l'aide d'articulations occasionne des difficultés techniques trop considérables et est trop incertaine.

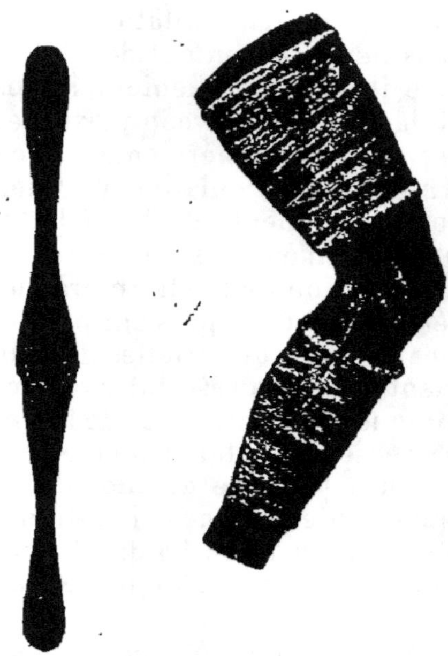

Fig. 28. — Appareil plâtré avec attelles articulées
(d'après Hoffa. Atlas-Manuel des bandages, planche CXIV).

On peut bien fixer à l'aide d'attelles des articulations en charnières à des appareils plâtrés, mais il faut que les attelles soient élargies ou reliées par des pièces transversales (fig. 28) pour qu'elles aient un point d'appui solide entre les tours de bande plâtrées. En revanche, le plâtre convient très bien pour les appareils de fixation à l'aide desquels on cherche à maintenir le redressement plus ou moins forcé.

PARTIE SPÉCIALE

LES DIFFORMITÉS DE LA COLONNE VERTÉBRALE

Remarques anatomiques et physiologiques.
(fig. 29 et 30).

LA COLONNE VERTÉBRALE DE L'ADULTE

Les forces qui agissent sur la colonne vertébrale même à l'état de repos sont les suivantes :

1. La pression du noyau pulpeux inclus dans les disques intervertébraux, qui s'efforce d'écarter les corps vertébraux et tend la couche externe des disques.

2. La tension des ligaments jaunes situés entre les parties postérieures des arcs vertébraux ; ils courbent le rachis en arrière.

3. La tension des muscles. Même pendant le repos, dans la station debout ou assise, ils produisent un travail par leur tonus ; nous en pouvons apprécier la valeur par l'effet produit dans les paralysies musculaires.

4. La pesanteur qui augmente les courbures dans la station debout ou assise.

Les forces que nous venons d'énumérer, jointes à la forme que présentent certaines vertèbres et certains disques intervertébraux selon un plan sagittal, constituent chez l'adulte les courbures physiologiques caractéristiques de la station debout, à savoir, la courbure à convexité antérieure ou lordose lombaire, la courbure à convexité postérieure ou cyphose dorsale, la courbure à convexité antérieure ou lordose cervicale. La caractéristique de ces courbures est qu'une verticale tangente à la partie la plus proéminente de la courbe sacrée n'atteint pas la cyphose dorsale ou l'effleure à peine.

A partir de la cinquième dorsale, la moitié gauche des corps vertébraux subit un aplatissement antérieur et latéral, de telle sorte que la ligne des corps semble repoussée vers la droite (fig. 31) et simule dans certains cas une scoliose. Cet aplatissement peut être suivi plus loin, selon une ligne spirale dans la partie inférieure du rachis ; il correspond exactement à la situation de l'aorte.

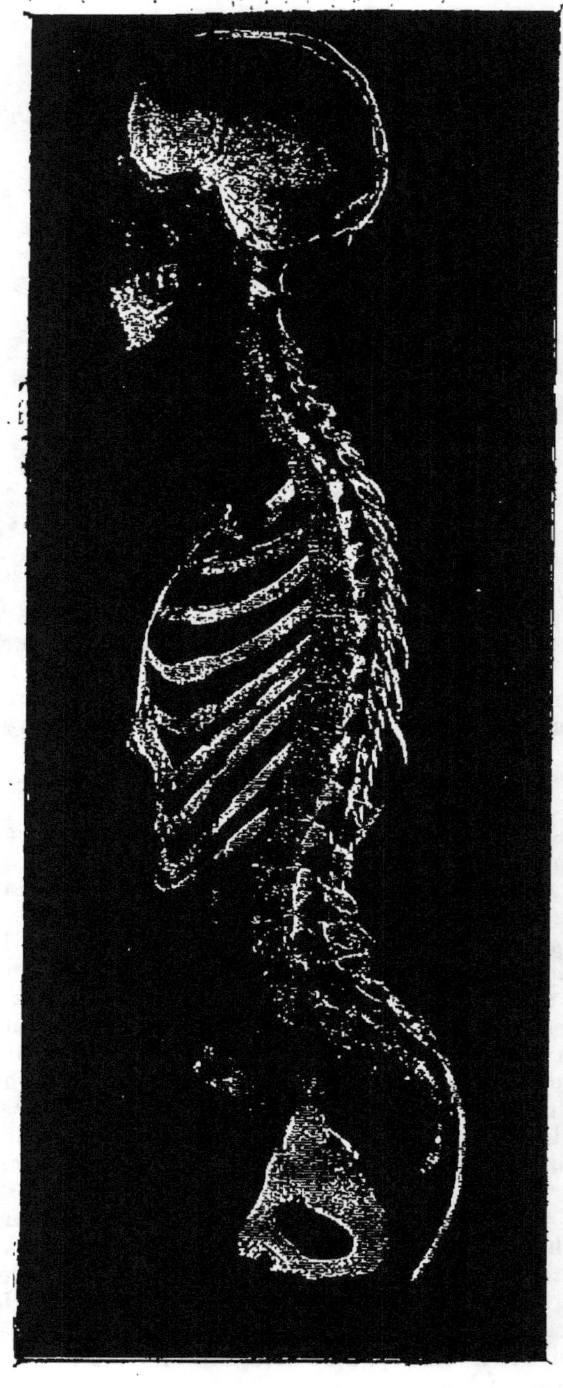

Fig. 29. — Coupe longitudinale passant par une colonne vertébrale desséchée.

LES MOUVEMENTS DE LA COLONNE VERTÉBRALE

Les mouvements de la colonne vertébrale peuvent se faire
dans tous les sens, au moins pendant le jeune âge ; on peut
les comparer à ceux d'une tige élastique. On a coutume de les
diviser en :

Flexions : 1° sagittales.
2° frontales.
3° rotations.

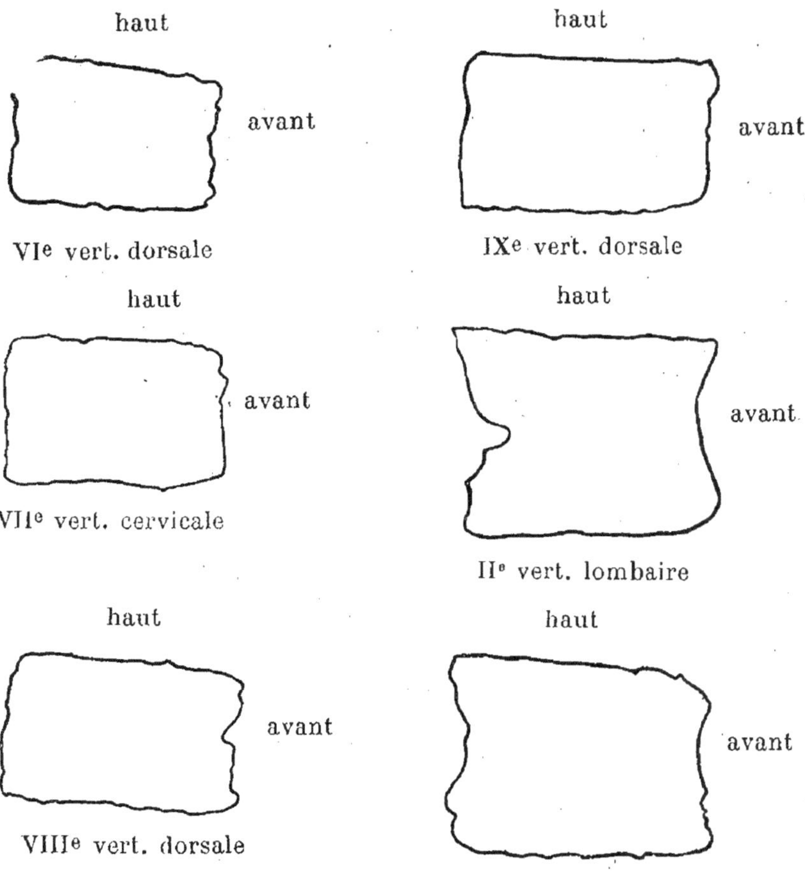

Fig. 30. — Coupes sagittales à travers plusieurs vertèbres.

Dans tous ces mouvements, les glissements des vertèbres les
unes sur les autres se confondent. Ce fait rend plus malaisées.

nos appréciations sur les lignes de points d'appui et de flexion
et sur les axes de rotation, et plus encore si l'on ajoute à cela
la force d'expansion vivante du noyau pulpeux, qui se manifeste plus ou moins suivant l'attitude.

Les mouvements dans le plan sagittal, antéflexion et réclinaison sont possibles d'une manière purement symétrique et avec
assez d'étendue ; la septième cervicale peut décrire un arc
d'environ 60° autour du promontoire pris comme point fixe. Dans
ce mouvement prennent part surtout les trois vertèbres lombaires inférieures grâce à la hauteur de leurs disques qui per-

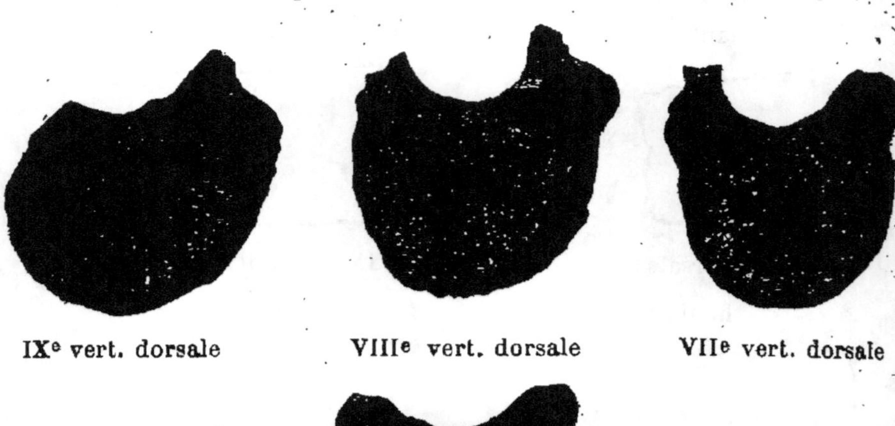

IXᵉ vert. dorsale   VIIIᵉ vert. dorsale   VIIᵉ vert. dorsale

VIᵉ vert. dorsale

Fig. 31.—vɪᵉ, vɪɪᵉ, vɪɪɪᵉ, ɪxᶜ vertèbres dorsales d'une fille de 16 ans.
Aplatissement par l'aorte.

mettent la compression aussi bien que le déplacement latéral.
La tension des muscles du dos, des ligaments surépineux,
puis des ligaments jaunes et du ligament longitudinal postérieur, limitent l'exagération de l'antéflexion. La rétroflexion
(réclinaison) est un mouvement bien plus limité grâce à la
tension du ligament longitudinal antérieur.

Les mouvements dans le plan frontal ou flexions latérales sont
bien plus difficiles à apprécier. Etant données les formes tout
à fait asymétriques du rachis vu latéralement, on doit s'attendre à un mouvement latéral non plus dans un plan rigoureusement frontal, mais dans une attitude diagonale. Cependant

les expériences faites sur le cadavre ne montrent pas de déviation de ce genre ; avant qu'on puisse noter une torsion sensible on sent l'intervention d'une puissante force d'arrêt. Au
contraire sur les colonnes vertébrales de jeunes sujets et en
faisant intervenir la pression verticale, la surcharge, il se
produit une rotation des vertèbres ; elle se fait dans la partie
dorsale selon le côté convexe, dans la partie inférieure du rachis selon le côté concave de la courbure.

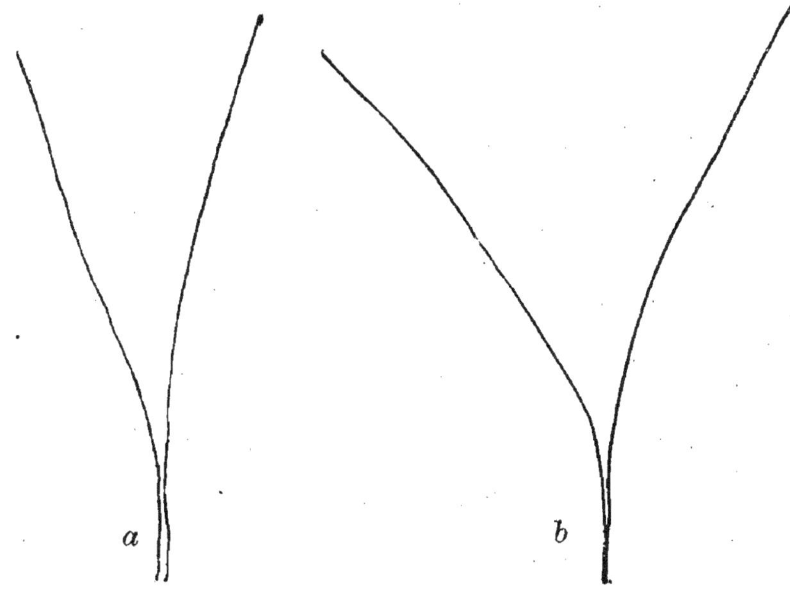

Fig. 32. — Courbes de flexion de la face antérieure de la
colonne vertébrale, d'après expérience cadavérique. a) fille de
15 ans, b) fille de 16 ans.

Les mouvements de rotation ont lieu autour d'axes plus ou
moins verticaux. Chez le sujet vivant ce n'est pas une torsion
idéale autour d'un axe vertical qu'on observe. Les différences
dans la position des vertèbres dues aux courbures physiologiques, les situations réciproques des surfaces articulaires, les
chevauchements des vertèbres les unes sur les autres, les
réactions mécaniques du noyau pulpeux aux changements statiques et dynamiques entraînent cette conséquence que presque pour chaque rotation, il se produit simultanément une
modification de l'inclinaison de l'axe.

La colonne cervicale et la portion inférieure de la colonne
lombaire sont susceptibles d'une rotation particulièrement
prononcée. Les mouvements les plus fréquents sont habituellement combinés : ainsi dans la marche les flexions antéro-

Planche III. — Coupes de corps vertébraux d'enfants. *a)* Vertèbre lombaire, coupe horizontale par le milieu, âge 2 ans 1/2; — *b)* vertèbre lombaire, coupe horizontale près de la face supérieure; — *c)* vertèbre lombaire, coupe horizontale près de la face inférieure, âge 2 ans 1/2; — *d)* vertèbre dorsale, coupe verticale diagonale, âge 17 mois; — *e)* vertèbre lombaire, coupe horizontale dans la moitié inférieure, âge 17 mois; — *f)* vertèbre lombaire, coupe verticale en diagonale, âge 17 mois. — On voit facilement sur ces figures que les intervalles cartilagineux sont bien plus développés chez l'enfant plus jeune. Chez les plus âgés (coupe *a*), ils sont réduits déjà à des ponts étroits qui unissent la masse principale du corps vertébral à l'arc neural. On voit en outre sur la figure *e* une anomalie de forme présentée par le contour antérieur du corps. La figure *f* montre au bord antérieur de la vertèbre, tout contre le noyau osseux, une enclave jaunâtre qui probablement correspond à une fracture incomplète. Les pièces *d)*, *e)*, *f)* proviennent d'un enfant rachitique.

postérieures et latérales qui accompagnent chaque pas se combinent à la rotation de la colonne lombaire, tandis que le bassin s'abaisse, modifie son inclinaison et projette en avant une de ses moitiés.

LA COLONNE VERTÉBRALE DE L'ENFANT

Le rachis du nouveau-né présente les mêmes rapports de forme que celui de l'adulte. Sur les coupes sagittales les vertèbres cervicales ont la forme oblique en avant et en bas, les noyaux osseux sont nettement cunéiformes. Dans les vertèbres dorsales le type à faces parallèles domine; aux lombes se voit à nouveau le type rhomboïde ou cunéiforme très marqué. La forme de coin est surtout prononcée pour la cinquième lombaire.

La forme de la colonne du nouveau né dans son ensemble ne diffère de celle de l'adulte qu'en ce que les courbures ne sont pour ainsi dire pas appréciables à la face dorsale, tandis qu'à la face ventrale la courbure lombaire aussi bien que la courbure dorsale sont nettement indiquées.

Etant donnée la prépondérance de l'élément cartilagineux très élastique dans le rachis de l'enfant, les mouvements qu'il peut exécuter sont plus libres et moins typiques que chez l'adulte. Cependant l'expérience cadavérique surtout pour les flexions latérales sans pression suivant le grand axe, ne montre pas de déplacement sensible de la rangée des corps vertébraux hors de la position sagittale; toutefois lorsqu'on exerce une pression selon le grand axe on produit une torsion en spirale avec aplatissement du segment dorsal.

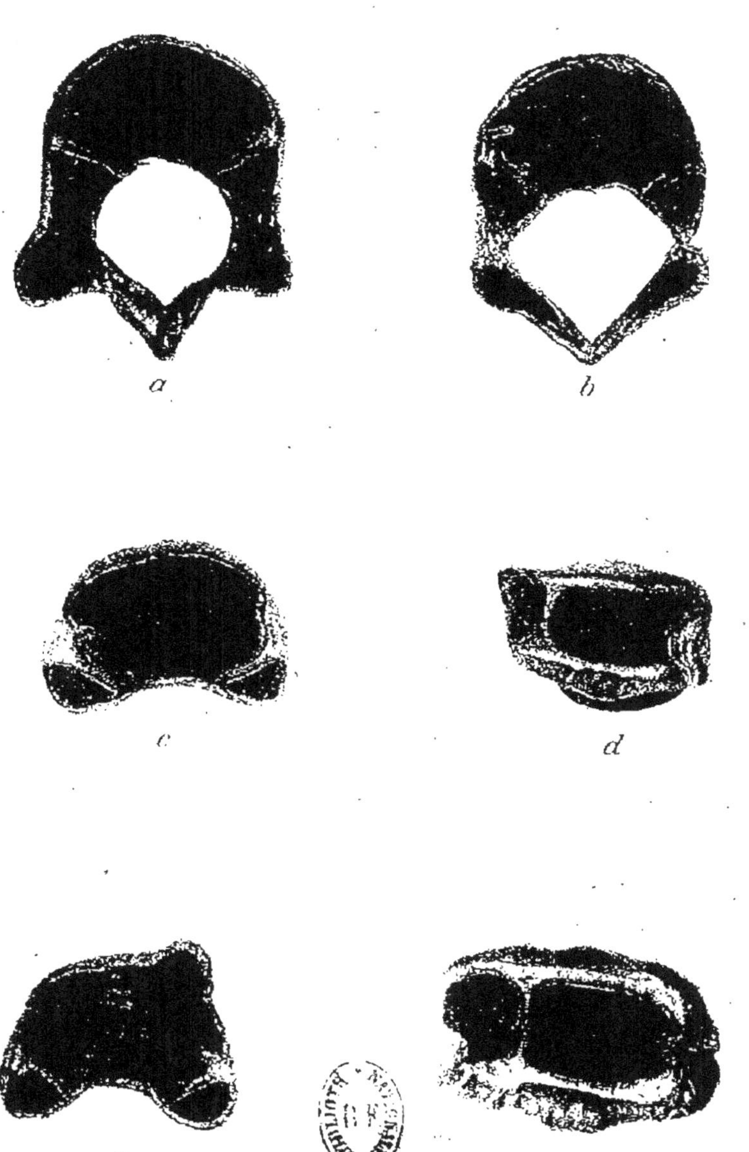

a
b
c
d
e
f

LE DÉVELOPPEMENT DES COURBURES PHYSIOLOGIQUES
PENDANT LES ANNÉES DE CROISSANCE

Les courbures de la colonne vertébrale subissent une modification considérable à partir du moment où le petit enfant commence à se tenir sur ses jambes. La colonne redressée sur le bassin incliné en avant tend à se couder davantage à la limite du sacrum et de la colonne lombaire. Peu à peu cette lordose lombaire s'établit et persiste de plus en plus dans l'attitude couchée alors que les jambes sont étendues. De 4 à 8 ans la cyphose dorsale semble se développer tandis que la lordose lombaire cesse de s'accroître. En même temps la nécessité de ramener en arrière la tête projetée en avant par la saillie des vertèbres cervicales inférieures, conduit au développement de la lordose cervicale. La période suivante, de 8 à 11 ans, est marquée par une augmentation notable de la lordose lombaire correspondant à une inclinaison plus marquée du bassin. La cyphose dorsale qui domine tant la période de croissance diminue à nouveau, au moins chez les filles.

Ainsi dans la première enfance le type droit domine, — de 5 à 8 ans le type cyphotique, — pendant les années qui suivent, on observe le passage insensible aux courbures de l'âge adulte.

Ici encore il n'y a pas une forme de courbure unique, mais bien une série de types qui résultent de la prépondérance d'une courbure ou d'une autre ou des différences dans la position du bassin. Ces types d'attitude forment transition avec les courbures pathologiques ; ce sont des anomalies d'attitude sagittales.

LA MÉCANIQUE DE LA POSITION ASSISE

Dans la station debout, le poids du corps est réparti sur une base de sustentation limitée par le contour des pieds. Dans tous les mouvements, toutes les surcharges possibles qui amènent un déplacement plus ou moins considérable du centre de gravité, celui-ci est facilement ramené à porter sur sa surface d'appui par des mouvements tendant à rétablir l'équilibre et qui se produisent soit dans la tibio-tarsienne, soit dans le genou, la hanche, bien moins dans les articulations vertébrales.

Au contraire dans la position assise, le maintien du centre de gravité sur sa base de sustentation est fonction des mouvements du tronc lui-même. L'équilibre incombe donc tout entier à la colonne vertébrale. Mais alors les courbures du rachis subissent une modification importante par le fait du redressement du bassin dû à la position assise, redressement qui atteint au moins 8° à 10° et dans certaines circonstances 40° à 45°. Ce redressement tient à la contraction des puissants groupes musculaires situés à la face postérieure de la cuisse.

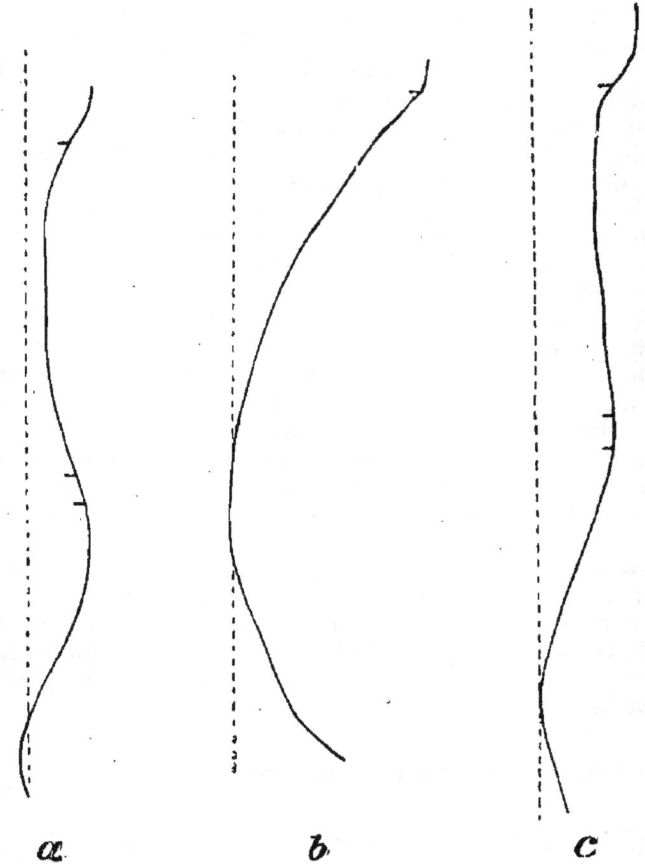

Fig. 33. — Courbures dorsales d'une jeune fille de 14 ans : a) debout; b) position assise relâchée; c) position assise correcte.

Par suite la face supérieure de la première vertèbre sacrée sur laquelle s'appuie la colonne lombaire présente une autre direction que dans la position debout. Elle devient plus ou moins horizontale et même inclinée en arrière.

La colonne vertébrale se comporte différemment dans la position assise aux divers âges de la vie. Chez le nourrisson, elle présente une courbe à convexité postérieure dont le sommet presque pointu répond à la colonne lombaire. Lorsqu'il est assis, le tronc et le bassin sont fortement inclinés en avant et les mains ou le tronc de l'enfant prennent un point d'appui quelconque. Dans cette situation, le rachis est presque rectiligne et la colonne prend une attitude sensiblement pareille à celle qu'elle présente dans la situation couchée.

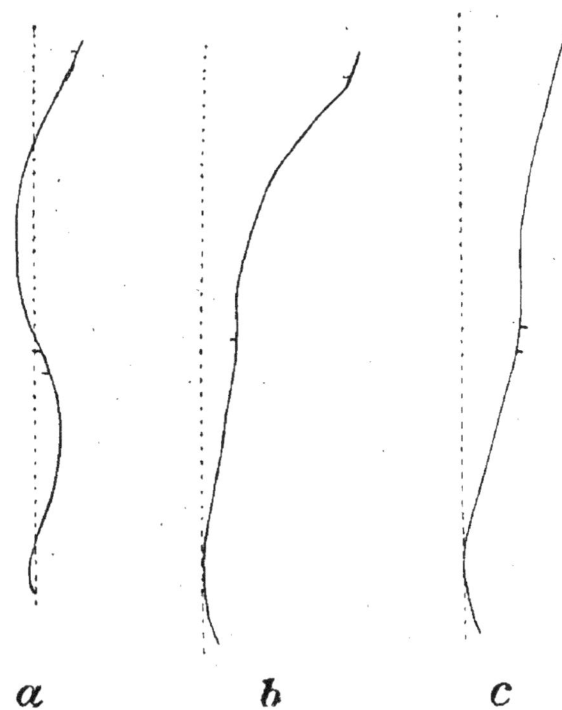

Fig. 34. — Courbures dorsales d'une fille de 11 ans : a) debout ; b) position assise relâchée ; c) position assise correcte.

Si l'enfant est très fort, son rachis est presque vertical dans la station assise. Quand on le couche sur le ventre, un enfant vigoureux à colonne normale relève franchement la tête et son rachis présente de la tête au sacrum une seule courbe à concavité postérieure plus ou moins régulière. Un enfant dont la colonne a déjà souffert par fonctionnement prématuré a plus de peine à relever la tête, la courbure vertébrale manque de régularité.

Chez les enfants plus âgés, le rachis présente souvent une ligne à légère voussure postérieure, mais on rencontre encore assez fréquemment une attitude rectiligne. La période scolaire nous offre à ce sujet un intérêt bien plus grand. Les enfants abandonnés à eux-mêmes s'asseoient en rejetant le plus en

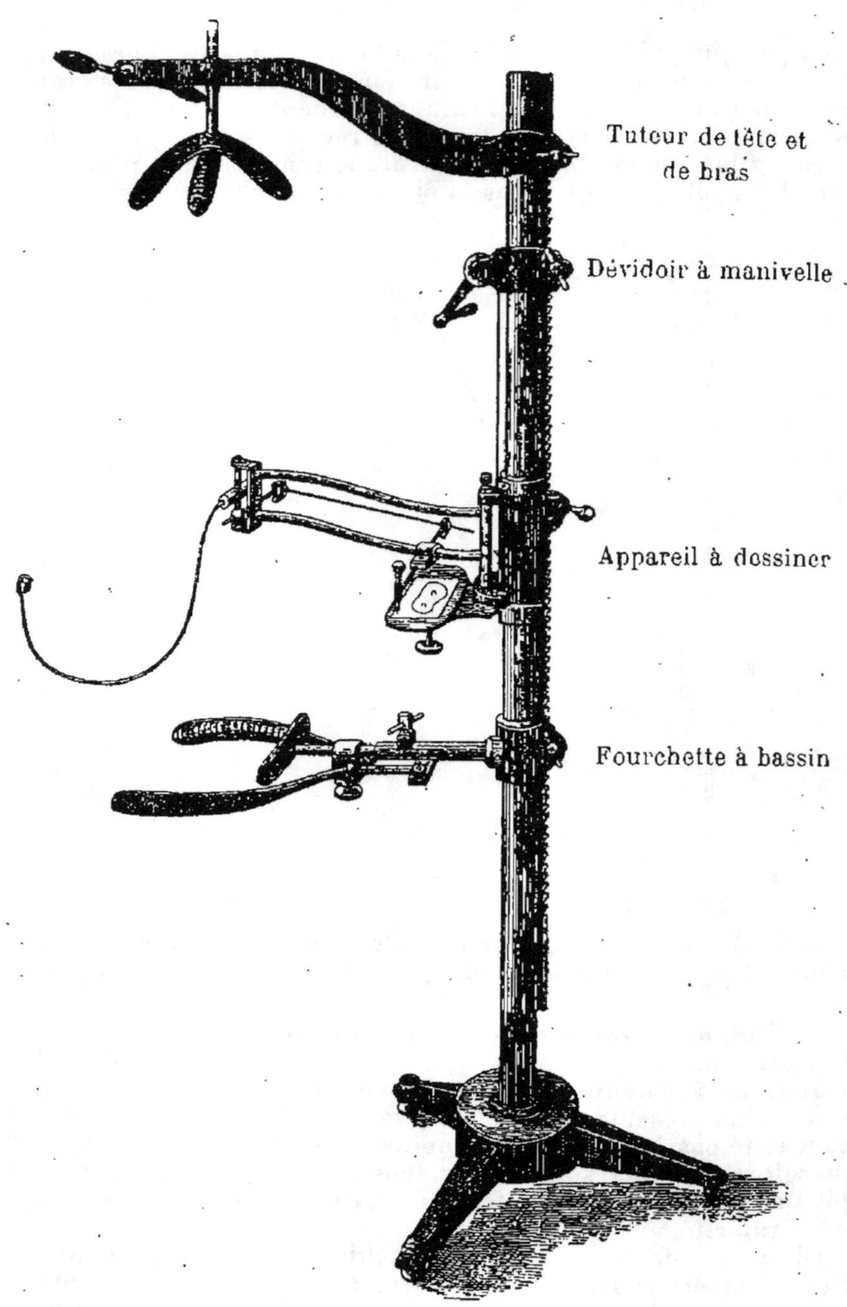

Fig. 35. — Thoracographe de Hübsche.

arrière possible leur bassin et faisant apparaître une cyphose
dont le sommet correspond généralement à la colonne lombaire (fig. 33 et 34). Par contre, lorsqu'on exige d'eux une
attitude correcte, ils relèvent légèrement leur bassin et le
rachis offre une courbe qui subit une régression marquée au
niveau des colonnes dorsale et lombaire. En même temps la
colonne vertébrale est en bloc penchée en avant (fig. 33 et 34).
La tendance à ramener le centre de gravité sur la surface
d'appui produit dans la position assise relâchée la *flexion*
en avant, dans la position assise correcte l'*inclinaison* en
avant.

Chez les adultes, on voit ces modifications de courbure se
produire avec moins de netteté. La cyphose de la colonne
lombaire est moins accusée dans la position assise relâchée
que chez l'enfant.

MESURE ET REPRÉSENTATION
DES COURBURES NORMALES ET PATHOLOGIQUES
DE LA COLONNE VERTÉBRALE

Comme appareils simples, citons le *fil à plomb*, le *cyr-
thomètre* (pour le contour du thorax), l'*appareil de Beely
pour dessiner les contours, les appareils construits sur le
type de celui d'Hutmacher*, d'autres encore plus perfectionnés destinés à dessiner les contours, comme les *thora-
cographes de Hübsche* et de *Schenk* (fig. 35 et 36).

Ces derniers appareils, donnant les courbes dans leurs
rapports réciproques, permettent une reproduction dans
l'espace de l'objet étudié, tandis que le fil à plomb par
exemple ne permet aucune détermination de ce genre. Mais
comme la colonne vertébrale normale elle-même ne se
trouve que rarement dans un même plan vertical sagittal,
il est nécessaire d'exécuter les mesures et les dessins non
pas dans un, mais dans plusieurs plans. On peut relever
les mesures à l'aide de bâtons déplaçables horizontalement
ou verticalement sur un arc métallique fixé à un plan mobile gradué à la périphérie (fig. 37). Les mensurations
obtenues sont notées en chiffres et ultérieurement reportées
sur du papier quadrillé ; elles donnent une image un
peu anguleuse, il est vrai, mais cependant caractéristique
(fig. 38).

Pour l'usage courant, les appareils les plus commodes

sont ceux qui donnent par des procédés graphiques le contour de l'objet et les lignes importantes ; on évite ainsi

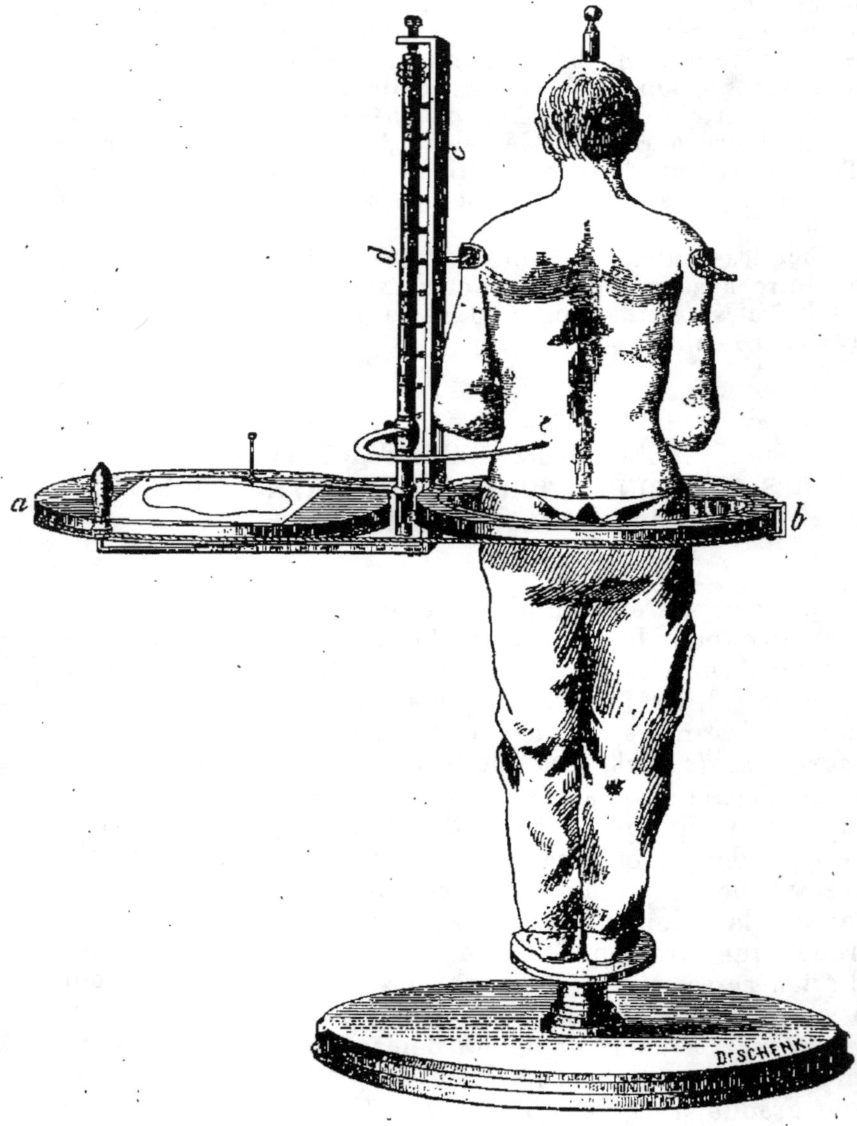

Fig. 36. — Thoracographe de Schenk.

la peine de faire des reconstitutions ultérieures. Ceux de *Schulthess* et de *Heinleth* sont à trois systèmes de coordonnées. Le dernier donne simultanément plusieurs contours horizontaux et peut aussi à volonté donner des contours verticaux. L'*appareil de Schulthess* (fig. 39 et 40) donne

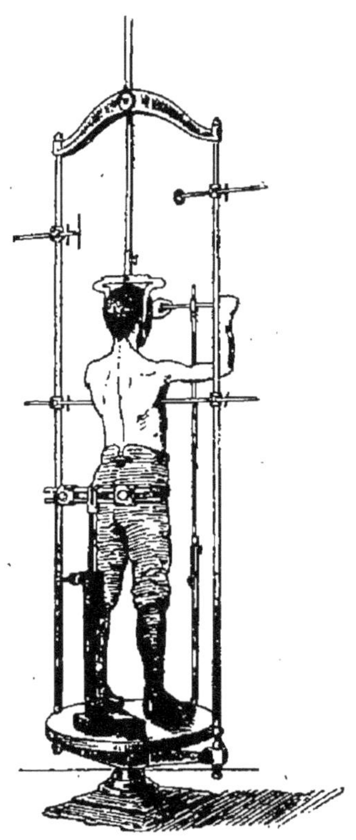

Fig. 37. — Appareil de mesure de Zander d'après Levertin.

les contours tels qu'ils sont dans l'espace, depuis la tête jusqu'aux hanches, les contours des omoplates et la projection frontale de la ligne des apophyses épineuses sur l'une des images — la projection sagittale (courbure physiologique) sur la seconde image — et sur la troisième, le nombre que l'on veut de demi-contours horizontaux postérieurs dont la position est repérée sur l'une des premières images (fig. 41).

[Parmi les appareils construits sur le modèle des conformateurs, signalons encore celui du professeur Lannelongue (fig. 42). Il comprend deux parties symétriques dont l'une est mobile autour d'un axe vertical et latéral pour permettre au sujet de pénétrer dans l'appareil. Dans chacune de ces moitiés, tant en avant qu'en arrière, se trouvent étagées dix coulisses situées au niveau du tronc du sujet; chacune

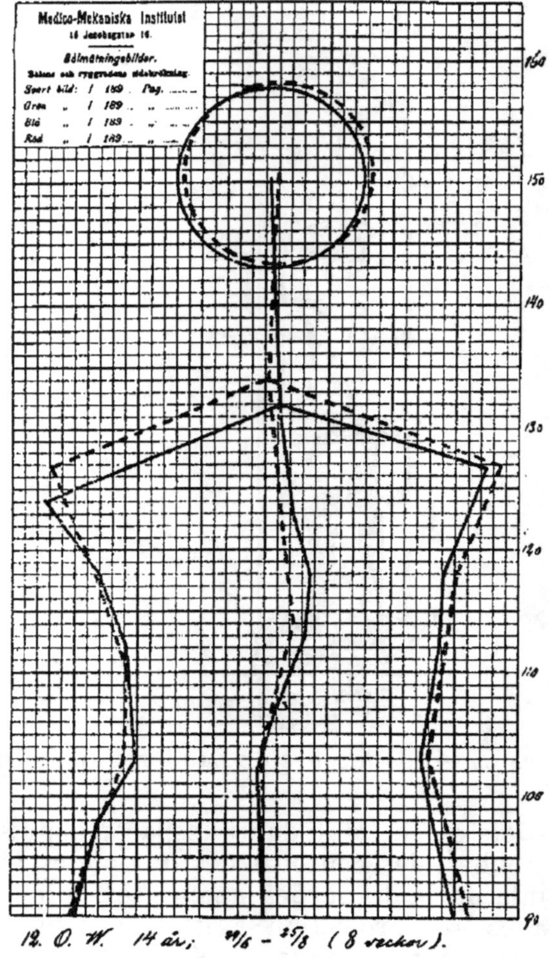

Fig. 38. — Figure de mensuration construite à l'aide des mesures prises avec l'appareil de Zander.

d'elles reçoit un tiroir portant une série de lames minces de bois placées de champ et contiguës les unes aux autres. Ces lames, toutes de même longueur, glissent sur le tiroir et viennent s'appliquer par leur extrémité contre le thorax

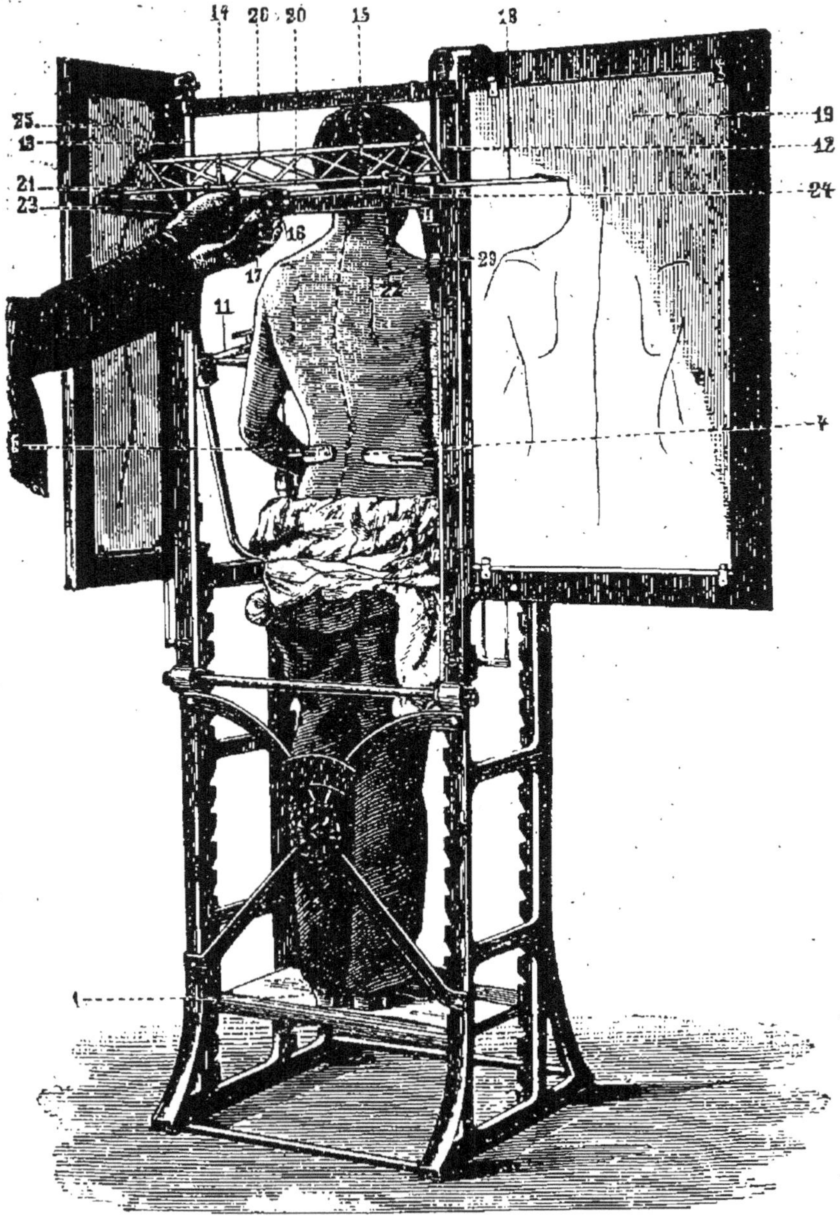

Fig. 39. — Appareil à mesurer et à dessiner les courbures du rachis d'après le docteur W. Schulthess. Vue postérieure pendant son emploi.

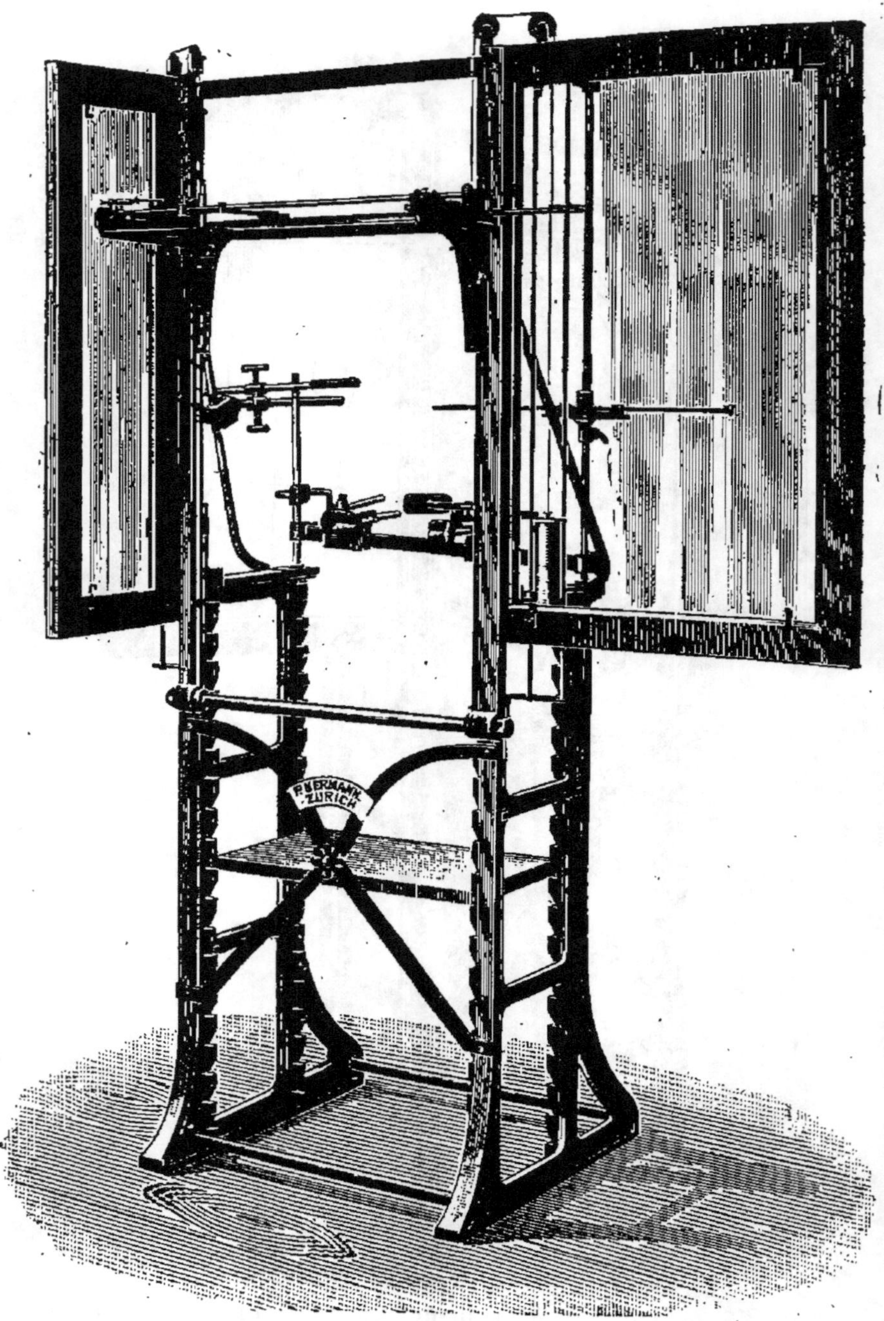

Fig. 40. — Appareil à mesurer et à dessiner les courbures du rachis d'après le docteur W. Schulthess. Vue postérieure.

(fig. 43). Des vis de pression les fixent de manière qu'avec un crayon on peut suivre le contour formé par elles.

Le sujet étant entré dans l'appareil que l'on ferme, on

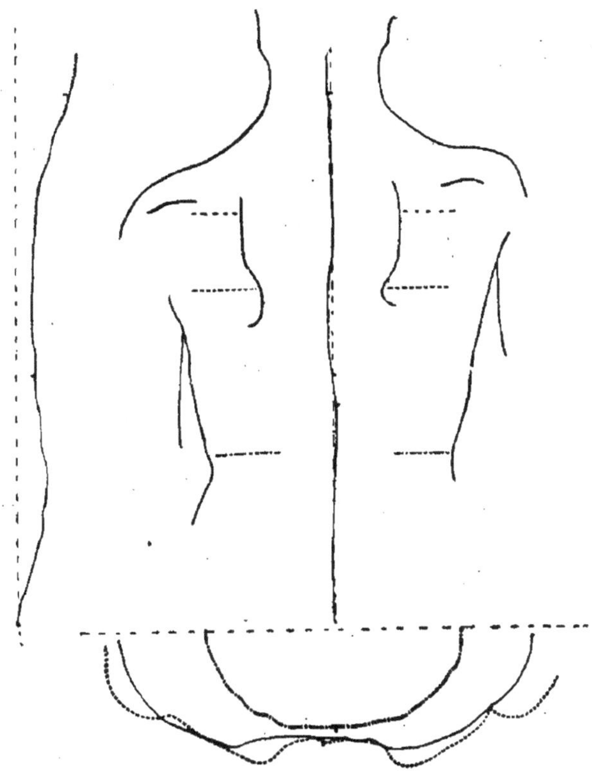

Fig. 41. — Image de mensuration d'une scoliose obtenue avec l'appareil de Schulthess, en même temps type d'une colonne vertébrale plate.

cherche la position de mensuration qui sera toujours la même quand on recommencera l'expérience. Pour cela le sujet est suspendu verticalement à l'aide d'un collier de Glisson ; la traction est toujours identique pour le même malade. Ce mode d'extension continue a pour but de supprimer la contraction musculaire qui, sans cela, fausserait le résultat. La suspension complète déforme trop le thorax ; il suffit d'une traction égale au tiers du poids de l'enfant et dont on tiendra compte à chaque mensuration nouvelle.

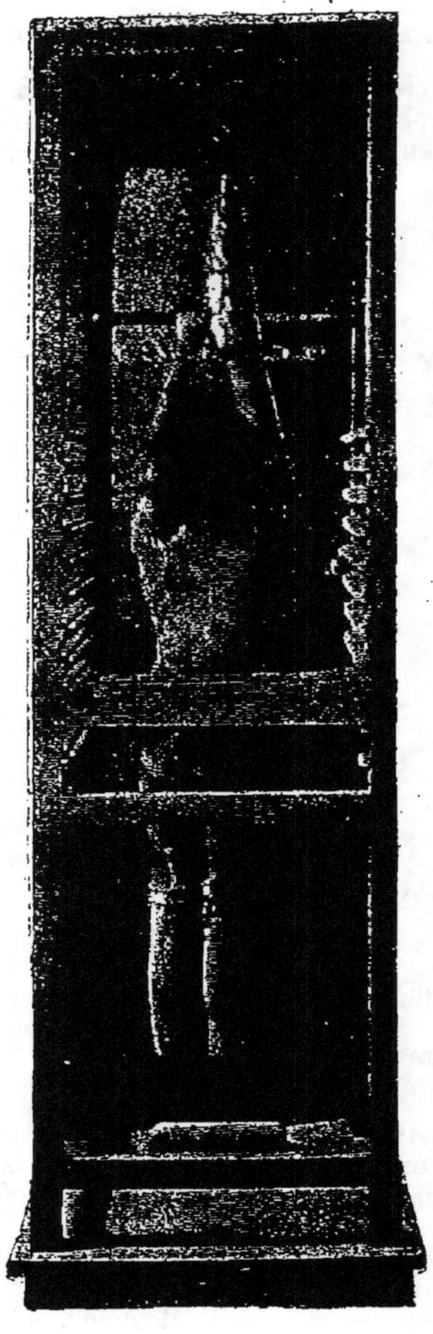

[Fig. 42. — Appareil du professeur Lannelongue pour
mesurer et dessiner les courbures du thorax.]

Les dix tiroirs postérieurs sont placés en regard de dix tiroirs antérieurs également garnis de lamelles ; ce qui permet d'avoir le contour thoracique intégral en avant, en

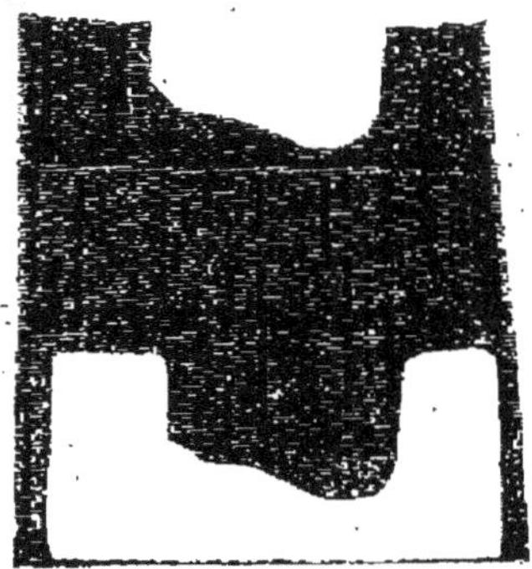

[Fig. 43. — Le tiroir garni de ses lames de bois, de l'appareil précédent ; vue de la face supérieure. Il dessine en avant le contour d'une scoliose droite à forte gibbosité costale.]

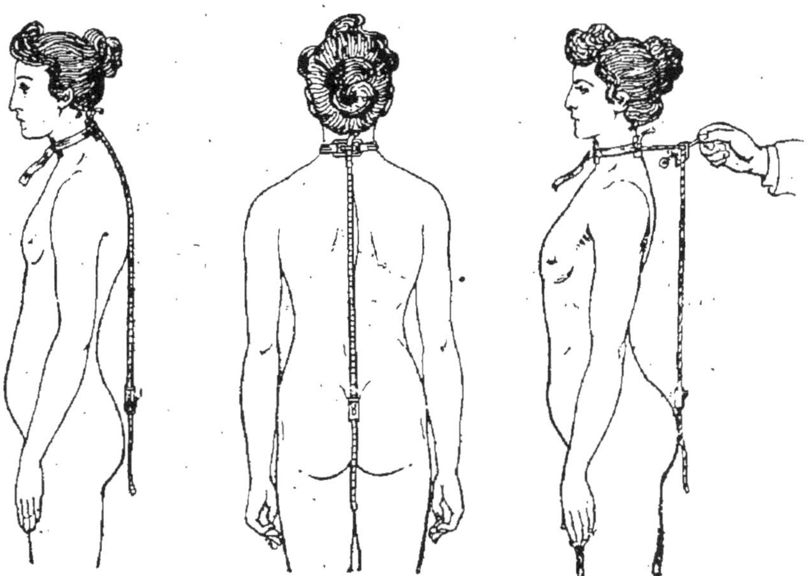

Fig. 44. — Appareil de mensuration pour les courbures du rachis, d'après Beely-Kirchoff.

arrière et sur les côtés à dix hauteurs différentes. Les bras du sujet sont étendus en avant et placés symétriquement sur le tiroir supérieur au niveau des aisselles ; dans cette position de mensuration, on prend toute une série de courbes qui s'inscrivent sur une feuille de papier quand on suit le contour des extrémités des lamelles en bois.]

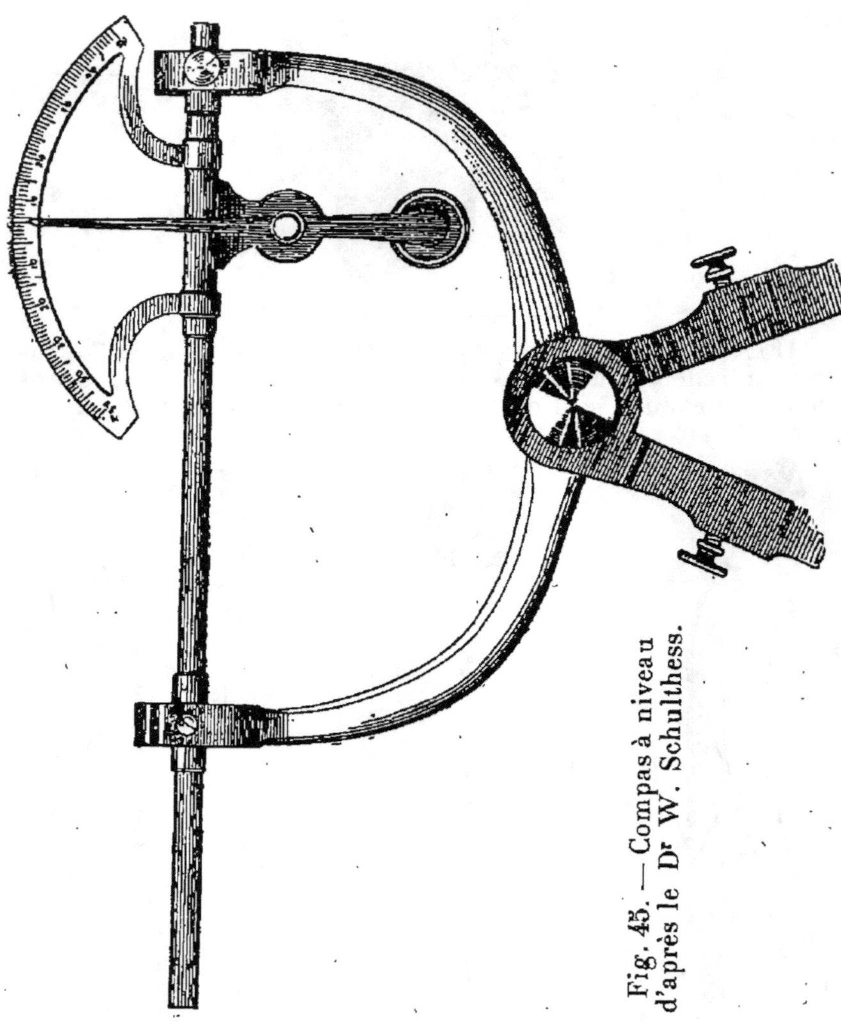

Fig. 45. — Compas à niveau d'après le Dr W. Schulthess.

Les autres procédés de mesure avec des instruments plus simples donnent des résultats moins sûrs, parce qu'on les fixe ordinairement sur le patient lui-même ; cependant pour des mesures d'orientation, on peut fort bien utiliser les appareils de Mikulicz et de Beely-Kirchoff (fig. 44).

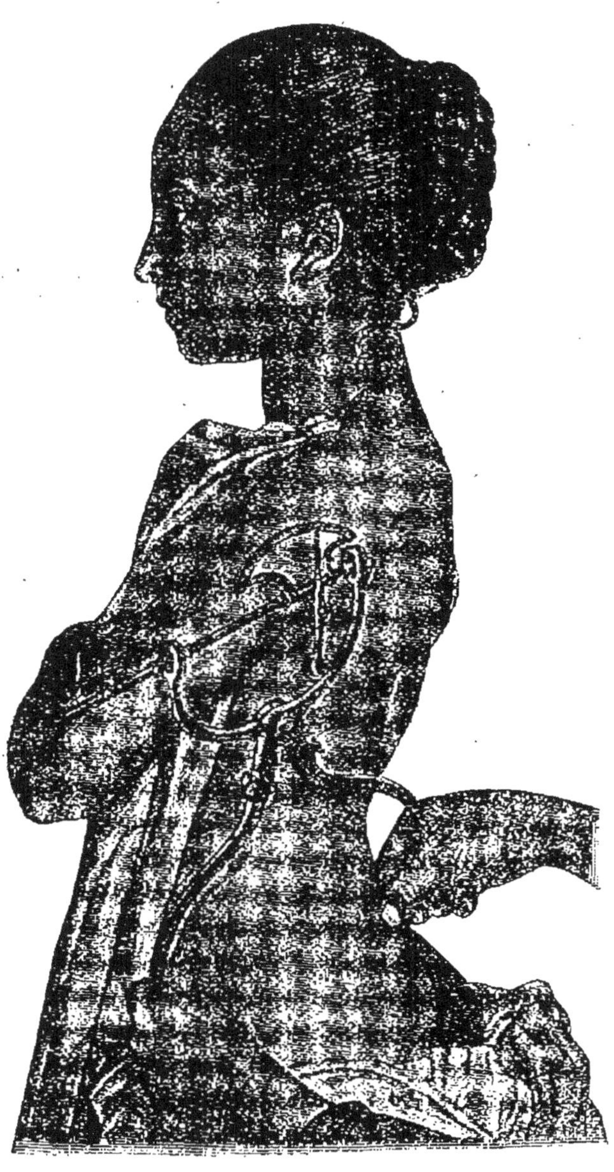

Fig. 46. —Détermination de l'attitude du bassin à l'aide du compas à niveau, d'après le Dr W. Schulthess.

Certaines méthodes accessoires peuvent rendre de grands services dans les recherches sur les difformités de la colonne vertébrale. Ce sont les mensurations à l'aide du *compas à niveau* et du *trapèze à niveau*.

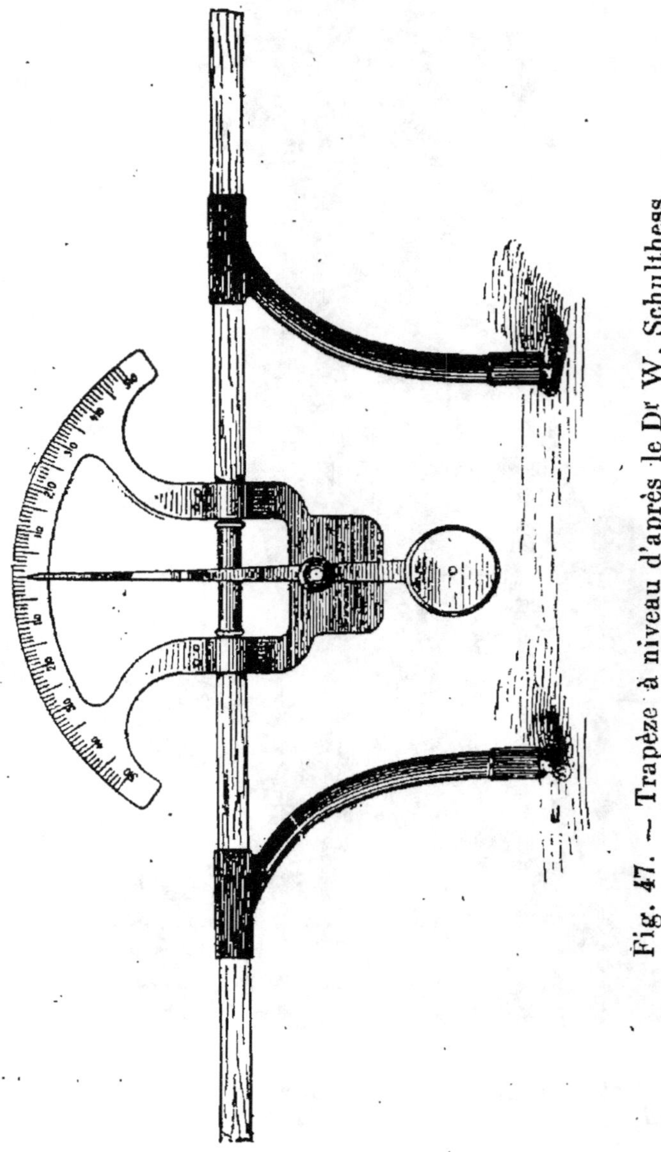

Fig. 47. — Trapèze à niveau d'après le Dr W. Schulthess.

Le *compas à niveau* (fig. 45 et 46) sert à déterminer les

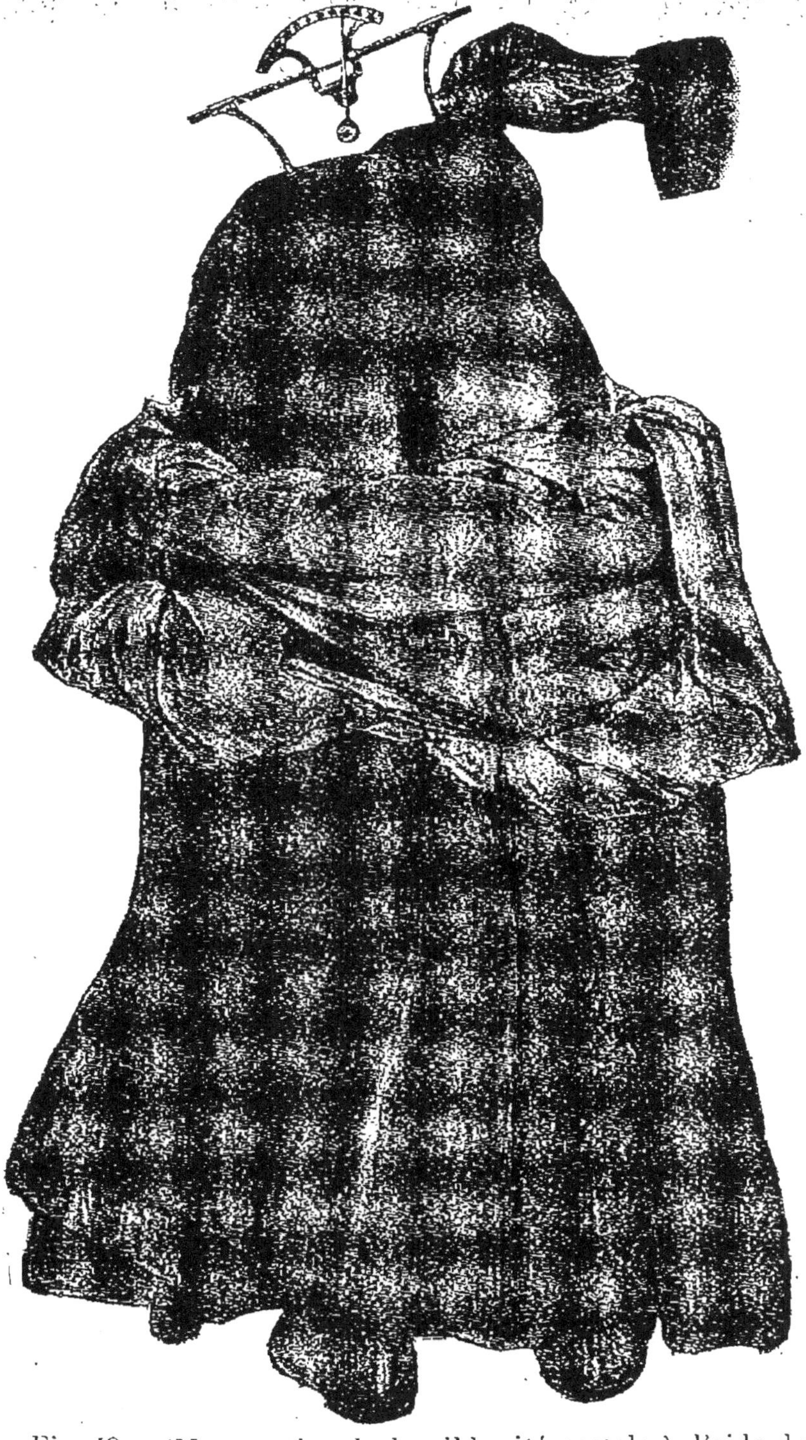

Fig. 48. — Mensuration de la gibbosité costale à l'aide du trapèze à niveau, d'après le Dr W. Schulthess. Le patient fléchit le tronc en avant.

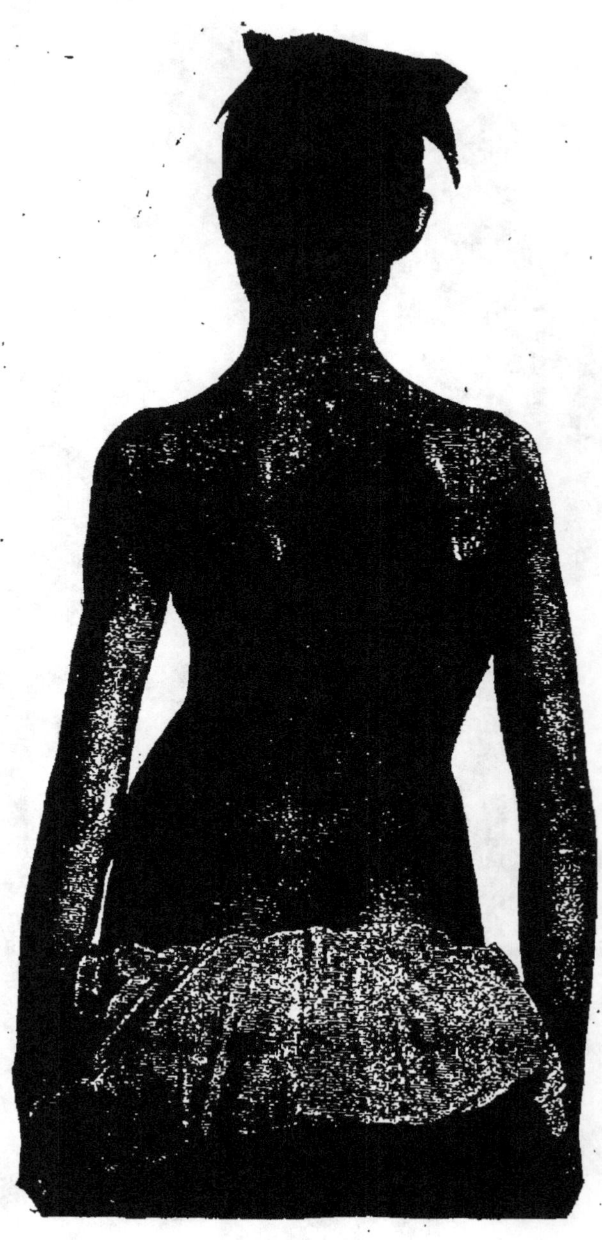

Fig. 49. — Scoliose d'après photographie.

différences de niveau de deux points du corps, et donne ces résultats en degrés. En déterminant le degré d'inclinaison de la ligne qui unit l'épine iliaque antéro-supérieure à la postéro-supérieure (fig. 46, p. 81), il donne une mesure permettant de comparer l'attitude du bassin chez le même individu. Si l'on applique les deux pointes du compas aux épines iliaques antérieures on obtient de précieux renseignements sur l'inclinaison latérale, etc.

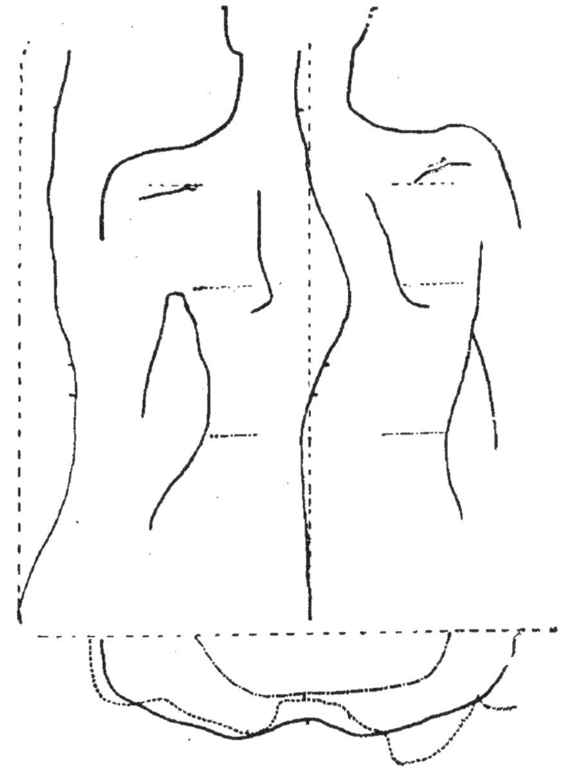

Fig. 50. — Schéma de mensuration de la fig. 49.

Le *trapèze à niveau* (fig. 47 et 48, p. 82 et 83) sert à déterminer les différences de hauteur du dos du patient placé dans la flexion antérieure du tronc. Il renseigne donc principalement sur la torsion dont nous aurons à parler ultérieurement. Pour enregistrer la mesure, il suffit de noter la hauteur à laquelle elle a été prise, la distance des pieds de l'instrument et le degré d'inclinaison trouvé.

Naturellement la *photographie* trouve une large application dans la reproduction des courbures du rachis ; elle donne une image en perspective dans laquelle nous pouvons reconnaître le type de la déviation et surtout les modifications du contour du thorax (fig. 49).

La *photographie à l'aide des rayons Rœntgen* facilite également le diagnostic des déformations rachidiennes ; mais il faut se rappeler que les images ainsi obtenues ne sont que des silhouettes, que la position du tube lumineux par rapport au corps est une source d'erreurs considérable, que l'étude des déformations vertébrales dans la position couchée donne des résultats tout autres que dans la position debout. Néanmoins cette méthode donne, pour des observations ne portant que sur de courts segments du rachis, une réponse concluante à bien des questions importantes.

DIVISION DES DIFFORMITÉS DE LA COLONNE VERTÉBRALE

Au lieu de grouper les déviations de la colonne vertébrale d'après leur forme, il est préférable de séparer celles qui sont dues à des altérations osseuses destructives, car elles déterminent la nature du traitement bien mieux que la forme elle-même. Nous distinguerons :

Les déviations sagittales ou symétriques et les latérales ou asymétriques.

A. DIFFORMITÉS SAGITTALES ANTÉRO-POSTÉRIEURES SYMÉTRIQUES DE LA COLONNE VERTÉBRALE

Ces difformités ne peuvent se manifester que par des diminutions ou des exagérations des courbures physiologiques, par des modifications graduelles des conditions normales de chaque courbure. Elles nous apparaissent surtout comme des types de courbures et ne possèdent que rarement un caractère pathologique.

Les *types de courbure* ou comme ils sont encore appelés les *types d'attitude* sont un signe distinctif de la race. Leur formation est déterminée par l'état général du système osseux pendant l'enfance, les influences mécaniques et hygiéniques et la profession.

I. — La colonne vertébrale aplatie.

Les courbures physiologiques sauf la courbure cervicale sont simultanément aplaties : la direction totale de la colonne est plus ou moins inclinée en avant ; l'inclinaison du bassin est minime. Toute la surface du dos est plate, les omoplates sont adhérentes, le thorax dans son ensemble est développé en largeur, sa face antérieure par contre, surtout dans sa partie supérieure, apparaît bombée (fig. 41).

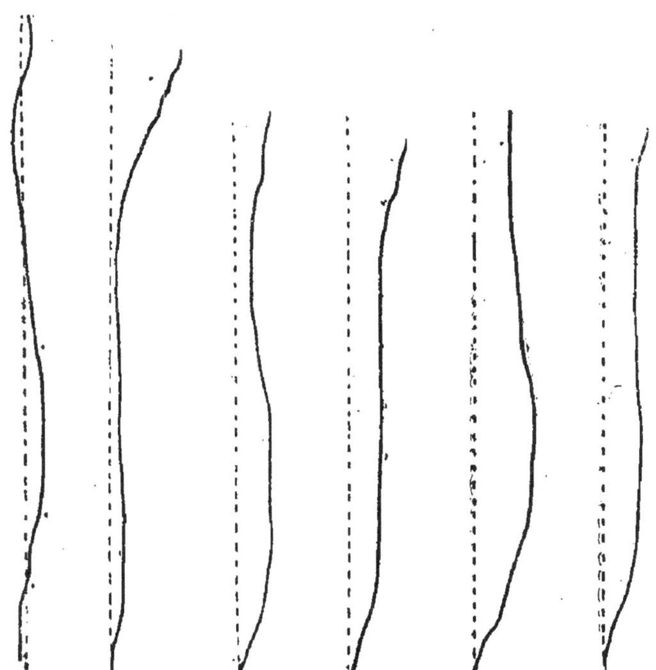

Fig. 51. — Projections sagittales des courbures dorsales de cordonniers. Les courbes montrent un tracé remarquablement rectiligne des lordoses très élevées.

La colonne vertébrale aplatie représente plutôt un type d'attitude défectueux qu'un état pathologique. On le rencontre surtout chez les individus rachitiques et comme type professionnel chez les cordonniers (fig. 51) ; c'est l'attitude

assise relevée nécessitée par la profession pendant la croissance, unie au travail fatigant de la musculature de la
ceinture scapulaire, qui a produit l'effacement de la courbure

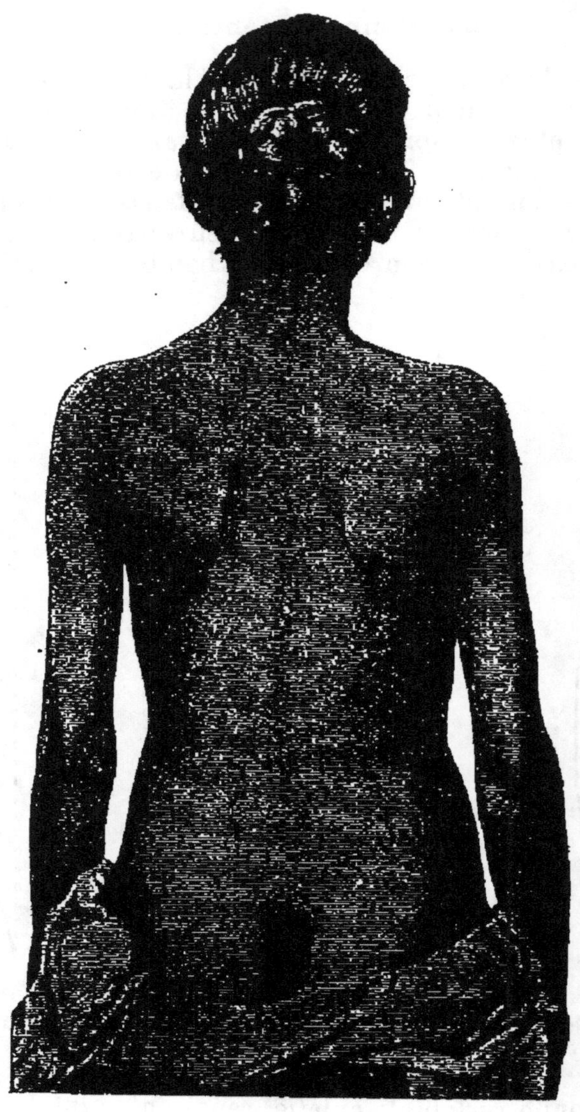

Fig. 52. — Scoliose rachitique, lombaire à convexité gauche et dorsale à convexité droite. La déviation de la colonne
se manifeste surtout dans la différence des deux contours de
la taille.

lombaire, diminué l'inclinaison du bassin et empêché le développement de la cyphose dorsale.

Il n'existe pas de données anatomo-pathologiques sur les colonnes vertébrales aplaties sans déviations latérales simultanées.

Au point de vue diagnostique il est intéressant de savoir si le dos plat existe par lui-même ou si ce n'est qu'un phé-

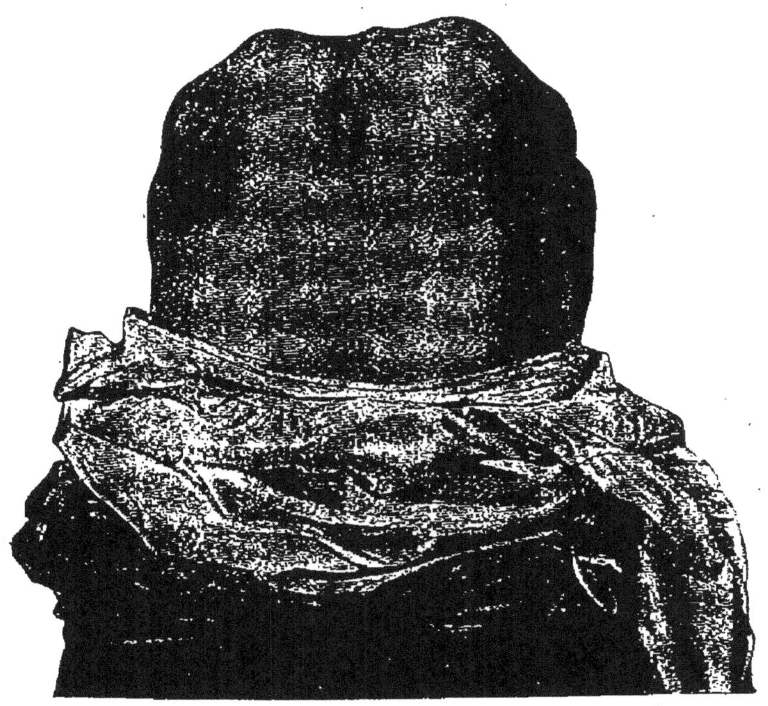

Fig. 53. — Même cas que fig. 73 en attitude de flexion antérieure. Les angles costaux droits font nettement saillie au-dessus du niveau du dos et forment une gibbosité costale. La gouttière vertébrale est effacée à droite.

nomène accessoire accompagnant une scoliose. Si l'on examine un enfant à dos plat dans l'attitude de la flexion en avant, on aura de fréquentes surprises : des colonnes vertébrales droites en apparence apparaîtront comme des scolioses assez marquées par la proéminence des côtes (fig. 52 et 53. Scoliose vue dans l'attitude droite et dans l'attitude de flexion).

Si la scoliose n'est pas en cause, il ne peut s'agir chez l'enfant que d'une forme rachitique ou d'un type d'attitude congénital, chez les individus dans l'âge de croissance ou chez les adultes que d'une difformité professionnelle.

Chez les enfants, la modification de forme est difficile à obtenir et la réduction n'est acquise qu'au bout d'un très long temps. Dans les attitudes professionnelles, on ne peut espérer d'amélioration sans changer totalement le genre de vie.

Thérapeutique. — Le dos plat n'est que rarement l'objet

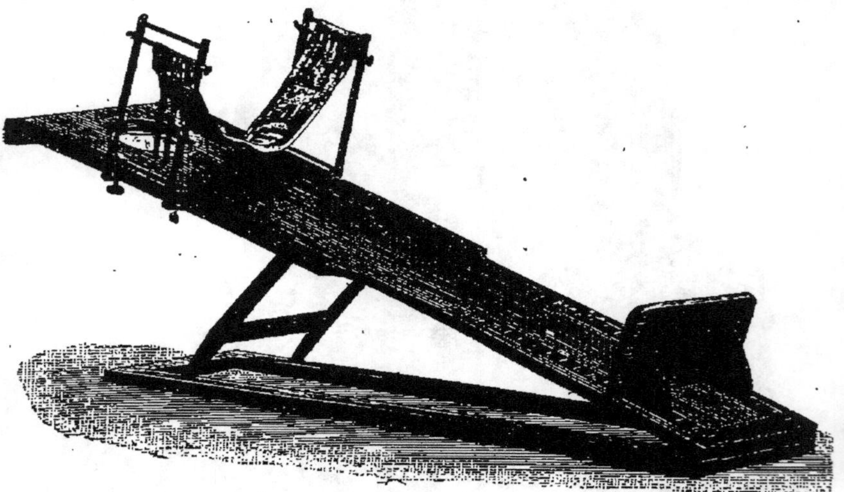

Fig. 54. — Sangle de Barwell combinée avec le plan incliné.

d'un traitement. Il consiste en une réduction énergique et active. Par de puissantes contractions des muscles extenseurs du dos, on obtient une rotation du sacrum sur son axe frontal: le bassin est incliné en avant et procure ainsi un point de départ à la formation d'une meilleure lordose lombaire.

On peut recommander comme exercices journaliers dans ce but : des exercices aux anneaux, la sangle de Barwell combinée avec le plan incliné (fig. 54), le lit de plâtre dans l'attitude couchée sur le ventre et pendant un redressement énergique, le massage de la musculature dorsale, les exercices avec le Wolm (fig. 55); toutes ces manœuvres sont destinées à produire une extension passive dans l'articulation lombo-sacrée.

Parmi les exercices actifs, on peut conseiller les exercices avec les cordes élastiques, le redressement du tronc, le corps étant couché sur le ventre sur une table horizontale (fig. 56), l'appareil à flexion du tronc (fig. 124) avec la cein-

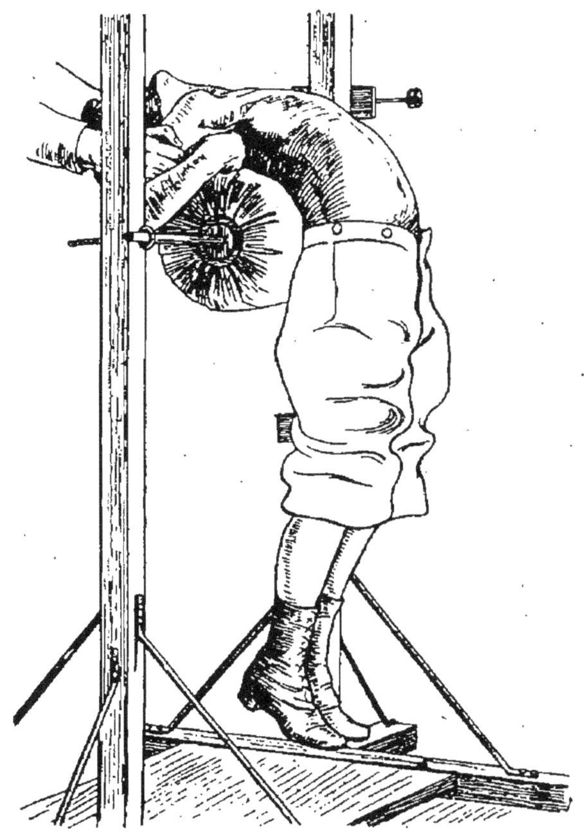

Fig. 55. — Exercice de flexion à l'aide du Wolm employé pour redresser passivement les cyphoses lombo-sacrées.

ture de redressement tendue perpendiculairement en travers de la colonne lombaire et l'appareil à rotation (fig. 125 et 126), avec changement de résistance pour la torsion vers la droite et vers la gauche.

Les autres déformations sagittales, lordoses et cyphoses, consistent en exagération de l'une ou l'autre des courbures physiologiques.

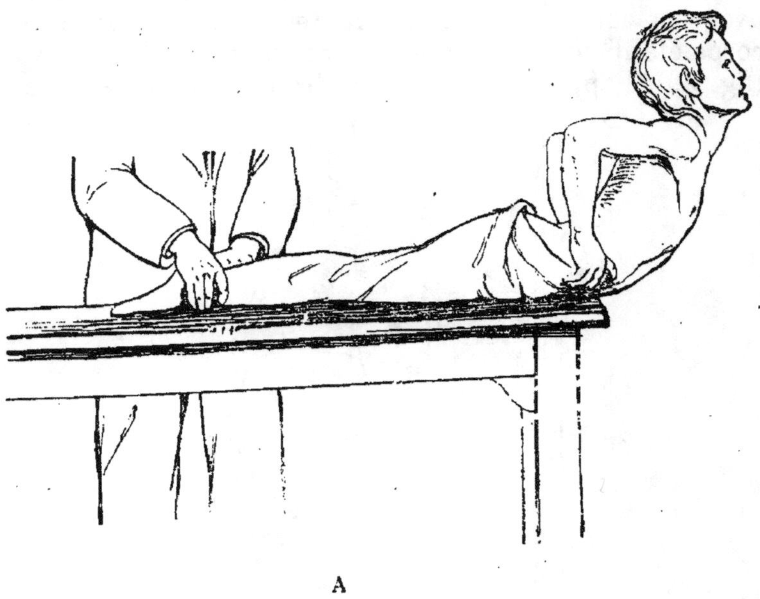

A

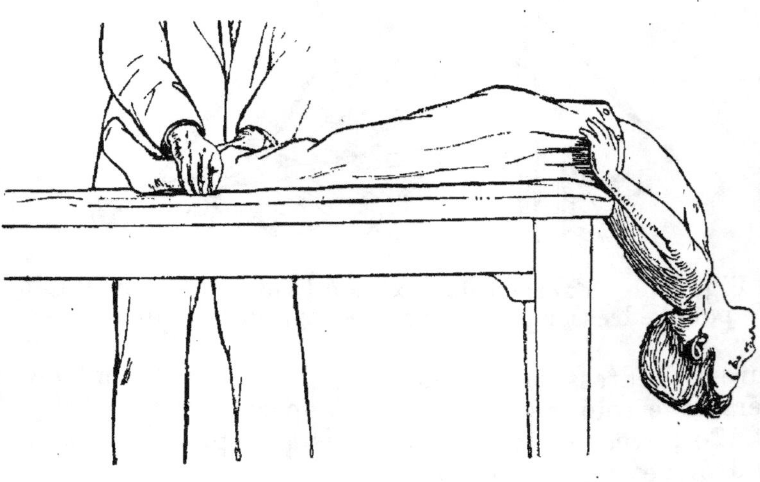

B

Fig. 56. — Exercices de flexion active du tronc sur
le divan.

LES LORDOSES

C'est la *lordose totale* qui ressemble le plus au dos plat ;
ce n'est qu'un phénomène accessoire de la scoliose (fig. 57
et 58). Toute différente est la lordose lombaire pathologique ; elle est bornée à la colonne lombaire ; la cyphose
dorsale subsiste et la prolonge. Dans le sexe féminin nous
rencontrons parfois comme type d'attitude une lordose
lombaire très développée, les autres courbures restant normales. La lordose des femmes enceintes est fonctionnelle.

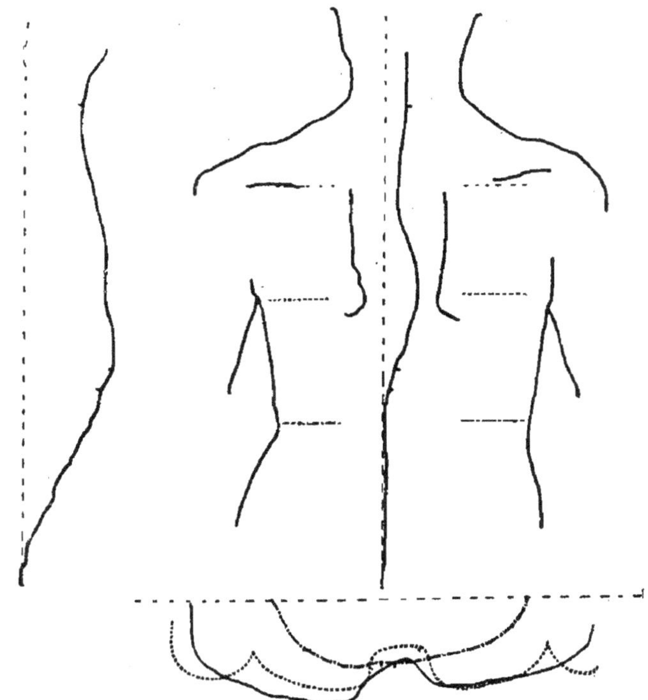

Fig. 57. — Schéma de mensuration. Scoliose dorsale à
convexité droite avec lordose totale de la colonne vertébrale.

Au point de vue étiologique, les formes dites *compensatrices* diffèrent des formes *neurogènes* ou *ostéogènes*. Les
premières proviennent d'une inclinaison exagérée du bassin
comme elle se rencontre dans diverses affections de l'articulation coxofémorale (luxation congénitale, coxalgie, mal

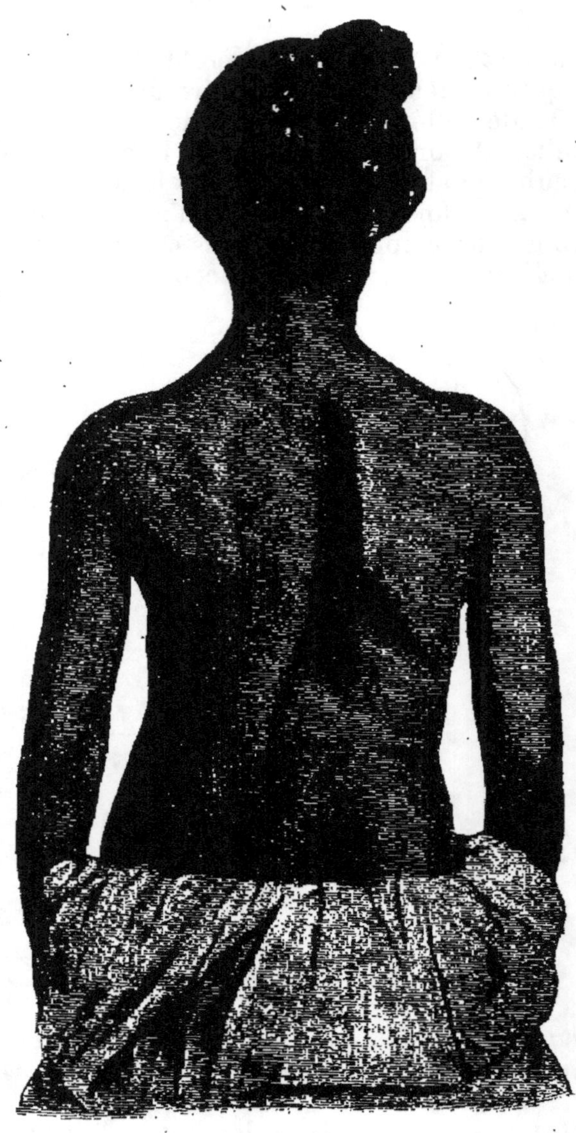

Fig. 58. — Cas de la figure 57. Le rachis est profondément enfoncé entre les omoplates. La déviation latérale s'accompagne d'une lordose totale.

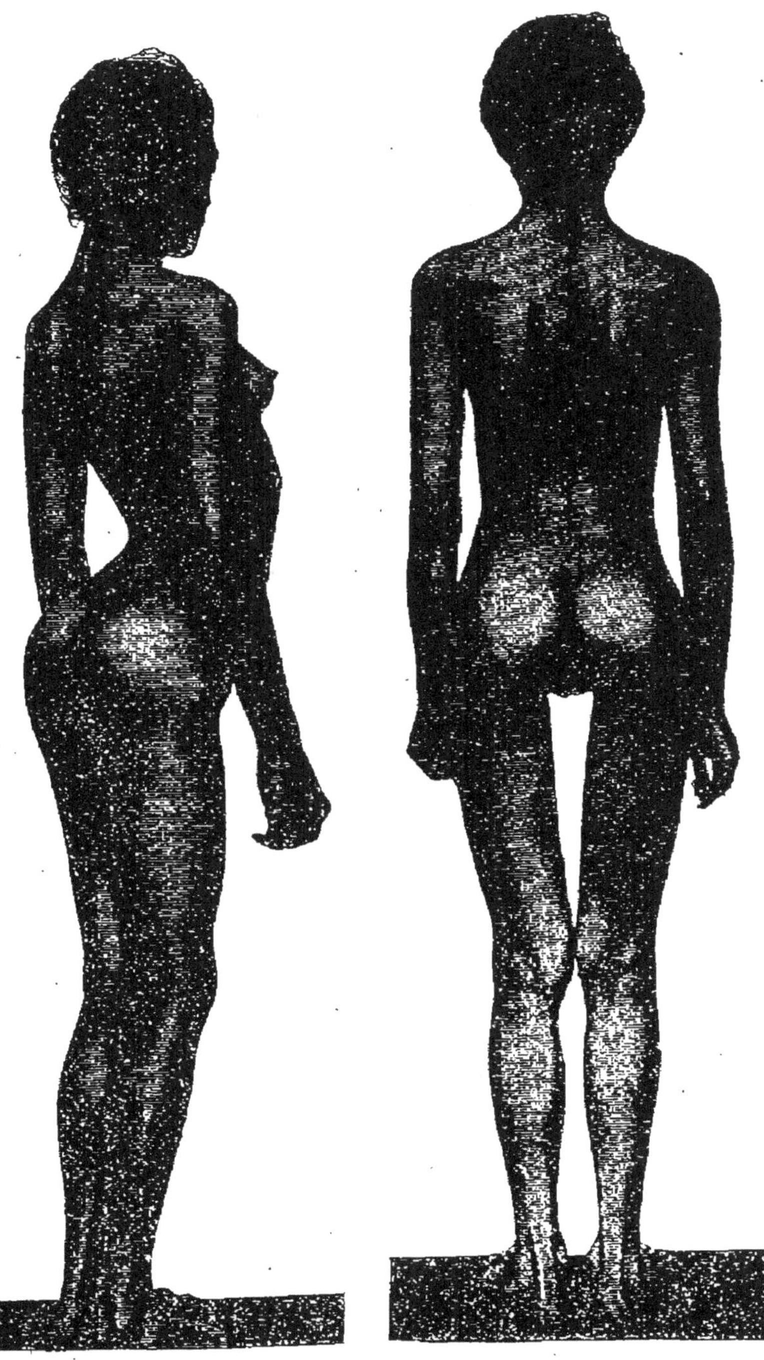

Fig. 59. — Lordose rigide pathologique. Femme de 20 ans.

Fig. 60. — Le même cas
vu de dos.

de Pott). Elles ne sont de pures lordoses que dans les cas d'affections doubles. Dans les cas unilatéraux, elles sont liées à des courbures latérales.

La lordose lombaire d'origine *nerveuse* se voit dans les paralysies étendues des muscles dorsaux ou abdominaux

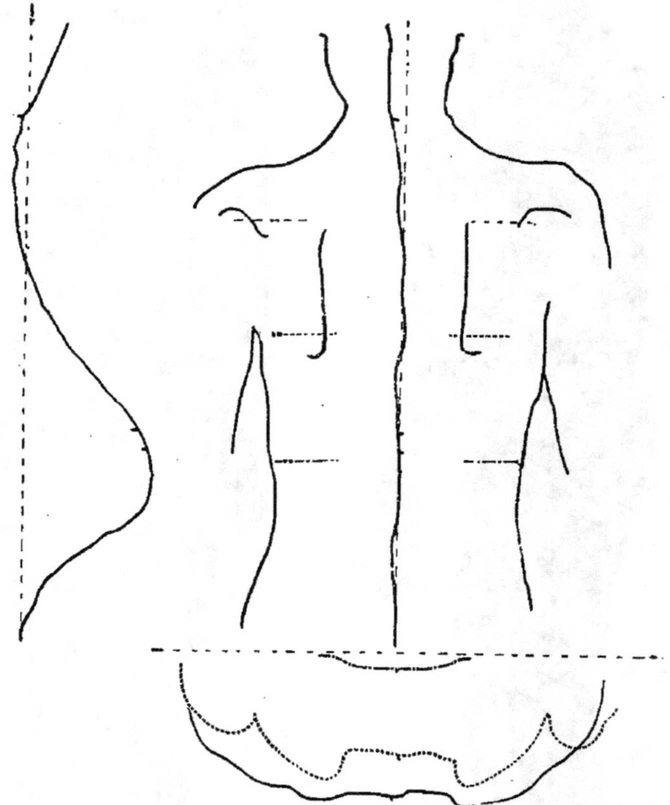

Fig. 61. — Schéma des mensurations du cas représenté fig. 59 et 60.

quelque paradoxal que cela puisse paraître. Dans le premier cas le tronc, pour tenir l'équilibre, se rejette en arrière jusqu'à ce que la tension des muscles abdominaux ne le ramène plus en avant, mais applique seulement les vertèbres les unes contre les autres. Dans le second, le bassin s'incline en avant jusqu'à ce qu'un obstacle osseux assume la fonction d'antagonisme que ne remplit plus la musculature dorsale.

Nous ne connaissons de formes *ostéogènes* que dans l'ostéomalacie et le rachitisme. Les déformations ostéomalaciques de la colonne vertébrale se manifestent surtout par une augmentation de la lordose lombaire et de la cyphose dorsale, tandis que le rachitisme ne produit jamais de lordose proprement dite, mais une coudure à angle aigu de la colonne avec le sacrum.

Il existe encore des lordoses pures, comme types d'attitude, dans les maladies du système nerveux central, principalement dans l'atrophie musculaire progressive, la pseudohypertrophie et dans la paralysie infantile. Dans cette dernière, la paralysie des muscles du dos s'accompagnant le plus souvent de celle des extrémités inférieures, le malade est contraint à la position assise et les cyphoses sont plus fréquentes.

Le **traitement** de ces lordoses, tant que les paralysies ne sont pas trop étendues, peut se borner à la gymnastique; au besoin il est utile de s'aider des appareils médico-mécaniques. On a également tenté d'atténuer les lordoses paralytiques à l'aide d'appareils de soutien portatifs. Comme le redressement de la lordose ne peut être tenté qu'en maintenant les épaules et en enveloppant la face antérieure du tronc d'une manière aussi étroite que possible, il va de soi que les appareils portatifs de ce genre ne donnent que des résultats thérapeutiques imparfaits.

LES CYPHOSES

La cyphose est en général la conséquence d'une insuffisance mécanique de la colonne vertébrale. Elle peut s'étendre à des segments de dimensions très variées, mais les arcs courts sont le plus souvent dus à des processus destructifs (tuberculose, carcinome). Nous distinguerons dans les courbures à grand arc de cercle la *cyphose sacro-spinale totale* comprenant tous les segments de la colonne et la *cyphose lombo-dorsale totale* qui présente une brusque coudure au-dessus du sacrum, parmi les cyphoses partielles la *thoracique*, la *lombaire*, la *cervicale* et les formes intermédiaires *lombo-thoracique* et *dorso-cervicale*.

On fait entrer dans l'étiologie des cyphoses le *rachitisme*, *l'ostéomalacie*, *l'arthrite déformante*, *l'inflammation ankylosante chronique de la colonne vertébrale*, certaines formes de paralysies des muscles du dos, la scrofule, le défaut de développement intellectuel à tous les degrés (idiotie), la myopie, la position assise, la profession, l'hérédité. Nous avons vu qu'un certain degré de cyphose dorsale appartient au type de courbure des enfants âgés de 6 à 8 ans.

LA CYPHOSE RACHITIQUE

Chez les petits enfants, pendant la première ou la seconde année, c'est une courbure plus ou moins marquée à convexité postérieure. A la fin de la première année, le lieu d'élection est le point d'union des colonnes dorsale et lombaire, pendant la seconde année c'est plutôt la colonne lombaire qui est atteinte. La cyphose apparaît nettement quand on asseoit le petit enfant tout nu sur un siège horizontal. Lorsqu'on le couche sur le ventre, la courbure ne s'efface pas entièrement. Si, dans cette attitude, on essaye de soulever l'enfant à l'aide d'une main glissée sous lui, on sent que la partie intéressée de la colonne est plus rigide, cède moins que les parties adjacentes. Ces explorations sont indolores ; par exception dans les cas de rachitisme généralisé aigu, les parties cyphotiques de la colonne sont quelque peu sensibles ainsi que les extrémités épiphysaires.

Les cyphoses rachitiques se distinguent de celles du mal de Pott par une série de caractères qu'on ne saurait préciser avec trop d'exactitude. Dans cette dernière affection la gibbosité est le plus souvent une proéminence anguleuse, la raideur de la colonne s'étend loin des segments adjacents et la possibilité de réduction par modification de l'attitude est moindre. Si l'on soulève en l'air l'enfant couché sur le ventre, la gibbosité conserve sa saillie, tandis que dans une cyphose rachitique il se produit toujours peu à peu un certain redressement de la courbure. Pour faire le diagnostic de cyphose rachitique, on doit chercher les altérations osseuses de même ordre sur d'autres points du squelette et d'autre part se souvenir que le mal de Pott est une affection très rare pendant les premières années de la vie.

La cyphose rachitique apparaît le plus souvent dans la seconde moitié de la première année et pendant la deuxième année. Si elle est abandonnée à elle-même, elle persiste sous forme de cyphose lombaire et constitue alors un obstacle au développement normal des courbures physiologiques.

(fig. 62). Quand elle n'est pas compliquée de scoliose, elle conduit rarement à une difformité notable.

Le traitement consiste dans la médication du rachitisme en général, les préparations phosphorées, la *position couchée systématique*, le grand air, les bains de mer, les sta-

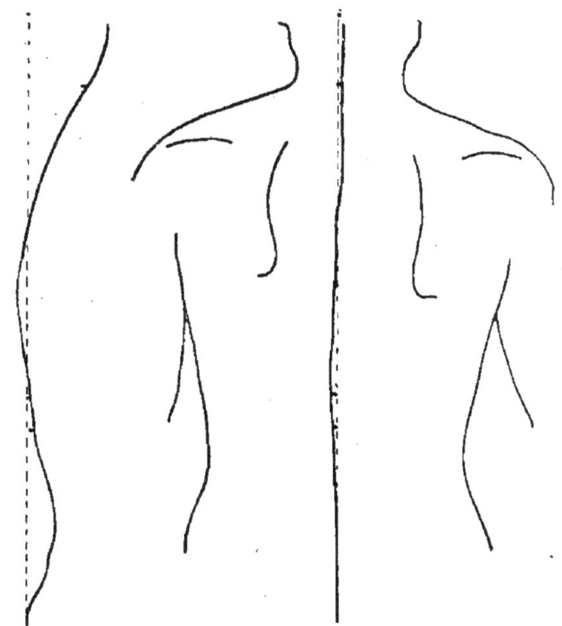

Fig. 62. — Schéma de mensuration d'une cyphose lombaire rachitique.

tions de montagne d'altitude moyenne. Pour les enfants plus âgés à gibbosité rachitique manifeste il faut recommander un traitement gymnastique énergique, spécialement les exercices de marche le tronc étant redressé, car ils favorisent le développement de la lordose lombaire normale.

II. — LA CYPHOSE OSTÉOMALACIQUE

Elle est en général liée à une exagération de la lordose, de sorte que la colonne vertébrale en projection sagittale forme une sorte d'ondulation comparable au type d'attitude désiqué par Staffel sous le nom de « dos creux et rond ». Dans d'autres cas il y a une coudure de la colonne au-dessus du sacrum et une forte cyphose lombo-dorsale (fig. 12). Le

traitement appartient bien moins au domaine de l'orthopédie qu'à celui de la gynécologie et de la chirurgie.

III. — LA CYPHOSE DE L'ATHRITE DÉFORMANTE

L'arthrite déformante localise ses manifestations aux ré-

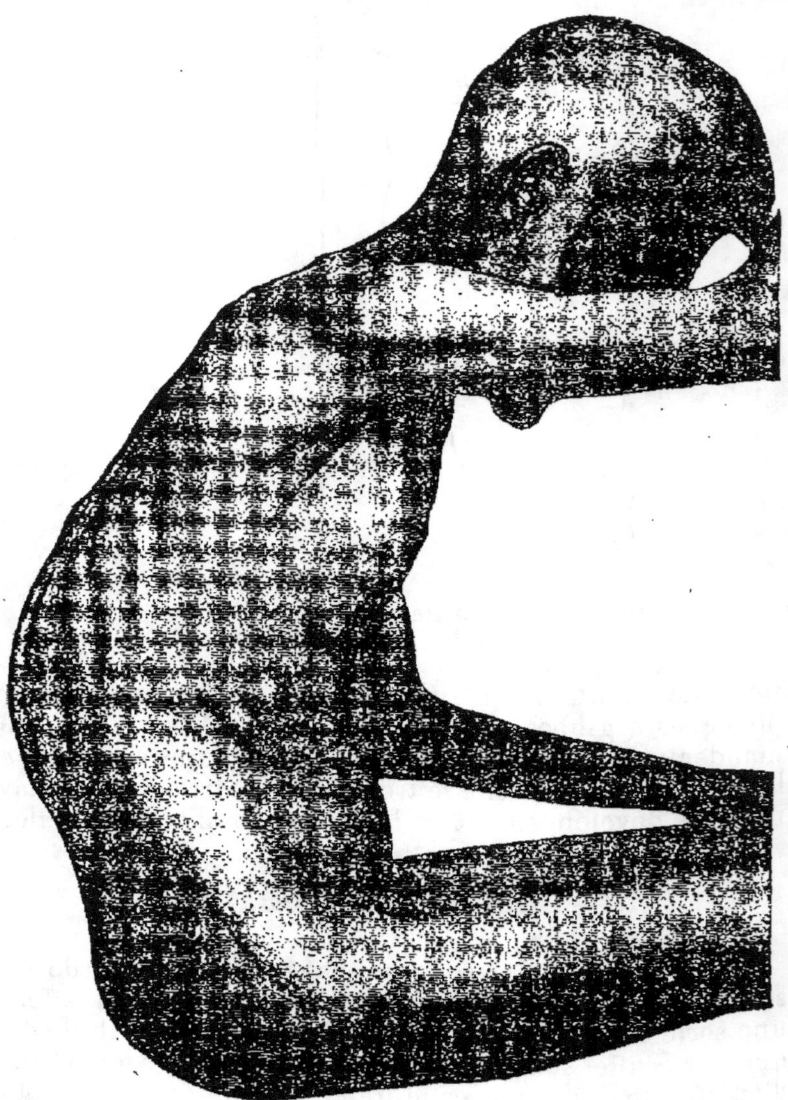

Fig. 63. — Cyphose lombaire causée par l'arthrite déformante
chez un cordonnier de 70 ans.

gions vertébrales dorsale supérieure et lombaire. La fonte des cartilages articulaires et la formation d'ostéophytes à leur périphérie transforment peu à peu le segment le plus atteint en une masse rigide. La cyphose dorsale naturelle augmente, la lordose lombaire se transforme en cyphose (fig. 63).

Le traitement a pour but de maintenir aussi longtemps que possible la mobilité de la colonne vertébrale par des mouvements passifs, par la suspension assise dans l'appareil de Glisson, par le massage, etc. Le pronostic est défavorable.

IV. — LES CYPHOSES D'ORIGINE NERVEUSE

Les cyphoses neurogènes ou paralytiques sont fréquentes dans la paralysie infantile et dans les cas graves de paralysie congénitale spasmodique. Elles sont dues à la parésie des muscles extenseurs de la région dorsale.

Dans les cas bénins où il n'y a qu'un simple affaiblissement de la musculature, il faut s'attacher à développer autant que possible ce qu'il en reste. Le massage, le redressement en arrière du tronc exécuté plusieurs fois par jour dans des attitudes diverses, le traitement médico-mécanique sont indiqués et doivent être prolongés pendant des années. Les cas graves sont presque toujours compliqués de paralysie des membres inférieurs et les malades ne peuvent marcher qu'à l'aide d'appareils.

Les autres formes de cyphose qui, à peu d'exceptions près, se rencontrent chez des individus normaux, sont en général groupées sous le nom de :

V. — DOS RONDS

Il y en a quatre variétés principales : *thoracique* ou *dorsale pure*, *lombo-thoracique* parfois avec coudure de l'articulation sacro-vertébrale, *sacro-spinale*, *combinaison de la cyphose thoracique avec une lordose lombaire* exagérée (dos creux et rond) ; on observe le plus communément la seconde, aussi souvent chez les garçons que chez les filles (fig. 64).

Les prédispositions héréditaires, le rachitisme, l'asthénie

musculaire générale, le défaut de développement intellectuel, la myopie, l'obési-
té prématurée (fig. 65),
l'influence de la vie sé-
dentaire et quelques pro-
fessions en sont les fac-
teurs étiologiques ordi-
naires.

L'inclinaison du bassin
est un peu augmentée, la
colonne vertébrale est
coudée en arrière au-
dessus du sacrum ; il n'y
a pas de lordose lombaire
proprement dite, mais le
rachis prend à partir du
promontoire la forme
d'une grande cyphose
dont le sommet se trouve
dans les vertèbres dor-
sales moyennes. La par-
tie supérieure du dos
paraît arrondie dans le
plan horizontal (fig. 66),
la voussure des côtes est
aplatie sur le côté, les
omoplates sont rejetées
en dehors et leurs angles
proéminents se détachent
sous forme d'ailes.

Au point de vue étio-
logique les dispositions
héréditaires jouent un
rôle prépondérant. Les
enfants à muscles faibles
à la suite d'un séjour
prolongé au lit pour ma-

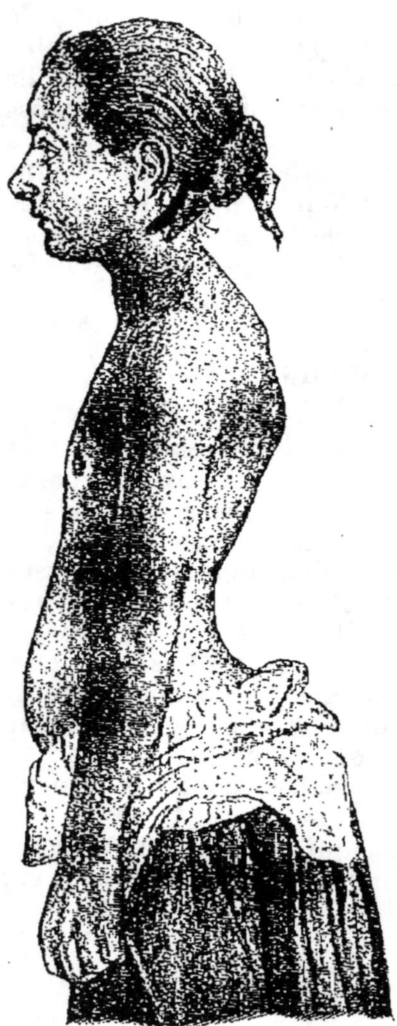

Fig. 64. — Dos rond, cyphose
lombo-thoracique.

ladie présentent des cas typiques de dos ronds. Une obésité anormale produit une incurvation dont le sommet se
trouve en bas de la colonne dorsale (fig. 65). Nous avons
déjà signalé le rachitisme.

Souvent la ligne des apophyses épineuses présente une
légère déviation latérale sous forme d'une courbure totale

atteignant tous les segments ; réciproquement la scoliose totale s'accompagne souvent de dos rond.

Avec la croissance, la cyphose lombo-thoracique se fixe,

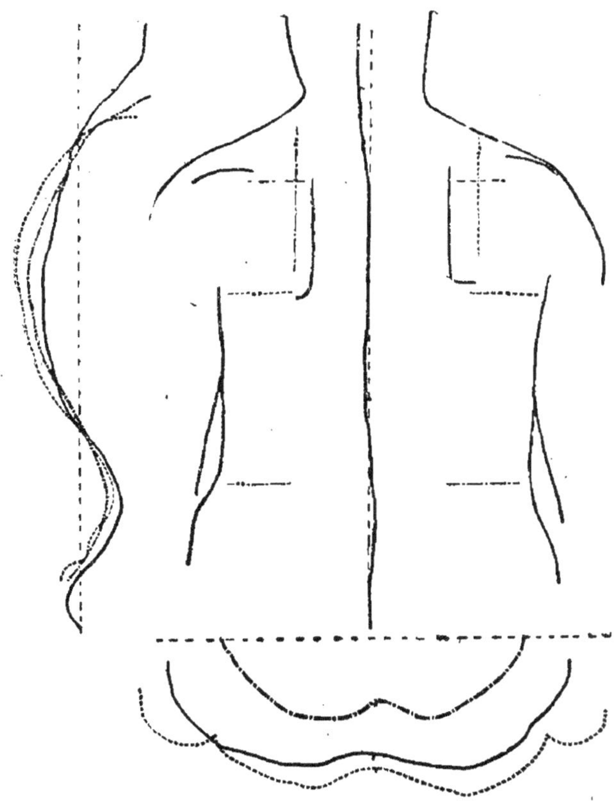

Fig. 65. — Schéma de mensuration d'un dos rond causé par une obésité prématurée.

surtout dans la région dorsale. Si le sujet s'applique dans un âge plus avancé à conserver une attitude redressée, l'inclinaison du bassin augmente, une forte lordose lombaire s'ajoute à la cyphose thoracique rigide et on a le « dos creux et rond » (fig. 68).

La *cyphose sacrospinale totale* est une forme bien plus rare que la précédente ; elle existe chez les très jeunes rachitiques et comme déformation professionnelle chez les boulangers (fig. 69), chez les paysannes qui travaillent beaucoup.

Le dos rond s'observe encore sous forme de *cyphose thoracique simple* à la suite de la myopie et du travail d'école

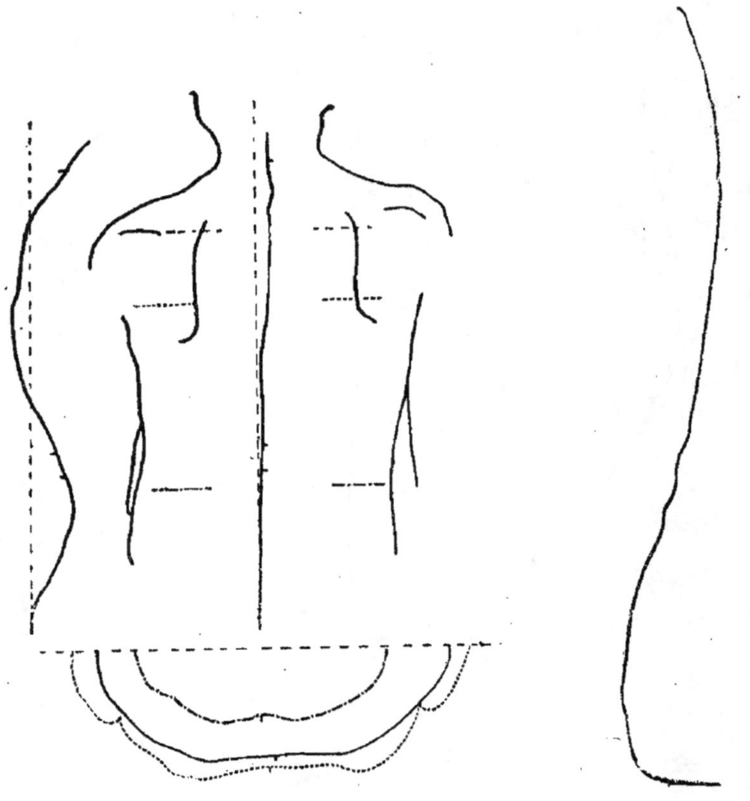

Fig. 66. — Schéma de mensuration d'un dos rond. La voussure est nettement marquée dans le plan horizontal.

Fig. 67. — Contour antérieur de la colonne vertébrale d'un dos rond (D'après une pièce anatomique).

exagéré, chez les adultes comme suite d'efforts professionnels et chez les vieillards.

Il n'exerce aucune influence sensible sur les viscères. Le thorax du dos rond est bien meilleur que celui du dos plat au point de vue fonctionnel.

Il diffère des incurvations pottiques par la forme arrondie, l'absence de douleurs localisées et de points sensibles à la pression, de troubles de motilité et de lordoses compensatrices.

Le traitement doit, surtout dans les formes sacrospinale totale et lombo-thoracique, favoriser le développement de

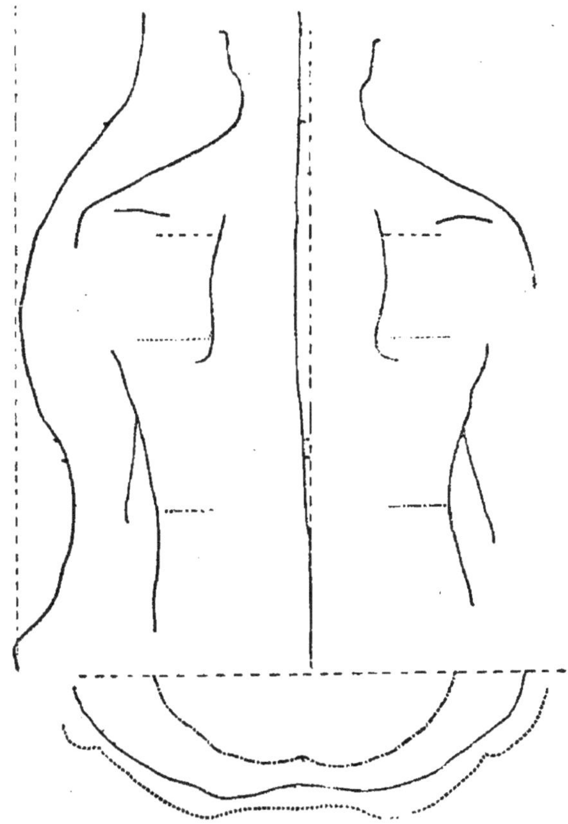

Fig. 68. — Schéma de mensuration d'un dos creux et rond.

la lordose lombaire normale. Les exercices impliquant l'extension active du dos, par exemple la flexion du tronc en portant en avant une jambe (fig. 116 a et b), la manœuvre du bâton de gymnase à coulisse (fig. 70), la marche en tenant les bras étendus verticalement, la marche avec un bâton en tendant vigoureusement les muscles du dos, l'usage de l'appareil de Zander pour tendre la nuque (fig. 71), de l'appareil à flexion du tronc nᵒ 2 de Schultess (fig. 124), de l'appareil improvisé représenté figure 72 sont excellents.

Dans l'intervalle des exercices, le décubitus se fera sur des plans inclinés avec une excavation ménagée pour la tête, des coussins cylindriques, la sangle de Barwell (fig. 54).

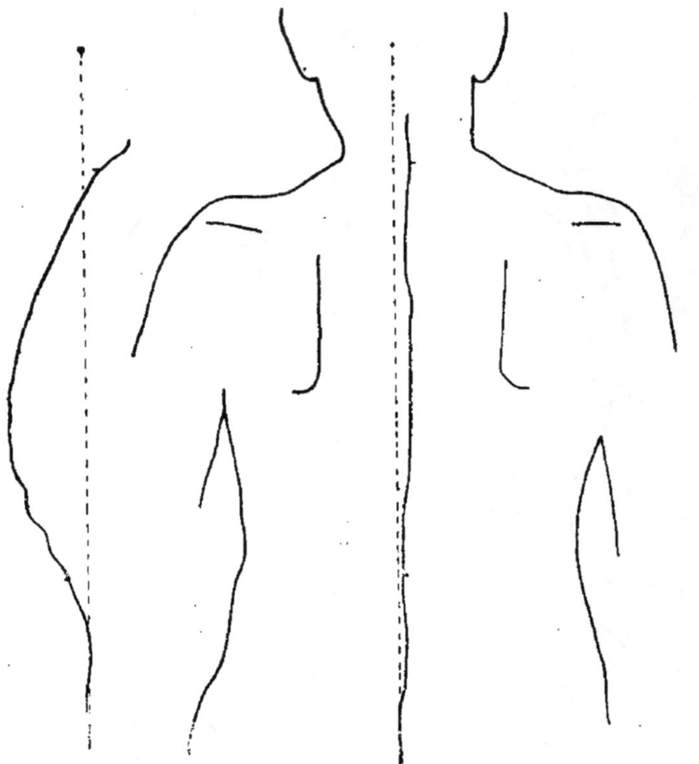

Fig. 69. — Schéma de mensuration d'une cyphose professionnelle. Boulanger de 19 ans.

Les corsets avec boucles à doubles embrasses rejetant les épaules en arrière n'ont aucune action correctrice sur la difformité ; si les épaules sont ramenées en arrière, elles sont en même temps abaissées ; la cyphose est à peine modifiée ou plus accentuée encore par la saillie de la tête en avant.

A l'aide des moyens thérapeutiques indiqués plus haut, il est possible, dans la grande majorité des cas, d'obtenir

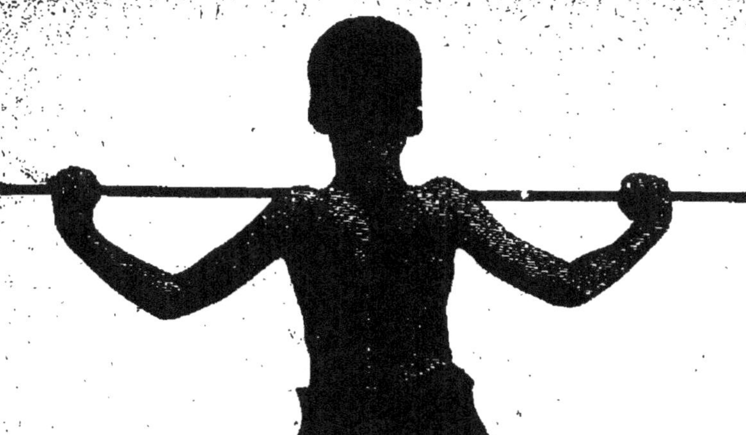

Fig. 70. — Appareil pour le traitement du dos rond. Bâton de gymnase à coulisse.

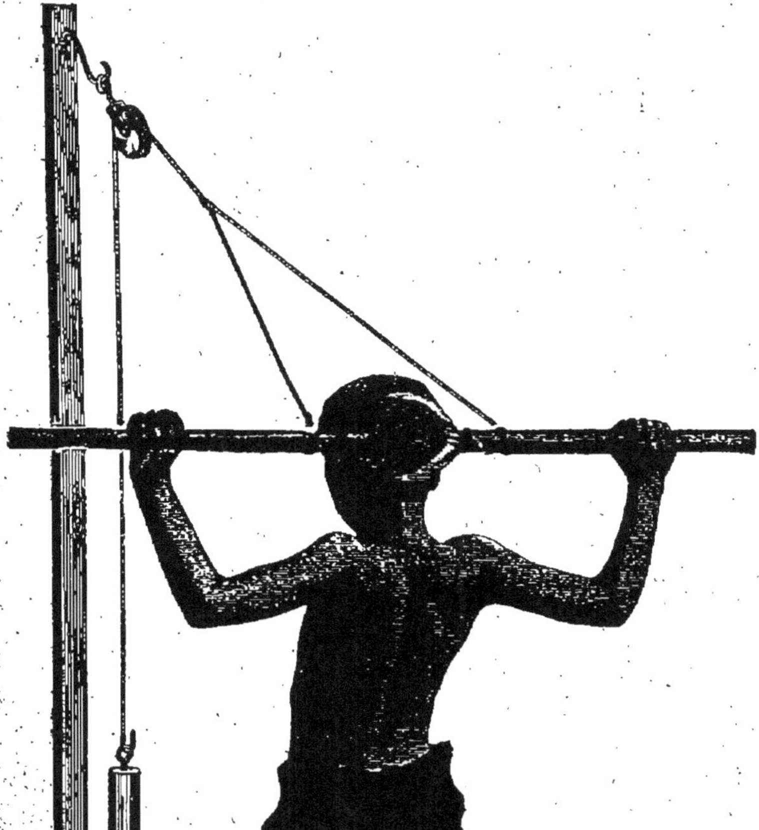

Fig. 71. — Appareil pour le traitement du dos rond, appareil de Zander pour la tension de la nuque.

une amélioration sensible. Mais il faut savoir que le traitement ne doit pas durer quelques mois, mais bien des années.

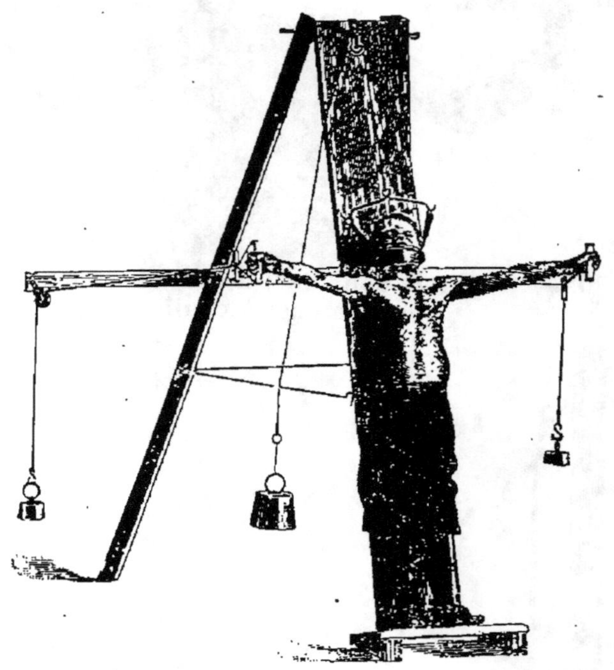

Fig. 72.— Appareil à exercice d'inclinaison en arrière pour le dos rond et l'asymétrie thoracique. Le patient appuyé contre la planche capitonnée et inclinée, tire deux cordes élastiques ou chargées de poids, qui glissent sur des poulies fixées à une poutre horizontale placée en travers.

B. — LES DIFFORMITÉS LATÉRALES DU RACHIS

I. — LES SCOLIOSES OU DÉVIATIONS RACHIDIENNES LATÉRALES

Il y a scoliose quand la série des vertèbres présente en un point quelconque, sur une plus ou moins grande hauteur, une déviation hors du plan sagittal ou quitte ce dernier complètement. Il faut en séparer l'asymétrie des vertèbres

qui ne produit pas de semblables changements de rapport.
De pareilles asymétries ont été signalées dans les remarques anatomiques préliminaires, à propos de l'aplatissement
des corps vertébraux par l'aorte, par exemple. Il arrive aussi
que des apophyses épineuses isolées ou quelques-unes à la

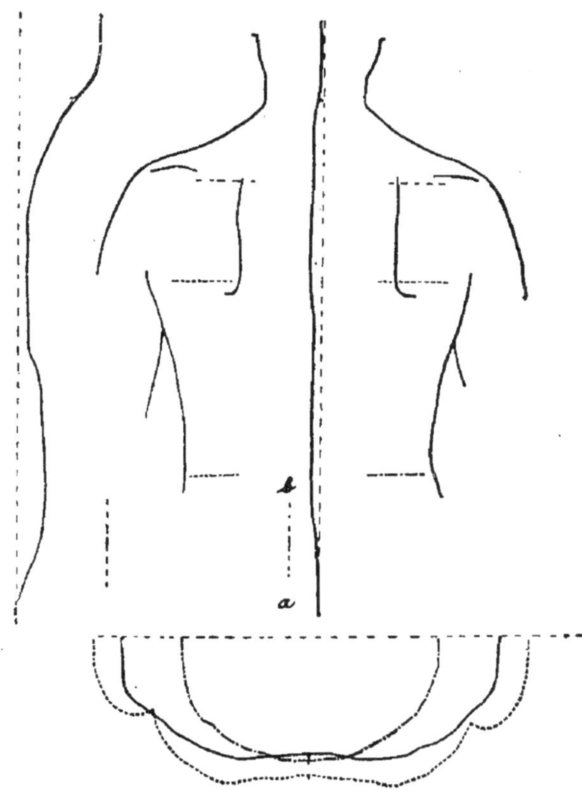

Fig. 73. — Schéma de mensuration d'une scoliose légère
avec déplacement considérable du bassin vers la droite. La
ligne *a b* (ligne des pieds) est élevée perpendiculairement sur
le milieu de celle qui unit les deux malléoles internes.

suite ne sont pas exactement dans le plan sagittal, sans que
pour cela on puisse ranger cette anomalie dans le cadre des
scolioses.

Les déviations scoliotiques sont caractérisées non seulement par des courbures anormales de la colonne, mais encore par un déplacement du centre de gravité normal. La

déviation agit sur l'attitude des segments squelettiques supérieurs et inférieurs à elle et se répercute sur toutes les articulations qui concourent au maintien de l'équilibre. •Une déviation de la colonne causée par une vertèbre asy-

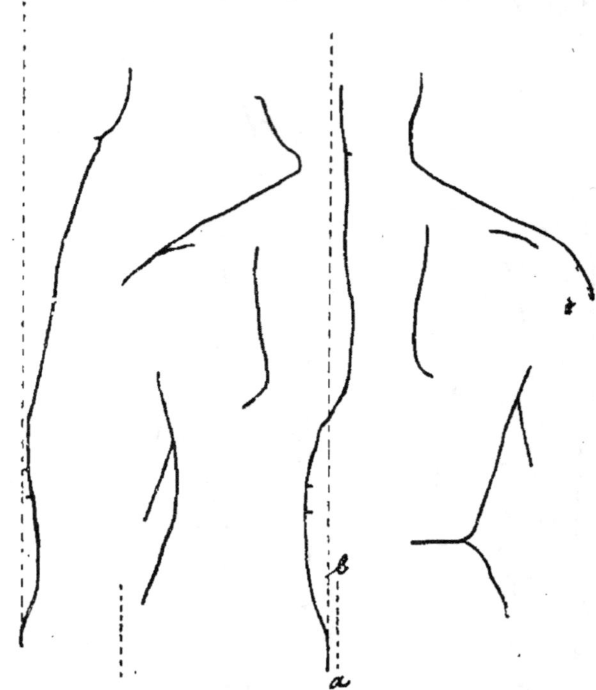

Fig. 74. — Schéma de mensuration d'une scoliose grave. Le bassin n'est que peu déjeté de côté.

métrique pourra donc amener une modification dans l'attitude des jambes, du bassin, dans le maintien des épaules et de la tête.

Le premier signe qui frappe est le défaut de symétrie des contours du tronc. La ligne du cou et de l'épaule, celle de la taille et de la hanche, sont inégalement développées des deux côtés. La tête, le sommet du sacrum et la ligne qui unit les deux malléoles internes, ne sont pas dans un même plan vertical. Le bassin apparaît déjeté de côté (fig. 73 et 74). Un des côtés du bassin ou de la ceinture scapulaire est plus projeté en avant que l'autre ; il se produit une torsion de tout le squelette. Suivant la forme de la scoliose, ce tableau clinique se modifie de la manière la plus diverse, de telle sorte que tantôt les déviations dans le plan frontal, tantôt celles dans le plan sagittal prédominent et constituent toutes les combinaisons possibles.

Les scoliotiques au début ne présentent que des troubles relativement légers de l'équilibre ; bien mieux, on ne peut souvent déceler une médiocre asymétrie que dans les mouvements ; peu à peu les troubles augmentent, la difformité atteint le thorax ; elle produit au cours du développement la torsion propre aux déviations latérales de la colonne vertébrale, torsion à laquelle prend part le thorax lui-même et qui conduit à cette contorsion de tout le corps comme elle se rencontre dans les cas de scoliose développée.

Les formes les plus typiques de scoliose montrent en général à la région lombaire une incurvation vers la gauche avec torsion vers le même côté (souvent la torsion existe seule), à la région dorsale une incurvation vers la droite avec torsion à droite et en arrière. En même temps les angles costaux font une forte saillie en arrière ; leur angle est plus aigu qu'à l'état normal, tandis que du côté concave de la courbe dorsale, il se produit un enfoncement plus ou moins marqué et la direction des côtes tend à devenir rectiligne. Plus rarement les rapports de direction des courbures sont renversés.

Ce tableau clinique jusqu'à un certain point uniforme a, plus que toute autre chose, contribué à faire envisager la scoliose comme une maladie propre, et l'on a essayé, tout en distinguant un petit nombre de formes accessoires, de n'établir qu'une seule espèce importante de scoliose, la scoliose dite habituelle. Cette uniformité s'explique par la mécanique et la statique de la colonne vertébrale, comme nous le verrons plus loin.

Etiologie. — L'étiologie de la scoliose est très complexe. Les opinions les plus contradictoires ont été émises à son propos. Si l'on étudie la question en partant de ce principe que la scoliose est un symptôme commun à toute une série d'altérations pathologiques de natures très différentes, on en arrive à considérer bien des opinions en apparence tout à fait contradictoires, comme également justifiées.

La scoliose repose toujours sur une modification asymétrique primitive ou secondaire de la forme des éléments constitutifs de la colonne, que ce soient les os, les disques intervertébraux, les articulations. Ces éléments se déforment sous l'influence de leurs rapports ou de leur croissance ou bien par des causes indépendantes ; ils sont déplacés et modifiés par des altérations quelconques de forme et de fonctionnement d'autres organes ; enfin la fonction de la colonne elle-même peut être changée par des causes mécaniques extrinsèques (mouvements habituels ou professionnels) et le développement de sa forme peut être influencé.

Une autre grande catégorie comprend les états pathologiques du rachis ; ce sont les formes FONCTIONNELLES OSTÉOPATHIQUES.

Nous pouvons donc grouper les scolioses au point de vue étiologique en deux catégories principales :

1. *Les scolioses par troubles morphologiques primitifs de la colonne vertébrale.*

2. *Les scolioses par troubles morphologiques secondaires de la colonne.*

On peut encore subdiviser la deuxième catégorie en :

a) Scolioses produites par l'action de maladies ou d'anomalies d'autres organes sur la croissance de la colonne ;

b) Scolioses fonctionnelles ;

c) Scolioses fonctionnelles ostéopathiques.

α) Rachitiques ;

β) Constitutionnelles.

I. — SCOLIOSES PAR TROUBLES PRIMITIFS
DE LA COLONNE VERTÉBRALE

Les recherches anatomiques récentes ont montré qu'il n'était pas très rare de trouver des anomalies dans le nombre et la forme des vertèbres dont l'asymétrie engendre la scoliose. Tantôt il s'agit de déviations congénitales plus ou moins graves, souvent chez des enfants non viables, tantôt il y a absence totale de la moitié d'une vertèbre, de sorte que l'autre moitié forme coin entre les vertèbres voisines (vertèbre intercalaire). Les cas, rares il est vrai, d'asymétrie primitive du bassin avec scoliose légère ne peuvent s'expliquer que par des troubles congénitaux dans le développement du bassin, du sacrum ou des vertèbres lombaires inférieures.

Dans les *formes acquises,* l'os a éprouvé un trouble dans son développement par suite de maladie ou de traumatisme. La *tuberculose vertébrale* entraîne exceptionnellement des déviations scoliotiques (fig. 75) ; les difformités dominantes dans le sens antéro-postérieur se confondent avec elles. L'*ostéomyélite* peut conduire à des altérations de même

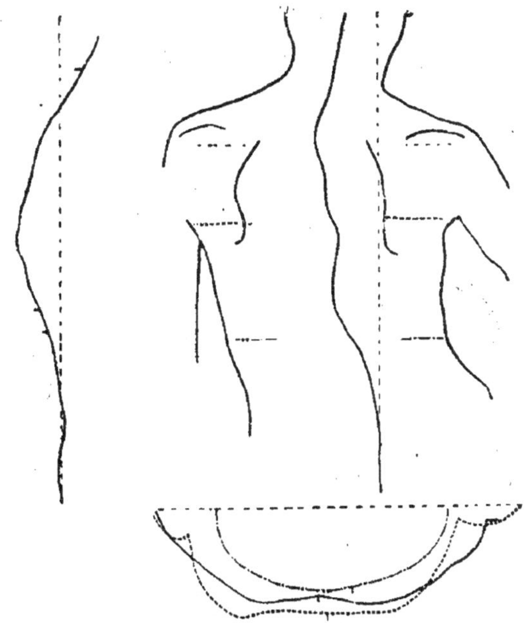

Fig. 75. — Schéma de mensuration d'un garçon atteint de mal de Pott, qui au début de la maladie avait présenté une attitude nettement scoliotique.

nature. Mais c'est surtout le *rachitisme* qui produit le plus grand nombre de troubles de croissance propres à provoquer la scoliose.

II. — SCOLIOSES PAR TROUBLES MORPHOLOGIQUES SECONDAIRES DE LA COLONNE VERTÉBRALE

Ce groupe renferme un bien plus grand nombre de scolioses.

a) **La maladie ou le trouble morphologique primitif est dans des organes en dehors de la colonne vertébrale.**

Et d'abord ce sont les affections du système nerveux

L. et S. — Atlas-man. de Chirurgie orthop.   8

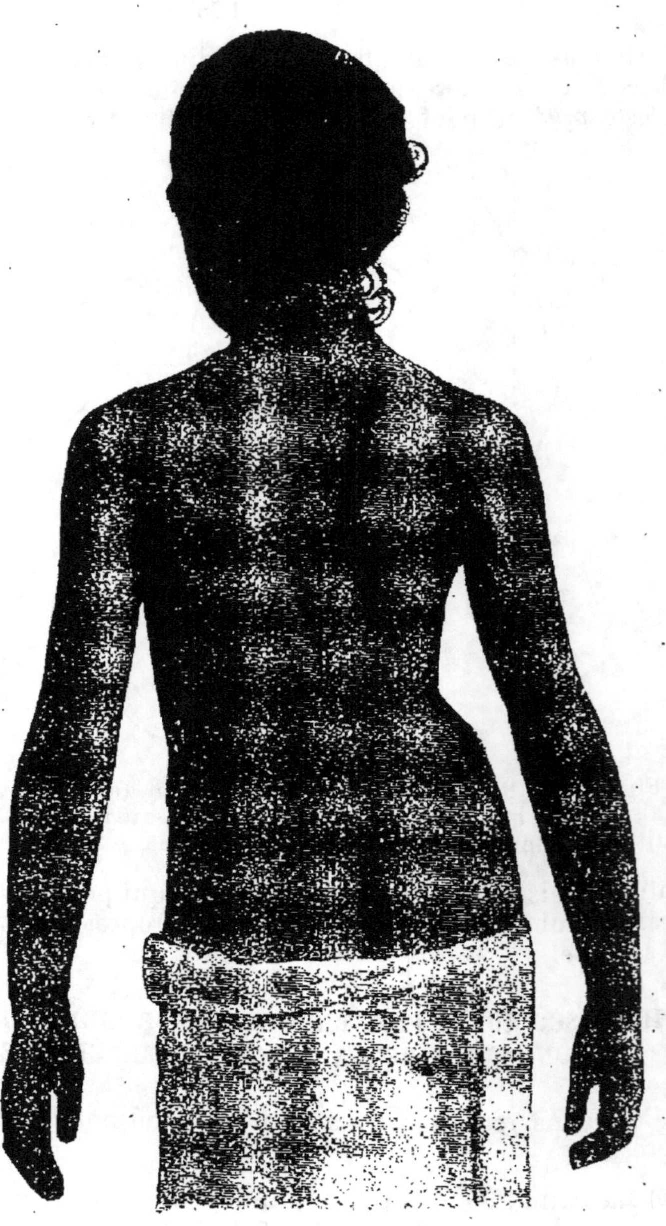

Fig. 76. — Scoliose paralytique à la suite de paralysie infantile. Fille de 9 ans. La musculature abdominale gauche est partiellement paralysée et atrophiée.

central qui, en produisant des paralysies, amènent des troubles profonds dans le maintien de l'équilibre. Naturellement la paralysie infantile joue ici le premier rôle (fig. 76). Si la paralysie symétrique des muscles du dos produit le dos rond, la paralysie asymétrique engendre la scoliose.

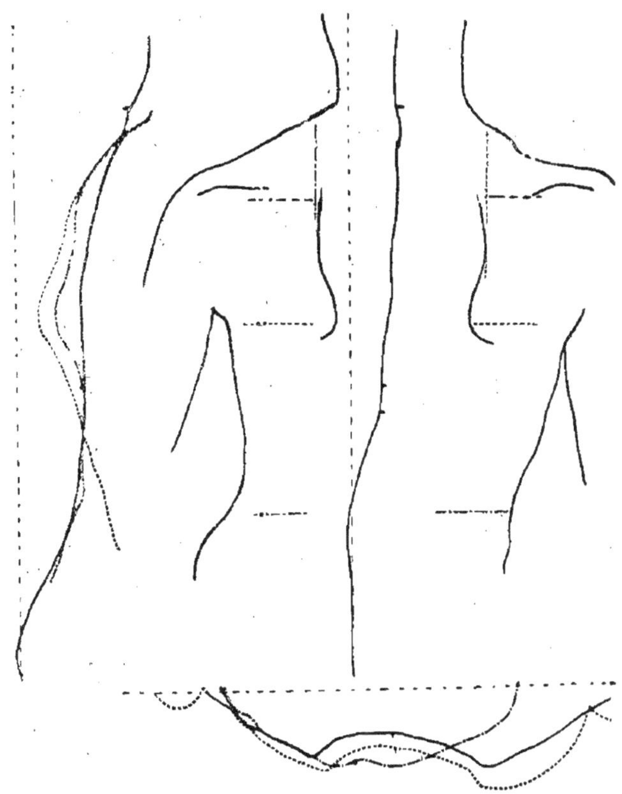

Fig. 77. — Schéma de mensuration d'une Ischias scoliotica. Jeune homme de 17 ans. Atrophie et douleurs dans la jambe droite. Douleur provoquée par la pression au niveau de l'échancrure sciatique et du mollet.

On a décrit sous le nom d'*Ischias scoliotic* une affection qui s'accompagne de symptômes inflammatoires dans les nerfs lombaires et qui est devenue le sujet de nombreuses controverses (fig. 77 et 78).

Les *maladies des organes thoraciques* sont encore un facteur étiologique important. On connaît depuis longtemps les rétractions cicatricielles qui suivent les pleurésies suppurées et la *scoliose empyématique;* les côtes s'affaissent les unes sur les autres, la colonne vertébrale s'incurve de telle sorte que sa convexité est tournée vers le côté sain (fig. 79 et 80). C'est dans le jeune âge que les troubles sont les plus accentués.

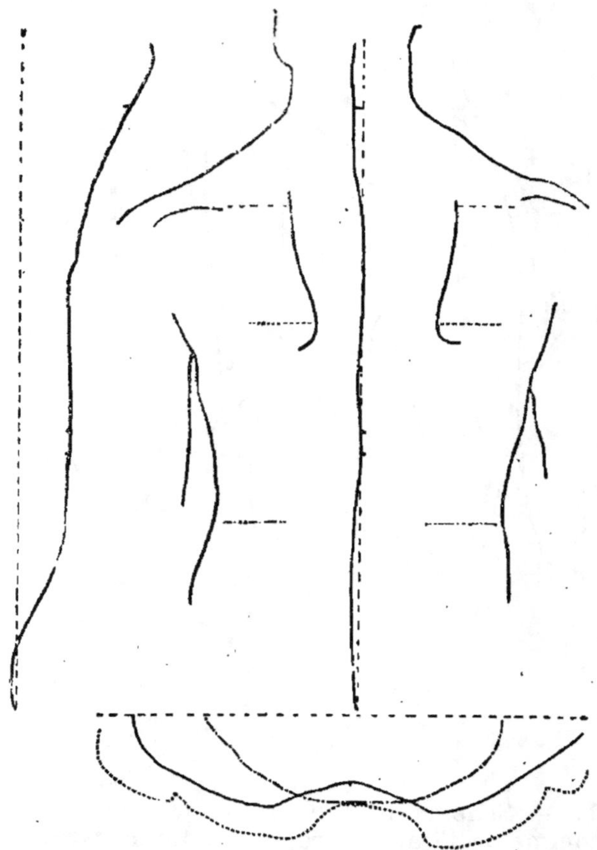

Fig. 78. — Schéma de mensuration du cas de la figure 77 après traitement par la suspension et par le corset de Sayre.

Les *affections pulmonaires chroniques* qui s'accompagnent de *pleurésie adhésive* chronique ou qui produisent une notable et durable diminution de l'ampliation thoracique donnent également naissance à des troubles morphologiques asymétriques, mais jamais à des scolioses graves.

On a souvent signalé comme facteurs étiologiques de la scoliose les *maladies de cœur;* les déviations droites de la

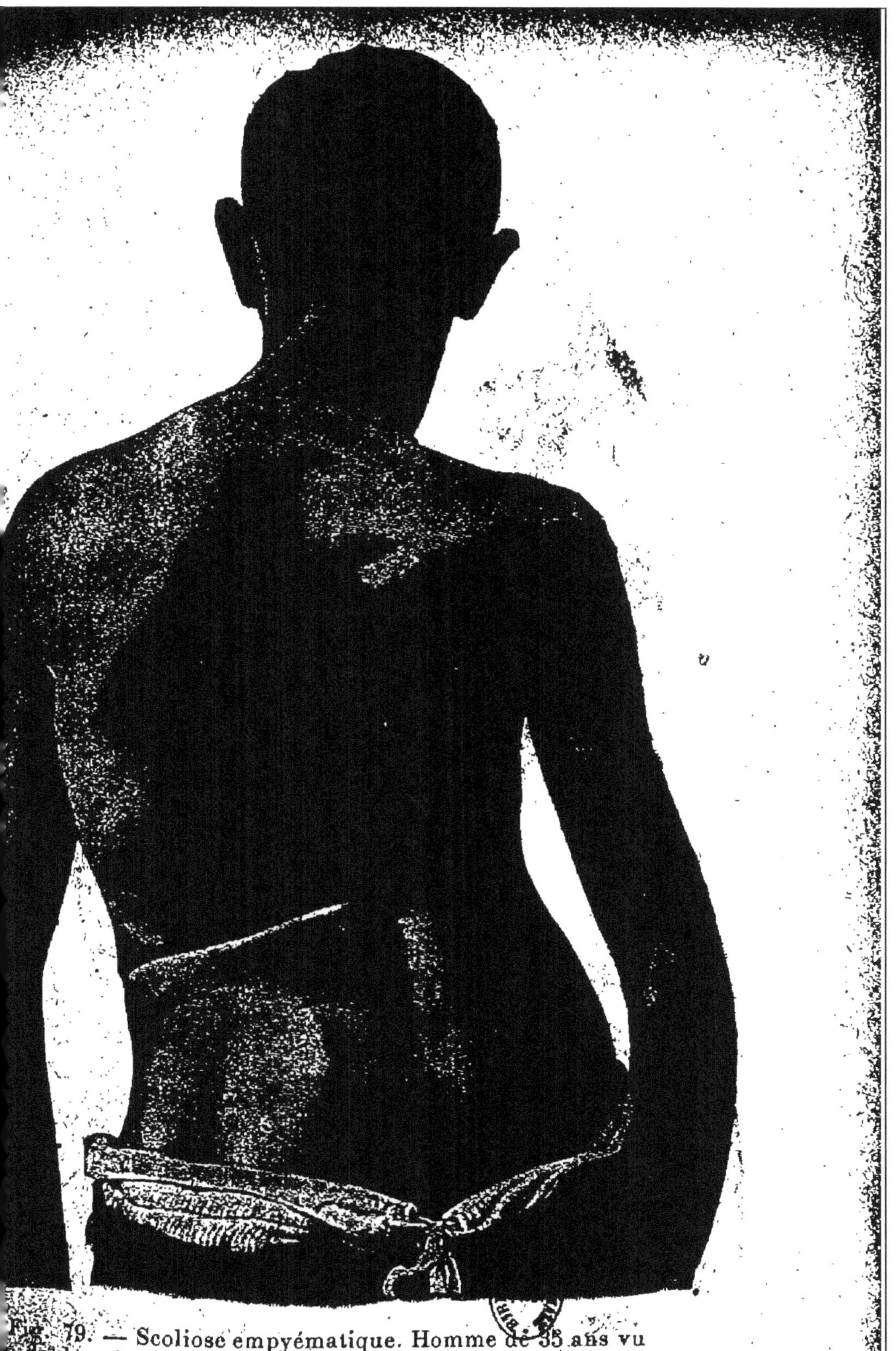

Fig. 79. — Scoliose empyématique. Homme de 35 ans vu de dos. A eu 16 ans auparavant un empyème à droite.

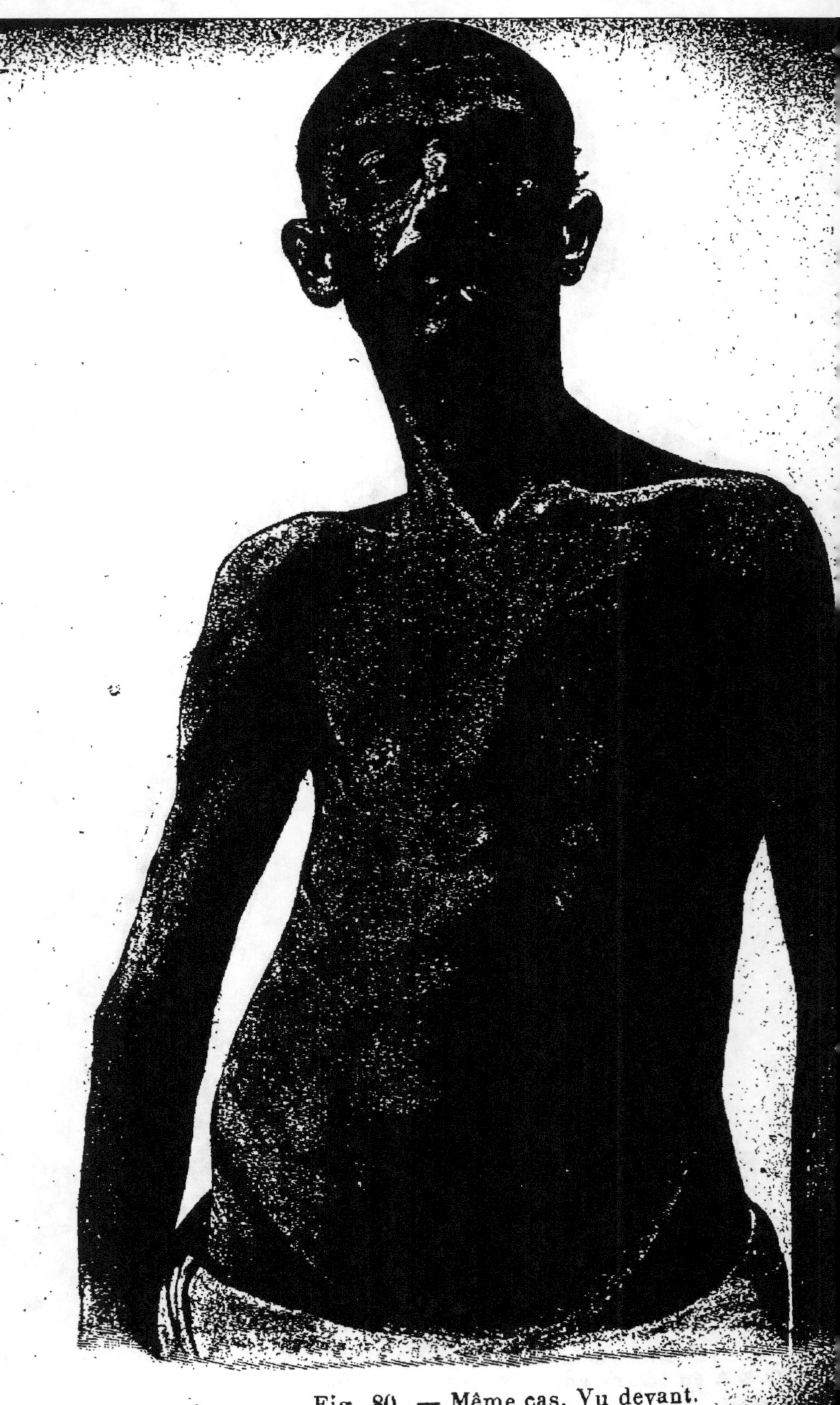

Fig. 80. — Même cas. Vu devant.

1re à la 9e dorsale avec torsion sont caractéristiques de cette forme. Dans l'hypertrophie cardiaque, il y a voussure thoracique, parfois élévation de l'épaule gauche (fig. 81). Une fois nous avons trouvé avec la lésion cardiaque le type des autres scolioses (fig. 82).

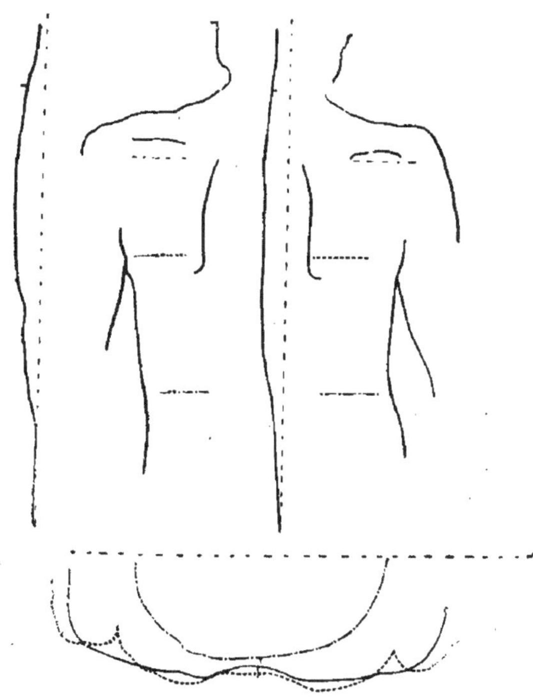

Fig. 81. — Schéma de mensuration d'un enfant de 11 ans atteint d'une lésion cardiaque acquise.

Toutes les affections qui donnent une attitude asymétrique de la base de la colonne, du sacrum et du bassin, jouent un rôle considérable, à savoir les *raccourcissements d'un des membres inférieurs par troubles de croissance* ou *pied plat unilatéral*, la *paralysie*, la *limitation des mouvements de la hanche*, la *coxalgie*, les *luxations congénitales*.

A la suite du raccourcissement du membre, le bassin s'incline et amène généralement la déviation de l'extrémité inférieure de la colonne vers le côté abaissé ; les faibles raccourcissements occasionnent des scolioses avec convexité tournée du côté abaissé, les graves peuvent produire la claudication et un renversement de la forme de la colonne vers le côté raccourci. La convexité de la scoliose n'est donc pas toujours dirigée vers le côté abaissé. Généralement ces déviations ne deviennent pas très considérables.

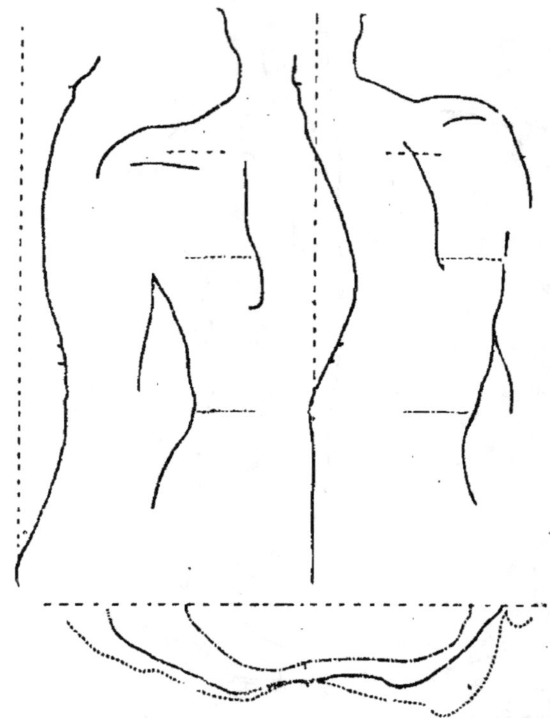

Fig. 82. — Schéma de mensuration d'une scoliose dorsale à convexité droite dans un cas d'insuffisance mitrale grave.

Citons les scolioses peu fréquentes d'ailleurs dues à la *rétraction cicatricielle* des téguments à la suite de brûlures par exemple ; ce sont des scolioses dites cicatricielles.

b) Scolioses fonctionnelles.

La forme des éléments de la colonne vertébrale peut être modifiée de façon durable par la *fonction, l'attitude, le maintien, le mouvement*. Une fonction asymétrique, une occupation unilatérale, pourvu qu'elle soit exercée pendant assez longtemps et avec une énergie suffisante, exerce une influence considérable sur le développement morphologique du rachis. Les scolioses professionnelles méritent bien le nom de scolioses fonctionnelles.

En considérant les écoliers contraints de rester des heures entières chaque jour assis sur un banc dans des attitudes asymétriques, nous sommes amenés à nous demander si toute une série de scolioses observées pendant la période scolaire ne serait pas imputable à cette dernière. Les deux types les plus fréquents sont, d'après Kocher, la scoliose lombaire à convexité gauche et la scoliose totale d'une part, la scoliose dorsale à convexité gauche de l'autre, correspondant aux deux types d'attitude nécessaires à l'écriture. Objectons que :

1° On ne signale pas la raison pour laquelle certains enfants prennent telle attitude pour écrire, tandis que les autres enfants en ont une différente.

2. La prépondérance de ces deux attitudes doit être bien plutôt rapportée à l'usage exclusif de la main droite qu'au travail scolaire proprement dit.

3. Les formes graves de scoliose augmentent peu à mesure qu'on s'élève vers les hautes classes, tandis que les formes légères sont plus nombreuses.

4. Il n'y a jamais qu'une proportion minime d'écoliers scoliotiques.

5. Un grand nombre de scolioses graves et légères s'observent avant l'âge des études.

Il en résulte que nous n'avons pas le droit de déclarer ces scolioses purement fonctionnelles ou scolaires, et que bien d'autres facteurs interviennent dans leur genèse. Toutes ces observations conduisent à établir un autre groupe de scolioses qui comprend de beaucoup le plus grand nombre de celles qu'on observe. Si les formes primitives et les formes secondaires que nous venons d'énumérer avec leurs causes congénitales et acquises, si les formes purement fonctionnelles embrassent un certain nombre de cas, la majorité provient de l'état anormal du squelette.

c) Scolioses fonctionnelles ostéopathiques.

Beaucoup de rachitiques sont atteints de scoliose dès la première enfance. La proportion en est bien supérieure à

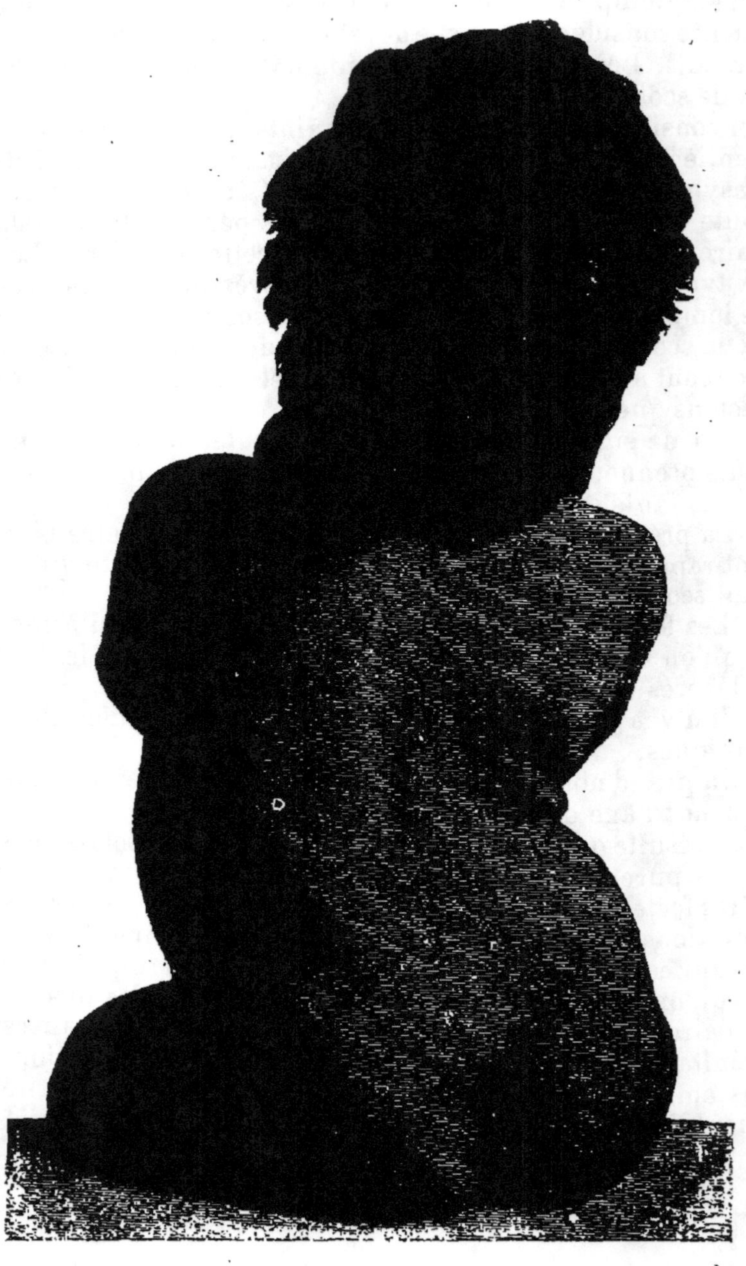

Fig. 83. — Scoliose rachitique convexe à gauche. 1 an 1/2.

ce que l'on croit, car la plupart ne se présente à l'observateur qu'à un âge plus avancé, à une époque où le diagnostic étiologique s'accompagne de grandes difficultés et où des modifications secondaires compliquent le tableau clinique.

α. **Le rachitisme.**

Il intervient de deux façons, par l'insuffisance mécanique du squelette, et par la formation de vertèbres irrégulières.

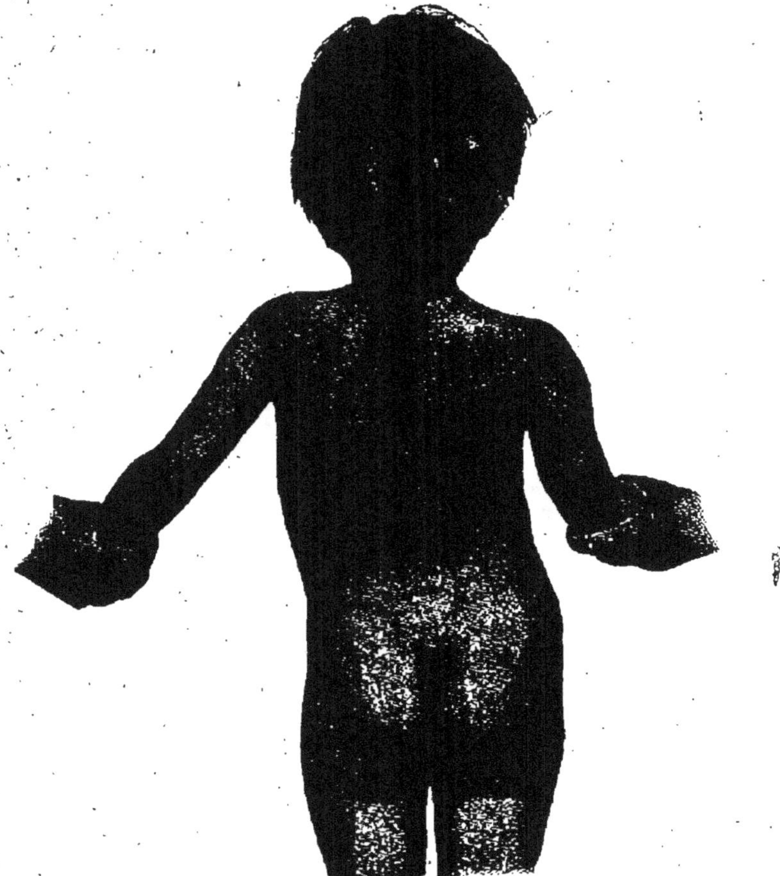

Fig. 84. — Scoliose rachitique à convexité gauche. 4 ans.

Il est probable que des troubles de nutrition locaux et de légers traumatismes constituent la cause déterminante.

A des scolioses produites dès la première enfance, par ramollissement rachitique et que nous sommes en droit de

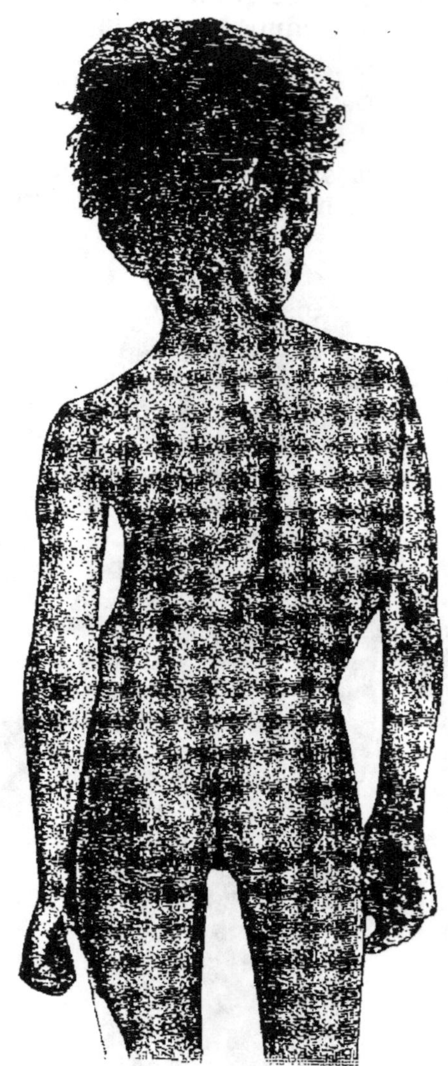

Fig. 85. — Scoliose rachitique dorsale à convexité droite.
Garçon de 4 ans.

considérer comme purement rachitiques, s'ajoutent plus
tard des modifications fonctionnelles secondaires ; elles ne
restent pas stationnaires. Suivant les cas c'est tantôt la cour-

bure primitive, tantôt celle qui se développe plus tard qui domine. Des courbures à angle assez aigu, uniques chez les jeunes enfants, multiples plus tard, des phénomènes de torsion accentuée, surtout marqués dans le voisinage immédiat de la ligne des apophyses épineuses, distinguent les scolioses rachitiques (fig. 52, 53, 83, 84, 85, 86).

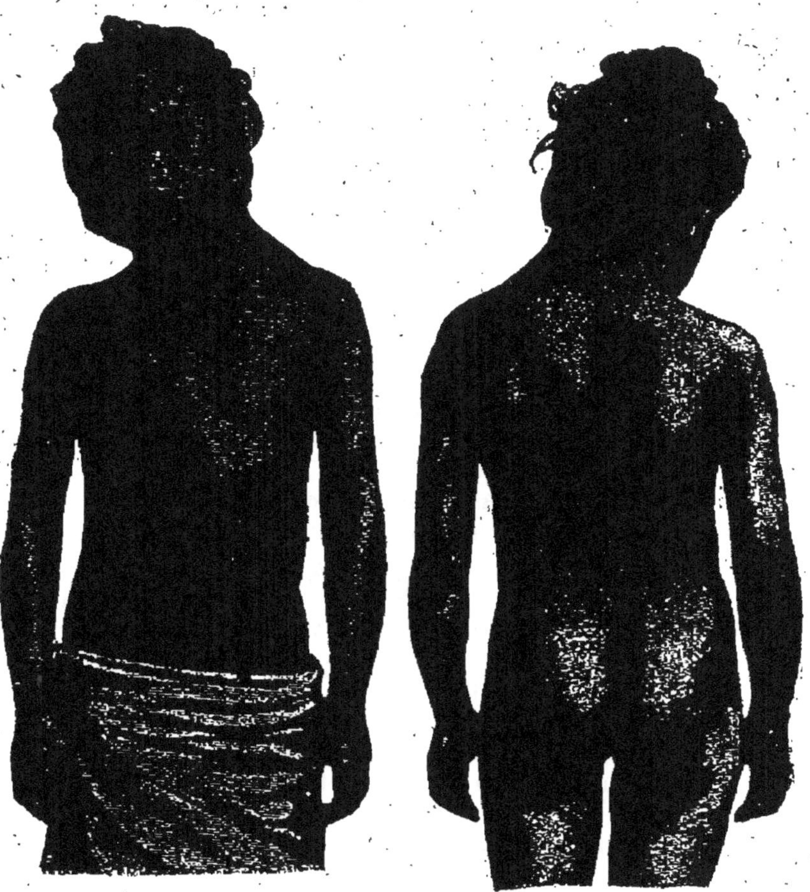

Fig. 86 *a* et *b*. — Scoliose rachitique cervico-dorsale. 10 ans.

β. Les scolioses constitutionnelles.

Nous trouvons un autre contingent de scolioses chez les enfants pendant la seconde moitié de la période de croissance. On rencontre souvent chez eux comme phénomènes accessoires le pied plat et l'extension exagérée des articulations. C'est dans ce groupe en général que se remarquent les formes les plus graves (fig. 49, 50). Chez les unes l'affection est congénitale, chez d'autres elle est acquise à la suite de maladies, anémie, infections diverses. Dans certains cas la forme et la direction de la difformité sont déterminées par une irrégularité primitive dans la structure de la vertèbre, dans la position et l'extensibilité des ligaments. Les propriétés anatomiques et physiologiques de la colonne vertébrale, l'aplatissement aortique, la mobilité plus grande à droite due au fait d'être droitier, déterminent probablement la morphologie de la difformité.

Si nous jetons un coup d'œil d'ensemble sur la série des facteurs énumérés, nous ne pouvons nous défendre de cette impression que l'étiologie de la scoliose repose sur une série de processus que nous sommes en droit de désigner sous le nom de processus de dégénérescence. Ce qui domine dans l'étiologie c'est la prédisposition ; elle est générale et locale : générale, elle se traduit par un état défectueux du squelette le plus souvent congénital, rarement acquis ; locale, par une modification morphologique ou une tendance à une croissance défectueuse de la vertèbre, également congénitale d'ordinaire, rarement acquise. Le manque d'exercice, l'attitude à l'école, les occupations asymétriques aident dans beaucoup de cas ces dispositions à se manifester.

Il est donc téméraire de déclarer que la scoliose est une difformité due à la surcharge. Il est certain que le poids supporté par la colonne agit dans une certaine mesure ; mais le fait qu'il y a aussi des scolioses chez les quadrupèdes prouve que même sans surcharge verticale, rien que sous l'influence des troubles de croissance, il peut se produire un phénomène analogue à la courbure latérale du rachis chez l'homme.

Anatomie pathologique. — *Modifications des os.* Le rachis scoliotique est caractérisé par la déviation de l'ensemble ou d'une partie de la série des vertèbres hors du plan sagittal. Dans les formes quelque peu accentuées le rachis, combinant les courbures anormales sagittales et latérales, décrit une ligne comparée dans les formes typiques à celle que décrit une vigne autour de son tuteur (planche 4 *a* et *b* et 5, pages 130 et 132). En même temps les divers segments se tordent autour d'un axe vertical, de telle sorte que les corps vertébraux sont tournés en général du côté de la convexité de la courbure. Cette rotation, dont les manifestations sont encore accrues par diverses modifications anatomiques (rotation dans les articulations vertébrales) est désignée ordinairement sous le nom de torsion. Pour mieux préciser encore, on appelle rotation les déplacements, et torsion les modifications articulaires correspondantes.

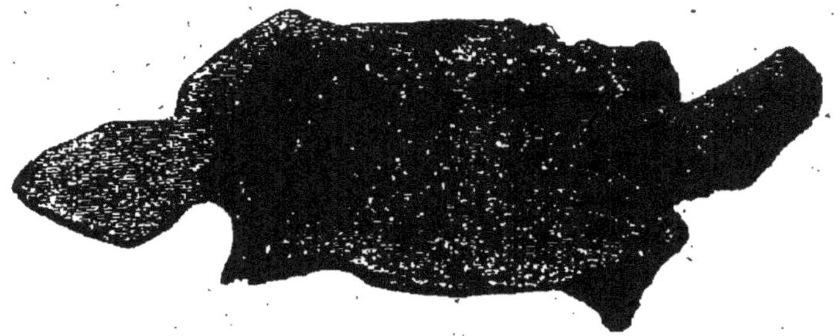

Fig. 87. — Vertèbre cunéiforme.

Extraite de la colonne scoliotique figurée planche 4 a; 5e lombaire présentant une forte encoche oblique à gauche et en arrière.

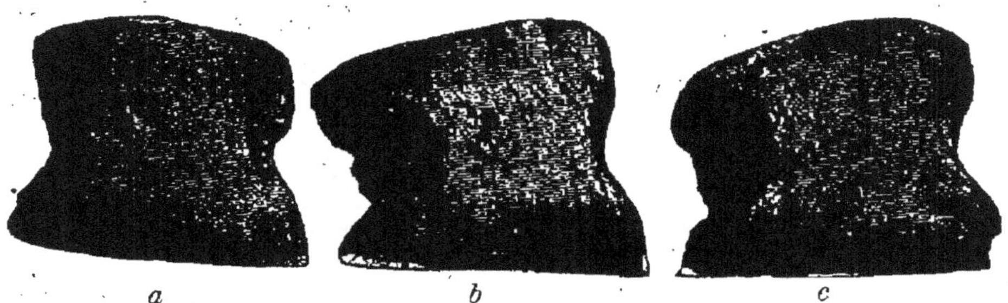

Fig. 88. — Vertèbres lombaires provenant d'une courbure lombaire à convexité gauche.

a, Vertèbre oblique; b, c, vertèbres cunéiformes.

Il y a toujours plusieurs vertèbres et disques atteints de modifications pathologiques. Elles comprennent : une inégalité dans la hauteur de deux points symétriques des corps vertébraux, un développement inégal au point de vue rapports et forme de deux parties symétriques des arcs neuraux, une torsion de toute la pièce osseuse formant l'arc par rapport au corps dans le sens d'une rotation autour d'un axe horizontal sagittal (fig. 92).

Suivant la position et les rapports de la vertèbre dans une colonne scoliotique, sa structure présente des diffé-

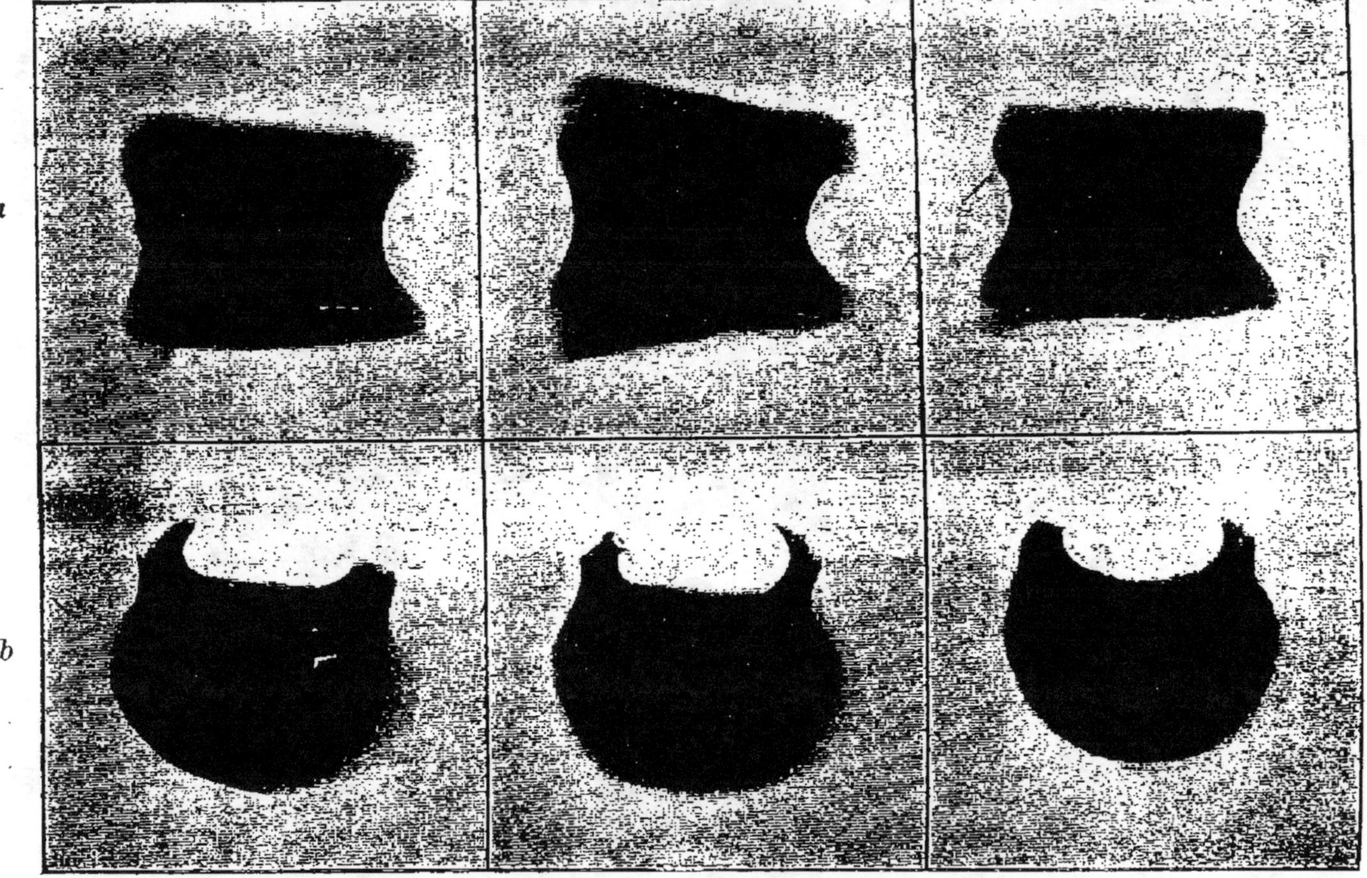

Fig. 89. — Vertèbres de la fig. 88 vues aux rayons Rœntgen.
a, Vue antérieure; b, vue supérieure. La structure ne paraît pas notablement altérée. L'épaisseur du tissu osseux n'est pas moindre du côté inférieur de la vertèbre cunéiforme que de l'autre côté.

rences. Il faut décrire à part les vertèbres du sommet de la
courbure ou cunéiformes, les vertèbres obliques et les ver-
tèbresd'interférence.

La vertèbre cunéiforme est située au sommet de la courbe
(fig. 87, 88 *b* et *c*, 89. La vertèbre située immédiatement.
au-dessus ou au-dessous d'elle ne prend pas en général une
forme de coin, mais subissant une sorte de compression de
toute sa texture, elle semble in-
cliner obliquement sa face supérieure par rapport à l'inférieure; c'est une *vertèbre obli-*
que (fig. 88 *a* et 90).

Suivant la longueur du segment scoliotique, il peut y avoir
à la suite plusieurs vertèbres
obliques ou bien une vertèbre
dite d'interférence qui forme le
passage entre les vertèbres obliques des courbures inférieure
et supérieure. Les vertèbres du
sommet de la courbure ou cunéiformes ont un fort biseau

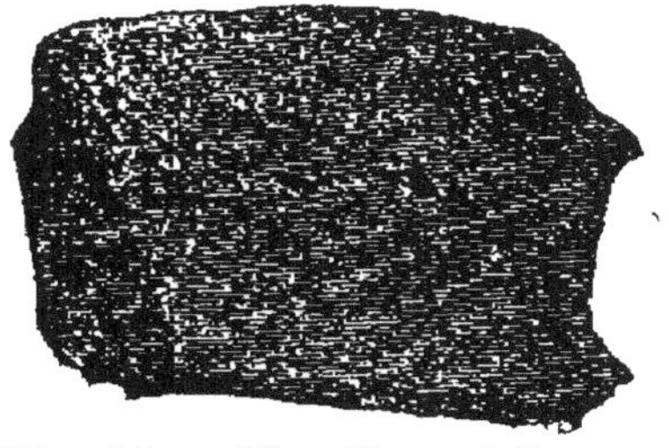

Fig. 90. — Vertèbre oblique
11e dorsale de la colonne
de la planche 4.

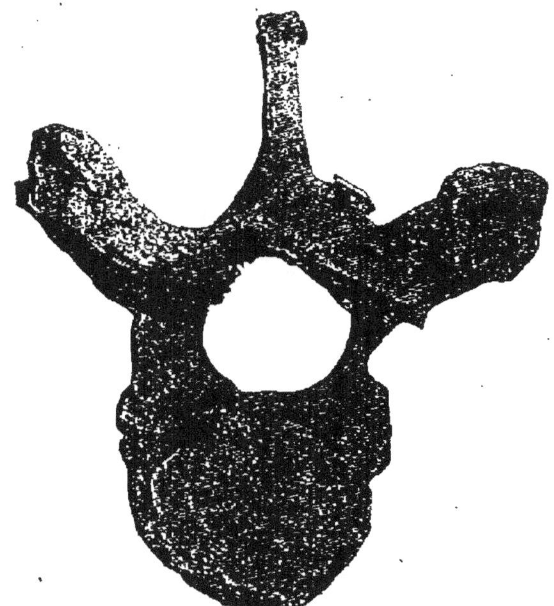

Fig. 91. — Vertèbre dorsale provenant d'une colonne
scoliotique à convexité droite. Vue d'en haut.

Planche **4 a**. — **Colonne scoliotique d'un homme adulte, vue antérieure**. — La 2e lombaire est extrêmement déformée et devenue tellement cunéiforme que les vertèbres immédiatement supérieure et inférieure sont unies par une synostose. Sa face gauche a été aplatie et en partie résorbée par l'action des tendons qui glissent sur elle.

Planche **4 b**. — **Colonne scoliotique de la planche précédente, vue de côté**. — Ici se manifeste très nettement la cyphose lombaire produite par le haut degré de torsion et la lordose dorsale compensatrice.

du côté concave de la courbure, le plus souvent en arrière.

Le trou vertébral, à cause du déplacement des pédicules du côté concave, est agrandi dans son diamètre transversal; il a la forme d'un ovoïde à petite extrémité tournée vers le côté concave (fig. 91). La direction des apophyses épineuses

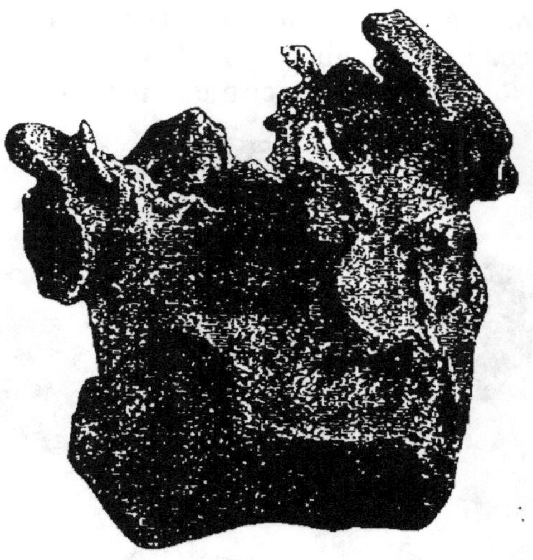

Fig. 92. — Vertèbre oblique.
La même que fig. 90, vue postérieure, le corps étant horizontal.

est tellement modifiée que dans la colonne dorsale elles se tournent du côté convexe. Les surfaces articulaires du côté concave sont élargies, augmentées d'étendue. Les apophyses transverses sont dans un plan plus sagittal du côté convexe, plus frontal du côté concave, de sorte que l'angle formé par

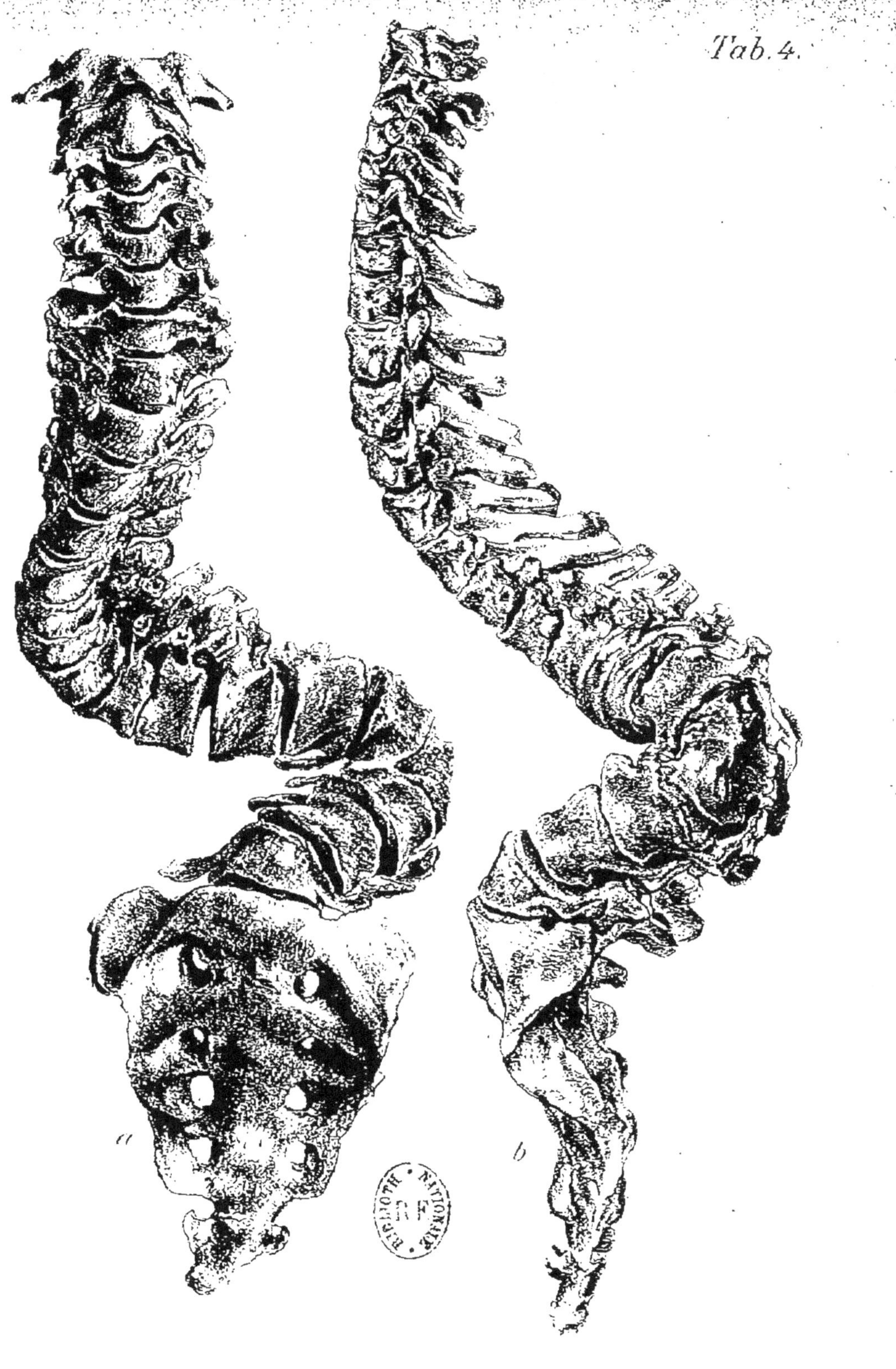
a
b

l'apophyse épineuse et la transverse est un peu plus petit du côté convexe; cette règle subit de nombreuses exceptions.

Les *vertèbres obliques* présentent souvent une torsion de leurs faces et à la superficie du corps un faisceau oblique partant toujours du sommet de la courbure; c'est la bandelette longitudinale antérieure déplacée hors de sa direction normale (fig. 90). Les rapports de l'ensemble de l'arc vertébral avec le corps sont tels que ces deux parties semblent avoir subi une torsion en sens contraire autour d'un axe sagittal; c'est la torsion horizontale (fig. 92). Les ver-

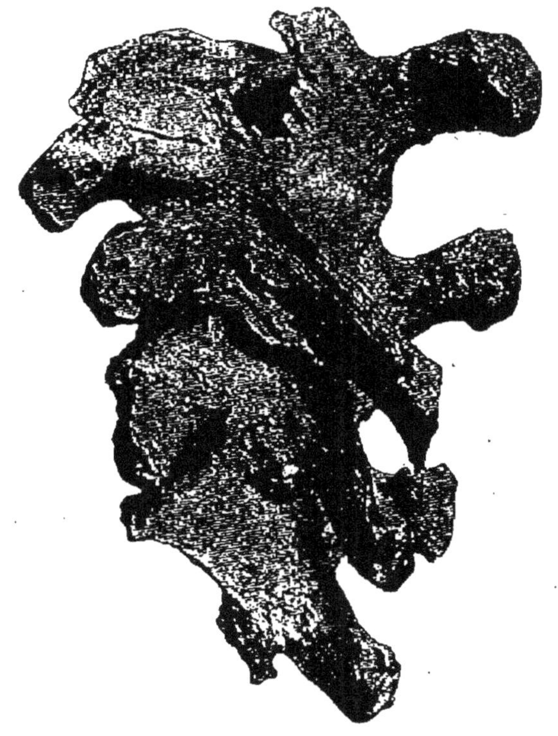

Fig. 93. — Synostoses articulaires de trois vertèbres dorsales provenant d'une courbure à convexité droite dans la colonne des planches 4 *a* et *b*.

tèbres situées entre les obliques et les cunéiformes offrent un mélange des caractères propres à ces deux formes.

Quand la scoliose dure longtemps, les portions osseuses affaissées s'atrophient de plus en plus; la disposition cunéi-

Planche 5. — **Colonne scoliotique d'un adulte** avec légère courbure dorsale à convexité droite. Vertèbres cunéiformes au milieu de la région dorsale.

Formations ostéophytiques dans les régions dorsale inférieure et lombaire supérieure aux points limites entre la courbure et la portion inférieure normale de la colonne.

forme est telle que les deux vertèbres situées immédiatement au-dessus et au-dessous arrivent à se toucher par leur bord et même à se fusionner (planche 4 *a* et *b*). Cette fusion est d'ailleurs plus précoce encore pour les portions de l'arc, de sorte que dans les cas avancés, il se fait une synostose dans des segments entiers de la colonne vertébrale (fig. 93). Certains disques sont aussi cunéiformes; le noyau pulpeux est rejeté du côté convexe (fig. 94).

La torsion de la colonne vertébrale scoliotique.

C'est une véritable rotation des divers éléments de la colonne et une torsion du tissu même de la vertèbre. Quand sur le cadavre on fléchit latéralement vers la droite une colonne vertébrale normale d'enfant ayant déjà ses courbures physiologiques et quand on fait en même temps intervenir la surcharge dans le sens longitudinal, on assiste à une rotation lombaire ou lombo-dorsale vers la gauche et une rotation dorsale vers la droite. Les mêmes phénomènes se produisent en sens opposé quand on fait la flexion vers la gauche. Le processus de rotation observé correspond donc complètement à nos observations cliniques, d'après lesquelles les scolioses totales bien développées sont toujours liées à une *torsion à concavité* latérale.

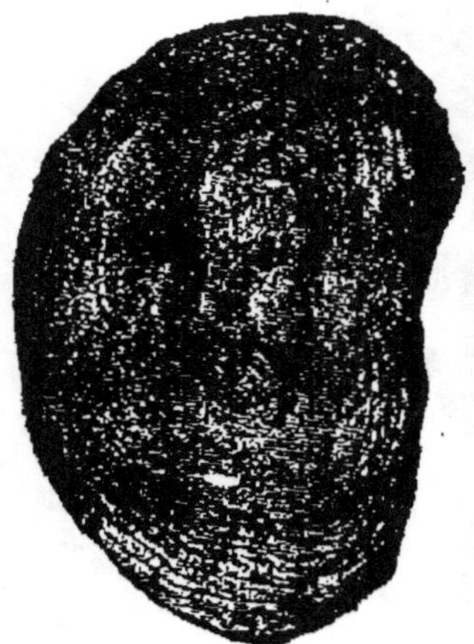

Fig. 94. — Vertèbre lombaire provenant d'une courbure à convexité gauche (fig. 88). Vue inférieure. Rejet du noyau pulpeux.

Il est évident qu'une forte inclinaison latérale de la colonne tout entière n'est pas possible. La partie supérieure

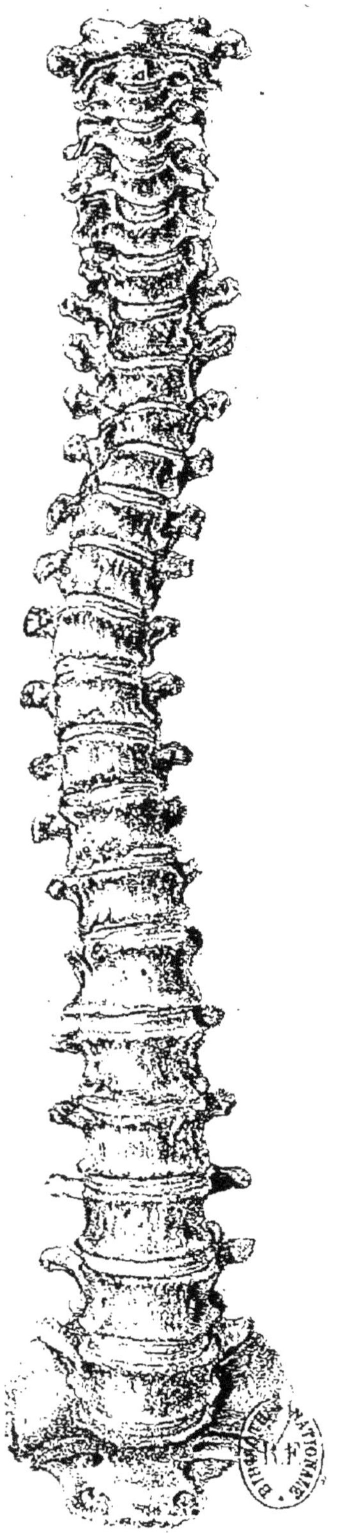

se fléchit en sens inverse, mais probablement sans que la rotation vers la droite, déjà produite dans les dorsales, ne soit
corrigée ; voilà ce que démontre l'observation clinique.
C'est ainsi que se forme une courbure supérieure compensatrice, avec l'intervention d'une torsion qui est encore dirigée vers le côté convexe de la nouvelle courbure.

Fig. 95. — Paire costale provenant d'une courbure dorsale à
convexité droite.

Dans les altérations vertébrales graves la forme du thorax subit des troubles correspondants. Les côtes prennent
part de bonne heure à la torsion, même dans les cas peu
accentués ; dans les scolioses totales simples elles font saillie
du côté de la concavité de l'ensemble de la courbure, dans

Planche 6. — Les muscles extenseurs longs du cou dans une scoliose grave; cas de la planche 4. A droite les corps charnus musculaires sont réduits à des tendons enveloppés dans un tissu complètement graisseux. Du côté convexe développement par places de forts tendons (ligaments de support) et bonne conservation des muscles.

les scolioses doubles avancées parfois du côté de la convexité. Dans les cas extrêmes elles sont presque coudées à angle droit au niveau de leur angle postérieur (fig. 95) du côté de la convexité dans la région du sommet de la courbure ; tandis que du côté de la concavité elles affectent une direction rectiligne. La forme d'ensemble du thorax prend un aspect particulier (fig. 96). Les angles costaux saillants forment par leur série une *gibbosité costale* d'aspect arrondi ou cunéiforme. Il y a aussi une gibbosité costale antérieure produite par les extrémités antérieures proéminentes des côtes situées du côté concave.

On trouve assez souvent des déformations du *bassin* dans la scoliose ; cependant certaines formes même graves, en dehors d'une inclinaison latérale plus ou moins prononcée et d'une asymétrie du sacrum (planche 4 *a* et *b*) ne présentent pas d'anomalies appréciables.

Les *muscles* des régions intéressées présentent des altérations importantes. Le *maintien* ou la *diminution de la fonction* donnent la mesure de leur état de conservation, bien plus que leur situation par rapport à la convexité ou à la concavité. Les muscles subissent la dégénérescence graisseuse dans les espaces morts, dans lesquels du côté concave le mouvement n'existe plus par suite de l'ankylose et de la synostose des vertèbres. Ils sont au contraire souvent hypertrophiés du côté convexe par augmentation de leur activité.

Les *altérations viscérales* sont typiques et raccourcissent singulièrement la durée de l'existence ; en effet l'âge moyen auquel atteignent les scoliotiques est de 45 à 49 ans. Les déplacements se font sentir du côté du cœur qui est repoussé dans la concavité. L'hypertrophie et la dilatation du cœur droit, jointes à l'atrophie du cœur gauche, sont fréquentes.

L'*aorte* suit les courbures du rachis dans les cas de déviations dorsales à convexité droite ; elle est repoussée nettement à gauche sur les corps vertébraux dans les cas à convexité gauche.

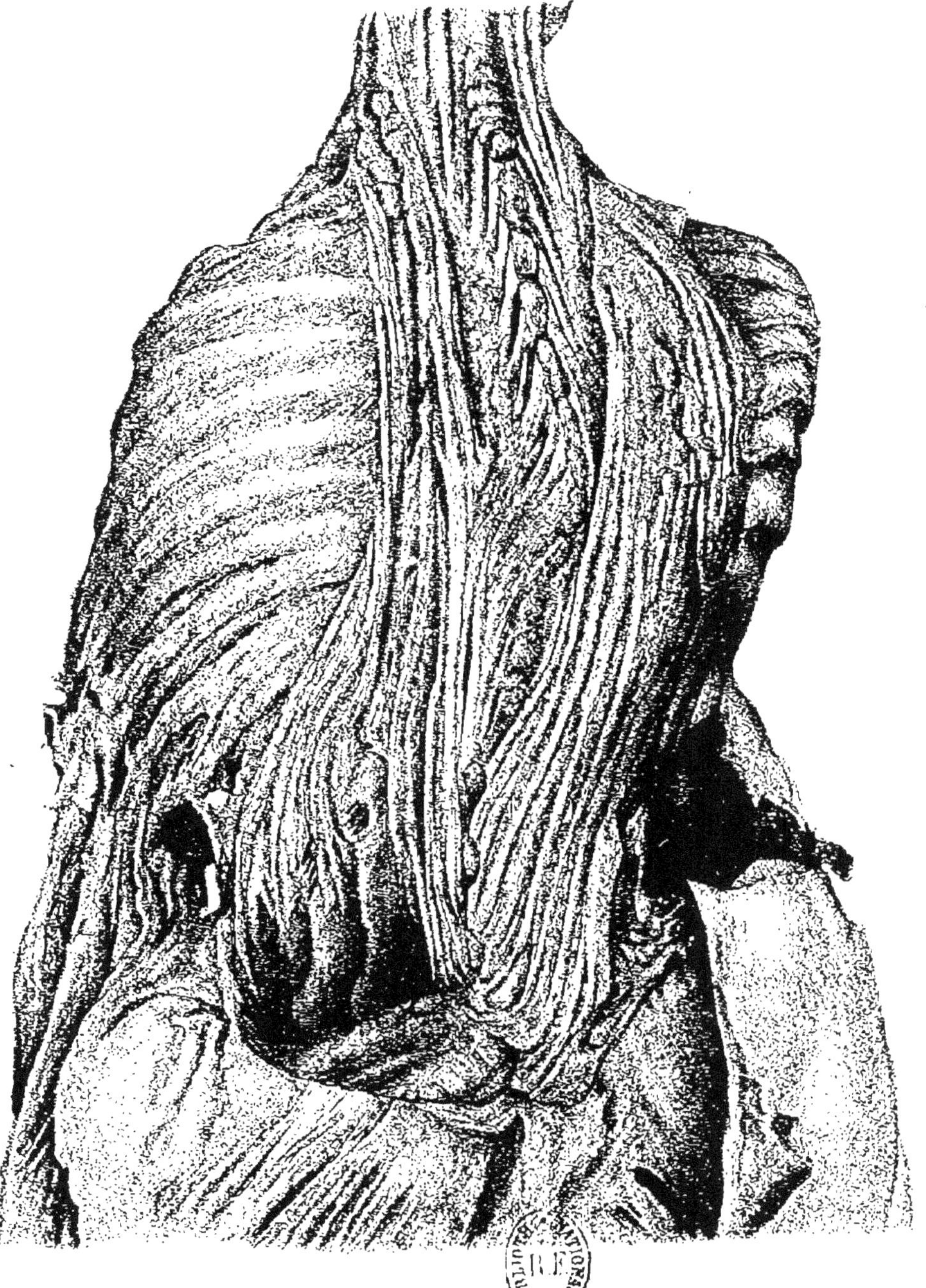

Les *poumons* sont souvent déformés par suite du rétrécissement thoracique ; les adhérences, la bronchite, la pneumonie ne sont pas rares.

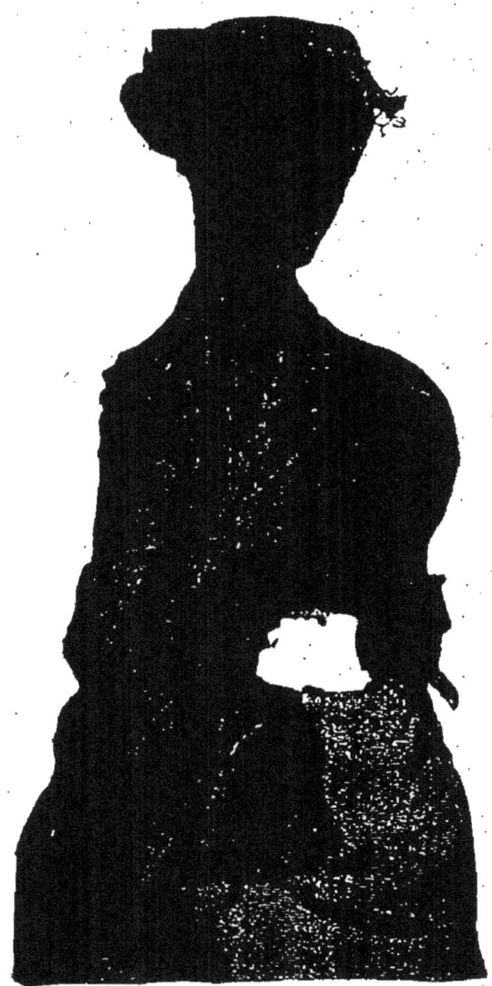

Fig. 96. — Thorax scoliotique. Cas de la planche 4 disséqué jusqu'aux muscles profonds du dos.

L'*œsophage* ne suit pas la colonne ; sa direction reste rectiligne ; quelquefois il se produit des coudures à la bifurcation de la trachée, des incurvations au niveau des corps vertébraux proéminents.

Le *diaphragme* est en général situé plus bas ainsi que la *rate* et l'*estomac*. Le *foie* présente des signes de congestion passive et est marqué de profondes empreintes costales.

Le *rein* est abaissé du côté convexe, remonté du côté concave. L'appareil génital dans les deux sexes présente des signes de stase veineuse.

Diagnostic clinique. — L'enfant étant déshabillé jusqu'au niveau des grands trochanters, les pieds joints parallèlement ou légèrement en dehors, l'observateur comparera les contours de la nuque, des épaules, de la taille de chaque côté ; il examinera la forme du triangle dit triangle de la taille répondant à l'espace compris entre le bras et le contour de la taille, puis la position et l'attitude des omoplates relevées, plus écartées de la ligne épineuse en haut qu'en bas (fig. 86), disposées en ailes, etc. Il ne négligera pas la voussure thoracique, l'attitude du bassin. Il fera apparaître plus nettement, en la frottant avec deux doigts, la ligne épineuse comme une double ligne rouge sur la peau ; il marquera d'un crayon de couleur ces apophyses. L'asymétrie des corps vertébraux est surtout visible dans la station debout en général ; cependant les malformations de la colonne lombaire se verront mieux dans la position assise.

Beaucoup de déviations se reconnaissent plus aisément à la face antérieure du tronc qu'à la face dorsale. L'extrémité inférieure du thorax fait une notable saillie, les longues paires de côte servant d'index (fig. 80 et 86). On y voit les stigmates du rachitisme, poitrine en carène, en entonnoir.

Les *modifications d'attitude* facilitent la recherche du point maximum de la déformation. La flexion en avant renseigne surtout au point de vue des phénomènes de torsion qui se manifestent avec une netteté toute spéciale par une différence de niveau des deux côtés dans l'antéflexion maxima de la colonne (fig. 48, p. 83 et 53, p. 89). Dans cette attitude, la gibbosité costale accompagnant la rotation et la torsion de la colonne et la saillie musculaire lombaire latérale soulevée par les vertèbres contournées, viennent puissamment en relief. Le développement exagéré ou l'effacement des gouttières vertébrales sont presque pathognomoniques. Le fait que l'une d'elles est comblée ou remplacée par une voussure unilatérale indique toujours des altérations anatomiques profondes, même quand la gibbosité costale voisine n'est pas très développée.

Dans les scolioses bénignes, l'examen de la forme des

courbures dans les flexions latérales du tronc donne d'autres
éléments de diagnostic. Souvent le mouvement s'accompagne de torsion latérale très nette ; c'est l'indice d'altérations osseuses locales, surtout dans la colonne lombaire.
L'augmentation de la flexion en certains points, la situation
différente du sommet de la courbure dans la flexion à droite
et à gauche appartiennent aux symptômes du début de la
scoliose.

Procédés techniques de diagnostic clinique. — Pour
mesurer les différences de niveau dans l'antéflexion du
tronc, on se sert du procédé de Lorenz, du trapèze à niveau
de Schulthess (fig. 47, p. 82), de l'appareil de Beely à dessiner les contours.

Le tracé de la ligne épineuse dans la flexion latérale est
relevé par Hübscher à l'aide du périmètre et peut aussi être
dessiné avec l'appareil de Schulthess.

Les formes particulières de la scoliose. — Nous distin-
guons selon la région atteinte une scoliose totale, dorsale,
lombaire, cervicale, et les formes intermédiaires dorso-lombaire, dorso-cervicale.

Dans les cas où plusieurs courbures coexistent, nous
désignons leur direction par le côté où s'est développée la
convexité.

Par exemple : lombaire à convexité gauche, dorsale à
convexité droite.

Ou bien : dorso-lombaire à convexité droite, dorso-cervicale à convexité gauche, etc.

Nous ajoutons à cette désignation celle de l'étiologie quand
elle nous est connue.

Par exemple : scoliose dorsale à convexité droite, rachitique ou consécutive à une pleurésie purulente, etc.

1. La scoliose totale.

Le rachis décrit un seul arc peu prononcé à convexité
gauche, plus rarement à convexité droite, dans le rapport
de fréquence de 5 à 1. Son sommet est situé au niveau des
dorsales inférieures. Dans la forme à convexité gauche
(fig. 97, 98, 99), les contours du tronc sont peu altérés, les
côtes du côté gauche sont un peu plus déjetées en dehors,
le triangle de la taille est plus petit, à angle plus aigu du
côté convexe que du côté droit. Dans les formes bien accu-

sées, la torsion est dirigée du côté de la concavité dans le segment dorsal.

La ligne des corps vertébraux se trouve déviée comme la ligne épineuse et les asymétries se répartissent plus ou moins également, ou bien une grave lésion localisée conduit à une déviation de la ligne épineuse en forme de scoliose totale.

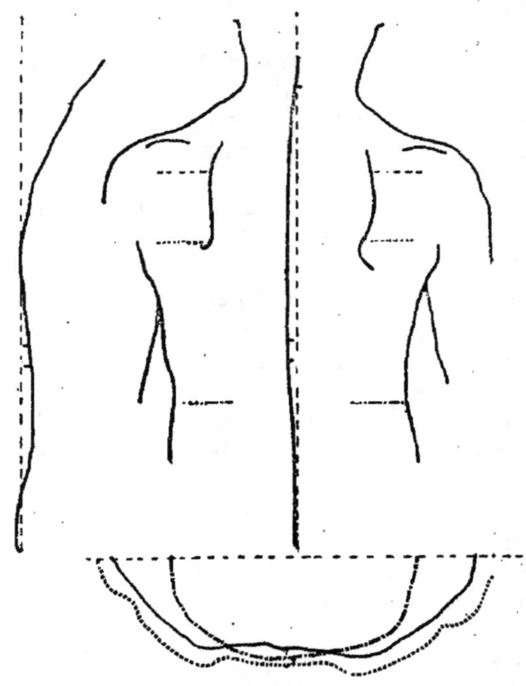

Fig 97. — Schéma de mensuration d'une scoliose totale à convexité gauche avec torsion vers la droite dans la région dorsale. 9 ans.

Dans le seul cas de scoliose totale à convexité droite que nous ayons examiné au point de vue anatomique, nous avons trouvé, malgré une répartition très régulière de la courbure le long de la ligne des corps, certaines vertèbres particulièrement asymétriques.

Les formes à convexité droite se distinguent souvent par la flexion plus facile de la colonne lombaire vers la droite ; celles à convexité gauche présentent cette même disposition, mais dans le sens de leur courbure, c'est-à-dire encore vers la droite ; seulement le sommet de la courbure est plus élevé.

Dans la suite, la scoliose totale peut persister comme telle
dans la proportion de 60 °/₀ des cas, ou bien se transfor-
mer en d'autres variétés. Celle à convexité gauche surtout

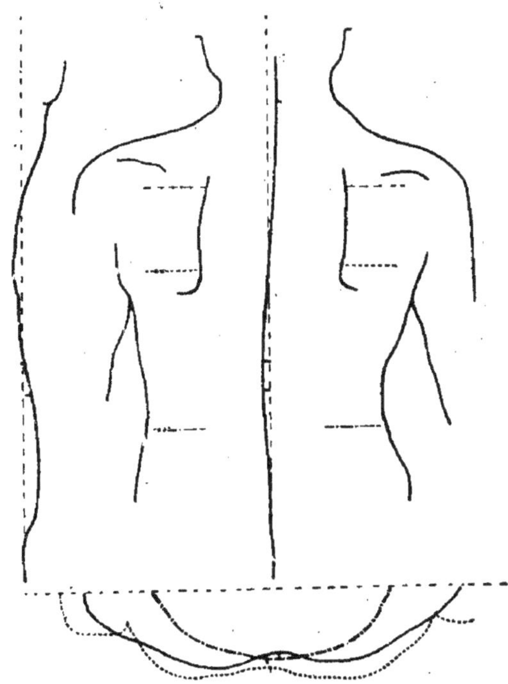

Fig. 98. — Schéma de mensuration d'une scoliose totale à
convexité gauche avec torsion dorsale vers la droite. 11 ans.

tend à devenir scoliose à double courbure, c'est-à-dire à
présenter une déviation dorsale à convexité droite et une
lombaire à convexité gauche.

Au point de vue **étiologique**, la scoliose totale peut être
due au rachitisme. L'enfant rachitique porté sur les bras
dans une mauvaise attitude forme sa colonne vertébrale en
scoliose totale. Mais ces cas ne représentent pas la masse
de ceux que nous avons à traiter, car les scolioses rachitiques subissent plus tard des altérations secondaires graves.
La cause des déviations que l'on observe souvent dans la
quatrième et la cinquième année, avant la période scolaire,
reste obscure.

La scoliose totale est la forme la plus bénigne des dévia-

tions rachidiennes. Elle ne conduit jamais, quand elle persiste comme telle, à de graves malformations vertébrales.
Elle accompagne presque régulièrement le dos rond, c'est

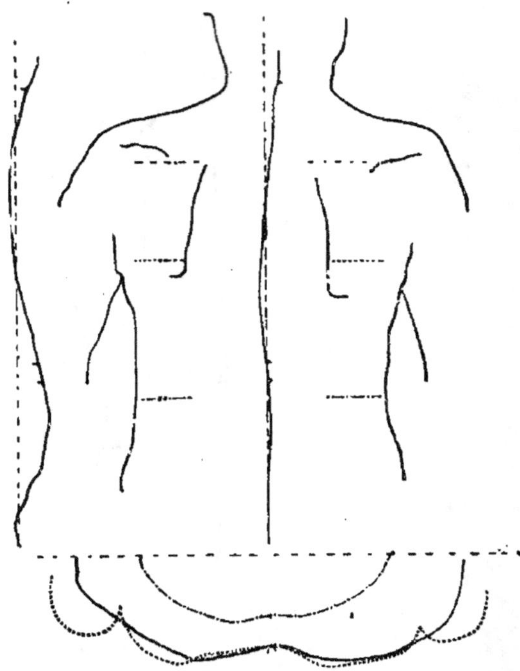

Fig. 99. — Schéma de mensuration d'une scoliose totale à convexité gauche avec torsion dorsale vers la gauche. 11 ans.

très fréquente sous une forme très atténuée et n'est que
rarement l'objet d'un traitement. On l'observe le plus souvent de 9 à 12 ans (fig. 100).

2. La scoliose lombaire.

La ligne épineuse et avec elle toute la colonne (fig. 101)
décrit un arc dont le sommet est dans la région lombaire.
Les formes lombo-dorsales sont encore plus fréquentes que
les lombaires pures. Le tronc est en général fortement déjeté
en dehors du côté convexe par rapport au bassin, de sorte
que le triangle de la taille est comblé du côté convexe,
agrandi de l'autre, et l'une des moitiés du tronc paraît plus
développée. Les parents font la remarque que la hanche est

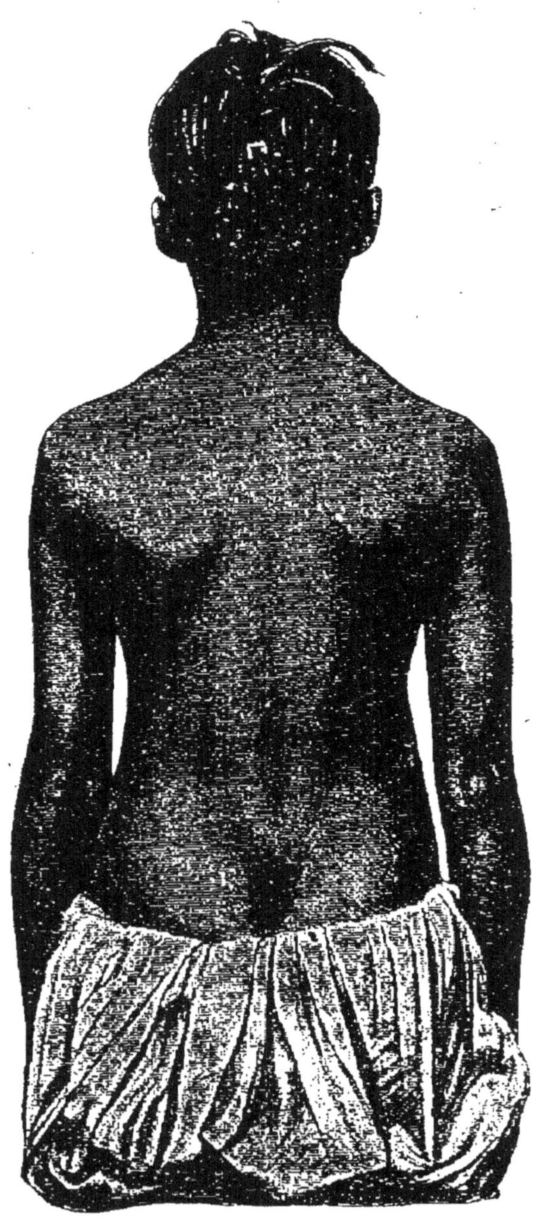

Fig .100. — Scoliose totale convexe gauche. Cas de la fig. 48.

élevée. La moitié convexe paraît saillante en arrière et répond à la torsion généralement très visible dans la station debout. Dans la flexion antérieure, cette torsion peut parfois disparaître complètement.

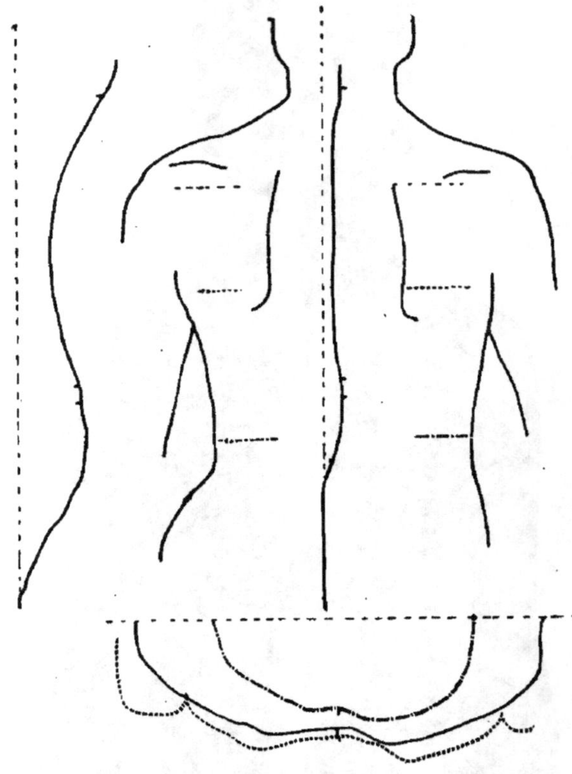

Fig. 101. — Schéma de mensuration d'une scoliose lombaire à convexité droite. 13 ans 1/2.

La voussure de torsion remonte en général jusqu'à la partie inférieure du thorax, de telle sorte que les dernières côtes se trouvent intéressées. Les formes à convexité gauche sont plus fréquentes que les autres dans la proportion de 5 à 1 environ. La scoliose lombaire, surtout celle à convexité gauche, présente une tendance très marquée à se compliquer de scoliose dorsale naturellement convexe en sens opposé. La rotation du côté concave qui s'est d'abord produite dans la région dorsale suit dans ce cas immédiatement la déviation latérale.

On observe ordinairement la scoliose lombaire plus tard

que la scoliose totale, ordinairement vers la treizième année. La raison en doit être cherchée dans ce fait que beaucoup de scolioses totales en apparence ne s'affirment que plus tard comme scolioses lombaires.

La cause de la scoliose lombaire est souvent due à l'inégalité de longueur des membres inférieurs. On n'a pas recherché le rôle étiologique des anomalies congénitales des vertèbres lombaires inférieures. Le pronostic n'est en somme pas défavorable. La scoliose lombaire est plus accessible au traitement que la scoliose dorsale.

3. La scoliose dorsale.

La déviation du segment dorsal acquiert une importance

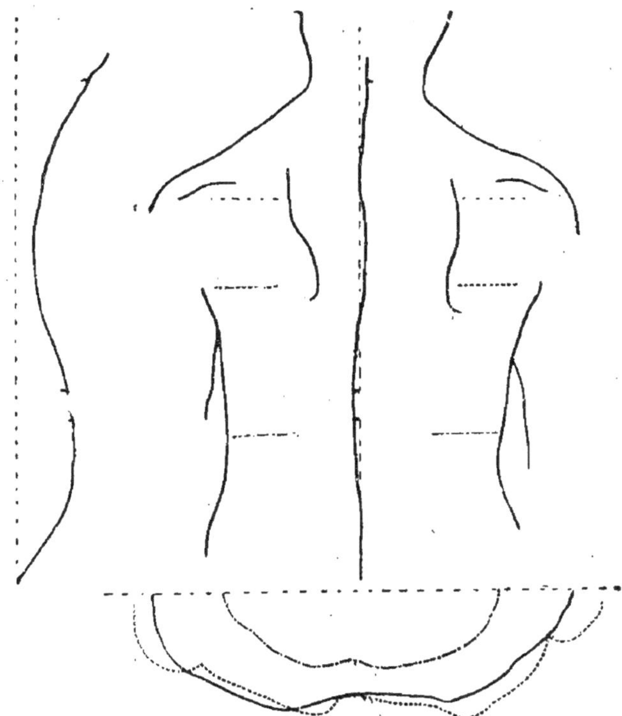

Fig. 102. — Schéma de mensuration d'une scoliose dorsale peu développée avec gibbosité costale marquée.

spéciale par la participation des côtes et la déformation de la cage thoracique. Cette déviation latérale de la colonne et le degré de torsion correspondant s'accompagnent très tôt d'un refoulement en arrière des angles costaux postérieurs, de sorte que la gibbosité costale appartient à des cas fort peu avancés (fig. 102).

Les gibbosités de la partie supérieure de la colonne dorsale n'atteignent pas en général un développement considérable, excepté dans les formes rachitiques ; au contraire celles de la partie moyenne et inférieure sont bien plus importantes ; les déplacements des longues côtes rencontrent moins d'obstacles qu'à la partie supérieure.

D'ailleurs la gibbosité du milieu de la colonne dorsale, au sommet de la courbure que présente la cyphose physiologique, s'y développe plus vite et d'une manière plus intense qu'à toute autre place. Elle atteint en général son maximum au-dessous du sommet de la courbure latérale décrite par la ligne épineuse. Quand elle se produit pendant les premières années de la vie, ce ne sont pas les angles costaux, mais la partie des côtes la plus voisine du rachis proprement dit qui présente la voussure la plus accusée. Ce caractère se rencontre principalement dans les scolioses rachitiques. La gibbosité développée plus tard présente une coudure plus externe. Quand elle subsiste longtemps, par le fait même de l'augmentation de la rotation et de la torsion, les angles des côtes forment une voussure de plus en plus prononcée au point de se couder à angle droit. Enfin les articulations costales arrivent à se trouver sous la saillie costale si bien que les apophyses épineuses peuvent à peine être senties sous le relief musculaire qui les recouvre.

Nous devons séparer les formes dites primitives qui débutent dans le segment dorsal (fig. 49, 58, 104), et les secondaires mieux appelées courbures de compensation, qui surviennent comme complications d'autres formes de scoliose (fig. 105). La scoliose dorsale primitive est assez courante surtout dans sa forme à convexité droite. Elle présente plus de tendance à la formation de courbures compensatrices que celle à convexité gauche. Il est assez remarquable que les degrés les plus avancés de scoliose dorsale au point de vue clinique sont des scolioses simples ; mais elles proviennent indubitablement de formes primitivement compliquées (fig. 103). La courbure dorsale à convexité droite est de beaucoup la courbure de segment isolé de la colonne la plus fréquente.

Dans les cas typiques de scoliose dorsale à convexité droite

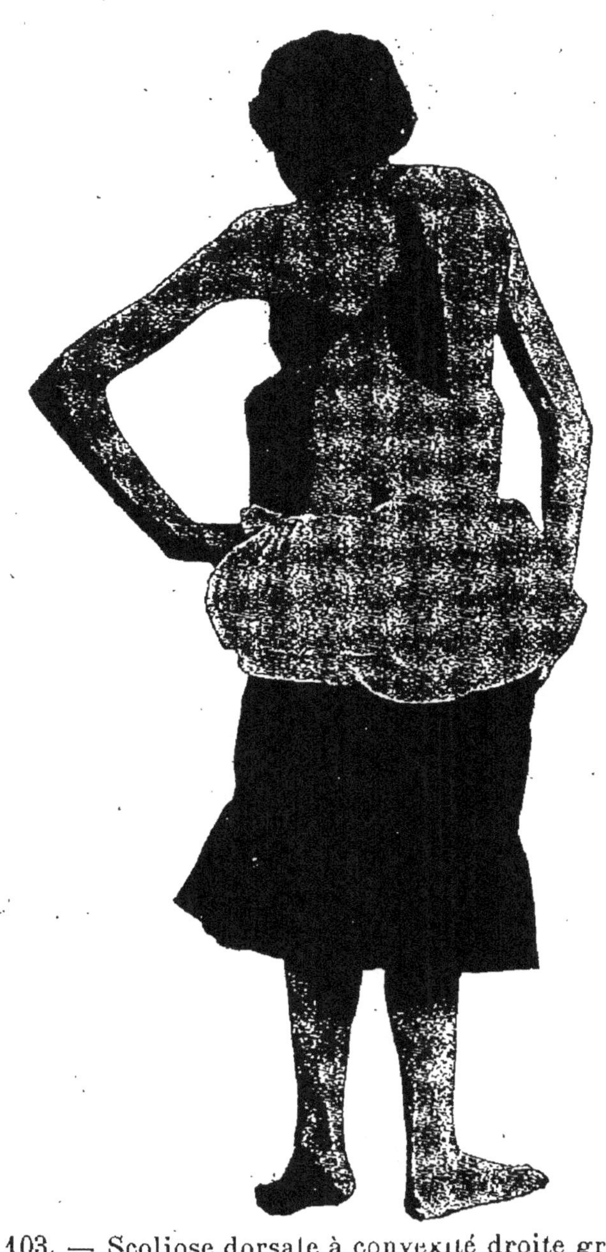

Fig. 103. — Scoliose dorsale à convexité droite grave, avec
courbure simple. Son développement est si considérable que
le bassin est relevé vers la gauche, ce qui se voit nettement
en considérant le talon gauche porté en haut.

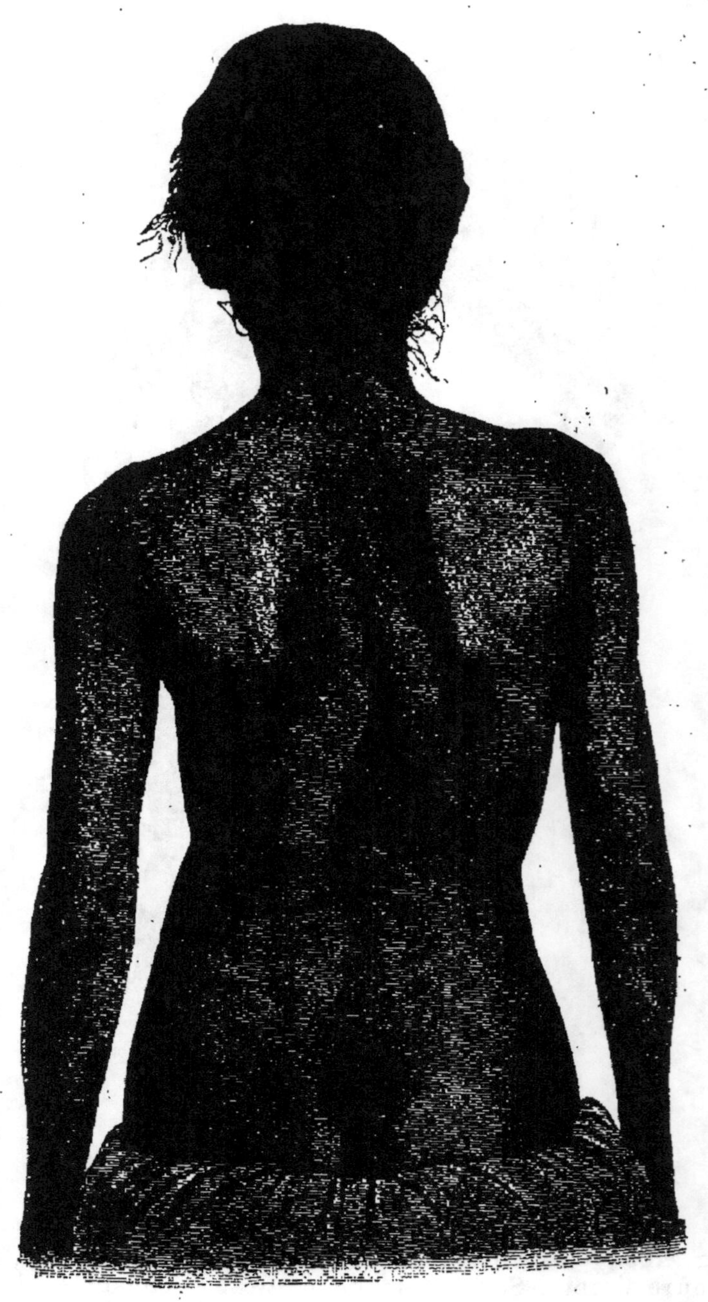

Fig. 104. — Scoliose dorsale primitive à convexité droite.
En traitement.

primitive, le tronc est un peu déjeté du côté droit, le pli
axillaire droit est plus long, le bras droit pend plus librement
que le gauche (fig. 49), le contour droit de la taille paraît
plus plein en haut, plus évidé en bas. Le contour gauche
de la taille s'étend en général sous forme d'arc concave peu
prononcé de la crête iliaque au pli axillaire. L'omoplate
droite est un peu rejetée en dehors et tournée par rapport à

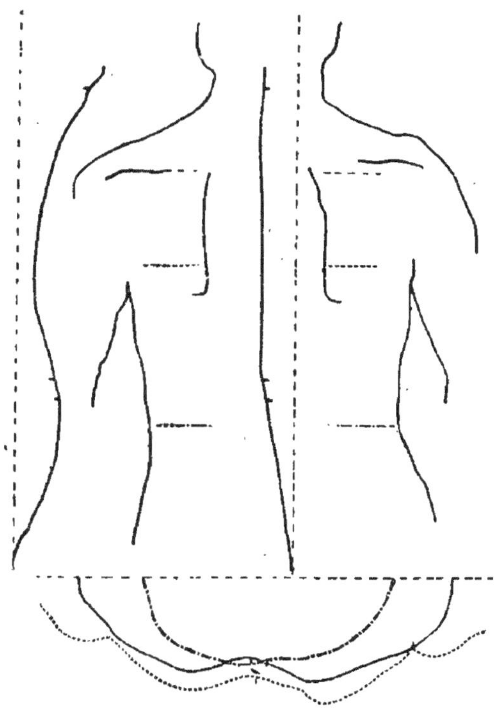

Fig. 105 a. — Schéma de mensuration d'une scoliose dorsale
à convexité droite survenue à la suite d'une scoliose lombaire
à convexité gauche.

un axe situé dans un plan frontal passant par l'épaule, de
telle sorte que son angle regarde en haut et en arrière. L'o-
moplate gauche est tournée en sens contraire ; son bord spinal est plus ou moins vertical (fig. 49, 104) ; en outre, suivant le développement de la gibbosité, l'épaule droite ou
l'épaule gauche est abaissée. La scoliose dorsale à convexité
gauche ne fournit que rarement des types cliniques aussi
nets.

Dans son évolution, la scoliose dorsale à convexité droite atteint en général un degré assez notable avant que l'on puisse constater par l'examen clinique une courbure compensatrice dans la région lombaire. Il est plus fréquent de découvrir une déviation de ce genre dans la région dorsale supérieure ou cervicale inférieure.

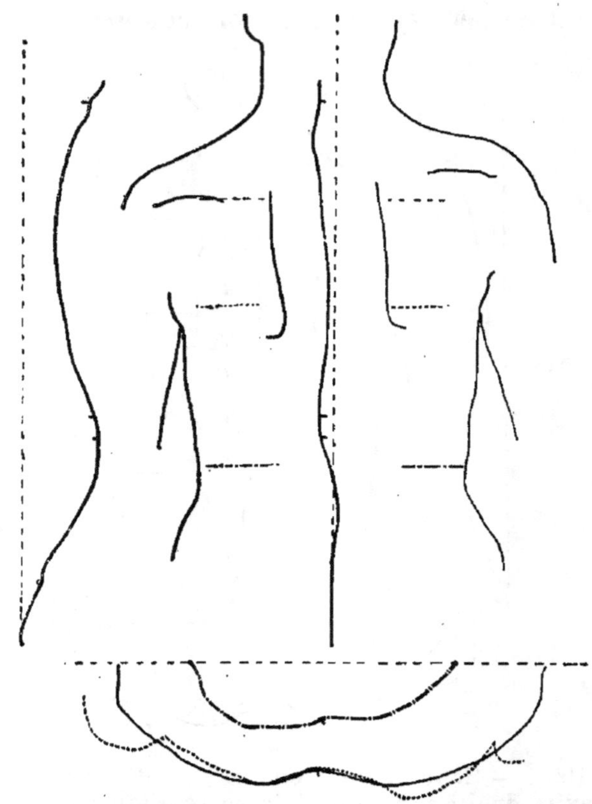

Fig. 105 *b*. — Schéma de mensuration d'une scoliose dorsale à convexité droite survenue à la suite d'une scoliose lombaire à convexité gauche.

Les courbures physiologiques sont dans la plupart des cas effacées aux premiers stades de l'affection ; elles se transforment plus tard, par suite de la rotation et de la torsion, en formations secondaires pseudo-cyphotiques qui peuvent devenir considérables. On a créé pour elles le nom de cyphoscolioses (fig. 49).

On redoute avec raison la scoliose dorsale à cause de son

pronostic relativement mauvais. Elle est caractérisée par une grande tendance à l'aggravation et une résistance particulière au traitement. Elle apparaît vers l'âge de 8 à 10 ans. Les causes en sont surtout des altérations pathologiques des os soit localisées, soit généralisées à tout le squelette et aux articulations, conjointement avec des pieds plats, du genu valgum, du cubitus valgus, etc.

Les formes généralisées donnent naissance à une courbure moins prononcée avec une gibbosité costale très étendue. Les formes localisées semblent provenir de rachitisme à développement terminé ou peut-être de quelque particularité mal définie.

Le traitement de la scoliose. — Il occupe une place toute spéciale dans la thérapeutique des difformités ; la structure complexe de la colonne, la mécanique qui lui est propre, le manque de points d'application directe pour les forces employées au redressement et à la fixation, le conflit des efforts thérapeutiques avec le développement et la fonction des organes internes sont l'origine de difficultés qui ont souvent passé et passent encore pour insurmontables.

De tous temps on a cherché à redresser les scoliotiques par des procédés divers, depuis le redressement manuel passif ou actif jusqu'au redressement forcé avec rupture osseuse comme le fait Calot, méthode qui nous ramène ainsi aux temps anciens. On a appliqué toutes sortes d'appareils imaginables. En désespoir de cause, dans les cas graves, avec gibbosité costale complètement irréductible, on a été jusqu'à prendre le bistouri et la cisaille et réséquer les côtes réfractaires (Hoffa).

D'autres ont fondé leurs espérances sur la gymnastique. Un exercice hygiénique, plus ou moins réglé devait rendre au squelette contourné sa symétrie perdue : exercices libres, gymnastique d'appareils, gymnastique de résistance, mécanique médicale combinée ou non à des méthodes manuelles, mouvements passifs, massage.

Le précepte de redresser puis de fixer a été rigoureusement réalisé dans les procédés de Sayre et de Calot. Sayre suspend le patient par la tête jusqu'à ce que les orteils affleurent le sol (fig. 106), puis applique le corset de plâtre. Les résultats obtenus n'ont malheureusement pas répondu à l'attente. Les enfants sortent du corset avec des muscles affaiblis, s'affaissent ensuite sur eux-mêmes ; la méthode est pour ainsi dire abandonnée. Le procédé de Calot, bien plus

énergique que celui de Sayre, est encore employé par un
petit nombre de médecins dans les cas graves : position cou-

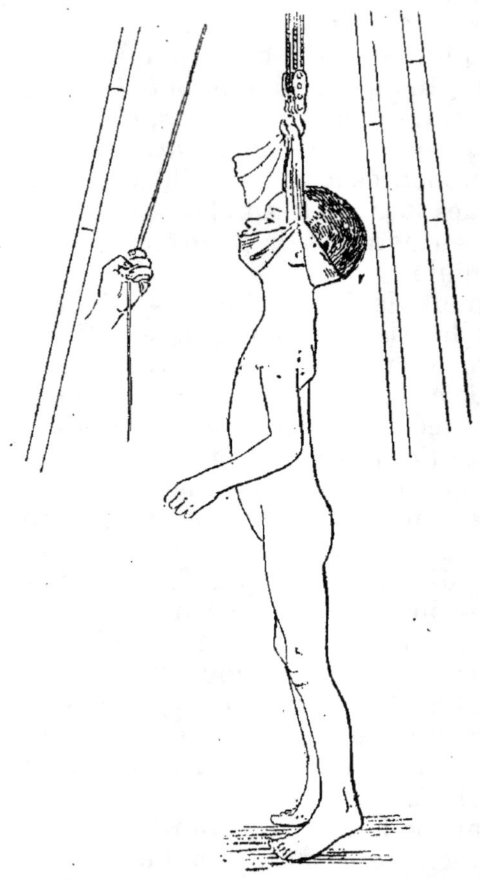

[Fig. 106. — Mode de suspension du sujet pour l'application
du corset plâtré.] D'après Ménard.

chée, extension des bras et des jambes (fig. 107), redressement manuel de la bosse costale et des déviations latérales,
avec un développement de force considérable, en une séance
sous l'anesthésie ; application d'un corset plâtré qui embrasse la tête, tel est le manuel opératoire.

On ne connaît pas non plus de résultats définitifs en ce
qui concerne cette dernière méthode. On peut cependant
attirer l'attention sur ce fait qu'une colonne composée de
vertèbres cunéiformes et de vertèbres obliques, brusque-

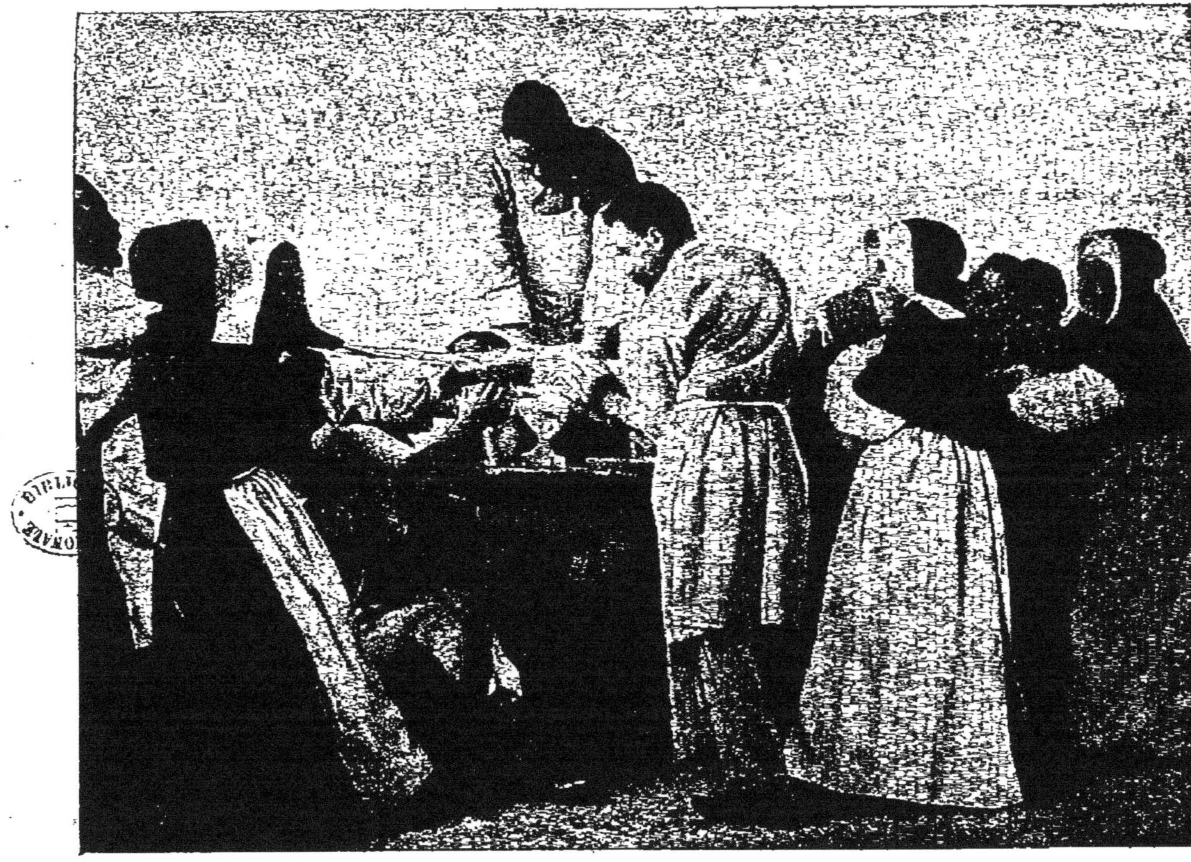

Fig. 107. — Redressement d'après Calot.

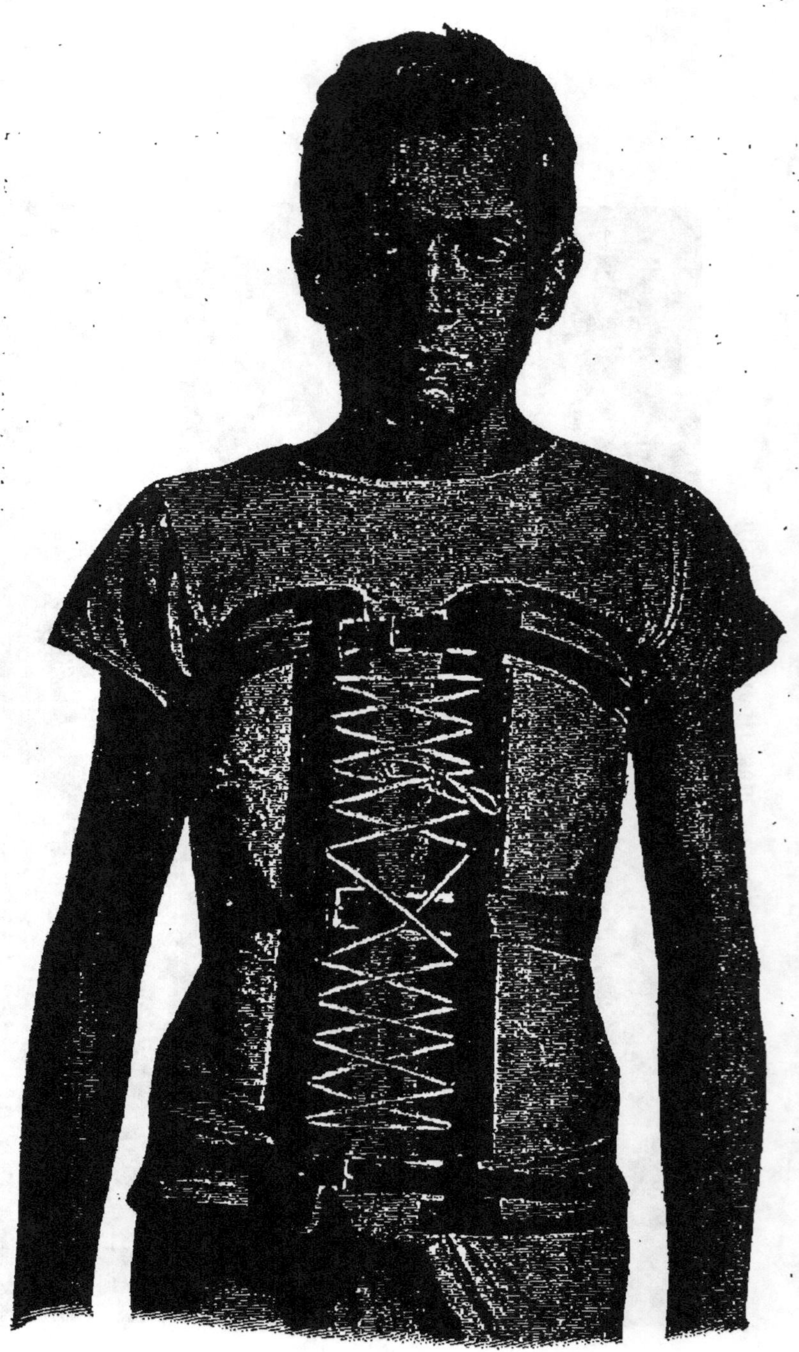

Fig. 108. — Corset plâtré amovible.

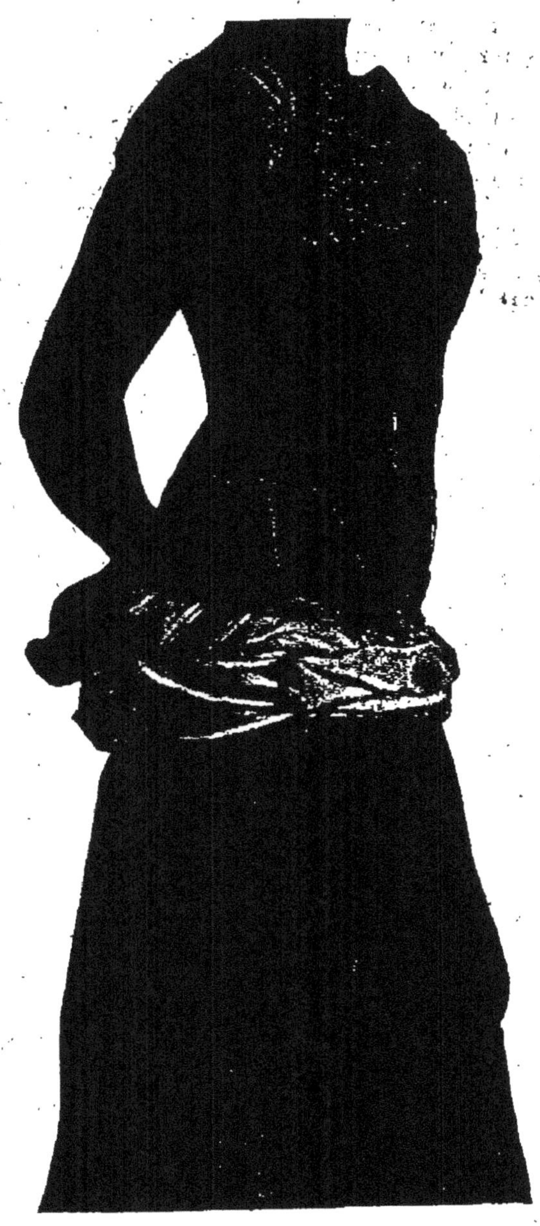

Fig. 109. — Corset orthopédique, modèle de Hessing.

ment redressée, doit donner un tableau anatomique bizarre et créer des conditions statiques bien extraordinaires.

La maxime redressement et fixation a guidé jusqu'à un certain point tous ceux qui d'une manière quelconque ont cherché à mobiliser la difformité et ont fait porter temporairement des corsets. Ce traitement a certainement le plus grand nombre de partisans. Il découle de cette idée que l'action de maintien ou de redressement par le corset rencontre moins de résistance dans les familles. Les corsets sont faits des matières les plus diverses : plâtre (fig. 108), feutre, cuir moulé, attelles de bois avec ou sans garniture métallique, celluloïde avec contreforts d'acier, treillis ou autres étoffes peu élastiques garnies d'une carcasse d'acier (fig. 109); toute matière à la fois rigide et légère a été employée. Naturellement un corset de ce genre ne fournit qu'un soutien relatif.

Nous devons encore citer les corsets qui, par leur construction, sont destinés à exercer un redressement passif constant à l'aide de ressorts ou de tracteurs élastiques, les corsets dits de détorsion par exemple (Wolfermann, Drusmann). Ils ne peuvent donner de bons résultats que dans des cas soigneusement choisis et ne se prêtent pas à un emploi général. Il faut en rapprocher le bandage redresseur de Barwell qui agit par traction oblique sur l'épaule, c'est-à-dire par torsion. Il ne peut avoir d'action que lorsqu'il y a hypercorrection.

Nous employons un dispositif de ce genre sous le nom de *ceinture de redressement :* tout en la portant, le scoliotique exécute certains exercices gymnastiques, la marche, les cercles décrits avec les bras, la suspension aux anneaux, etc. Cette ceinture n'est susceptible que d'une application restreinte (fig. 110).

L'exercice est nécessaire pour compenser les inconvénients inséparables du port d'un « corset qui va bien », la diminution du pannicule adipeux, l'atrophie musculaire, l'anémie qui s'installent dans les cas d'usage prolongé. Si le corset peut, dans bien des cas, influencer favorablement la déviation latérale, il n'empêche en rien l'augmentation de la torsion, et même il la favorise. Sans autre traitement il est incapable d'arrêter le développement d'une scoliose en progrès. On peut même se demander s'il est nécessaire à côté des autres méthodes de traitement. En tous cas il ne doit pas être porté toute la journée, mais seulement quelques heures, à titre d'exercice.

[En France, l'usage de ces corsets bien construits (fig.
111 *a* et *b*) est assez répandu. Il est évident qu'ils ne peu-

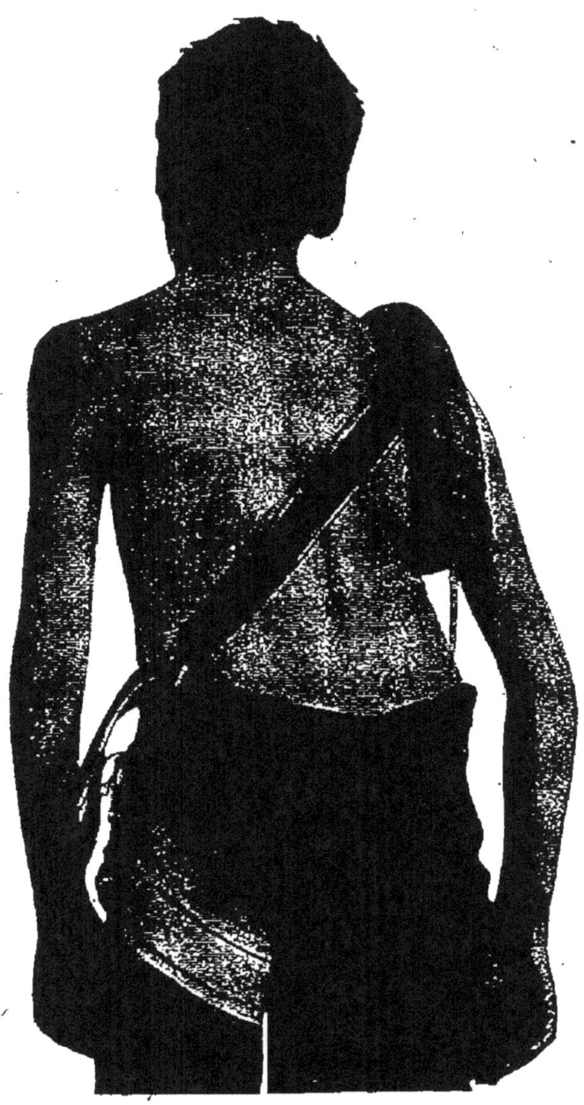

Fig. 110. — Ceinture de redressement
d'après le docteur W. Schulthess.

vent rien eux seuls contre la scoliose; mais ils sont un
adjuvant précieux pour maintenir et garder la réduction

accomplie par les manœuvres de refoulement (fig. 112, 113). Leur but n'est donc pas d'obtenir une immobilisation définitive de la gibbosité, chose d'ailleurs impossible et à laquelle seuls les corsets plâtrés peuvent prétendre. Ils n'ont pas les inconvénients de ceux-ci en ce qui concerne l'atrophie musculaire. Enlevés chaque jour, ils permettent de répéter quotidiennement la mobilisation des côtes et du rachis, le refoulement manuel de la gibbosité et par la pression graduelle et progressivement croissante que l'on peut obtenir à l'aide de plaques métalliques, leviers costaux, etc., de conserver les résultats visibles et palpables acquis après chaque séance de refoulement un peu énergique.]

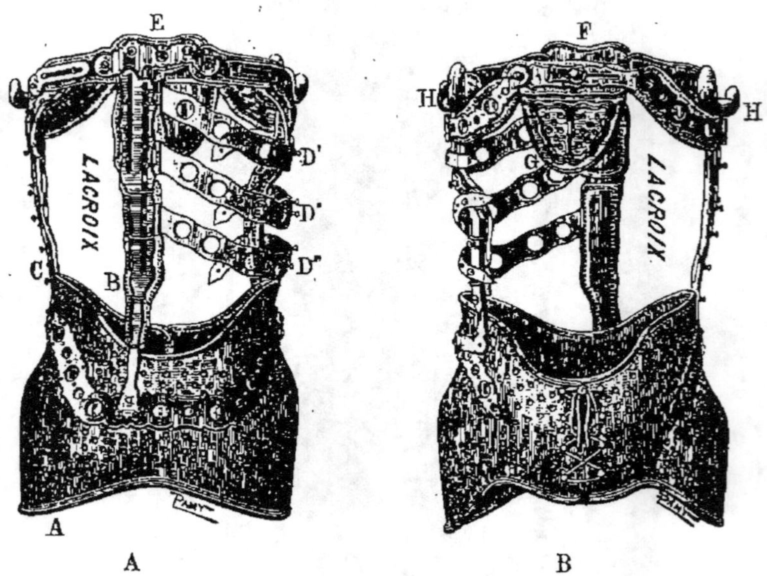

[Fig. 111 a et b. — Corset orthopédique pour scoliose. A, point d'appui pelvien; B, tuteur dorsal à rallonges; C, tuteurs latéraux à rallonges portant des béquillons sous-axillaires H; DD'D", leviers costaux à inclinaison facultative destinés à réduire la voussure et à ramener latéralement le tronc et la colonne; E, traverse scapulaire reliant les tuteurs entre eux; F, traverse sterno-claviculaire équilibrant l'action des leviers costaux; G, plaque sternale de point d'appui.]

Les appareils-lits sont destinés à agir comme les corsets. Parmi ceux-ci, le lit de plâtre mérite d'être signalé (fig. 114). On le confectionne à peu près comme le corset plâtré. Pendant la solidification de l'appareil, la difformité (torsion et déviation) est corrigée et s'il est possible hypercorrigée à l'aide de courroies chargées de poids ou à la main.

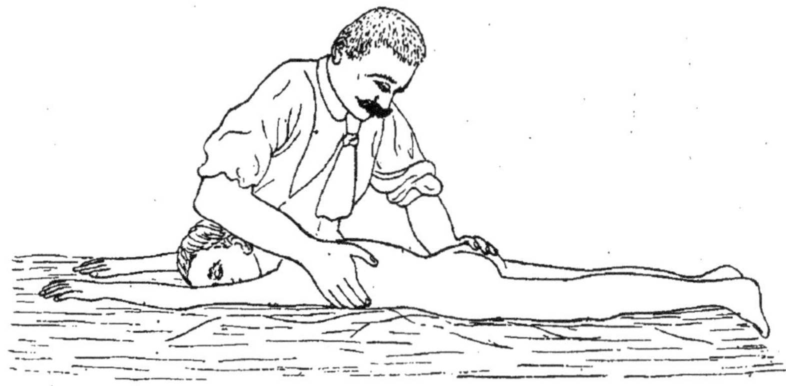

[Fig. 112. — Refoulement manuel de la gibbosité costale, d'après Redard.]

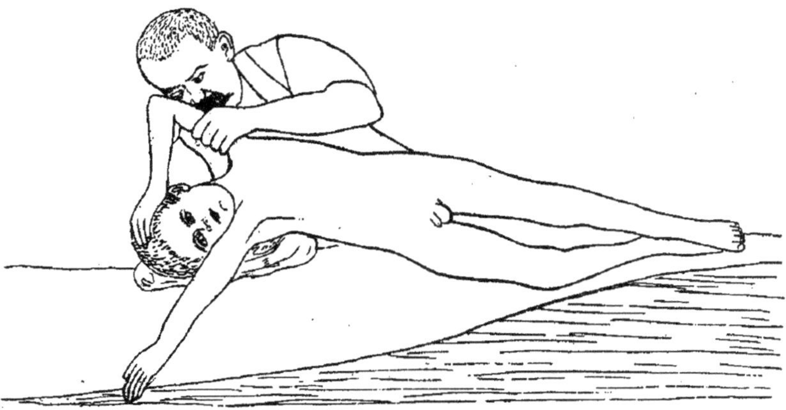

[Fig. 113. — Refoulement à l'aide d'un coussin résistant placé sous la gibbosité, d'après Redard.]

Les malades emploient le lit plâtré comme lit de repos, au début quelques heures, ultérieurement toute la nuit. C'est surtout dans les scolioses lombaires qu'il est utilisé conjointement aux autres procédés de traitement.

Dans ces vingt-cinq dernières années, la thérapeutique par le mouvement, le massage et les méthodes de traite-

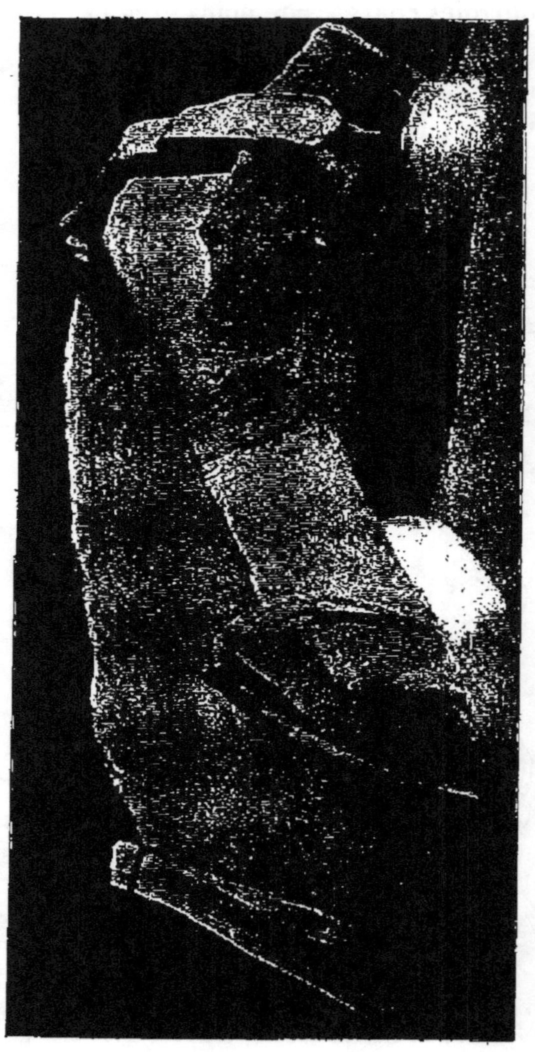

Fig. 114. — Lit plâtré.

ment manuel ont été fort en faveur. On a introduit le mouvement à résistance des Suédois dans la gymnastique allemande; on a obtenu une plus grande précision des appareils de mécanique médicale.

Lorenz a recommandé l'auto-redressement. Le malade atteint de scoliose dorsale à convexité droite ou lombaire à convexité gauche, par exemple, place sa main gauche sur sa tête, plie brusquement son genou droit, appuie sur sa gibbosité avec sa main droite, remonte son épaule gauche vers la tête et relève en même temps les côtes du côté convexe (fig. 115 a et b). On obtient, il est vrai, bien rarement le renversement cherché de la courbure. Hoffa a réalisé en

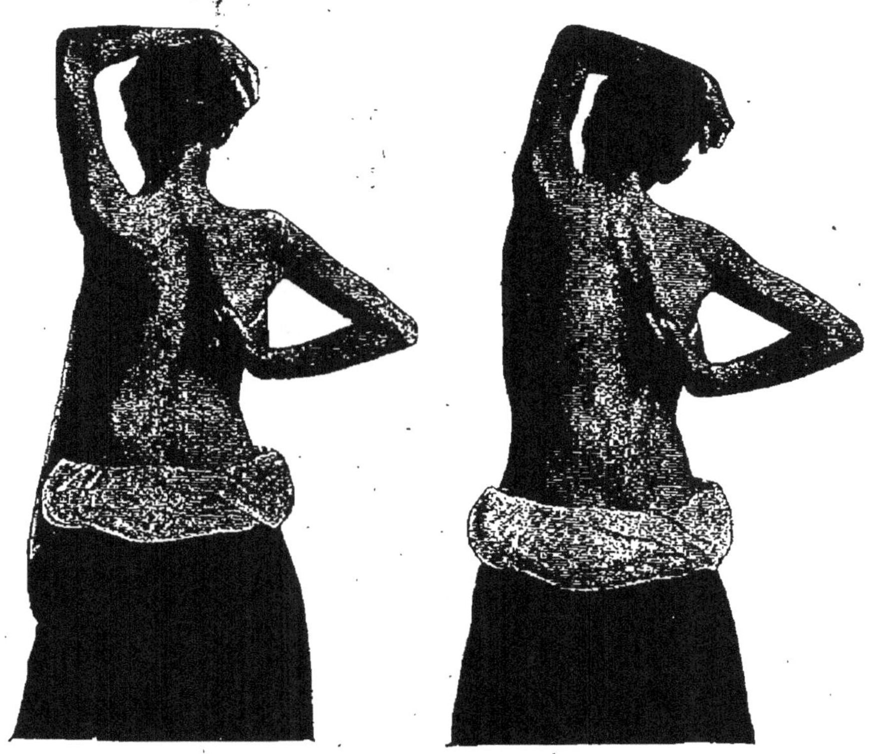

a   b

Fig. 115. — Auto-redressement d'après Lorenz. a, Position du début ; b, position de redressement.

un seul appareil toute la méthode ; la pression sur la gibbosité costale se fait à l'aide d'une pelote.

Les exercices d'extension actifs, méthodiquement pratiqués, poursuivent le même but ; ils peuvent être combinés à des exercices de flexion du tronc (fig. 116 a et b, et 117).

L'emploi de ces moyens sans l'aide de soutiens mécaniques ne donne que des résultats limités et incertains.

Parmi les actions mécaniques qui entrent en jeu avec les appareils, l'extension verticale avec la sangle de Glisson joue depuis longtemps un rôle important. L'extension verticale,

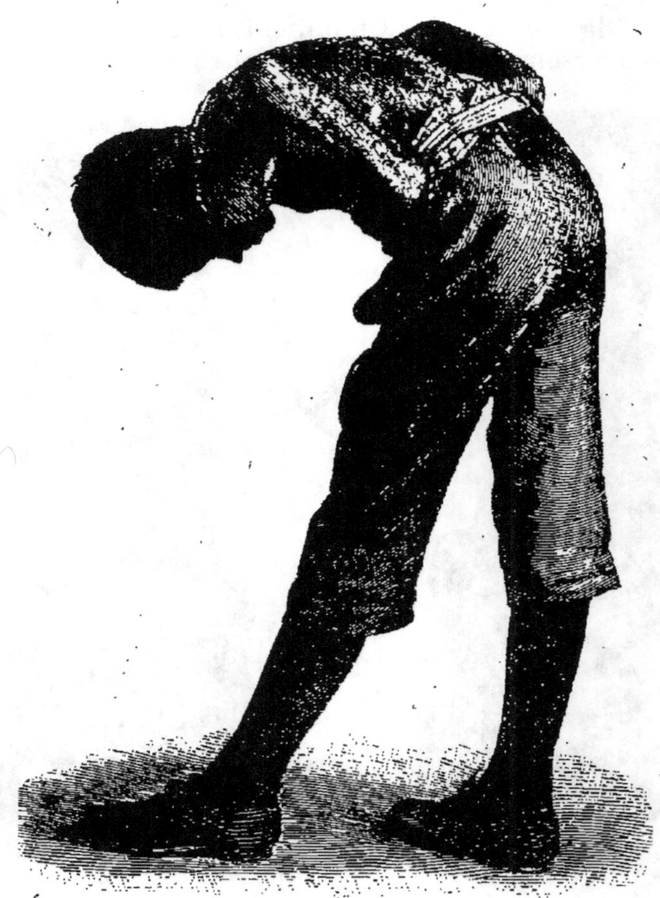

Fig 116 a. — Exercice d'extension actif.

la suspension ne sert que lorsqu'on peut lui adjoindre un autre traitement qui met à profit le relâchement articulaire obtenu, c'est-à-dire des exercices appropriés ou la fixation.

Il y a encore toute une série d'appareils qui ne répondent pas à une conception bien claire ; ce sont ceux qui se proposent par une vigoureuse pression sur le sommet de la gibbosité costale d'obtenir la réduction momentanée de la

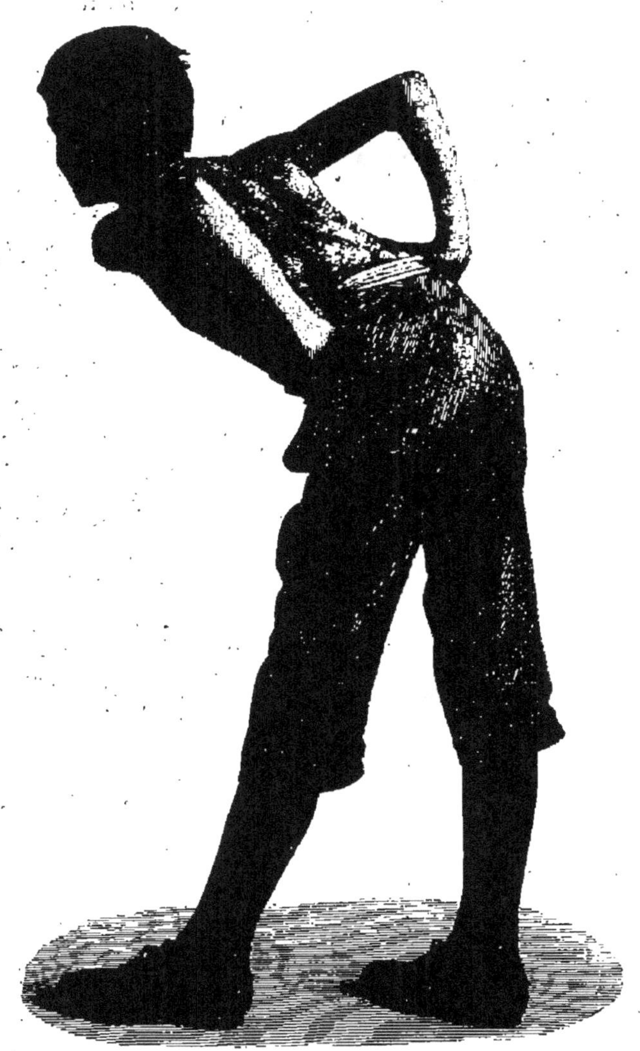

Fig. 116 *b*. — Exercice d'extension actif.

difformité, surtout en ce qui concerne la torsion ; ce sont les appareils de détorsion ou de redressement avec surcharge immobile. En effet si ces appareils devaient agir directement sur la croissance, il faudrait qu'ils soient appliqués

L. et S. — Atlas-man. de Chirurgie orthop.   11

au moins pendant plusieurs heures consécutives ; employés seulement durant de courtes séances, il ne rendent pas d'autres services que les appareils mobilisateurs ou la suspension.

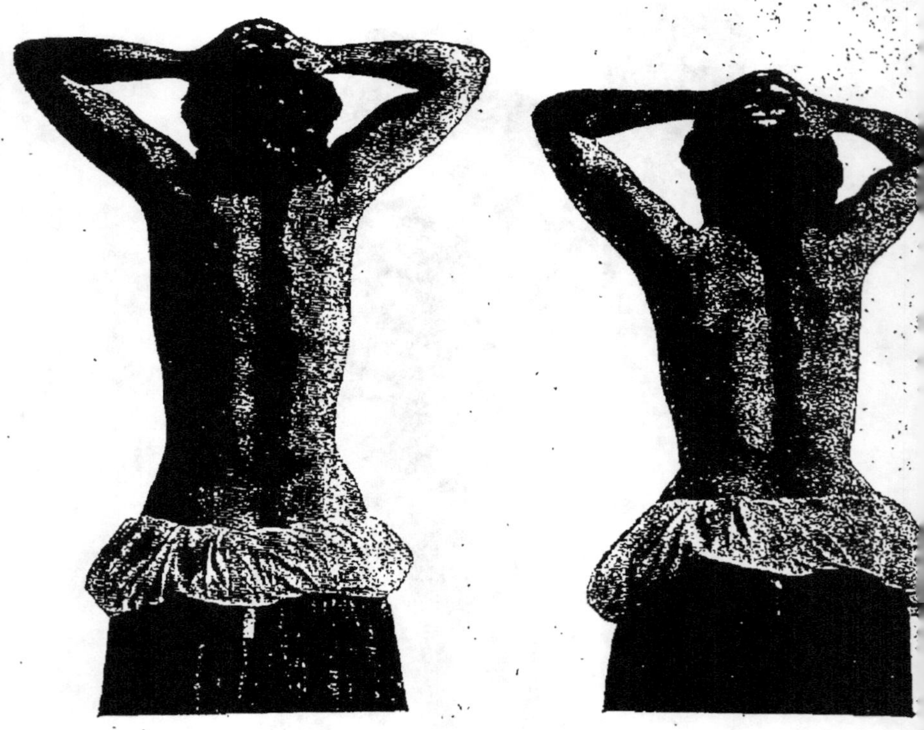

Fig. 117. — Exercice d'extension actif *a)* dans la station droite, *b)* dans l'inclinaison antérieure du tronc.

Un appareil déjà ancien qu'on emploie pour le renversement momentané des courbures est de Wolin (fig. 55) ; c'est un cylindre capitonné qui peut être fixé à diverses hauteurs au-dessus du sol et sur lequel les enfants peuvent se récliner en arrière. En se couchant obliquement sur le côté et en maintenant le renversement de la courbure par une pression manuelle, on obtient des effets énergiques.

D'autres appareils qui ont trouvé une application étendue dans le traitement de la scoliose, ce sont les *appareils de mouvement à résistance et à redressement*. La collection de Zander en contient un grand nombre qui produisent des flexions asymétriques du tronc et sont par suite propres au

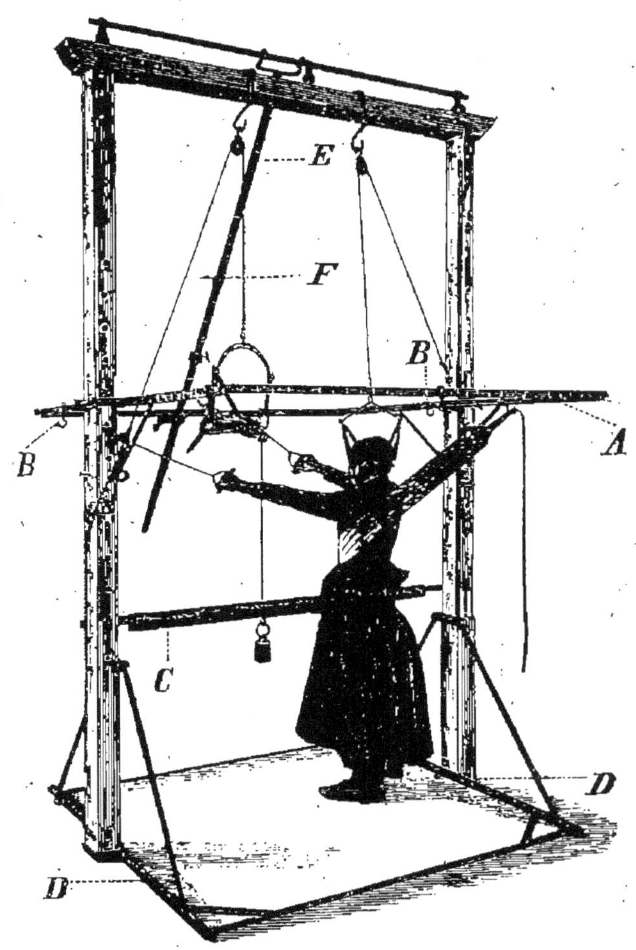

Fig. 118. — Cadre à détorsion de Lorenz, modifié
par le Dr W. Schulthess.

traitement de la scoliose. Mais comme le plus souvent les dispositifs de fixation manquent à ces appareils, les malades peuvent facilement échapper au mouvement qu'on veut leur faire faire.

Pour remédier à ces inconvénients, nous avons fait construire divers appareils :

L'appareil à flexion du tronc n° 1 (fig. 121, 122, 123) qui

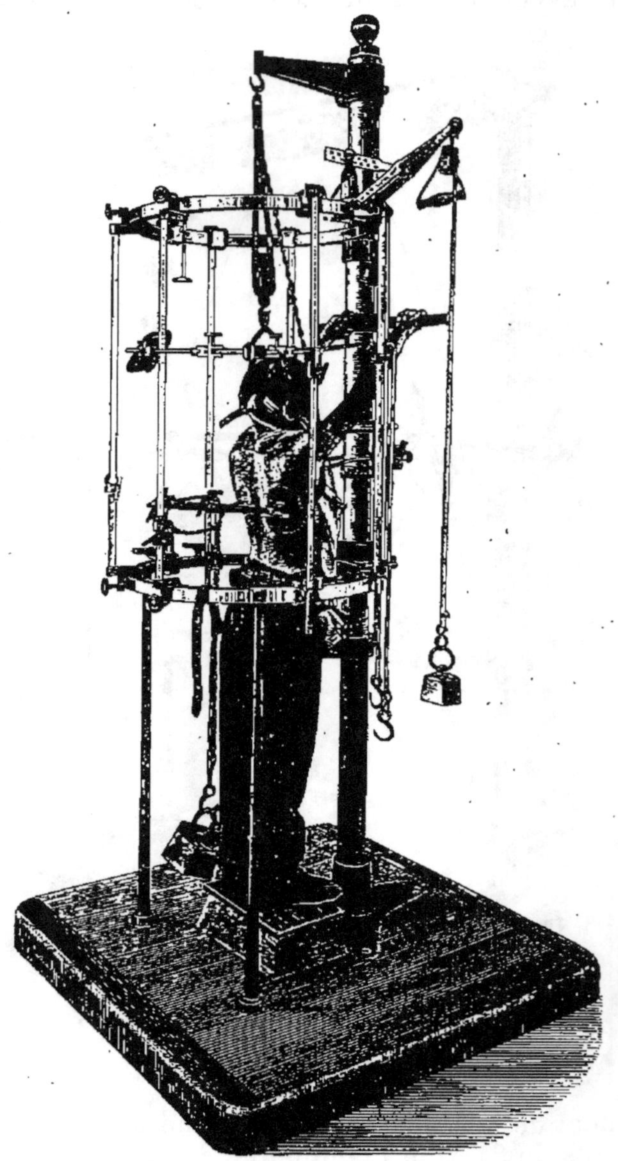

Fig. 119. — Appareil à détorsion n° 1
d'après le Dʳ W. Schulthess.

permet les flexions latérales : c'est un appareil à pendule
qui a une puissance de redressement très considérable.

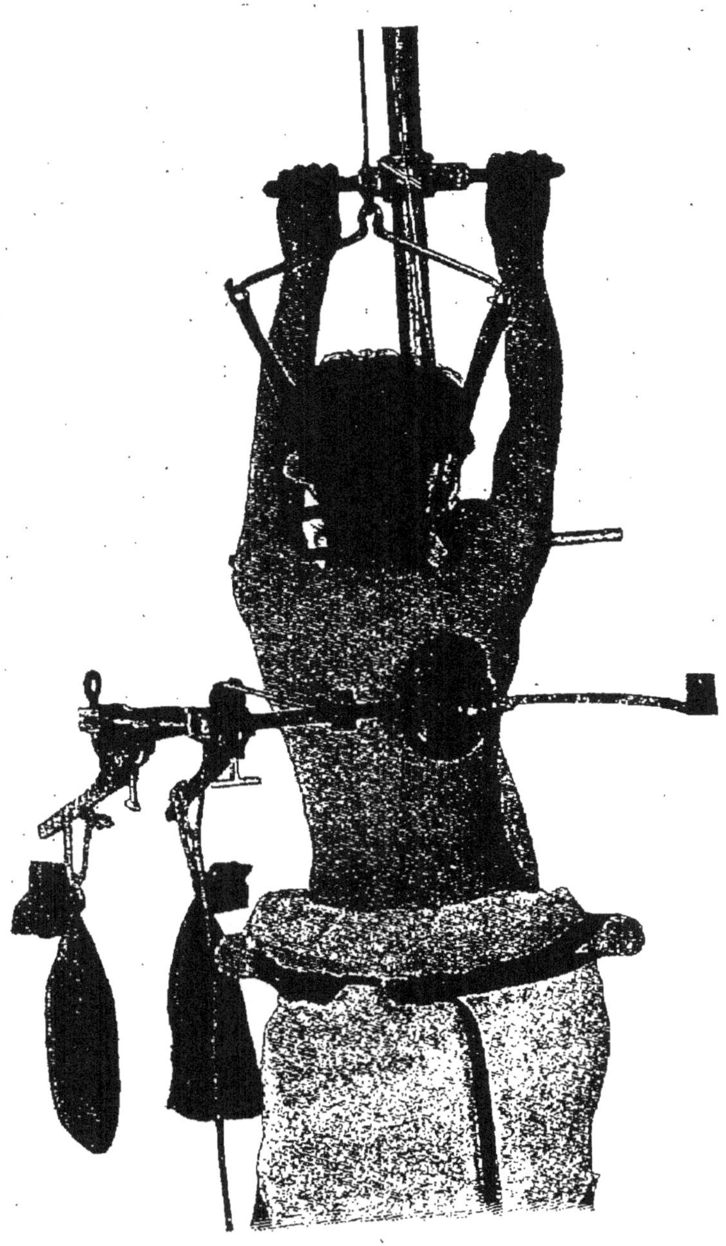

Fig. 120. — Appareil à détorsion n° 2
d'après le D' W. Schulthess.

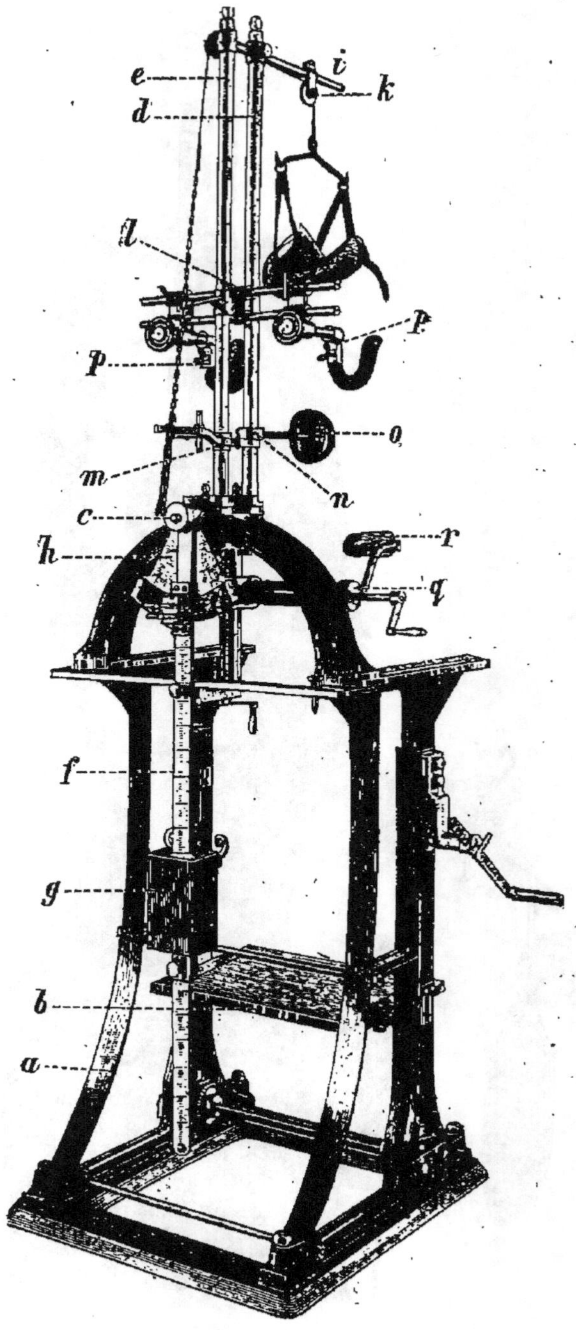

Fig. 121. — Appareil à flexion du tronc n° 1
d'après le Dr W. Schulthess.

L'appareil à flexion n° 2 (fig. 124) permet au malade d'exécuter une flexion antérieure active, toutes les difformités qu'il présente étant redressées. On y joint un dis-

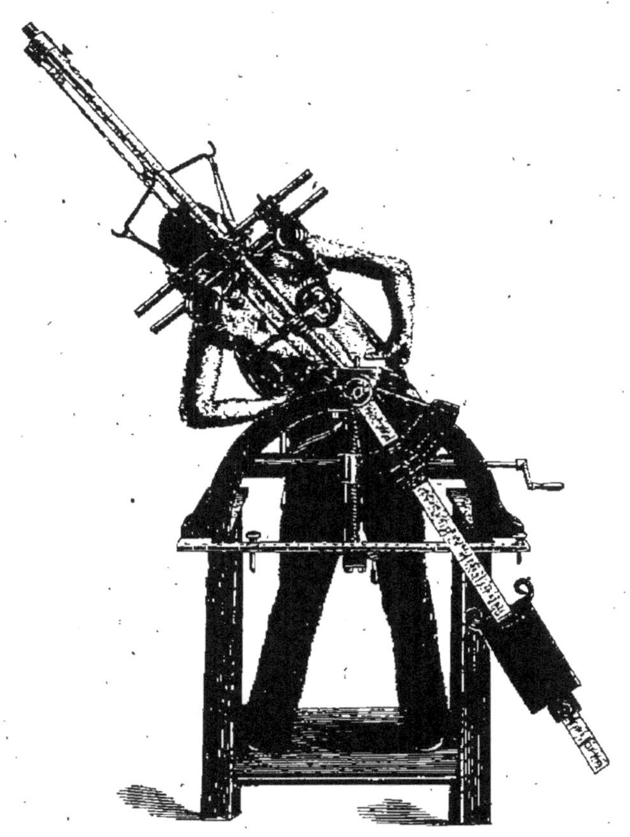

Fig. 122. — Appareil à flexion du tronc n° 1 en fonctionnement, d'après le Dr W. Schulthess.

positif pour la compression des cyphoses, de sorte que le malade est contraint à exécuter la flexion du tronc, le dos étant étendu, d'où une application particulièrement utile dans le traitement du dos rond.

L'appareil à rotation (fig. 125, 126) permet des mouvements de rotation du tronc, le bassin étant fixé et les épaules placées dans la position que l'on veut.

L'appareil qui balance la hanche et refoule l'épaule (fig.
127 et 128) est encore un appareil à pendule que le patient

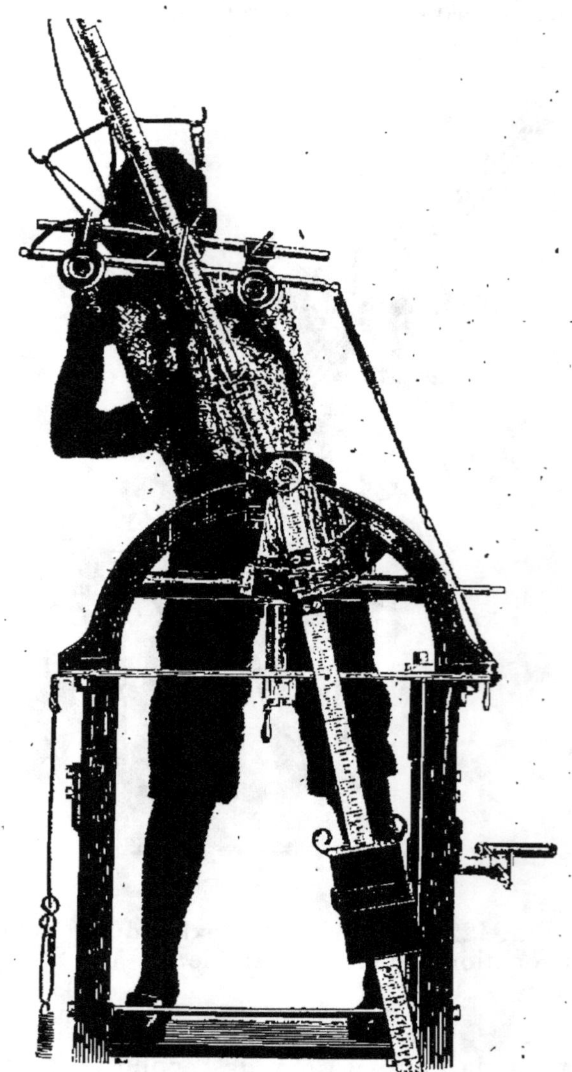

Fig. 123 — Appareil à flexion du tronc n° 1 employé avec
fixation mobile de l'épaule, d'après le Dr W. Schulthess.

emploie dans la station debout et qu'il met en mouvement
lui-même; il renverse les courbures surtout lombaires.
    Pour exécuter un déplacement latéral du tronc, sans

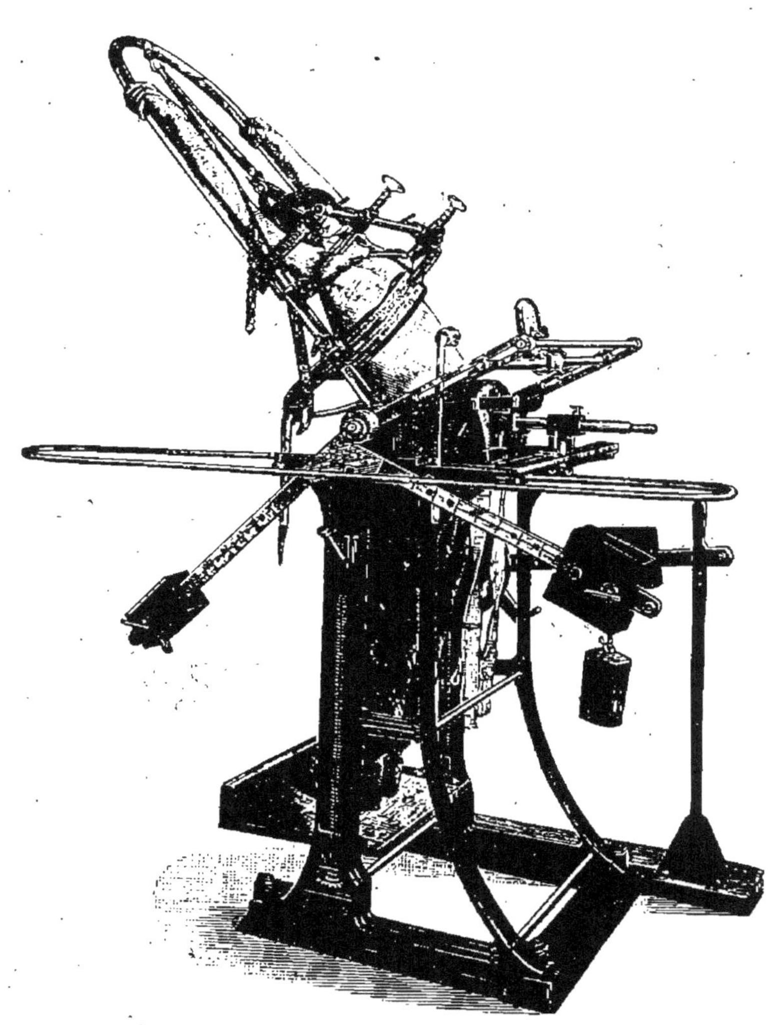

Fig. 124. — Appareil à flexion du tronc n° 2 pour produire des mouvements dans le sens antéro-postérieur. Le malade est fixé par le bassin et les épaules. A l'aide d'une sangle tendue obliquement d'avant en arrière, on opère le redressement. Le mouvement est facilité ou rendu plus difficile, dans la direction que l'on veut, à l'aide de poids que l'on glisse le long de leviers. A l'aide d'un dispositif spécial, on peut appliquer pendant l'exécution des mouvements une pelote compressive à la partie postérieure du thorax, d'après le Dr W. Schulthess.

placer le bassin dans la position oblique, nous avons im-

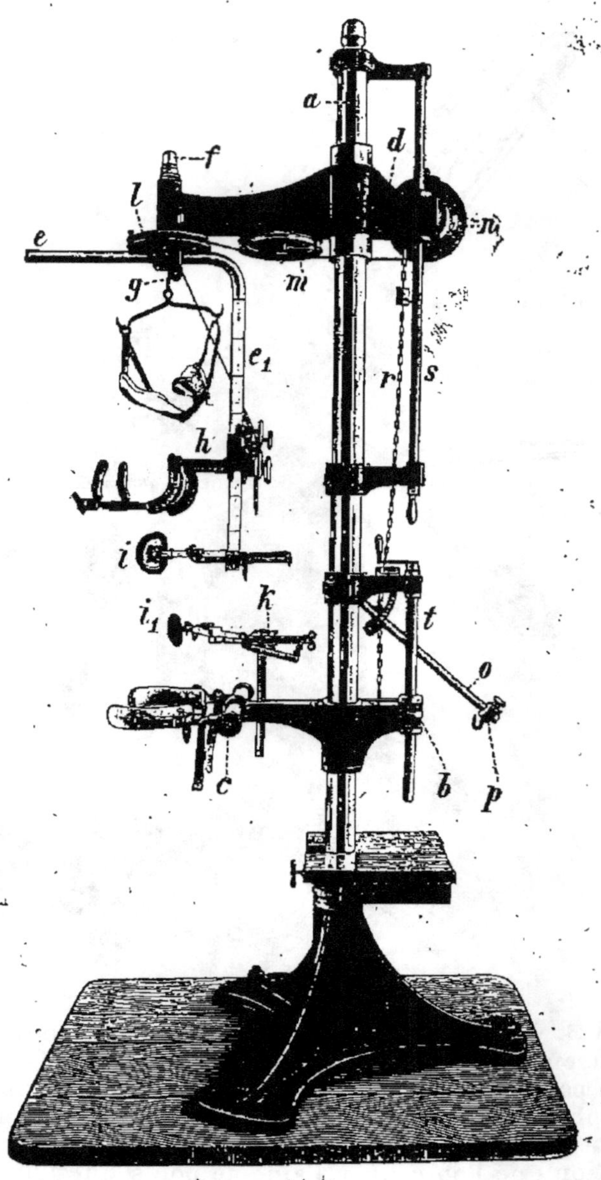

Fig. 125. — Appareil à rotation d'après le Dʳ W. Schulthess

provisé un appareil simple, *l'appareil à refouler l'épaule*

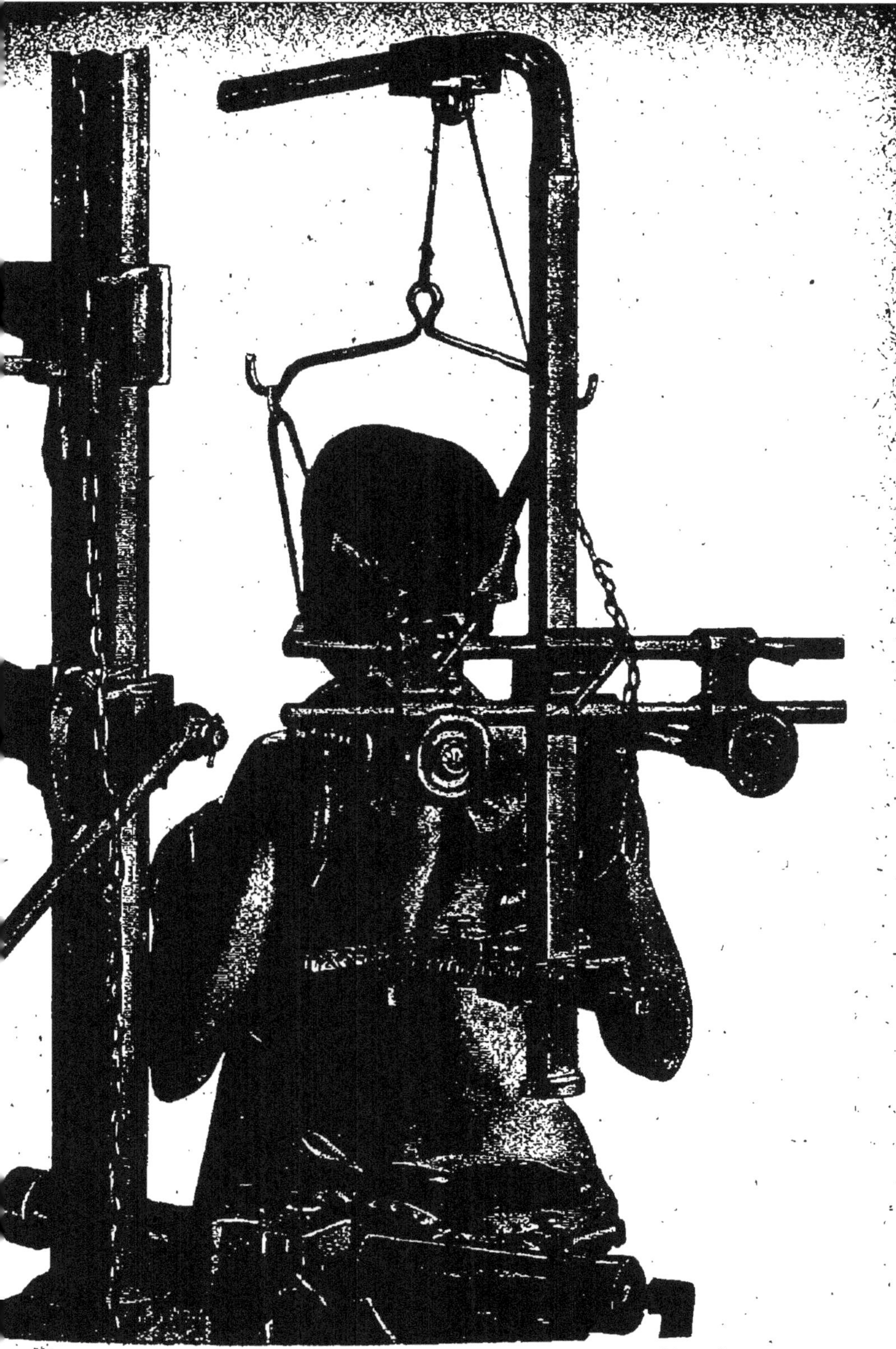

Fig. 126. — Appareil à rotation en fonctionnement d'après le Dr W. Schulthess ; le patient est en rotation gauche.

(fig. 129, 130, 131). Le renversement de la courbure par cet appareil est manifeste.

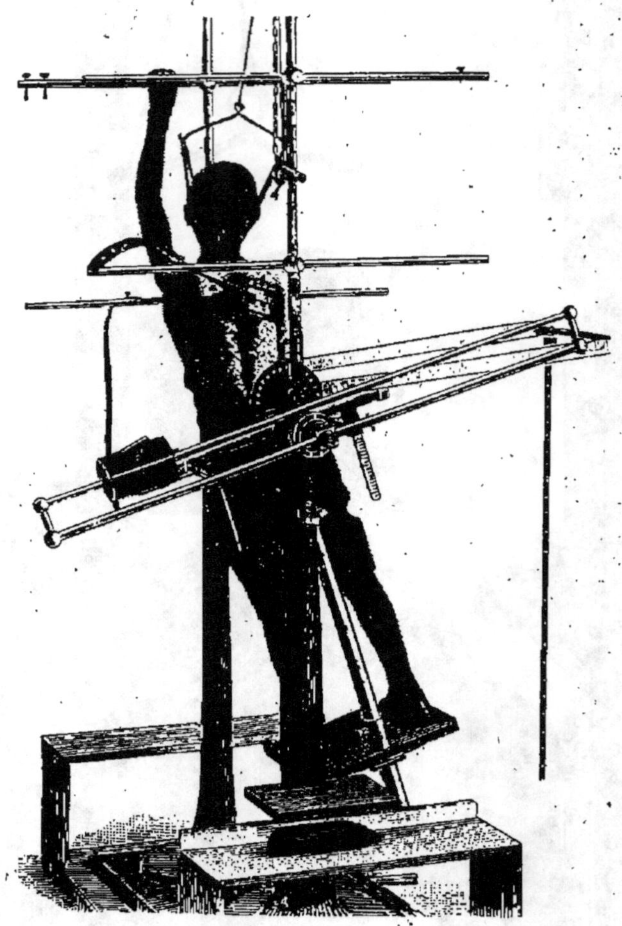

Fig. 127. — Pendule de hanche et appareil à soulever l'épaule d'après le Dr W. Schulthess. En fonctionnement avec ceinture de redressement et excursion prononcée du pendule du côté droit.

Partant de cette idée que les difformités du thorax ne peuvent être suffisamment influencées par les mouvements des ceintures scapulaires et pelviennes, nous avons introduit en ces dernières années une série d'exercices que nous désignons sous le nom de gymnastique directe du thorax.

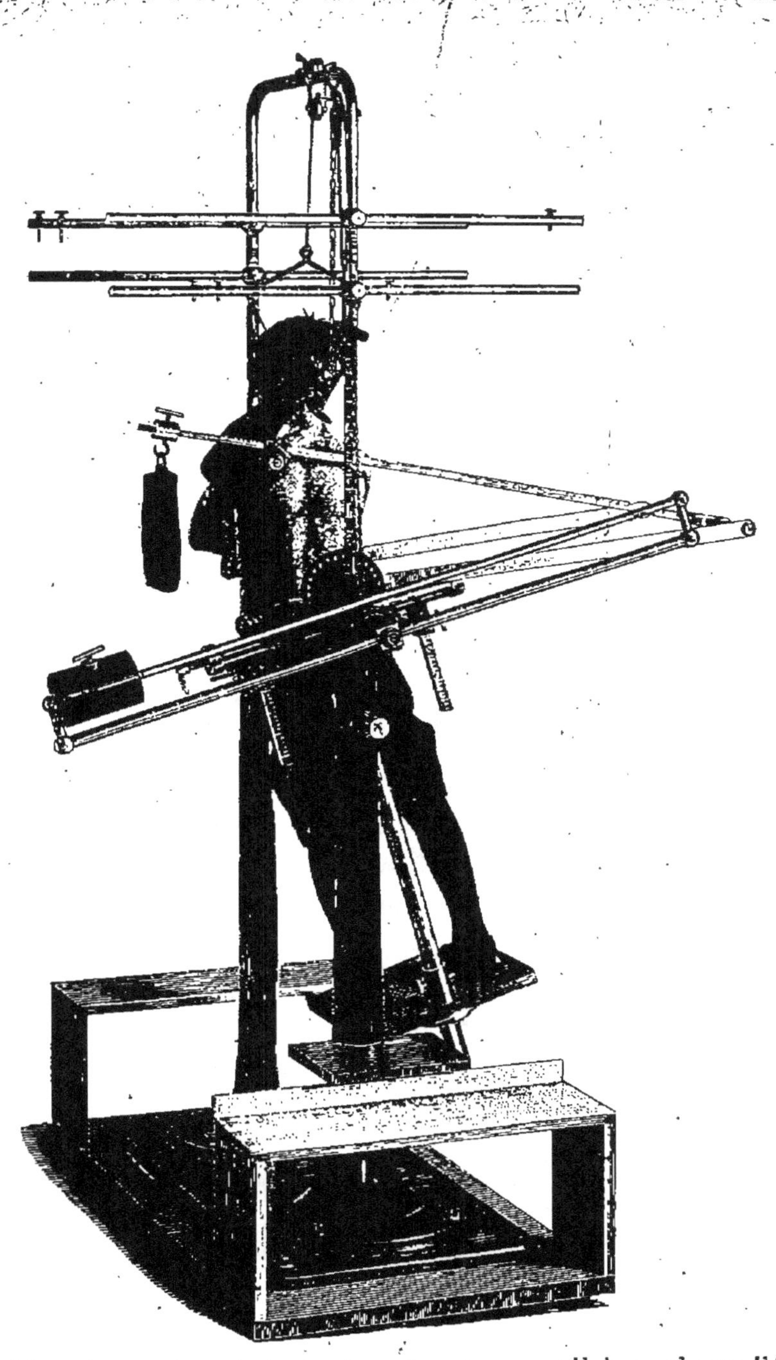

Fig. 128. — Pendule de hanche et appareil à soulever l'é-
paule d'après le Dr W. Schulthess, en fonctionnement dans le
soulèvement de l'épaule.

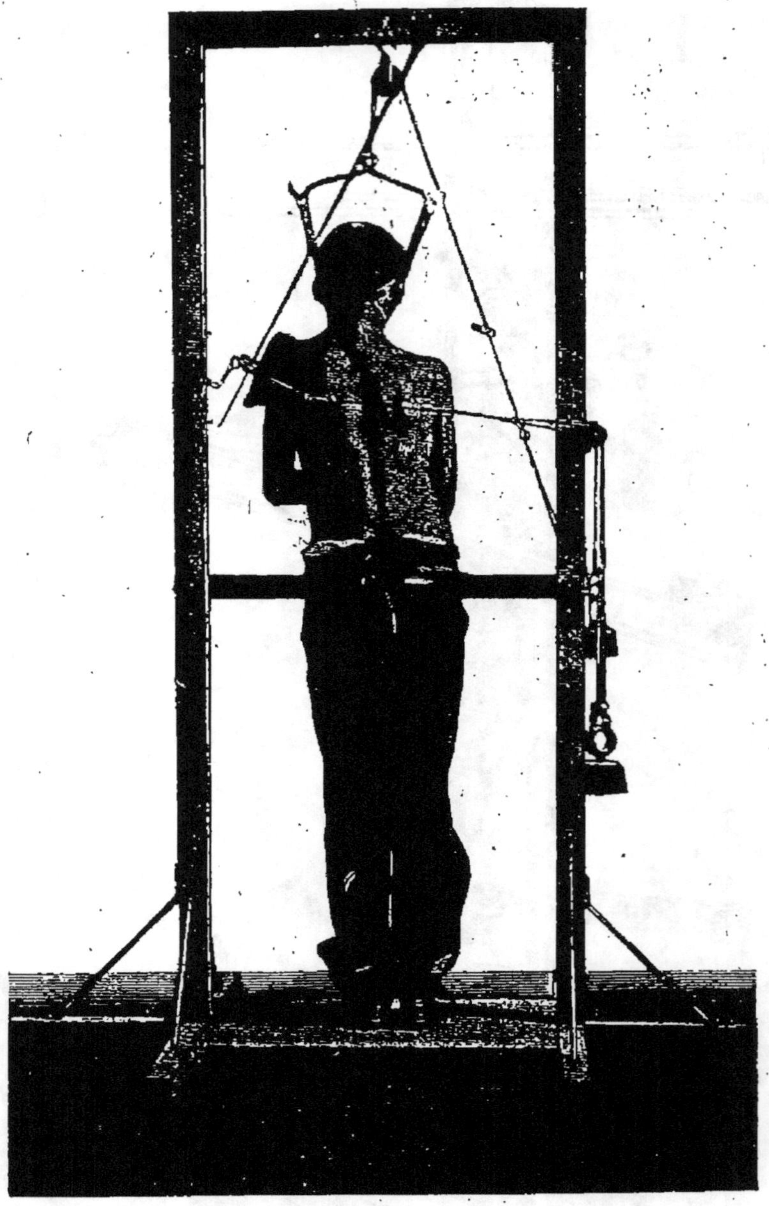

Fig. 129. — Appareil à refouler l'épaule d'après le Dr W. Schulthess. La pelote attirée à droite par deux poids est repoussée à gauche par l'épaule gauche. Une chaîne destinée à limiter le mouvement empêche la pelote d'entraîner le corps dans l'attitude vicieuse.

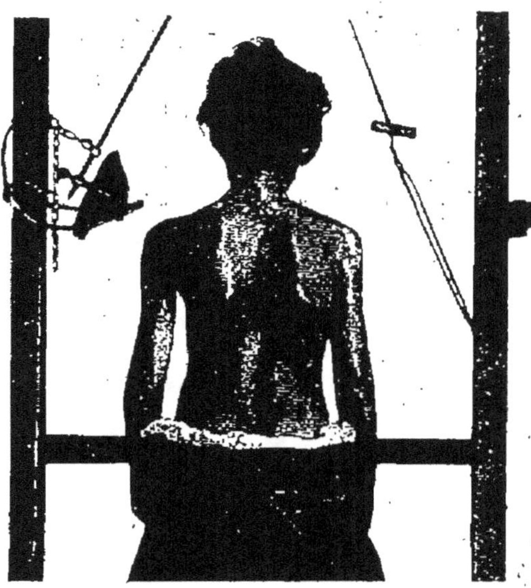

Fig. 130. — Même appareil que figure 129. Scoliose à convexité droite prononcée. Avant l'exercice.

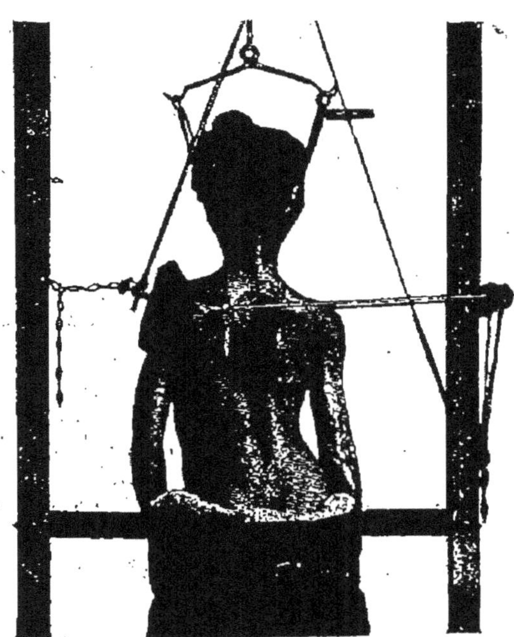

Fig. 131. — Appareil des figures 129 et 130. Pendant l'exercice.

Nous avons essayé de contraindre les parties affaissées à exécuter des mouvements actifs de redressement tout en opérant en même temps un redressement passif de la difformité.

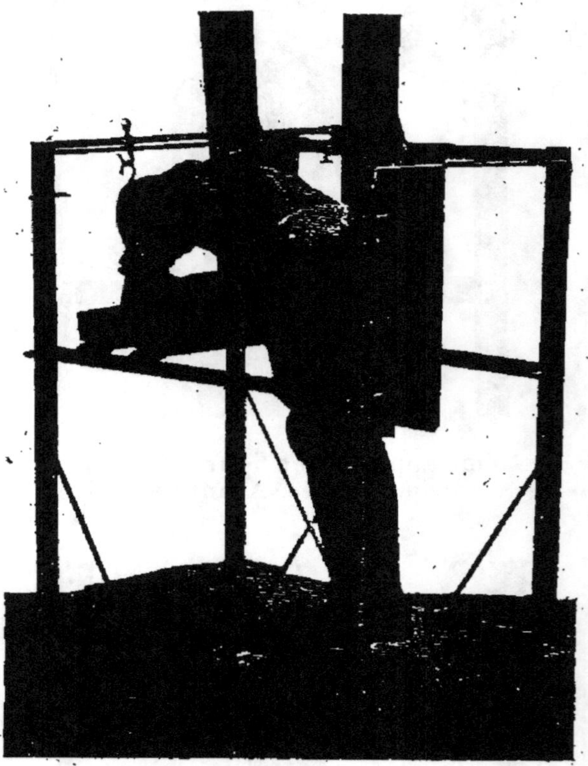

Fig. 132. — Appareil à soulever les côtes, d'après le docteur W. Schulthess (fixé aux barres à scoliose de Fischer Beely) avant le soulèvement.

Nous nous sommes servis pour cela de l'appareil à soulever les côtes (fig. 132 et 133). Sur la monture de l'appareil destiné à exercer la surcharge dans la méthode de Fischer-Beely, nous avons adapté un léger levier en fer avec une pelote mobile qui s'applique sur le thorax déformé dans l'attitude de flexion antérieure prise par le malade. Le levier étant chargé d'un poids léger, le malade s'efforce de soulever la pelote en tournant le tronc. Cet instrument favorise le redressement actif en ce sens qu'il indique la direction du mouvement par l'application de la légère résistance.

Nous employons aussi notre appareil à détorsion n° 1 de telle sorte que les mouvements de redressement actifs exécutés puissent s'exercer contre une légère résistance agissant directement sur les côtes (fig. 119). Nous faisons encore faire des exercices de ce genre dans l'appareil à rotation et dans l'appareil à refouler l'épaule.

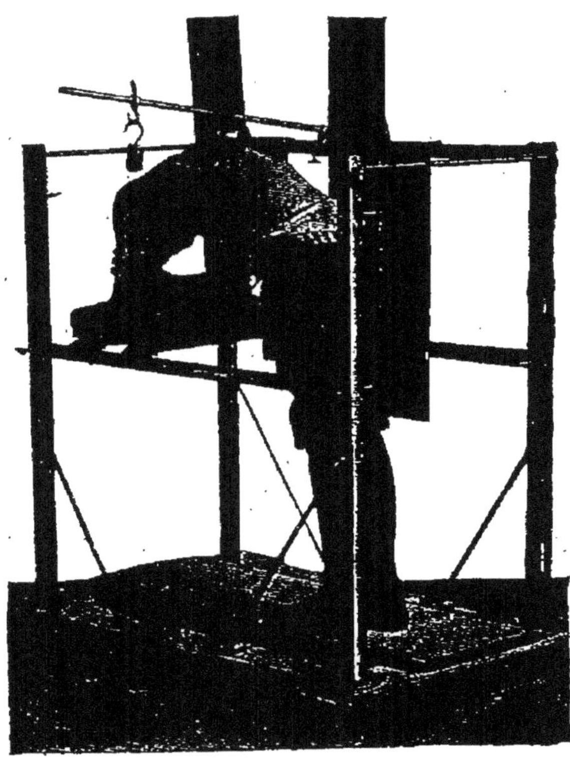

Fig. 133. — Appareil à soulever les côtes pendant le soulèvement, d'après le docteur W. Scuhlthess.

Toutes les méthodes et les procédés techniques dont nous venons de parler ont pour objet de supprimer les courbures anormales de la colonne et les déplacements latéraux qui en résultent; ils diminuent l'effet mécanique anormal que supporte le côté concave et le répartissent également sur toute la surface des corps vertébraux; quand la chose est

possible, ils le font porter davantage sur la partie jusque-là
déchargée et modifient ainsi la forme des os par une application rationnelle. Ils doivent simultanément supprimer la
rotation et la torsion produites et enfin les anomalies des
courbures antéro-postérieures.

**Comment combattons-nous les déviations latérales de
la colonne vertébrale ?** — Tout mouvement symétrique
de la ceinture scapulaire par rapport à la pelvienne, flexion
ou déplacement, soulèvement d'une épaule avec la moitié
correspondante du thorax, ou bien tout mouvement exécuté
alternativement à droite et à gauche avec une force et une
amplitude égales, est propre à agir sur la colonne vertébrale
dans le sens du développement symétrique de l'attitude.
C'est aussi le cas lorsque le rachis présente de légères déviations latérales. La conséquence immédiate d'un mouvement
ou d'un exercice symétrique est donc que la colonne prend
une attitude symétrique ou presque, tandis que les mouvements unilatéraux subissent d'un côté une certaine limitation dans leur amplitude. Des exercices de ce genre répétés
chaque jour sont donc propres à réduire au minimum la
différence dans la mobilité des deux côtés et à diminuer la
déviation, l'asymétrie anatomique. La réduction se produira
d'autant plus sûrement que nous réussirons mieux à rendre
les exercices dits symétriques vraiment tels et à produire
une égalité rigoureuse dans les exercices unilatéraux faits
successivement des deux côtés.

Lorsqu'on fait faire de la gymnastique symétrique à un
enfant porteur d'une déviation latérale pure, et si l'on choisit
exclusivement les exercices libres, on est bientôt convaincu
qu'ils n'atteignent pas le but. L'enfant fait des mouvements
en rapport avec sa constitution anatomique; il s'infléchit
en général plus du côté concave, moins du côté convexe;
il se tourne en se déjetant plus en dehors du côté concave
et présente ainsi un déplacement dans le sommet de la
courbure.

Les mouvements sont meilleurs quand nous donnons un
certain point d'appui à la ceinture scapulaire, c'est-à-dire
quand nous faisons exécuter des exercices aux appareils, à
la barre fixe, à l'échelle horizontale, aux barres parallèles,
encore meilleurs quand nous nous aidons d'appareils conducteurs pourvu que les attitudes soient toujours symétriques.

On arrive dans les cas de scolioses totales légères et régulières qui présentent peu de phénomènes de torsion à obtenir petit à petit une amélioration sensible par des exercices journaliers pratiqués pendant longtemps et à se rapprocher d'un état qu'on est en droit d'appeler guérison. Si l'on emploie la gymnastique seule, la durée du traitement est nécessairement plus longue. En utilisant les appareils conducteurs on l'abrège notablement, comme nous en avons eu la preuve dans nos observations quand nous avons introduit les appareils à mouvements redresseurs.

Lorsqu'un pareil traitement qu'on peut désigner sous le nom de gymnastique prophylactique ne suffit pas, on peut recourir aux moyens propres à agir directement sur la difformité. Les renversements passifs de la courbure à l'aide de la main, vers le côté opposé, produits avec force, ont une certaine valeur; ils doivent aider le redressement actif. Agissent de même les renversements de courbure actifs, l'épaule étant attirée en haut du côté concave, l'emploi de l'appareil à flexion du tronc n° 1 avec disposition asymétrique du pendule, les exercices de soulèvement de l'épaule surchargée du côté concave, les renversements de courbure obtenus à l'aide de l'appareil à soulever l'épaule (fig. 127) dans certains cas accompagnés de fixation oblique du bassin dans l'appareil à pendule de hanche.

Ces exercices actifs, par lesquels la colonne est puissamment mise en attitude de renversement des courbures, sont des plus efficaces. On obtient un résultat analogue avec la sangle à redressement (Schulthess). Presque tous les auteurs déconseillent dans de pareils cas les appareils portatifs.

Le plus souvent les déviations latérales ont des courbures irrégulières; la ligne épineuse forme un angle aigu en un point; il y a des phénomènes de torsion du côté convexe, ce qui prouve que l'asymétrie des deux moitiés de la colonne n'est pas répartie sur une longue étendue, mais est surtout marquée dans une vertèbre ou sur un petit nombre d'entre elles. Dans de pareils cas, l'action du traitement est très différente suivant telle ou telle forme.

Dès qu'une action de redressement se fait sentir, la colonne repousse en dehors d'une manière plus prononcée encore les vertèbres déviées; la courbure de compensation, qui existe déjà dans la majorité des cas, augmente. Le développement de ces courbures de compensation est d'autant plus prononcé et plus net que la vertèbre du sommet de la courbure est plus cunéiforme et que la colonne est plus surchargée pendant le redressement ; c'est dans le cas où l'on pratique simultanément l'extension qu'il sera le plus faible.

Quand on procède ainsi, on utilise dans le traitement de la scoliose un procédé thérapeutique que la nature abandonnée à elle-même emploie aussi ; on crée des courbures de compensation. Seulement celles qui se développent dans une scoliose abandonnée à elle-même se font lentement, le plus souvent quand la courbure primitive a acquis une grande extension, lorsque la déformation cunéiforme des vertèbres est avancée ; le traitement, au contraire, combat le processus La production plus rapide des courbures de compensation est un avantage en ce sens qu'elle survient à un moment où les difformités des vertèbres isolées ne sont pas encore trop marquées.

La formation de courbures de compensation doit corriger la forme des vertèbres en créant du relâchement là où il y avait auparavant une pression exagérée et en augmentant la pression là où elle était insuffisante. Cependant la chose a aussi ses inconvénients ; en renversant brusquement les courbures et en en produisant de compensatrices, nous transformons la scoliose simple en scoliose double à forme plus ou moins en S. Aussi quand la mensuration de contrôle indique la formation de courbures de compensation, il vaut mieux ne pas trop forcer le traitement dans ce sens. La torsion est nettement développée d'habitude ; elle est tout à fait localisée et apparaît aussi dans les courbures de compensation. On doit donc en tenir compte dans le traitement.

Pour produire un renversement des courbures, il faut guider les mouvements à l'aide de points fixes et d'actions mécaniques prises en dehors du corps. On peut à cet effet se servir de la main. Pendant que l'enfant s'infléchit, la main du médecin s'appliquant sur une région déterminée des côtes oppose à la colonne lombaire une résistance qui détermine le sommet de la courbure. Ce procédé très pénible pour le médecin et impossible à pratiquer sur un nombre considérable de malades, a l'inconvénient de ne pouvoir jamais être poussé assez loin.

[C'est cependant le seul dont on dispose souvent. Les appareils de redressement très perfectionnés, mais aussi très compliqués et par suite très onéreux ne peuvent être entre les mains de tous les praticiens, même parmi ceux qui s'occupent exclusivement de chirurgie des enfants. Dans les hôpitaux de Paris par exemple, une installation de ce genre n'aurait aucune chance d'être agréée par l'administration de l'Assistance publique, tandis que le renversement manuel des courbures n'exige qu'un mobilier tout à fait élémentaire. Il est vrai qu'il est extrêmement fatigant et que dans les hôpitaux d'enfants où des séries de patients comptant jusqu'à vingt et trente scoliotiques viennent quotidiennement s'y soumettre, il faut un dévouement véritable de la part de celui qui les soigne pour mener à bien la cure de malades aussi nombreux.

Si rudimentaires que soient ces moyens employés, leur efficacité n'est pas douteuse ; nous avons pu la constater et nous en rendre compte depuis bientôt deux ans (Villemin) ; une meilleure installation permettrait de soigner un plus grand nombre de malades et surtout d'abréger la durée du traitement].

On obtient de bien meilleurs résultats à l'aide des appareils à mouvements. En particulier l'appareil à flexion du tronc (Schulthess) et l'appareil de hanche à pendule permettent, en élevant ou en abaissant l'axe de rotation du système, de localiser avec précision le point de flexion du corps. Dans ces appareils il est très facile d'exécuter de 4 à 600 flexions successives sans fatigue.

Les appareils à détorsion avec surcharge fixe peuvent encore trouver ici leur application dans le traitement préliminaire, car ils ne redressent pas seulement la torsion, mais encore les déviations latérales par leur pression oblique. On obtient encore un redressement actif des courbures avec l'appareil à refouler et l'appareil à soulever l'épaule (fig. 127 et 128), ou encore à l'aide de la sangle à redressement (fig. 110, p. 155).

Les appareils portatifs ne sont que dans un petit nombre de cas les auxiliaires du traitement par les mouvements ; ils ne doivent pas être employés comme unique procédé thérapeutique.

Des observations analogues sont applicables aux appareils à mouvements. On n'arrive jamais, en faisant exécuter de simples mouvements de flexion avec un dispositif symétrique, à corriger la double difformité ; on n'y arrive que rarement avec un dispositif asymétrique. Il faut pour cela une installation dans le genre de celle qui a été décrite pour l'appareil à flexion de Schulthess. Par la flexion du côté de la convexité de la courbure inférieure et le soulèvement simultané de l'épaule du même côté, on obtient le redressement momentané des deux courbures à chaque mouvement, lorsque la mobilité existe.

Le déplacement latéral qui est toujours dû à la courbure latérale tient à ce fait que la courbure de compensation située au-dessus d'une coudure est incomplètement développée. Il est donc utile de le combattre énergiquement à l'aide de l'appareil à refouler l'épaule.

Comment combattons-nous la rotation et la torsion? — Nous avons plus haut désigné la rotation comme étant cette forme de déplacement de la colonne qui se manifeste surtout dans les segments situés au-dessus des parties scoliotiques à la suite d'altérations anatomo-pathologiques; on peut la comparer aux déplacements physiologiques de la colonne et la considérer comme une compensation insuffisante à la torsion. Mais nous ne pouvons en principe séparer le traitement de la torsion de celui de la rotation.

Les exercices libres et les exercices aux agrès de gymnase ne peuvent entrer en ligne de compte ; pour avoir une action efficace, il faudrait avant tout que le bassin fût fixé, et dans certains cas le segment scoliotique également, pendant qu'on applique une résistance directe ou indirecte aux mouvements de rotation. Le premier desideratum n'est qu'insuffisamment satisfait, même dans les appareils de Zander. Ces derniers sont disposés pour la station assise; le renversement des courbures de la colonne par rotation active rencontre de ce chef de bien plus grands obstacles. Dans notre appareil à rotation, nous faisons exécuter les exercices debout ; la résistance porte sur la ceinture scapulaire fixée. En outre nous avons rendu possible la position excentrique du sujet par rapport à l'axe de rotation, ce qui est nécessaire, étant donné qu'on doit simultanément tenir compte du déplacement et de la flexion latérale.

Lorsqu'on s'est livré à des exercices réguliers avec cet appareil, on constate une régression des phénomènes de rotation et le rétablissement d'une certaine régularité. La mesure dans laquelle ces exercices de rotation produisent une série d'effets secondaires sur les déviations latérales et les courbures antéro-postérieures doit être soigneusement évaluée pour chaque cas particulier, et la résistance doit être calculée à son égard tant en intensité qu'en direction. Quand les exercices de rotation exécutés en partant de l'attitude du redressement ont augmenté la capacité de rotation du tronc, on passe avec avantage aux exercices de redressement thoracique, à la gymnastique du thorax, avec résistance appliquée directement aux côtes, du côté concave, à l'aide de l'appareil à rotation, de l'appareil de détorsion n° 1 et par le soulèvement des côtes durant la flexion antérieure (fig. 132 et 133). Les flexions latérales accompagnées de position oblique du bassin dans les appareils à pendule (appareil à flexion antérieure du tronc n° 1 et appareil de hanche à pendule) agissent encore très efficacement sur la rotation. L'appareil de Hoffa pour l'auto-redressement fonctionne d'une manière analogue.

De toutes façons il faut placer en première ligne l'emploi des appareils de redressement à mouvement, parce que leur action correctrice sur la rotation est bien plus énergique que celle des appareils à détorsion avec surcharge fixe. Pour activer le traitement on fait encore usage des appareils à détorsion dans la position couchée, le lit plâtré par exemple ; son influence ne s'exerce guère que sur les courbures lombaires.

Comment corrigeons-nous les anomalies des courbures antéro-postérieures ? — Les anomalies que présentent les courbures sagittales de la scoliose sont primitives ou secondaires. Ces dernières sont fréquemment dans les premiers stades des aplatissements, plus tard des exagérations des courbures physiologiques.

Ces incurvations se modifient quand on redresse la torsion et la déviation latérale ; une série de manœuvres telles que l'extension active et passive, la détorsion, agissent aussi sur les courbures sagittales, toutes dans le sens de l'aplatissement, favorisant ainsi la tendance pathologique de la colonne. On arrivera difficilement à ramener même momentanément une colonne concave à ses courbures naturelles. Il n'y a rien à faire par les procédés passifs et les appareils portatifs. La méthode fonctionnelle est la seule qui nous soit ouverte. Le traitement consiste dans les exercices avec l'appareil à rotation. Si l'on fait exécuter dans celui-ci un mouvement de rotation contre une résistance énergique, on peut, par un dispositif spécial applicable à ce cas particulier, obtenir à la fois la réduction de la scoliose et une voussure active de la colonne.

Les exercices de redressement actif du thorax avec application directe d'une légère résistance sur les côtes du côté concave et le soulèvement des côtes en flexion antérieure agissent dans le même sens. Mais tous ces mouvements ne peuvent être exécutés que par des scolioses rendues mobiles.

Le traitement des différentes formes de scoliose. — En s'appuyant sur les principes thérapeutiques qui précèdent, il sera facile de déterminer le traitement des formes particulières.

Le traitement de la scoliose totale. — Le traitement général joue un rôle des plus importants, car on a souvent à faire à des sujets anémiques, à faible musculature. L'école doit être momentanément supprimée pour tous les enfants qui ne présentent pas une forte constitution. On doit consacrer chaque jour de deux à quatre heures à des exercices de gymnastique thérapeutique. Dans les cas très légers, la gymnastique d'école suffit en général pour empêcher le développement de l'affection. Les exercices dans les appareils conducteurs ou redresseurs à mouvement ont une action plus avantageuse et plus sûre. Le massage des muscles dorsaux est utile, mais non indispensable.

Le traitement présente des difficultés particulières quand la torsion du côté concave est très accusée. S'il s'agit de scolioses totales apparentes, et non de scolioses totales vraies, l'application des agents redresseurs doit être plus rigoureusement localisée.

Pour le traitement à domicile, il convient de faire en dehors du massage des renversements de courbure actifs et passifs dans le sens de la correction, de l'extension active, d'employer des appareils improvisés pour refouler ou soulever l'épaule, des appareils à inclinaison en arrière. Le traitement doit être fait sans corset.

D'après notre expérience, on arrive presque toujours par un traitement méthodique à obtenir une amélioration considérable et durable. Naturellement, la cure finie, le malade doit être surveillé de temps à autre et dans certains cas subir un traitement complémentaire.

Le traitement de la scoliose lombaire. — La scoliose lombaire avec sa déviation et sa torsion nettement localisées exige, en dehors de la thérapeutique générale, un traitement qui la rende mobile et la redresse énergiquement. Pour la rendre mobile, on peut employer simultanément le massage et le renversement des courbures, le malade couché sur le ventre se réclinant en arrière, et parmi les appareils le rotateur du tronc de Zander et le lit plâtré.

Les renversements actifs de courbure sous forme de flexions latérales, exécutés non pas tout à fait dans le plan frontal, mais dans la direction du côté convexe, sont utiles. La mobilité et le renversement des courbures sont obtenus simultanément dans les appareils redresseurs à mouvement, l'appareil à flexion du tronc n° 1 et l'appareil à rotation, surtout l'appareil de hanche à pendule. Si la courbure est facile à corriger, on ajoute utilement au traitement chez les enfants d'un certain âge l'application d'un corset qui, comme toujours, est porté temporairement. Mais les mouvements doivent être assidûment continués pendant le port du corset.

Le *pronostic* de la scoliose lombaire n'est pas défavorable ; nous avons obtenu dans 75 à 85 % des cas une amélioration sensible soit de la déviation, soit de la torsion, soit des deux ensemble.

Le traitement de la scoliose dorsale. — C'est dans la scoliose dorsale que se rencontrent les cas les plus difficiles à traiter ; même dans les formes bénignes, il s'agit de déviations sujettes à progresser, d'altérations osseuses marquées et le plus souvent de courbures multiples.

Les dorsales simples sont justiciables des mêmes moyens thérapeutiques que les totales en ce qui concerne les mouvements actifs. Mais ordinairement la torsion est nettement marquée et exige une localisation rigoureuse des manœuvres de redressement.

C'est dans les formes de scoliose dorsale légère que se montre le mieux la supériorité de la méthode de traitement par les appareils à mouvement sur les méthodes manuelles ou de gymnastique générale. Avec ses courbures à court rayon et sa tendance à la torsion, elle ne peut être maintenue dans l'attitude du redressement qu'avec beaucoup de difficultés.

Quand le sommet de la courbure est haut placé, on en est réduit aux appareils à décubitus qui ont souvent une action favorable chez les jeunes enfants, et aux méthodes fonctionnelles. A propos de la scoliose dorsale, nous avons vu que les courbures simples se rencontraient dans les formes relativement légères ou tout à fait graves. Ces dernières réclament un tout autre traitement (fig. 103). On se contente de faire de l'extension et d'appliquer un corset de soutien destiné à empêcher les côtes de se coucher complètement sur la crête iliaque. Il faut protéger la gibbosité costale qui surplombe en arrière contre un affaissement

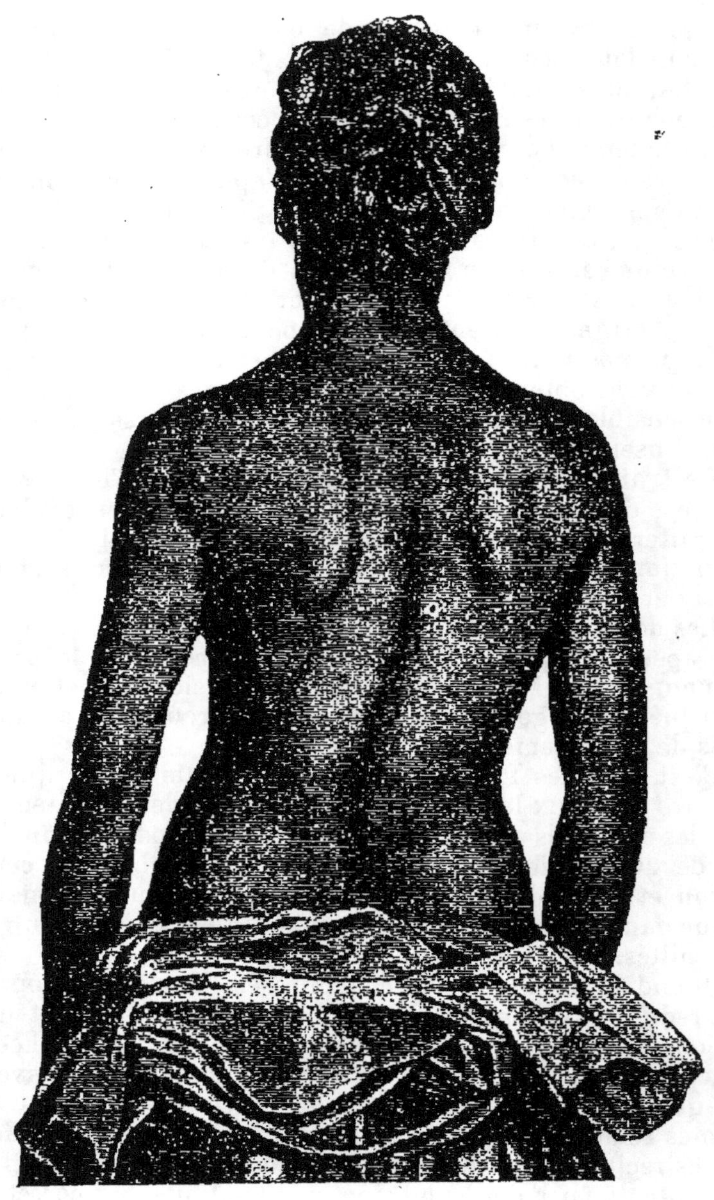

Fig. 134. — Scoliose dorsale à convexité droite avec légères courbures de compensation dans les régions lombaire et cervicale. Avant le traitement.

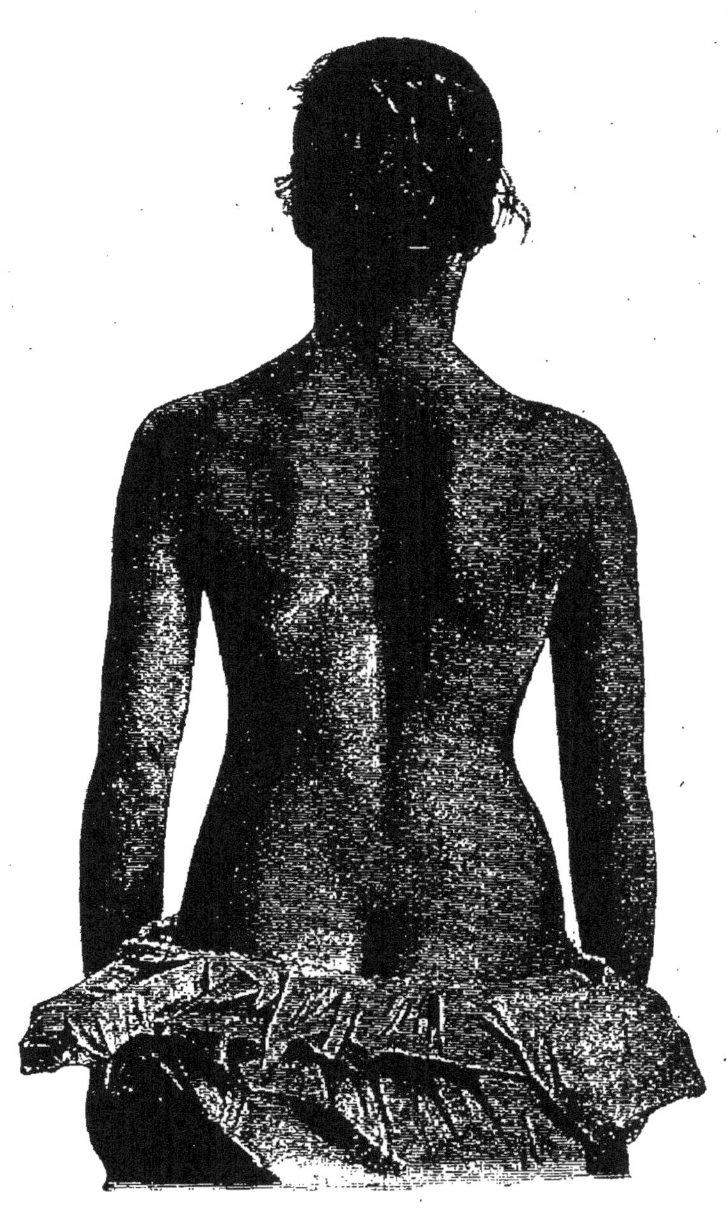

Fig. 135. — Même cas après un traitement de huit mois.

plus prononcé et parfois soutenir les épaules et même la tête. Le corset n'est qu'un palliatif; au bout de quelque temps, la difformité costale augmente, de sorte qu'on ne peut empêcher la compression des viscères et les troubles de leur fonctionnement physiologique. Dans de pareils cas, l'exécution régulière d'exercices gymnastiques est d'une influence très considérable sur la durée de l'existence.

Les scolioses dorsales compliquées. — L'extension, dont malheureusement les effets ne durent pas, est le seul procédé de redressement qui, au moment où on l'applique, n'agit pas défavorablement sur l'une des courbures existantes. La mobilisation, qu'il faut de toutes manières acquérir, doit s'appliquer isolément et pour ainsi dire étape par étape à chaque courbure successivement. Parmi les exercices de redressement, ceux pratiqués dans l'appareil à flexion du tronc de Schulthess, en fixant les épaules par un dispositif mobile, sont les seuls qui produisent avec sécurité un renversement des courbures dans le cas de déviation double, mobile.

Les corsets ne peuvent avoir d'action favorable que quand ils sont munis d'un dispositif d'extension pour la tête. Les exercices de déplacements latéraux sont également utiles. Dans le traitement des scolioses dorsales complexes, il faut agir successivement sur chaque courbure isolément en s'attaquant surtout à celles qui montrent le plus de tendance à s'accroître et dont le développement entraîne le plus d'inconvénients.

Ce traitement exige beaucoup plus de temps que dans toutes les autres formes, six mois à un an environ (fig. 134, 135, p. 186 et 187). La scoliose est en somme une maladie de croissance; elle se développe lentement, elle disparaît lentement. Le principe qui préside au traitement des autres affections orthopédiques, redressement et fixation, ne suffit plus ici; nous devons nous engager dans la voie longue et difficile de la modification des formes osseuses par les influences fonctionnelles. Nous devons combattre pendant des années entières la tendance pathologique et nous tenir pour satisfaits quand nous pouvons empêcher une difformité locale (une vertèbre cunéiforme) d'entraîner une affection grave par les modifications apportées dans la statique et la mécanique du rachis. Les scolioses dorsales surtout rendent dans bien des cas le traitement nécessaire ou du moins désirable presque jusqu'à l'achèvement de la croissance.

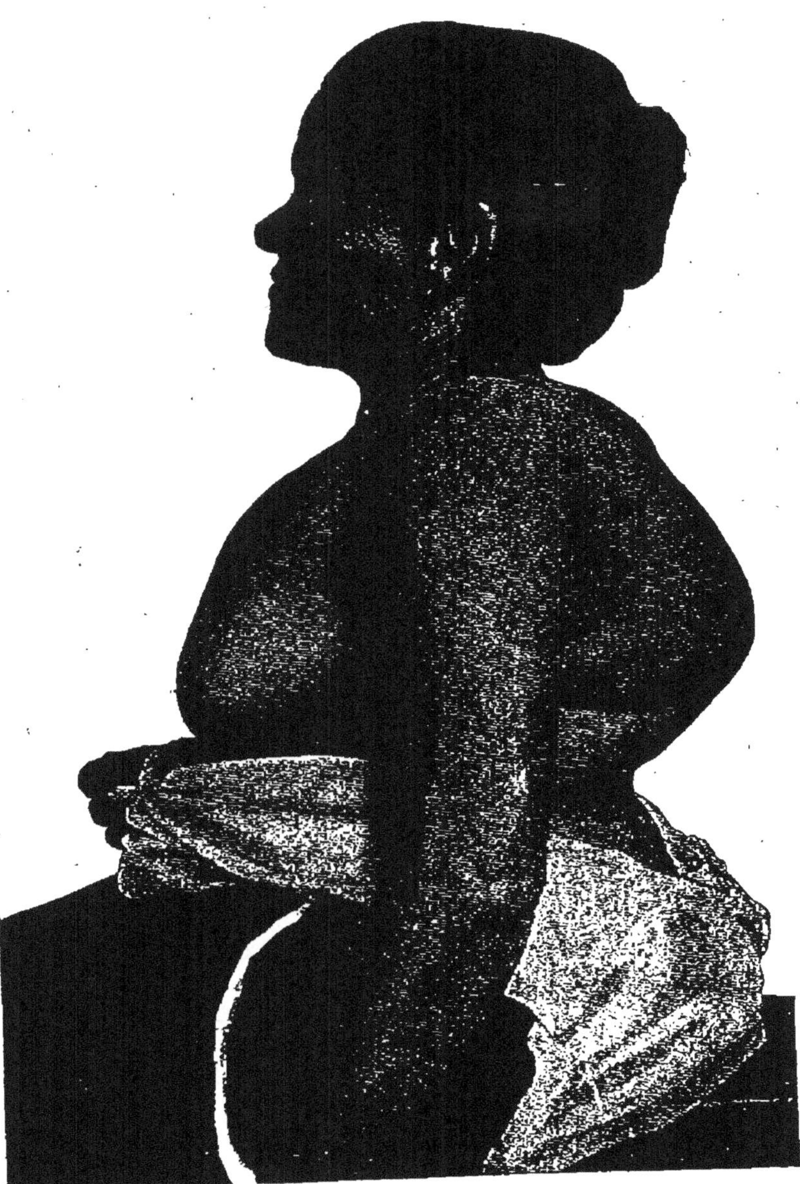

Fig. 136. — Gibbosité pottique très développée. Femme de
53 ans. La difformité de la colonne a eu pour conséquence
l'affaissement de tout le thorax et une voussure hémisphéri-
que tout à fait anormale de sa partie supérieure à laquelle le
sternum prend une part spéciale.

Planche 7. — **Tuberculose de la colonne dorsale.** — Gibbosité angulaire après une maladie qui a duré plusieurs années, compliquée de compression médullaire. A la superficie il s'est formé un abcès sous périosté qui s'est calcifié ultérieurement.

Planche 8. — **La même, préparation en coupe médiane sagittale.** — Le tissu spongieux des corps vertébraux et les disques sont traversés par des foyers caséeux compris dans la calcification. La destruction tuberculeuse de deux vertèbres a été suivie immédiatement de la déformation et a produit une proéminence de la face postérieure du canal médullaire, c'est-à-dire une voussure de la tumeur tuberculeuse qui comprimait directement la moelle. Des adhérences fines entre la pie-mère et la dure-mère indiquent qu'il y a eu inflammation ancienne. La guérison de la paralysie qui s'est produite après des années de maladie a été rendue possible sans doute par la rétraction et la calcification insensibles de l'abcès, calcification très visible sur la planche 7.

DIFFORMITÉS CAUSÉES PAR LES PROCESSUS DE DESTRUCTION DANS LA VERTÈBRE

De la tuberculose, l'ostéomyélite, l'actinomycose et le cancer, il n'y a guère que la première de ces affections dont s'occupe l'orthopédie. Ce sont presque exclusivement les lésions tuberculeuses de la vertèbre qui conduisent aux phénomènes connus de la gibbosité (bosse de Pott) pouvant acquérir dans certaines circonstances des dimensions considérables (fig. 136 et 143).

LE MAL DE POTT TUBERCULEUX CHRONIQUE

Il se présente sous deux formes, comme affection tuberculeuse siégeant dans les *tissus spongieux des vertèbres*, ou bien dans les *articulations*. La première est la plus fréquente dans les segments dorsal et lombaire, la seconde dans le cervical, particulièrement au niveau des articulations vertébrales supérieures.

Dans bien des cas c'est le seul foyer tuberculeux constatable ; d'autres fois il n'est qu'une manifestation partielle d'une tuberculose multiple.

Fréquence et étiologie. — Le mal de Pott se rencontre

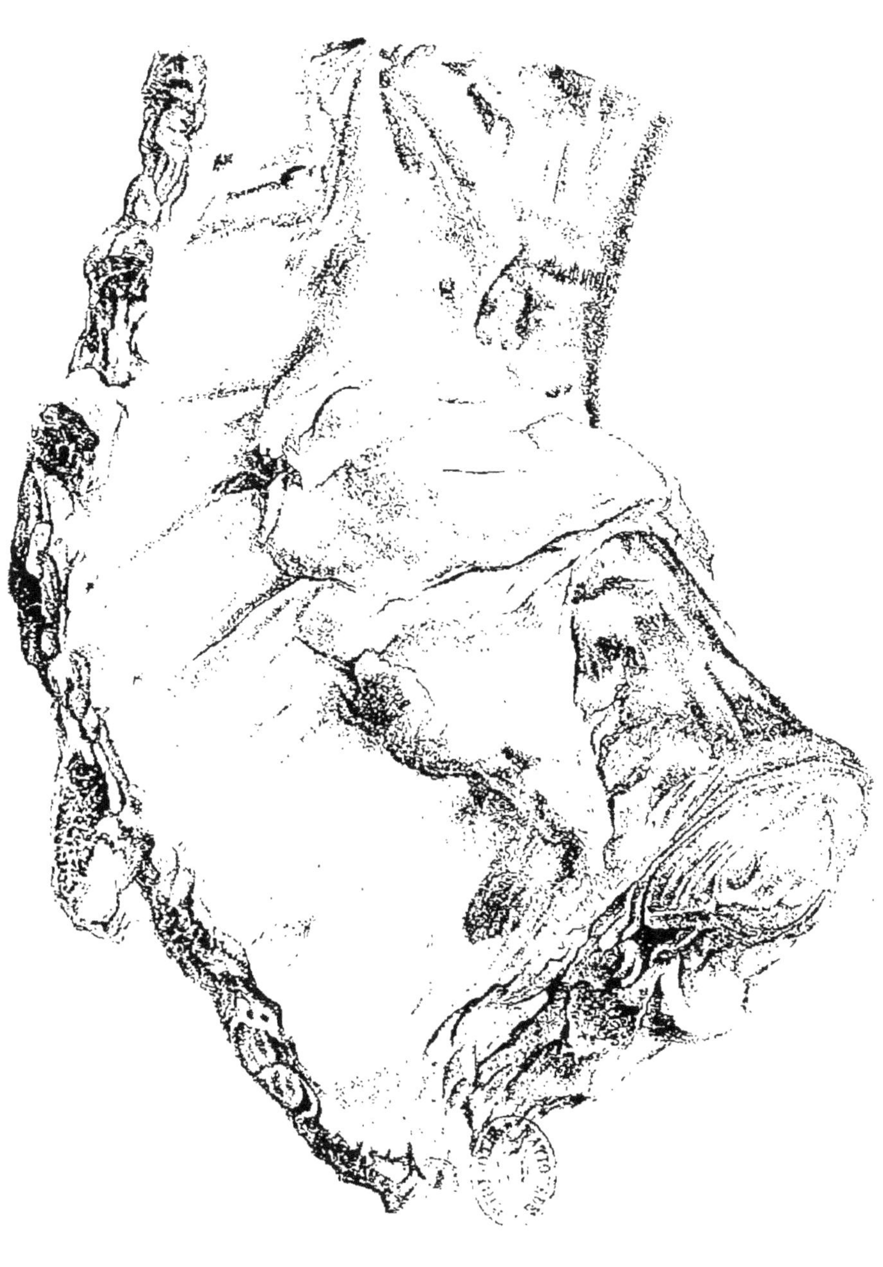

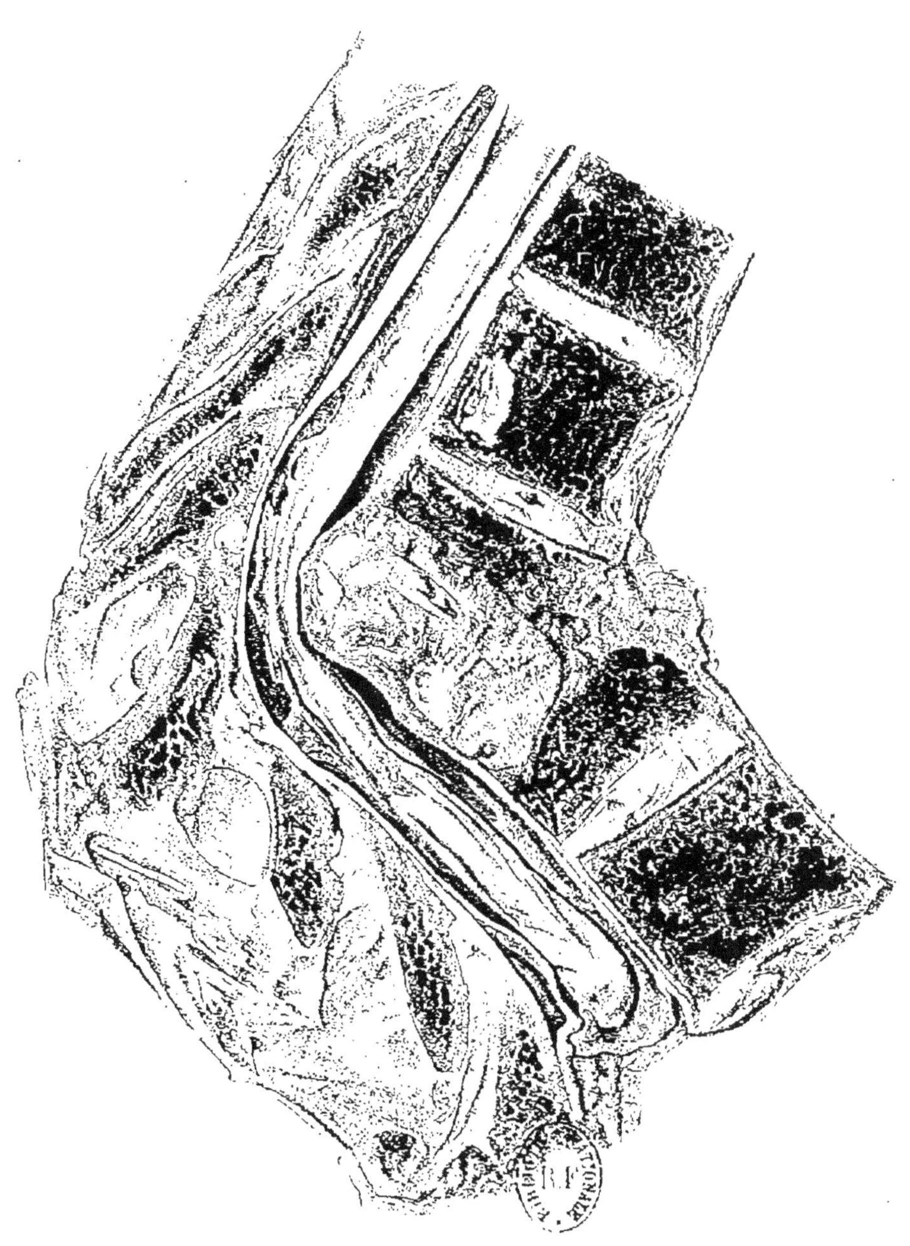

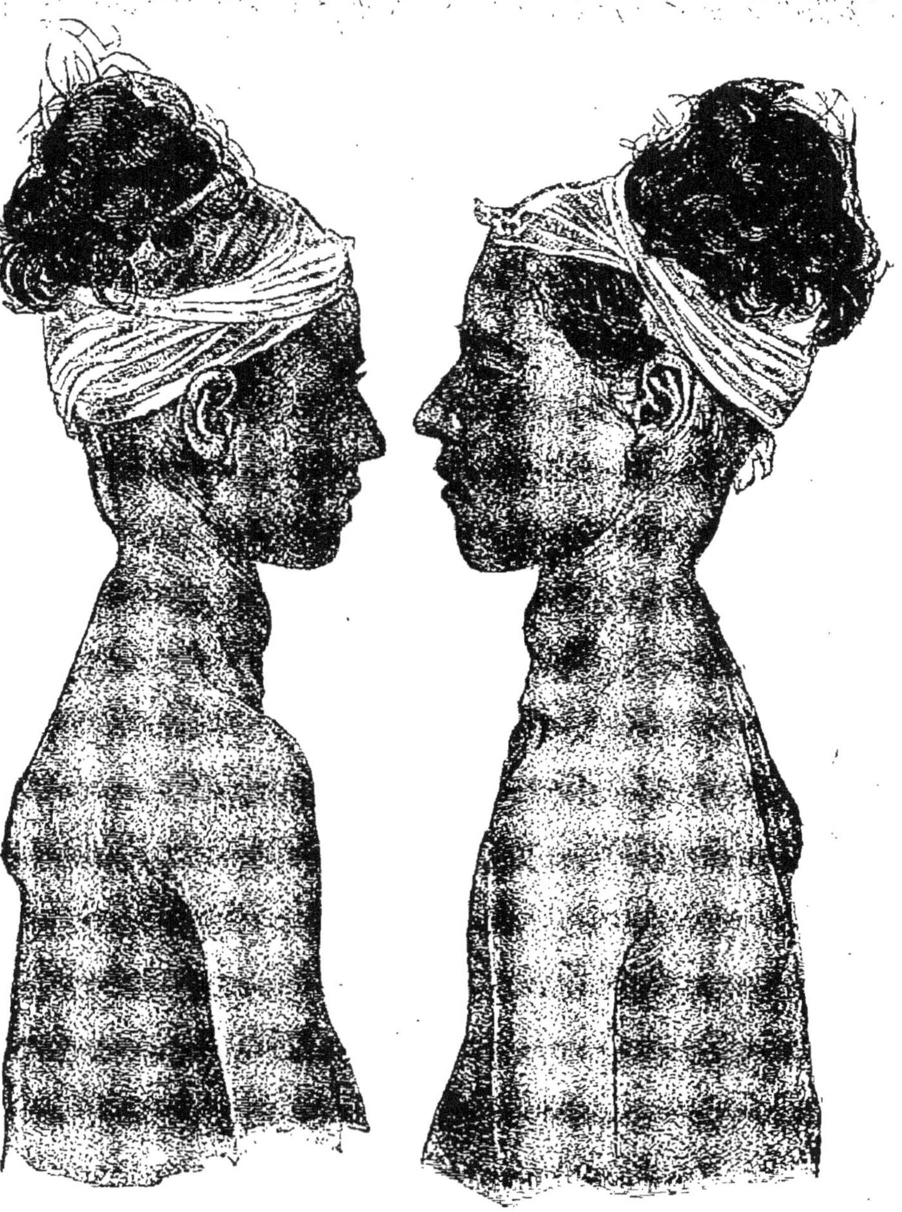

Fig. 137.Fig. 138.

Fig. 137. — Mal de Pott des vertèbres cervicales ayant achevé son évolution avec gibbosité. L'affection avait frappé les cervicales supérieures, mais non l'articulation occipito-atloïdienne, car les mouvements de la tête sa rétablirent très bien.

Fig. 138. — Même cas vu de gauche.

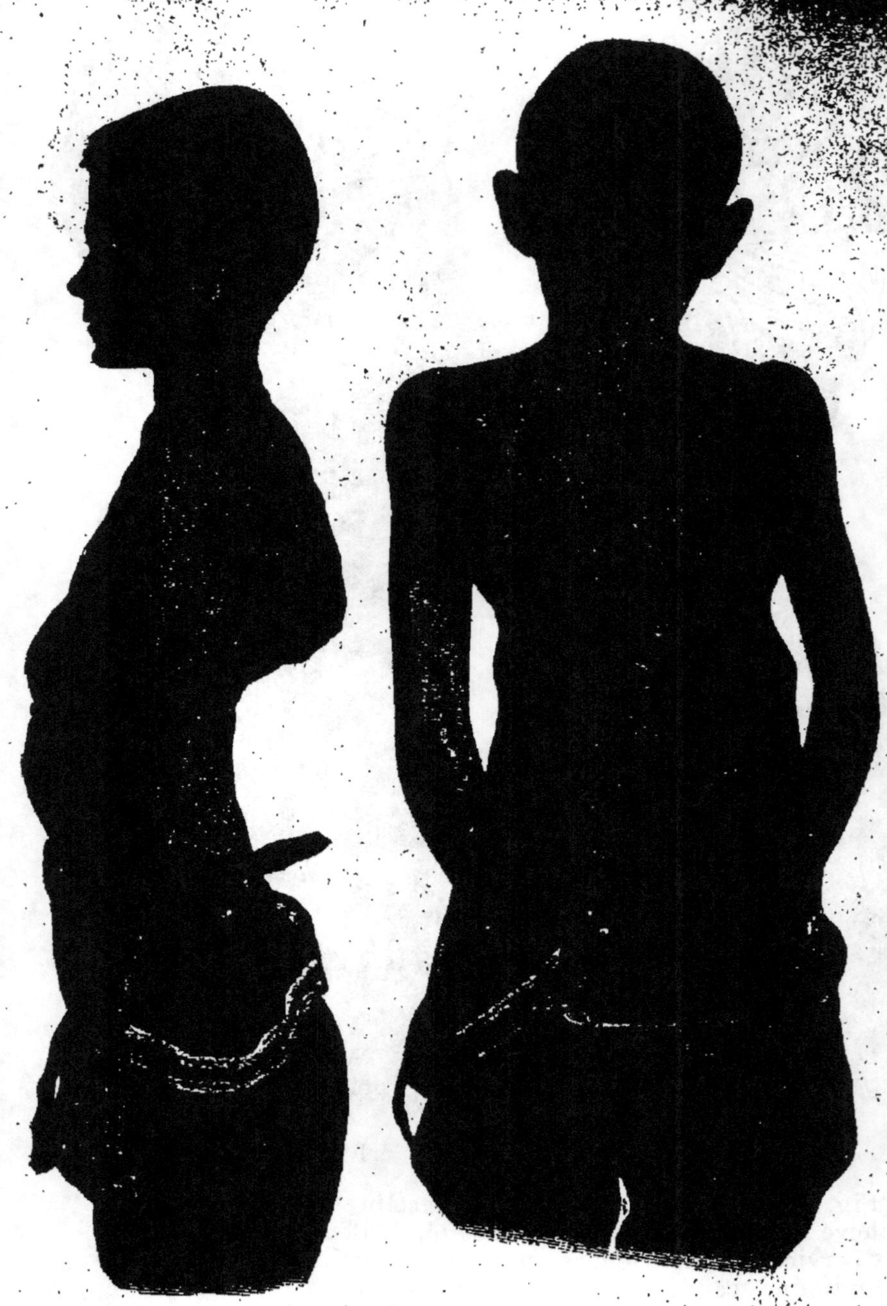

Fig. 139.   Fig. 140.

Fig. 139. — Mal de Pott des dorsales inférieures ayant achevé son évolution chez un garçon de 13 ans. Redressement marqué du bassin ; nivellement de la lordose lombaire. Coudure de la colonne lombaire supérieure en arrière. La portion inférieure des contours de la gibbosité se rapproche de l'horizontale. Les côtes inférieures sont horizontales, l'arc costal semble projeté en avant.

Fig. 140. — Le cas de la figure précédente vu en arrière. Le tronc dans son ensemble montre une inclinaison vers la gauche.

dans 10 °/₀ des difformités en général. C'est une maladie assez fréquente, représentant environ 25 °/₀ de la totalité des affections osseuses, particulière à l'enfance, rare chez l'adolescent et l'adulte. D'habitude le début remonte aux cinq premières années, principalement les 3e, 4e et 5e. La tuberculose est souvent signalée dans les antécédents du malade. D'après Dollinger la région dorsale inférieure est le plus ordinairement atteinte, sans qu'on connaisse la raison de cette localisation.

Anatomie pathologique. — Sauf dans les formes périostiques qui évoluent à la superficie et qui ne conduisent pas à des déformations, les altérations osseuses parcourent successivement tous les stades de l'inflammation tuberculeuse commune des os, depuis l'infiltration à peine perceptible à l'œil nu jusqu'à la fonte totale du tissu osseux.

Les lésions semblent évoluer avec une certaine rapidité après un stade prodromique relativement long. A la région dorsale la formation d'une gibbosité véritable avec saillie anormale des apophyses épineuses est très rapide. Aux régions cervicale et lombaire la lordose normale disparaît et dans certaines circonstances une saillie lui succède. Au cou, sauf pour les foyers des vertèbres inférieures, il n'y a pas de gibbosité proéminente en arrière, tandis que ce phénomène est fréquent à la colonne lombaire.

Les deux segments supérieur et inférieur par rapport à la gibbosité subissent une extension à partir du point de coudure. On peut se représenter ce processus en imaginant qu'à la face antérieure du rachis, au niveau de l'angle, il s'exerce une double traction vers le haut et vers le bas. Le segment inférieur tend à se rapprocher d'autant plus de la position horizontale qu'il est plus long dans la région la plus rapprochée du point de coudure. On rencontre cette forme

Planche 9. — **Mal de Pott des 3e et 4e lombaires.** — Le corps de ces vertèbres est presque complètement détruit. La colonne a subi une coudure marquée au point lésé. Il ne reste que quelques débris de tissus spongieux. (Préparation de l'Institut anatomique).

dans son développement typique dans les cas relativement anciens (fig. 139, 140).

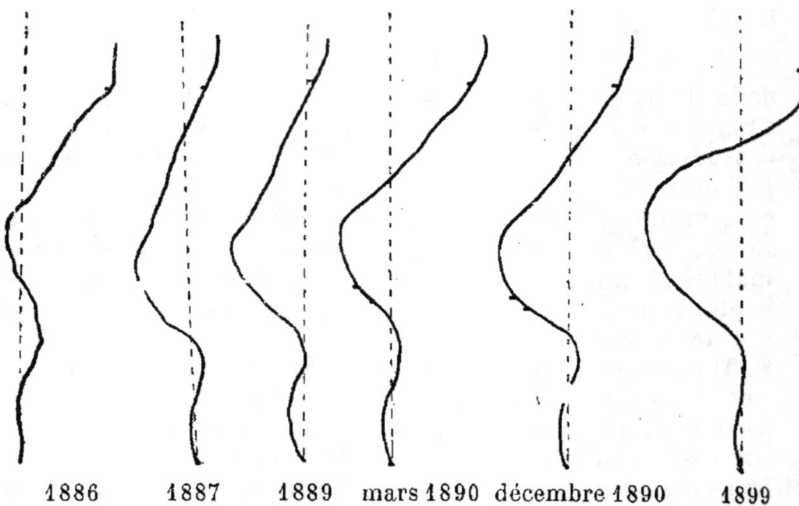

Fig. 141. — Contours de la gibbosité pottique dorsale à ses différents stades. Observation ayant duré 13 ans. 1re courbe ; redressement du bassin ; nivellement de la lordose lombaire et de la cyphose dorsale. — 2e et 3e courbes ; le sommet de la gibbosité fait saillie en arrière, la coudure de la colonne augmente. —4e et 5e courbes : la colonne est plus affaissée dans son ensemble, la coudure est plus prononcée ; la diminution de l'inclinaison du bassin persiste. — 6e courbe : pendant les neuf dernières années la bosse s'est arrondie (travail respiratoire). Le bassin est très fortement redressé, la lordose dorsale de compensation a diminué.

Le segment supérieur lui-même dans les cas graves se rapproche peu à peu de l'horizontale ; les parties susjacentes ne peuvent maintenir une attitude verticale que grâce à une incurvation profonde en forme de lordose. Ces phénomènes sont surtout remarquables dans les tuberculoses dorsales inférieures (fig. 141, 142).

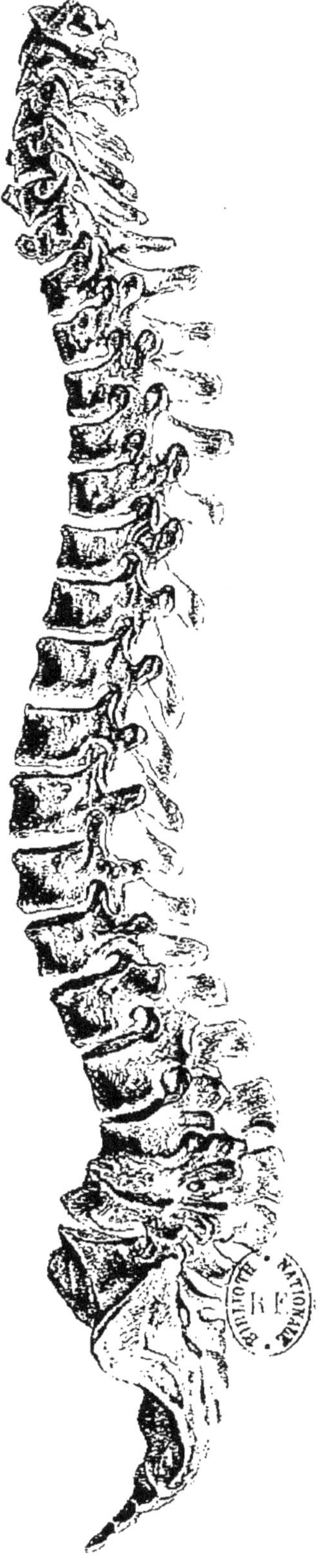

A l'extension du segment inférieur se joint la diminution de l'inclinaison du bassin, non seulement dans les formes localisées dans la colonne lombaire, mais même dans celles qui sont situées plus haut. Les côtes revêtent suivant le siège de la gibbosité des modifications d'attitude toutes particulières. Dans les formes hautes elles deviennent plutôt verticales, dans les formes basses de préférence horizontales. Les paires costales inférieures se couchent petit à petit sur la crête iliaque (fig. 143).

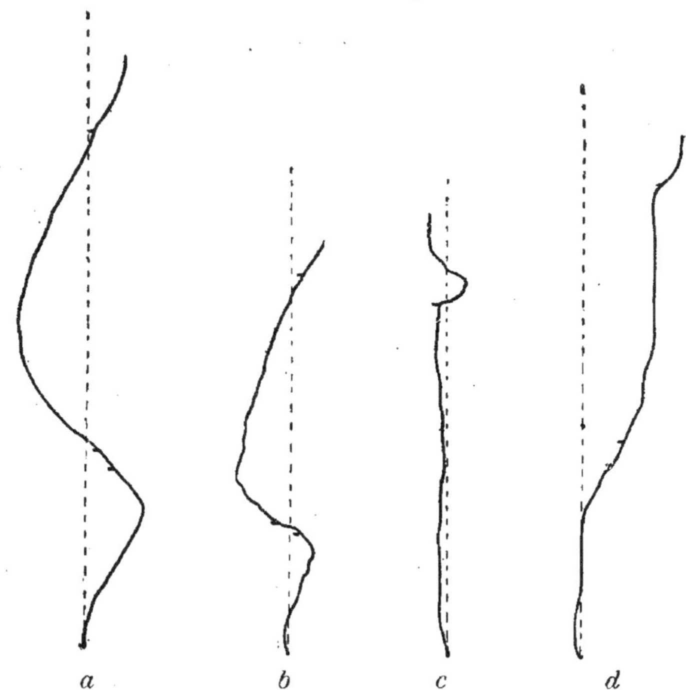

Fig. 142. — Contours de gibbosités appartenant à des régions différentes : a et b) mal de Pott dorsal ; c) dorso-cervical ; d) lombo-sacré. En c suppression de toutes les courbures physiologiques. Début de courbure lordosique dans la région dorsale ; d) diminution importante de l'inclinaison du bassin. Formation d'une lordose totale avec gibbosité à l'union de la colonne lombaire avec le sacrum.

L'affaissement de la vertèbre est très souvent accompagné de l'apparition de néoformations analogues à des ostéophytes sous l'aspect de travées jetées en plus ou moins grand

Planche 10. — **Mal de Pott des 3e et 4e lombaires vu de face.** On distingue aisément le nouvel os à formation périostique, transversalement strié à la face antérieure, à côté des vestiges qui ont subsisté de la substance osseuse. Le tout forme une masse compacte avec la vertèbre supérieure. La caverne existante était probablement comblée par le disque.

Planche 11. — **La même préparation vue en arrière.** Les articulations entre les 3e et 4e lombaires sont complètement ankylosées. Les deux vertèbres sont unies en une masse compacte.

nombre comme des ponts sur les solutions de continuité de la vertèbre. Elles sont d'origine purement périostique et prennent naissance à la face profonde du surtout ligamenteux antérieur. Leur développement ultérieur conduit à l'ankylose osseuse des deux segments, et c'est là un mode de guérison (planches 9, 10 et 11). L'ankylose gagne les arcs vertébraux eux-mêmes grâce à la suppression de la fonction.

Les processus inflammatoires qui restent à la surface de la vertèbre et se répandent le long du surtout ligamenteux antérieur sont des exceptions. Plus rarement encore les arcs vertébraux seuls sont atteints, et encore ces cas appartiennent bien peu au domaine de l'orthopédie à cause du développement minime de la difformité qui en découle.

Spondylarthrose tuberculeuse. — Presque spéciale à la région supérieure de la colonne cervicale, cette affection ne peut être séparée de l'*arthrite tuberculeuse occipito-atloïdienne* encore désignée sous le nom de mal de Pott sous-occipital. La base du crâne est plus ou moins détruite au pourtour antérieur du trou occipital. L'exploration par la cavité crânienne fait tomber sur une masse fongueuse sous la dure-mère, à travers laquelle l'apophyse odontoïde de l'axis fait plus ou moins saillie. Ce sont encore des épaississements et des adhérences de la dure-mère avec la pie-mère médullaire, ou bien la perforation des méninges par l'apophyse odontoïde.

Suivant que la lésion siège sur l'un ou l'autre côté ou sur les deux à la fois, la tête subit un affaissement en avant, ou un déplacement de sa partie postérieure sur l'atlas, ou plus souvent de l'atlas sur l'axis, ou bien encore une rotation de l'atlas sur celle des deux articulations latérales qui l'unissent à l'axis (planche 12 *a* et *b*).

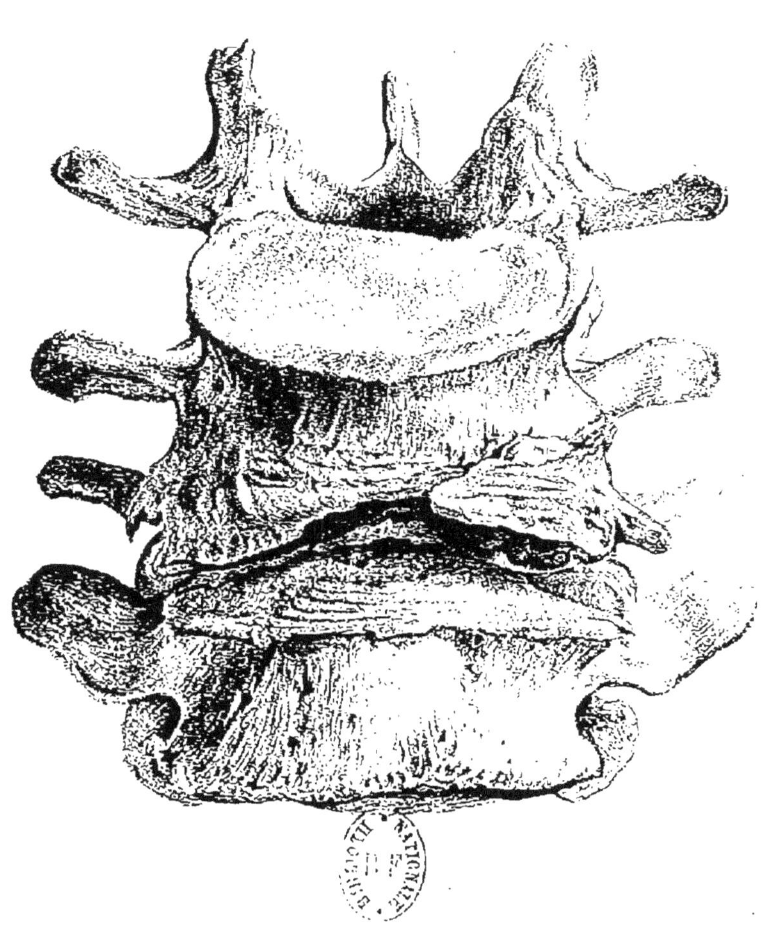

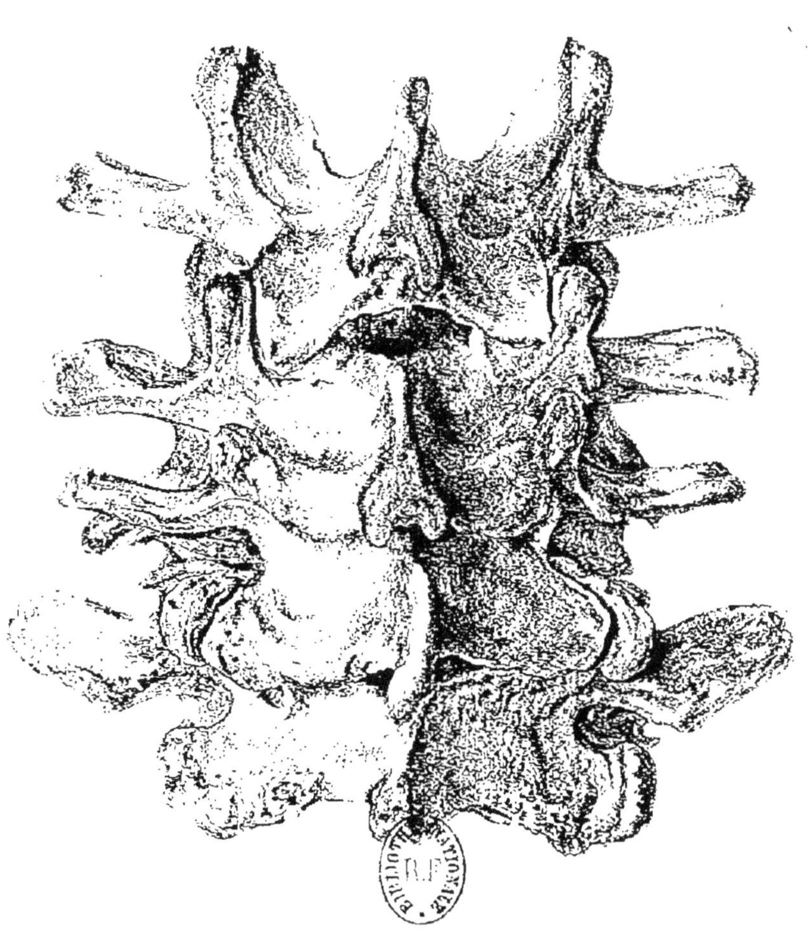

Les *abcès par congestion* ont en général un contenu
blanchâtre, grumeleux, ou bien brunâtre, présentant rarement l'aspect du pus normal. Une consistance pâteuse est
le signe d'une évolution vers la guérison. Ils suivent dans

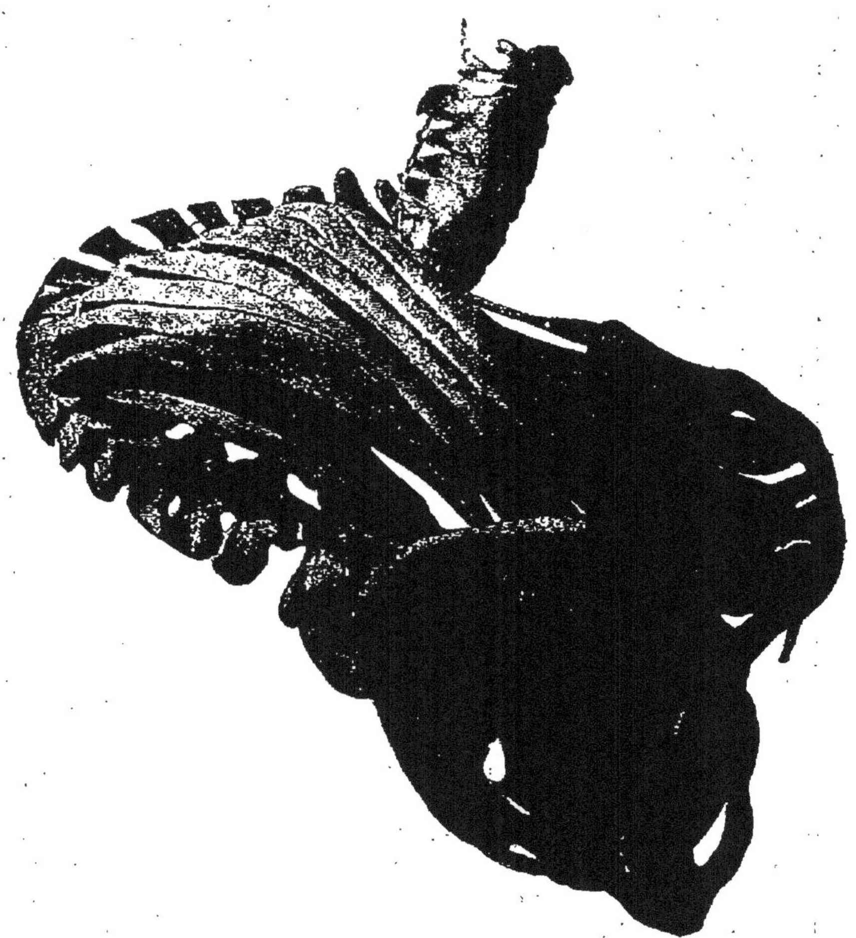

[Fig. 143. — Pièce anatomique provenant d'un très ancien
mal de Pott avec énorme gibbosité et pénétration des côtes
inférieures dans la cavité pelvienne.]

une certaine mesure une marche typique dans chaque
région, en ce sens qu'ils cherchent leur voie vers les parties
superficielles, d'abord sous le périoste, puis lorsqu'ils l'ont
perforé, entre les muscles. Dans la région cervicale, l'abcès

Planche 12 *a*. — **Mal de Pott cervical vu de la cavité crânienne.** La dure-mère à travers laquelle on aperçoit quelques orifices de nerfs est perforée par l'apophyse odontoïde (figurée en jaune). La tête était affaissée en avant, de telle sorte que la moelle était directement écrasée par elle. La préparation provient d'une fille de 12 ans atteinte de tuberculose pulmonaire et de diverses lésions osseuses. Il y a eu quelques heures avant la mort des phénomènes de paralysie.

Planche 12 *b*. — **Mal de Pott cervical chez un homme de 40 ans.** Les deux articulations occipito-atloïdiennes sont en partie détruites. Les ligaments articulaires qui unissent l'atlas à la seconde cervicale sont notablement relâchés, excepté ceux de l'articulation droite. L'apophyse odontoïde a également perforé la dure-mère. L'atlas a tourné sur la seconde cervicale autour de l'articulation droite (le milieu de sa partie postérieure est situé à côté de l'apophyse épineuse de l'axis) de telle sorte que l'arc de l'atlas comprime la moelle sur l'apophyse odontoïde de l'axis. Après une paralysie légère du bras de courte durée, la mort survint avec une généralisation rapide de la paralysie. Le malade était atteint depuis des années et arriva à l'hôpital moribond, dans un état désespéré; son maxillaire inférieur reposait sur sa clavicule.

apparaît sous forme rétropharyngée; c'est une légère proéminence de la paroi postérieure du pharynx qui n'est recouverte que par la muqueuse. Ou bien l'abcès se fraye latéralement un chemin entre les muscles et se montre à l'extérieur; cette disposition est surtout fréquente dans les lésions de l'articulation occipito-atloïdienne. Au cours des altérations plus inférieures de la colonne cervicale, la suppuration apparaît dans la fosse jugulaire, près de l'insertion du sterno-cleïdo-mastoïdien.

Des cervicales inférieures la suppuration gagne le médiastin postérieur; on a même observé des cas où elle cheminait le long de l'aorte et des vaisseaux jusqu'à la cuisse.

Les abcès de la région dorsale sont en rapport immédiat avec le médiastin postérieur; ils occasionnent souvent des pleurésies et peuvent dans certaines circonstances pénétrer dans le parenchyme pulmonaire. De là le pus fuse vers les parties déclives à travers l'espace aortique et chemine le long des vaisseaux dans la fosse iliaque d'où il peut progresser jusqu'à la cuisse. Plus rarement il gagne le petit bassin et s'ouvre dans le rectum ou la vessie, ou bien il suit

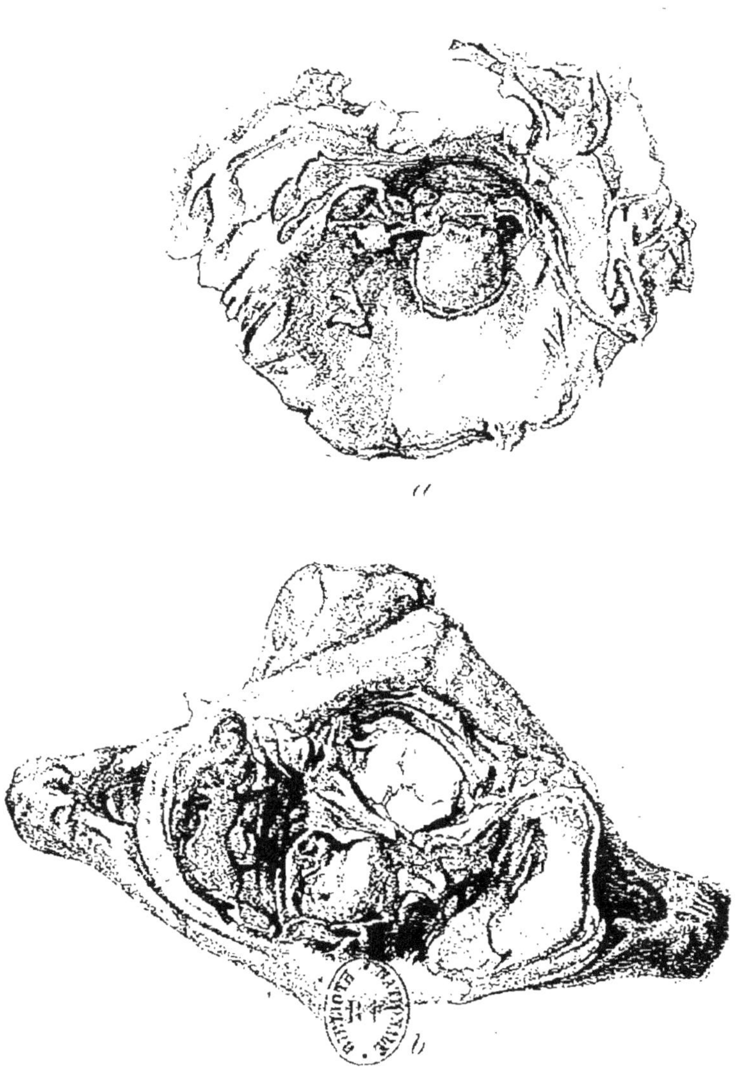

la gaine du grand nerf sciatique pour arriver dans la région fessière.

Dans la tuberculose de la colonne lombaire, la fusée purulente dans la gaine du psoas est caractéristique; elle

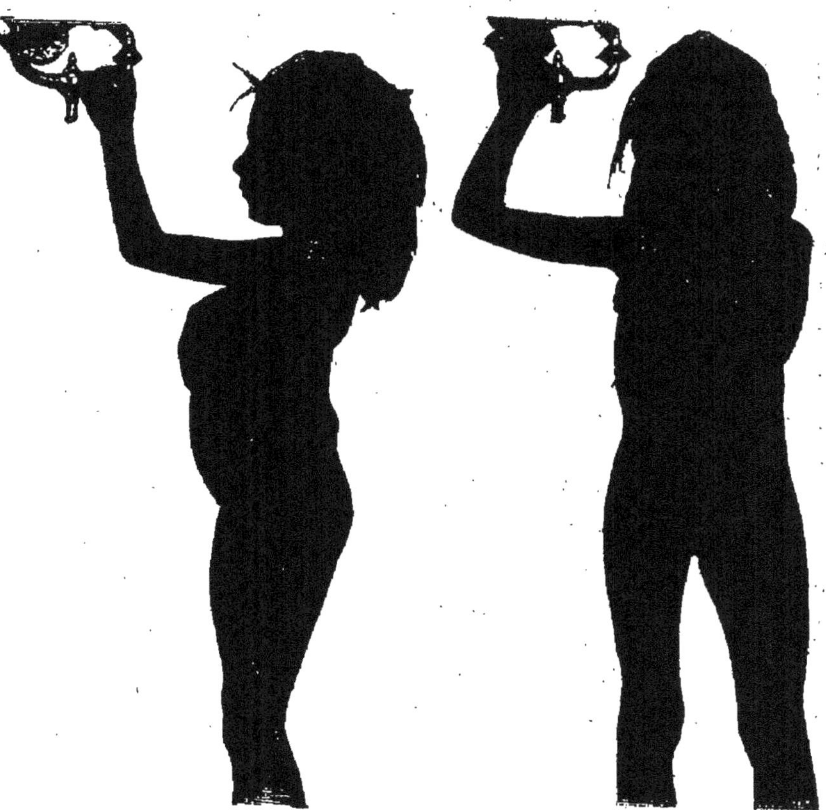

Fig. 144. — Mal de Pott lombaire avec abcès s'étendant à la cuisse gauche. La saillie proémine d'une manière marquée sur tout le tiers supérieur de la cuisse.

Fig. 145. — Même cas. La saillie est aussi très nette à la partie interne de la cuisse.

passe sous l'arcade de Fallope pour atteindre la région supérieure de la cuisse (fig. 144, 145). L'ouverture de ces abcès dans le rectum est extrêmement rare; par contre, le cheminement dans la région lombaire postérieure est un phénomène assez fréquent.

Dans les lésions des arcs vertébraux, il se forme des abcès

à la face dorsale. Quand ils s'ouvrent dans le canal médullaire, apparaissent alors les phénomènes de

Compression de la moelle. — Lorsque le processus tuberculeux a amené l'affaissement de la colonne et par suite une inflexion du canal, des phénomènes de stase apparaissent dans la circulation de la moelle et se traduisent par des excitations ou des paralysies passagères ou permanentes. L'épaississement du périoste irrité ne fait qu'accentuer la diminution de calibre du canal rachidien. Mais le plus souvent la compression de la moelle est une conséquence de l'extension de l'inflammation aux méninges à travers le périoste des vertèbres lésées, que ce périoste soit perforé ou non. Le tissu médullaire lui-même peut être atteint par le processus tuberculeux.

Complications du mal de Pott. — L'affection tuberculeuse gagne les organes voisins ou se transporte dans d'autres organes sous forme d'infection miliaire. Des troubles purement mécaniques modifient la forme du thorax et entravent le fonctionnement des viscères, surtout dans les cas de gibbosité prononcée dorsale ou lombaire. Secondairement l'obstacle respiratoire agit sur le cœur, dont il amène la dilatation et l'hypertrophie. L'aorte soudée à la région cyphotique se coude et forme une dilatation anévrysmale au-dessus de son angle d'inflexion.

Symptômes et évolution du mal de Pott. — L'apparition des phénomènes locaux est souvent précédée d'un stade de malaise, de faiblesse générale, plus facile à découvrir chez les adultes que chez les enfants ; on observe des irradiations douloureuses, des troubles de la motilité, des cris nocturnes.

La *tuberculose cervicale* est longtemps précédée de névralgies, de douleurs dans le domaine du nerf occipital ou d'autres nerfs de la tête. Puis survient la raideur de la nuque ; l'enfant soutient son menton des deux mains et se garde avec soin de tout mouvement dans la colonne cervicale (fig. 146). Cette rigidité d'attitude varie avec l'articulation lésée, de telle sorte que la tête est tantôt symétriquement penchée en avant, s'affaissant entre les épaules, tantôt penchée et tournée d'un seul côté, ce qui correspond au relâchement de l'articulation la plus atteinte. Dans les stades ultérieurs, quand on en arrive à une véritable luxation de l'une des articulations, à un glissement de l'occiput sur l'atlas, ou plus fréquemment encore de l'atlas sur l'axis, la tête se tourne du côté qui n'est pas luxé. La douleur provoquée par les petits mouvements est extrême ; une pression sur la tête, le moindre changement d'attitude provoquent les douleurs les plus intolérables. Dans la région de la vertèbre malade, la douleur provoquée par la pression est aussi très vive.

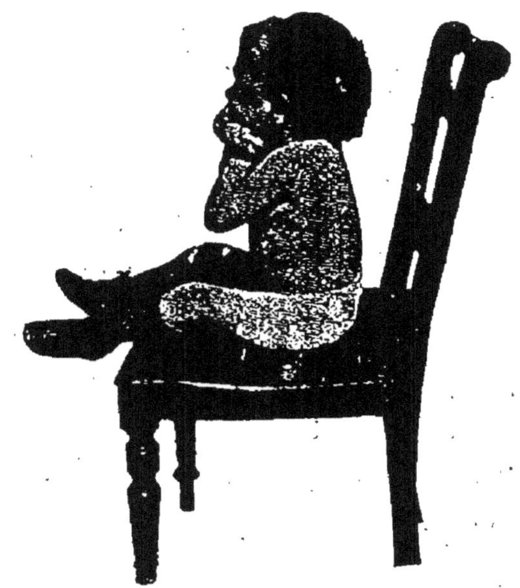

Fig. 146. — Mal de Pott cervical au début.

Plus tard, on voit apparaître des abcès soit dans l'espace rétropharyngien, soit à la face extérieure du cou dans la région sterno-cleïdo-mastoïdienne. L'abcès rétropharyngien se manifeste d'abord par un trouble de la parole ; la voix ressemble à celle que l'on observe dans l'hypertrophie amygdalienne. Dans la suite des phénomènes graves de dysphagie et même de dyspnée peuvent survenir.

En général, la lésion des vertèbres supérieures n'amène pas de production gibbeuse, mais le nivellement de la lordose cervicale. La guérison est rare ; la perforation de la dure-mère par l'apophyse odontoïde, l'extension de la tuberculose aux méninges, conduisent à l'issue fatale.

La *lésion du segment dorsal* est difficile à reconnaître au début ; elle se manifeste par des névralgies intercostales précoces que les malades qualifient d'oppression de la poitrine, de douleurs d'estomac, d'entrailles; les troubles de motilité sont plus difficiles à reconnaître.

La douleur à la pression sur les apophyses épineuses manque souvent; dans les cas douteux, on ne doit pas négliger l'exploration, l'enfant étant dans l'attitude couchée sur le ventre; la pression à pleines mains réveille la douleur en produisant un mouvement dans la vertèbre malade. Dans les cas graves, au contraire, une très légère pression de la pointe du doigt sur une apophyse épineuse peut provoquer la souffrance. C'est une douleur profonde, intense, qui fait pousser au malade un soupir. L'effleurement avec une électrode à courant continu provoque une sensation pénible dès la période de début, alors que la douleur à la pression manque encore.

La douleur provoquée par la pression verticale sur la colonne s'observe relativement tard. L'extension verticale pratiquée à l'aide de la suspension dans l'appareil de Glisson, l'étirement du rachis produit rarement de la douleur quand il est exécuté sans mouvements de défense de la part du patient; par contre, il provoque une douleur violente lorsqu'il est brusquement interrompu, quand le malade est redescendu.

Les signes les plus importants sont fournis par les mouvements. Dans la flexion latérale, une légère déviation s'accuse sur la ligne épineuse des enfants normaux. En cas de mal de Pott, les mouvements actifs et passifs sont supprimés au niveau du point malade et cela dans les deux directions, alors même qu'on ne peut découvrir aucune autre altération morphologique; même constatation dans la flexion antérieure et postérieure. Dans les autres mouvements actifs et dans l'habitus extérieur du tronc, la lésion ne se manifeste pas si elle porte sur les vertèbres dorsales moyennes n'ayant qu'une mobilité limitée.

Lorsque la dernière dorsale est atteinte, l'attitude est toute particulière; le rachis est rigide, remarquablement vertical, plutôt légèrement rejeté en arrière; l'inclinaison du bassin n'est pas augmentée, mais plutôt diminuée. L'antéflexion se fait avec beaucoup de précautions; les enfants ne se baissent pas franchement lorsqu'ils veulent ramasser un objet sur le sol; ils mettent un genou en terre et se relèvent en maintenant leur colonne verticale à l'aide des mains appuyées sur les genoux.

Dans la marche, les malades évitent de sauter, de frapper

énergiquement le sol ; ils redoutent les contre-coups douloureux sur la colonne.

Ces phénomènes durent des semaines et des mois sans
que l'on constate autre chose qu'une faible surélévation des
téguments, un léger œdème local. C'est seulement après
cette période que se montre la gibbosité ; alors elle survient
très vite. L'affection entre dans une période qui marque
pour le malade une nouvelle existence ; il devient un
infirme, car la gibbosité ne rétrocède jamais. Dans les cas

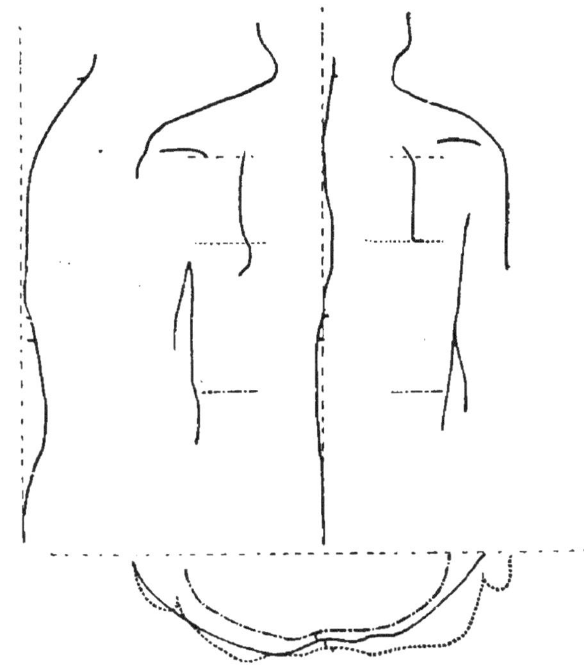

Fig. 147. — Schéma de mensuration d'un mal de Pott de la
10e dorsale, avec gibbosité peu développée. La ligne épineuse
montre une déviation scoliotique marquée vers la droite.

les plus favorables, il ne se produit qu'une légère proéminence en un point circonscrit, et cette saillie, quand la
lésion n'est pas très étendue, peut être plus ou moins mas-
quée par la croissance ultérieure des parties saines. Le siège
du foyer au centre de la hauteur totale de la colonne entraîne
le maximum de déformation (fig. 136, 139). Le sternum
est rejeté en avant par les côtes.

Les abcès sont plus fréquents dans les *lésions du segment*

dorsal que dans celles de la portion lombaire; par contre, ils conduisent assez souvent, par propagation de l'inflammation aux plèvres et aux poumons, aux complications correspondantes.

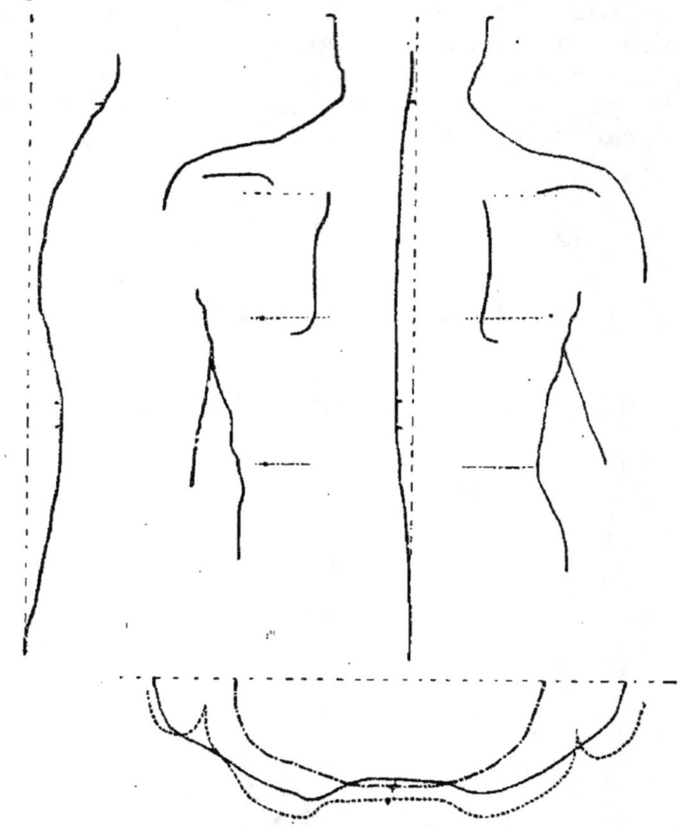

Fig. 148. — Mal de Pott lombaire. Schéma de mensuration pris sur un garçon de 14 ans. Depuis un an et demi il souffrait de douleurs dans le dos; pas de trace de gibbosité. Par contre raideur complète de la colonne lombaire. Nivellement de la lordose lombaire et inclinaison latérale de la colonne. Abcès dans la fosse iliaque gauche.

Les altérations de la colonne lombaire sont analogues à celles des autres segments rachidiens par les névralgies produites dans le domaine du plexus lombaire, par les douleurs dans l'abdomen, les membres inférieurs et la région fessière. La douleur à la pression directe est légère; à la pression dans le sens vertical, elle est un peu plus nette.

Les troubles de motilité se montrent plus tôt, surtout dans la flexion antérieure. La colonne lombaire, ordinairement si flexible, est entraînée tout d'une pièce. L'antéflexion n'est

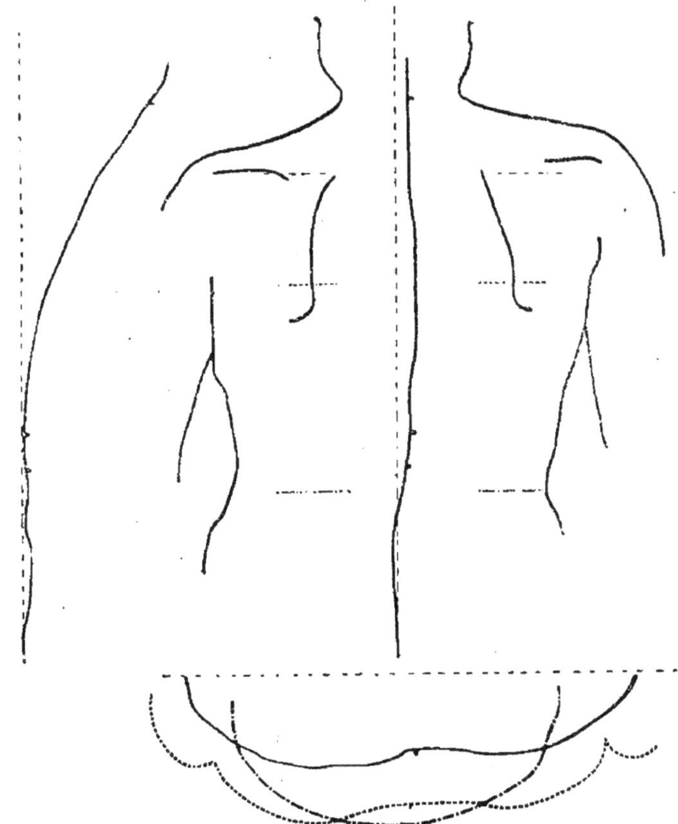

Fig. 149. — Schéma de mensuration. Mal de Pott lombo-sacré. Petite gibbosité dans la colonne lombaire inférieure. Disparition de la lordose. Inclinaison en avant de la colonne dans son ensemble en partant de la gibbosité et déplacement latéral du tronc sur le bassin. Redressement prononcé du sacrum.

d'ailleurs le plus souvent possible que dans une très petite mesure, et est évitée avec les plus grandes précautions par le malade. L'attitude rigide de la colonne, la diminution prématurée de l'inclinaison du bassin, le nivellement de la lordose sont encore plus manifestes que dans les autres formes. Les mouvements sont encore plus caractéristiques que dans le mal de Pott dorsal, lorsqu'on oblige le malade, surtout si c'est un enfant, à ramasser un objet posé sur le sol. Le tronc est soutenu par les bras qui s'arc-boutent contre les genoux et les mains grimpent le long des cuisses.

Les gibbosités lombaires sont en général à angle plus aigu et moins saillantes que les dorsales. Mais la caractéristique de ces formes bas situées, c'est le redressement extraordinaire du bassin. Quand le déplacement physiologique ne suffit plus, le sacrum tourne sur ses surfaces articulaires, entre les os iliaques autour d'un axe transversal, de sorte que sa partie supérieure vient faire saillie en arrière entre les os iliaques. La symphyse proémine notablement, les épines iliaques antéro-supérieures sont anormalement surélevées, les jambes dans la station debout s'inclinent en avant. Ces troubles sont très nets quand la lésion siège très bas entre la 5e lombaire et le sacrum (fig. 149, 142 d).

Plusieurs semaines, souvent plusieurs mois après, apparaît l'abcès. Il se montre d'abord dans la fosse iliaque, où on peut le sentir sous forme de saillie aplatie, pâteuse ou fluctuante, intimement unie au corps de l'os iliaque.

Quand il ne survient pas de complications mortelles, généralisation de la tuberculose, compression médullaire, les foyers subissent la dégénérescence caséeuse, puis calcaire. La puissance de soutien de la colonne est rétablie par des néoformations osseuses périostiques, et par la synostose des articulations inactives (planches 9, 10 et 11).

Les symptômes cliniques des complications du mal de Pott ne se distinguent pas de ceux qui succèdent aux autres affections tuberculeuses. On rencontre surtout la méningite tuberculeuse, la pleurésie adhésive dans les régions qui avoisinent les abcès et l'extension du processus tuberculeux aux poumons.

La *compression de la moelle* est marquée par des phénomènes d'excitation, l'exagération des réflexes, des parésies motrices et sensitives et des paralysies complètes. Le phénomène le plus fréquent est la paraplégie totale des deux membres inférieurs avec perte plus ou moins complète de la sensibilité. Dans les cas graves, elle s'accompagne de paralysie vésicale et rectale et la mort survient souvent avec l'apparition de gangrène causée par le décubitus.

Dans les formes basses, les troubles médullaires sont dus à l'œdème de la moelle ; au contraire au niveau des vertèbres supérieures, il y a compression mécanique directe de la moelle. C'est dans ces conditions que s'observent les cas de mort subite; les malades se plaignent seulement de l'augmentation des douleurs dans les bras et la tête, de névralgies occipito-temporales; parfois s'observe une augmentation rapide de la parésie brachiale; la mort survient par paralysie du cœur.

A tous les degrés de son évolution, le mal de Pott peut s'arrêter et guérir. Le pus des abcès devient consistant, se caséifie, se crétifie; les points osseux malades se calcifient peu à peu. Pour cela des années et des années sont nécessaires; on ne se trompera guère en assignant à la guérison d'une forme légère une durée de deux ans et demi au minimum. Certains cas ont duré 5, 7 et même 10 ans, pour se terminer en fin de compte par la guérison.

Le traitement du mal de Pott. — Le traitement du mal vertébral comporte les mêmes procédés thérapeutiques que la tuberculose en général. Devant l'insuccès de la tuberculine, il faut mettre le malade dans les conditions hygiéniques les meilleures, le maintenir autant que possible au grand air, à la campagne, au bord de la mer.

Le *traitement chirurgical* n'a réussi jusqu'ici que sous forme d'injections iodoformées faites aux alentours du foyer. Les interventions chirurgicales directes, comme le curettage, ne donnent que peu de résultats; elles rencontrent d'ailleurs de très grandes difficultés techniques. Dans la compression de la moelle, on a réséqué les arcs vertébraux, ouvert le canal médullaire et drainé avec succès l'abcès qui occasionnait la stase. Cette méthode ne saurait être généralisée tant que le diagnostic de compression de la moelle ne nous permettra pas de déterminer d'une façon plus précise la nature de la lésion.

Au point de vue du *traitement mécanique*, le repos et la décharge à l'aide de l'extension jouent le principal rôle. Le résultat cherché est obtenu par le repos au lit, le malade étant simplement couché sur le dos. Le décubitus doit durer jusqu'à ce que la douleur à la pression, la douleur spontanée et l'œdème aient disparu. Le simple repos au lit ne suffit pas dans tous les cas; il vaut mieux mettre tout de suite dans le lit plâtré les enfants turbulents qui souffrent d'une affection des segments dorsal ou lombaire. On confectionne cet appareil l'enfant étant couché sur le ventre; dans cette attitude il se produit, au moins pour les cas récents, un léger redressement de la gibbosité et une lordose lombaire modérée.

Dans les formes dorsales hautes et dorso-cervicales, on fait bien de pratiquer en outre une extension permanente de la tête (fig. 150). Si le foyer de la maladie est situé plus haut encore dans la colonne cervicale, il faut modifier le lit plâtré en conséquence. On peut en général se passer de la partie qui fixe le tronc et confectionner une coque plâtrée qui n'enferme que les épaules y compris le cou et l'occiput. La tâche est tout à fait difficile dans les cas de lésion des articulations cervicales supérieures et de l'occipito-atloïdienne. Ici nous sommes avant tout astreints à la plus grande prudence en ce qui concerne le maintien de la tête et ses changements d'attitude possibles, étant donné que les malades ne nous arrivent qu'à une période tardive de leur affection. Pour lutter contre sa tendance à glisser en avant sur les articulations supérieures, il faut maintenir la tête en réclinaison énergique en arrière, pendant que le malade est étendu. Il faut en outre soutenir la partie inférieure de la colonne cervicale, de telle sorte que le mouvement tende à refouler la tête en arrière. La réclinaison doit être poussée jusqu'à ce que le contour antérieur du cou fasse avec le menton un angle d'environ 90°. En même temps le malade est couché de manière que l'attitude de sa colonne se rapproche autant que possible de celle de la position debout et que le tronc se soulève légèrement en partant du siège. Pour remplir toutes ces conditions dans l'attitude couchée permanente, il est préférable de confectionner le lit plâtré non dans l'attitude sur le ventre, mais dans le décubitus dorsal.

Quand la période de douleur à la pression est passée, le malade peut, dans toutes les formes de mal de Pott, quitter le lit, soutenu par un appareil d'immobilisation et dans certains cas d'extension. Le procédé le plus simple consiste dans l'emploi du corset plâtré de Sayre inamovible. Pour le confectionner, on suspend le malade jusqu'à ce qu'il soit soulevé sur la pointe des pieds sans en éprouver de douleurs. L'appareil achevé et sec, on fait lever le malade avec précautions chaque jour pendant quelque temps, avec de longs intervalles de repos. Le corset peut être porté environ deux mois, au bout desquels il est enlevé, et, suivant l'état de la maladie, renouvelé ou remplacé par un autre appareil portatif. Dans les maux de Pott à siège élevé, il faut y

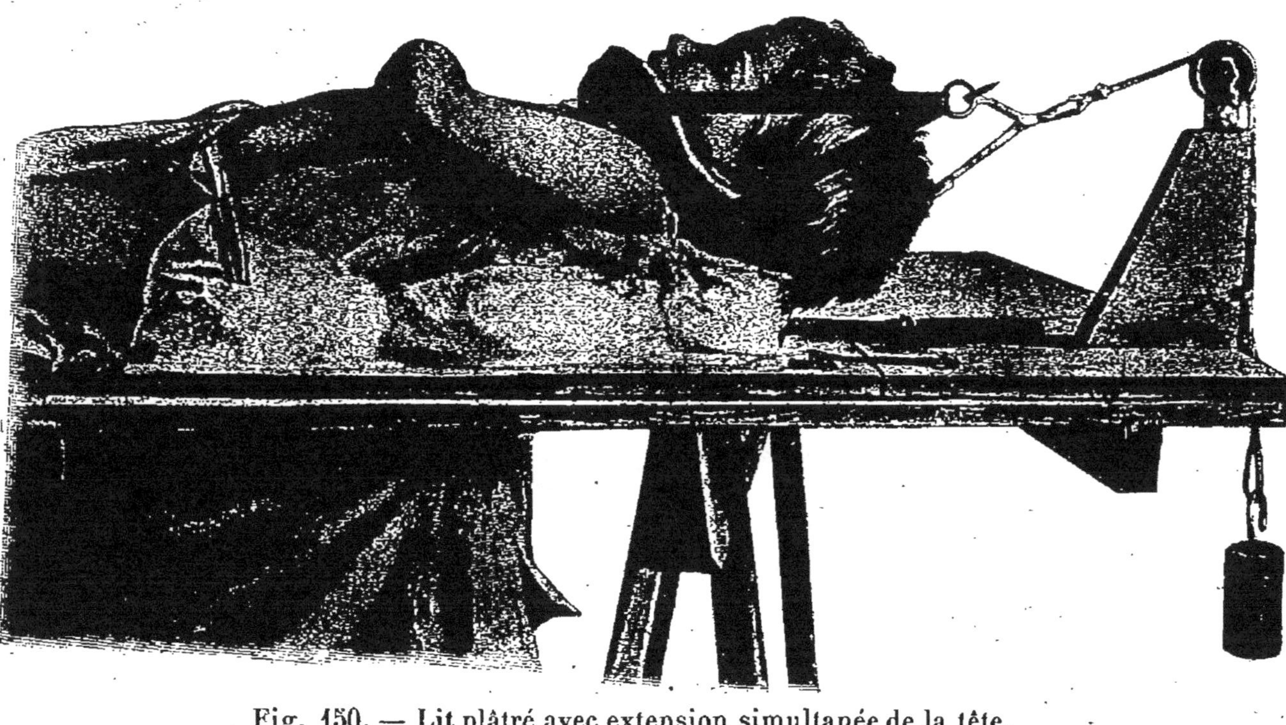

Fig. 150. — Lit plâtré avec extension simultanée de la tête.
Au lit plâtré est adjoint un reposoir pour la tête. Cas de mal de Pott dorsal haut situé.

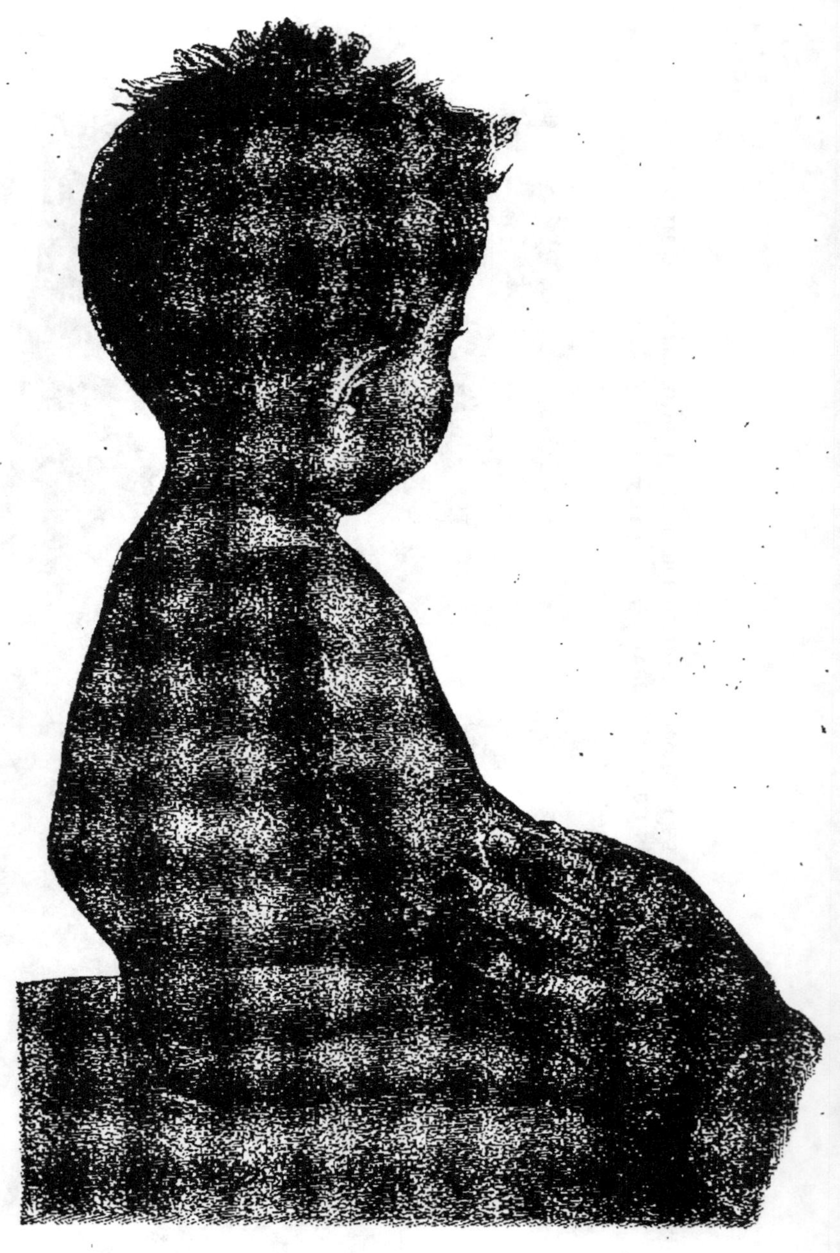

Fig. 151. — Mal de Pott dorsal inférieur avec formation
nette de gibbosité. Fille de 2 ans.

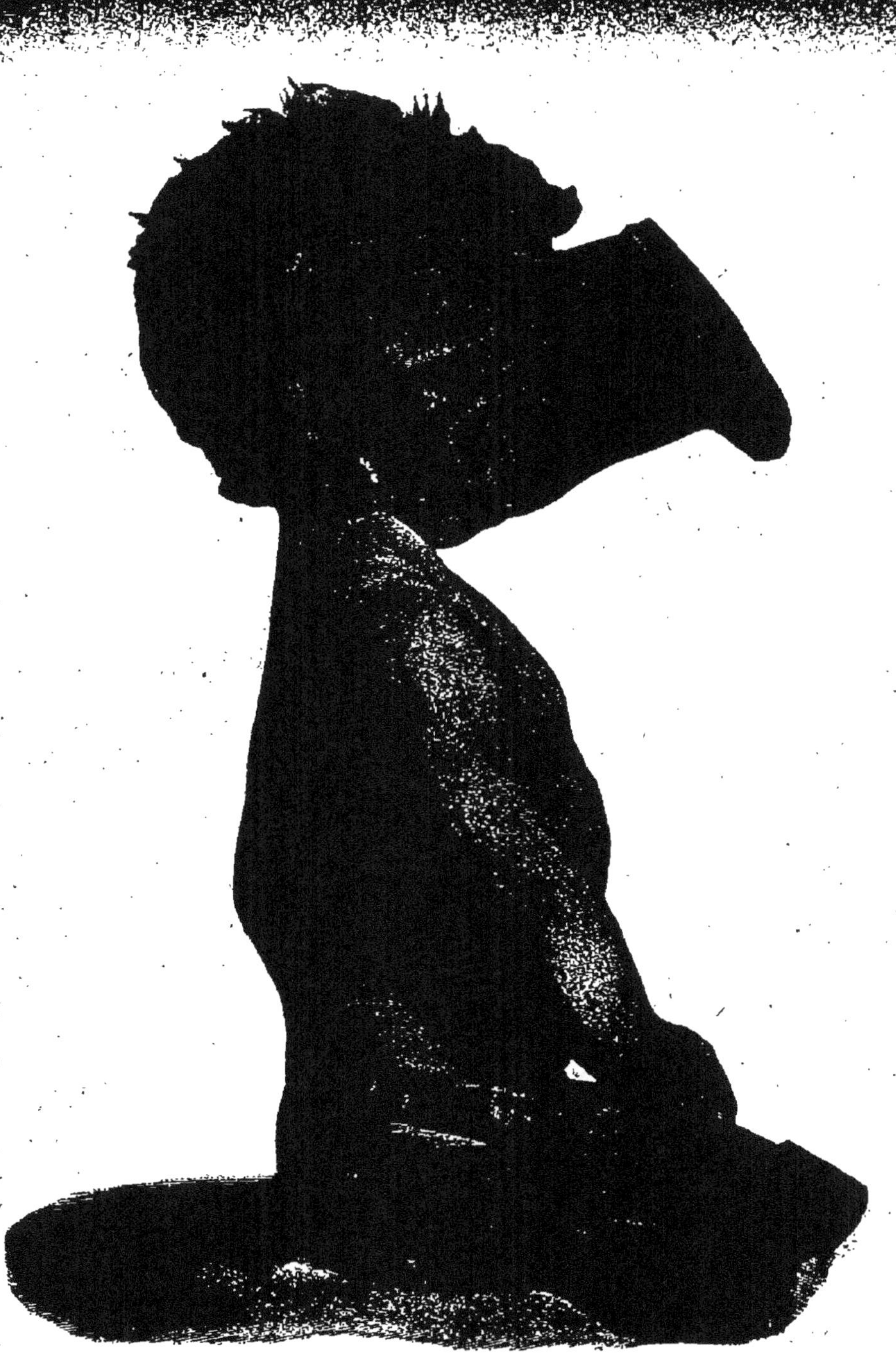

Fig. 132. — Le même cas pendant l'extension manuelle verticale. On voit nettement que l'angle fait par la gibbosité ne se modifie qu'insensiblement même pendant l'extension.

joindre un appareil d'extension pour la tête ; cette extension est obtenue à l'aide d'un collier de cuir rigide supporté par des tiges d'acier et embrassant le menton et l'occiput (fig. 153).

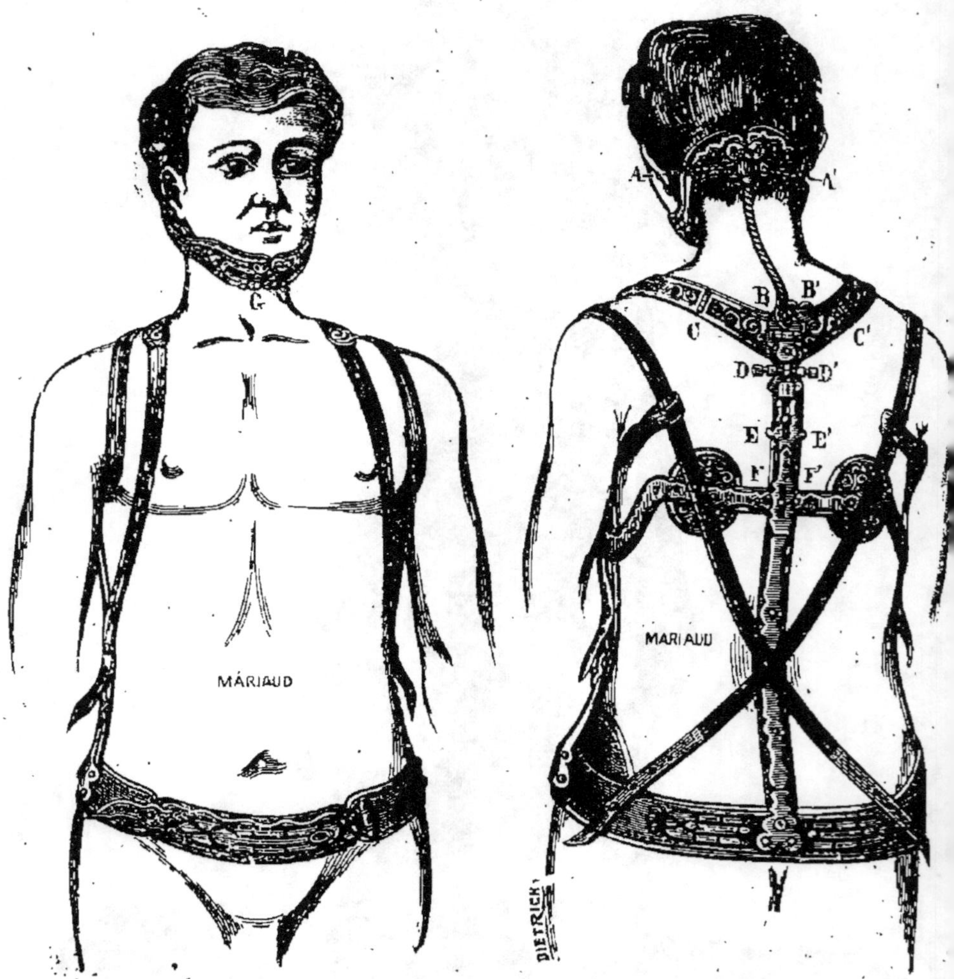

[Fig. 153. — Minerve pour mal de Pott cervical.]

Le *mal de Pott cervical*, et particulièrement le mal sous-occipital, exige un traitement spécial. Nous employons à cet effet un corset plâtré appliqué pendant l'extension verticale et la réclinaison en arrière de la tête ; l'appareil embrasse les épaules, la nuque, l'occiput et le front. Quand

l'application est faite, on en enlève la moitié antérieure ;
le reste subsiste sous forme
d'une coque plâtrée qui embrasse la hanche, le dos, la nuque
et l'occiput (fig. 154), et que
l'on fixe avec des tours de
bande.

C'est quand le malade l'a
porté quelques semaines et que
les symptômes locaux se sont
améliorés, que l'on peut passer
à l'application d'un appareil
portatif construit par le ban-
dagiste et réalisant l'extension
permanente. Pour que celle-ci
soit efficace, il faut prendre
comme point d'appui le bassin
(fig. 153).

Dans les formes bas situées,
après trois ou quatre mois de
corset plâtré, si l'évolution est
bonne, c'est-à-dire s'il n'est pas
survenu de douleurs, d'augmentation de la difformité, surtout pas de déviation latérale,
on peut alors conseiller un appareil portatif (fig. 155). Ce
traitement complémentaire doit
être prolongé longtemps, en
tous cas plus d'un an. Si alors
toute douleur a disparu, si le
malade se meut librement, si
le fait de descendre un escalier
par exemple ne lui occasionne
plus d'effort, si ses muscles se
sont sensiblement rétablis, on
peut abandonner peu à peu
l'appareil portatif, d'abord à
titre d'essai.

La guérison survient dans les
cas favorables deux ans et demi
après le début de l'affection ;
souvent elle se fait attendre

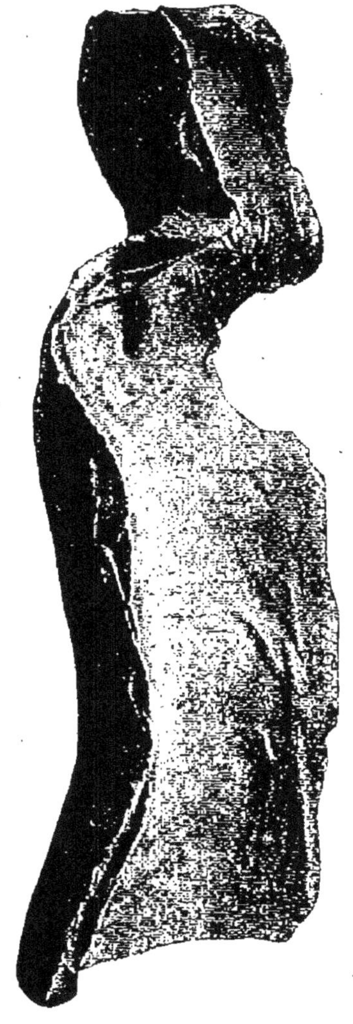

Fig. 154. — Coque en
plâtre pour traitement de
mal de Pott cervical. Le
tronc est fixé à la coque à
l'aide de tours de bande ; la
tête est maintenue en état
de réclinaison par des bandes qui enveloppent le menton et le front.

trois ou quatre ans. La difformité ne reste pas stationnaire surtout chez les sujets en période de croissance ; elle
se modifie toujours quelque peu ; rarement elle nécessite
le port permanent d'un appareil de soutien.

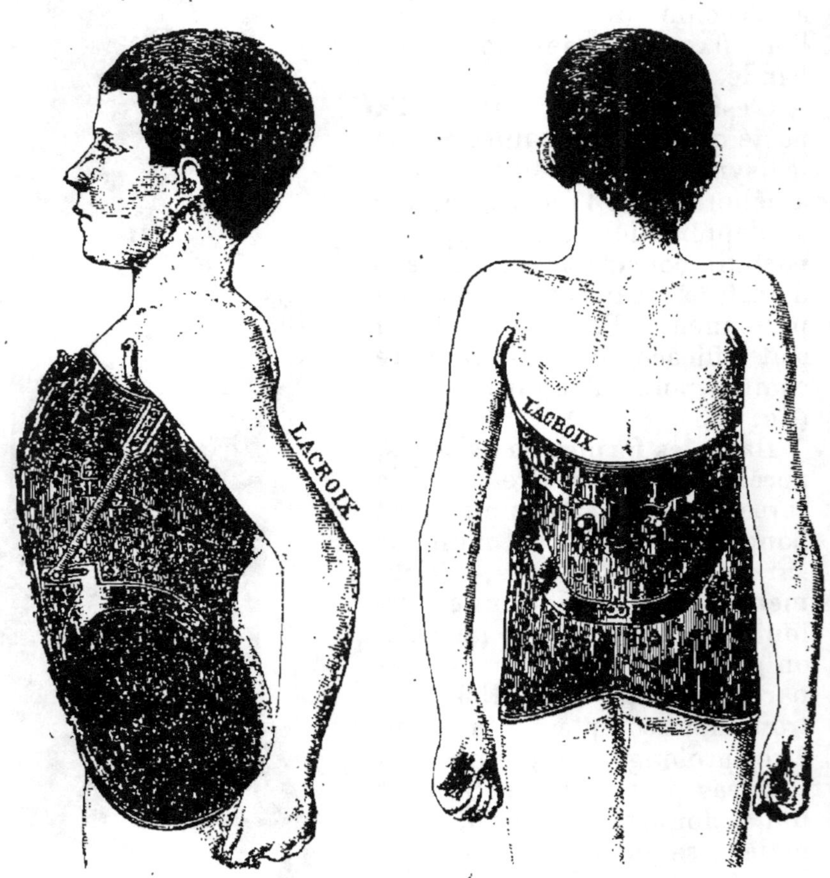

[Fig. 155. — Corset en cuir moulé pour mal de Pott dorsal.]

Une question thérapeutique très discutée est celle de
savoir s'il est possible et utile de corriger la gibbosité. Au
début, Calot pratiquait le redressement pendant l'anesthésie
complète, les bras et les jambes étant fortement étirés dans
le sens horizontal, en exerçant une pression énergique sur
la bosse (fig. 107). Il redressait des cas anciens et récents
et entendait parfois les os craquer avec force ; puis il appliquait un appareil plâtré qui embrassait la tête. Peu à peu

on limita ces tentatives aux cas récents, on exerça moins énergiquement la pression en la mesurant d'une manière

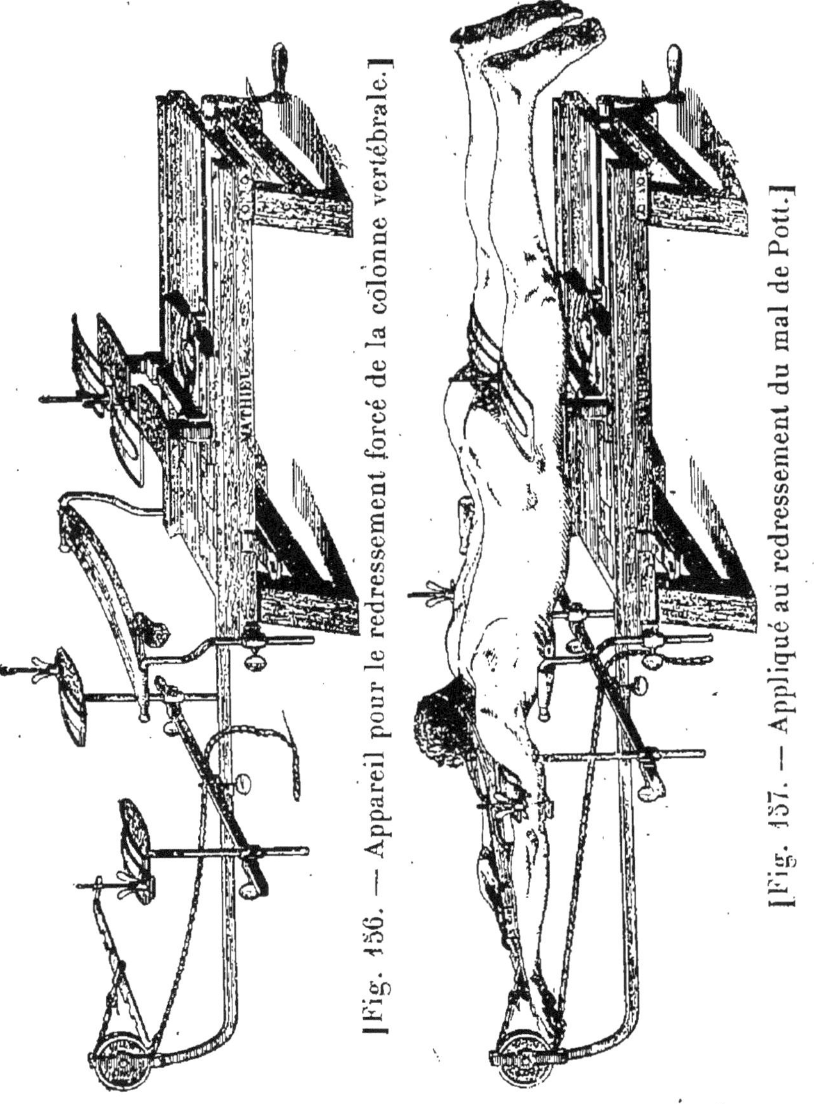

[Fig. 156. — Appareil pour le redressement forcé de la colonne vertébrale.]

[Fig. 157. — Appliqué au redressement du mal de Pott.]

exacte à l'aide du dynamomètre (fig. 156, 157, 158), de telle sorte que la méthode qui semble sortie en fin de compte du procédé de Calot ne diffère plus de celle de Sayre que par la forme de l'appareil plâtré qui embrasse la tête.

Jusqu'alors les publications diverses ne nous ont pas appris que les maux de Pott traités d'après la méthode de

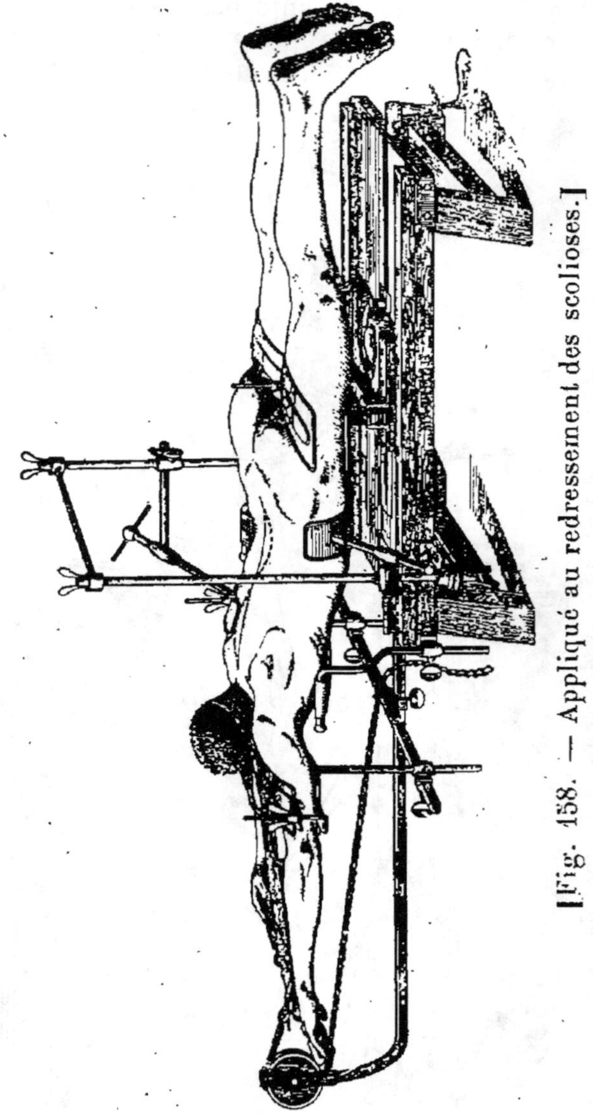

[Fig. 158. — Appliqué au redressement des scolioses.]

Calot évoluent avec une gibbosité moindre que ceux traités par les autres moyens. Par contre, on a publié un grand nombre de cas de récidive et même d'augmentation de la gibbosité quelque temps après l'opération. Enfin il y a de multiples cas de mort survenus après ou pendant le redressement et qui ont été publiés, sinon par Calot lui-même, du moins par les auteurs ayant opéré comme lui. Nous devons à ces expériences la diminution progressive et de l'enthousiasme pour la méthode et de la force qu'on y emploie.

Le mieux est de toujours *faire le diagnostic précoce du mal vertébral, de coucher le malade horizontalement dans de bonnes conditions et de ne pas avoir trop tôt recours aux appareils portatifs et aux corsets* si l'on veut éviter la formation de grosses gibbosités. Dans les cas graves, surtout dans ceux que nous n'avons pu suivre dès le début, on ne pourra même pas y échapper.

Le *traitement* sera souvent interrompu par diverses complications. En dehors des affections graves du poumon, de la plèvre, de la tuberculose miliaire plus ou moins généralisée, ce sont surtout les abcès par congestion et les paralysies qui nécessitent une modification dans la thérapeutique.

Un abcès ossifluent, quand il n'a pas un grand volume, ne nous empêche pas en principe de faire porter un corset ou un appareil portatif, mais il nous conduit à mettre en œuvre un traitement local qui cloue au moins pour quelque temps le malade au lit. Le traitement le plus rationnel est incontestablement la ponction, l'évacuation et l'injection iodoformée. Quand celle-ci n'a provoqué que peu de réaction ou, dans tous les cas, lorsque les phénomènes réactionnels graves ont disparu, on peut faire lever les malades munis d'un appareil portatif pour recommencer l'intervention au bout de deux à quatre semaines. Un pareil traitement exige des mois, même des années. L'incision suivie du drainage de l'abcès donne de moins bons résultats.

Le *traitement de la compression* de la moelle comprend, en dehors des interventions sanglantes signalées plus haut, l'extension horizontale et le redressement forcé de Calot.

L'extension horizontale, dans les formes sous-occipitales, doit être pratiquée combinée à la réclinaison, avec les précautions dont nous avons parlé. Les phénomènes de paralysie marquée doivent être considérés comme d'un pronostic très défavorable, et quand ils se produisent, le cas n'est guère accessible au traitement. La prophylaxie de cette paralysie est la fixation sûre de la tête par rapport à la colonne cervicale.

Dans les paralysies qui proviennent du mal de Pott bas situé, l'extension permanente rend de grands services. Si la paralysie a rétrocédé, il faut continuer encore pendant long-temps le traitement à l'aide d'appareils de soutien et d'extension aussi énergique que possible.

Dans un certain nombre de cas de compression médullaire, on a obtenu de bons résultats par le redressement forcé de la bosse à l'aide du procédé de Calot. On peut le proposer dans les paralysies rebelles à tout autre mode de traitement.

DIFFORMITÉS PRIMITIVES DU THORAX

Ce sont celles qui ne sont pas consécutives aux difformités vertébrales. Il y a des formes *congénitales* et *acquises*. Les premières se réduisent à l'absence congénitale d'une côte ou d'une partie de côte, ou du sternum ; elles n'ont guère d'intérêt pratique ; il en est de même de l'absence congénitale des muscles thoraciques, du grand pectoral en particulier. Par contre, la *poitrine en entonnoir* a pu être considérée dans certains cas comme d'origine congénitale.

Le contingent le plus important des difformités thoraciques est fourni par les variétés acquises parmi lesquelles le rachitisme a la part prépondérante. Les autres sont des lésions consécutives à des affections des poumons, de la plèvre, du cœur ou au goître congénital. Elles se montrent sous l'aspect de deux types principaux. Le sternum est projeté en avant, les cartilages costaux remontent vers lui en partant de l'extrémité osseuse des côtes, de telle sorte que le sternum et les cartilages proéminent à la façon d'une quille de bateau ; ou bien l'extrémité inférieure du sternum s'affaisse dans l'inspiration et les côtes forment une voussure prononcée en avant. Le premier état ressemble à ce que l'on a appelé la *poitrine de poulet*, le *pectus carinatum*, le second à la *poitrine en entonnoir*.

Ces difformités sont symétriques ou asymétriques ; les secondes sont fréquentes. Une des plus ordinaires consiste dans l'affaissement de la région située en dessous et en dedans du mamelon gauche avec voussure sous-jacente. C'est, que l'on nous permette l'expression, un « ectropion » de l'arc costal. Il est probablement lié à la dilatation de l'estomac, si fréquente chez le nourrisson ; mais il ne peut se développer que là où les os ont perdu leur faculté de résistance normale par suite de rachitisme.

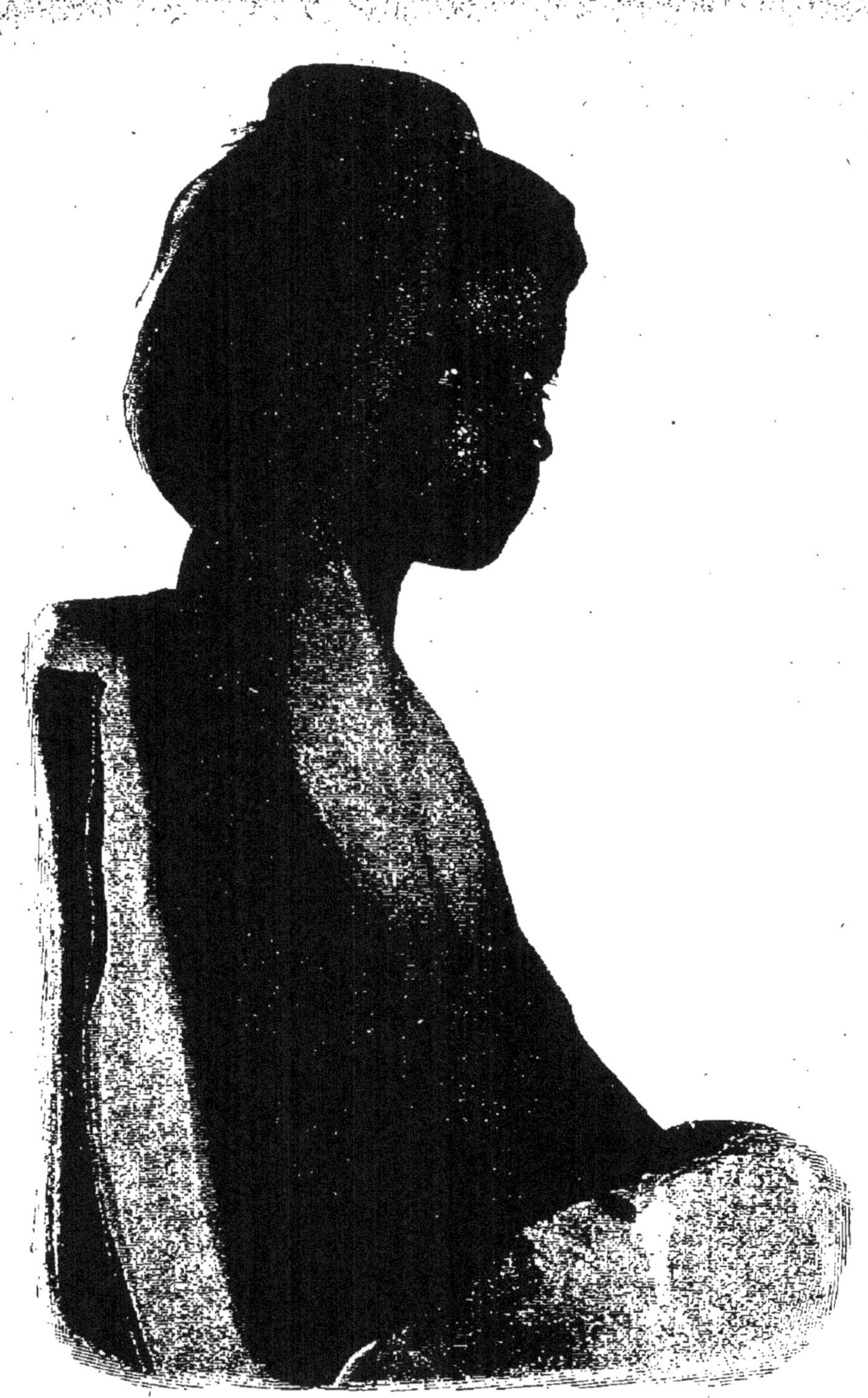

Fig. 159. — Poitrine en entonnoir vue de côté. On voit la saillie marquée de la moitié gauche du thorax sur la droite.

La *poitrine en entonnoir* (fig. 159) est une affection relativement rare. Elle est caractérisée par un enfoncement pathologique de l'extrémité inférieure du sternum qui se rapproche considérablement de la colonne vertébrale. Le sternum et les cartilages costaux s'élèvent plus ou moins en partant du point le plus profondément situé qui se trouve être en général la pointe de l'appendice xiphoïde ou son articulation sternale. La forme n'est pas toujours symétrique, en ce sens que les deux côtés ne prennent pas une part égale à la déformation.

L'affection peut être due à l'absence congénitale partielle du sternum ou de côtes isolées ; elle peut aussi être congénitale sans qu'il manque de pièces osseuses. On n'a pu déterminer dans quelle mesure le rachitisme joue un rôle dans son étiologie. Les cordonniers ont souvent une difformité analogue ; elle atteint rarement un pareil degré, et se trouve plus étroitement localisée à la région sternale inférieure.

L'affection est héréditaire. La physiologie des viscères ne semble pas en souffrir notablement, bien que le cœur subisse un déplacement notable dans les cas graves.

Le *traitement* doit se proposer pour but de relever par des exercices appropriés l'extrémité inférieure du sternum. Ils consisteront surtout dans le développement du muscle grand pectoral.

La *poitrine de poulet*, *pectus carinatum*, est essentiellement d'origine rachitique. Elle consiste dans une saillie anormale du sternum en avant des côtes avoisinantes (fig. 160 et 161). Les extrémités sternales des cartilages sont recourbées en dehors, les articulations chondrocostales sont affaissées en dedans. Il y a aussi des formes asymétriques ; la crête de la carène n'étant pas sur le sternum, mais à côté de lui, dans les cartilages costaux. Le sternum se trouve alors compris dans l'autre versant.

La modification morphologique est due à l'influence des mouvements respiratoires sur le thorax rachitique.

[L'*obstruction nasale*, principalement par les *tumeurs adénoïdes du pharynx*, conduit aussi à des déformations thoraciques qui se compliquent de déviation secondaire du rachis. Par suite de l'action exagérée du diaphragme dans cette sorte de tirage chronique, il se fait une constriction, un sillon circulaire à la base du thorax qui prend une forme *en sablier* ; la partie supérieure de la poitrine est bombée ; le diamètre antéro-postérieur est augmenté, le transversal

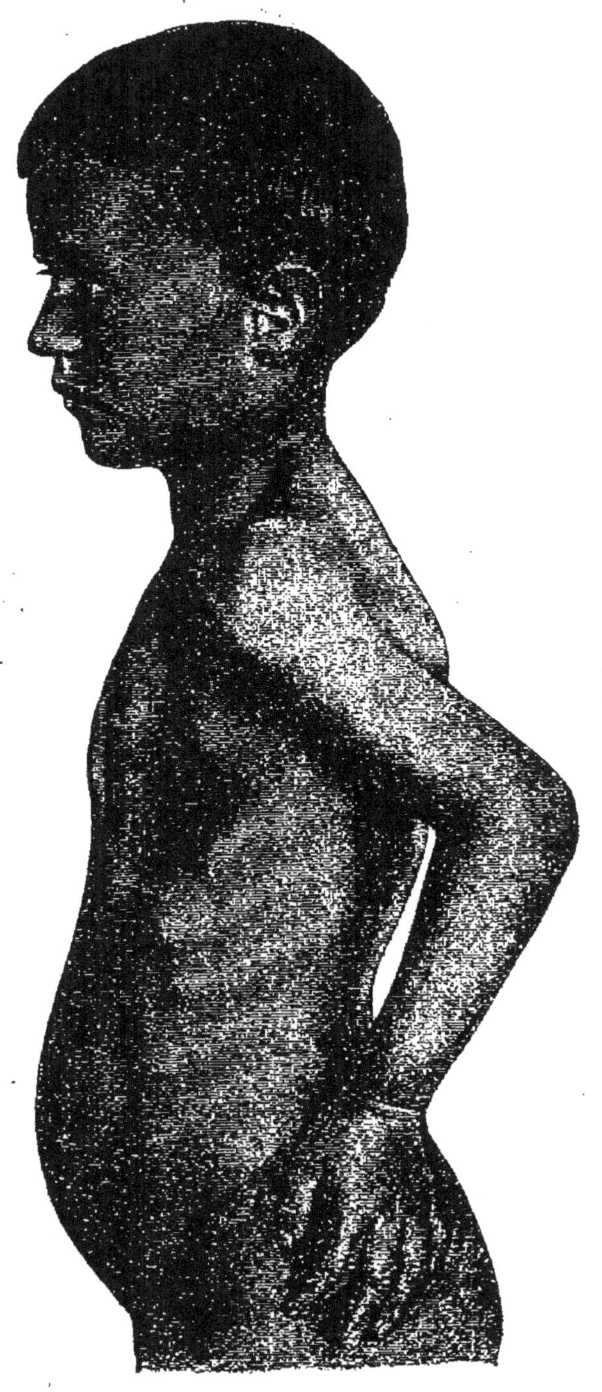

Fig. 160. — Pectus carinatum (poitrine de poulet).
Garçon de 3 ans 3/4. Vue de côté.

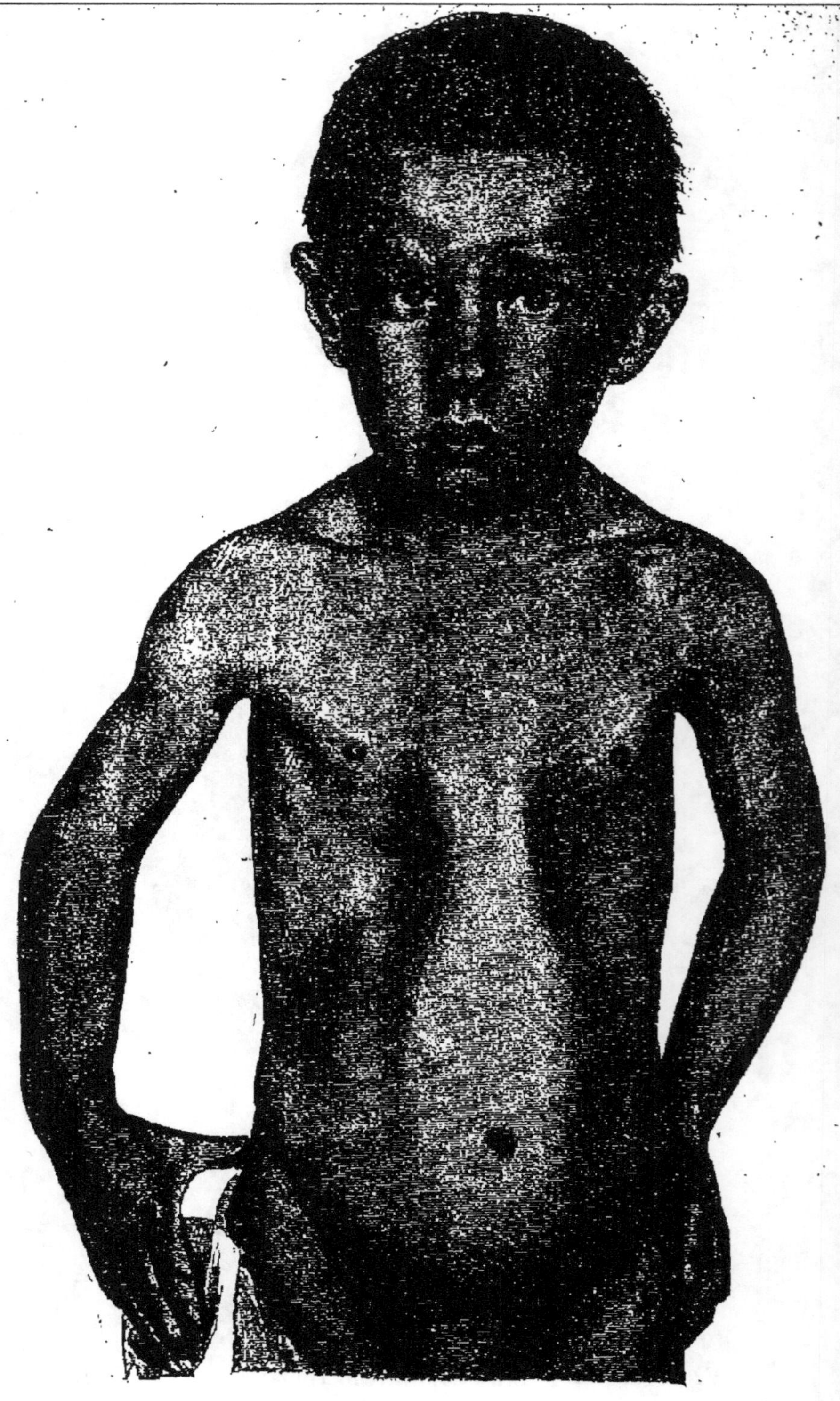

Fig. 161. — Le cas précédent vu de face.

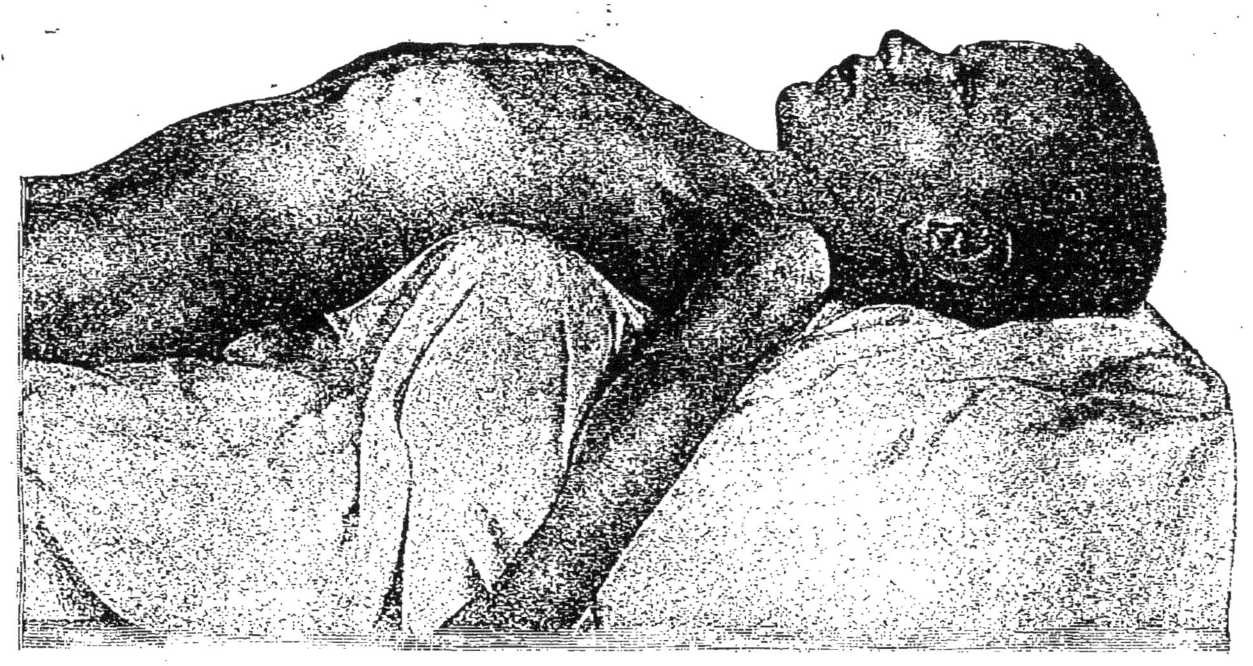

Fig. 162. — Cas de la figure 160. Le malade est en réclinaison couché sur un rouleau.
Action de redressement produite par cette position couchée.

Planche 13. — **Torticolis par contracture du sterno-cleïdo-mastoïdien gauche.** Fille de 7 ans. L'asymétrie faciale est très accusée, surtout la proéminence de la bosse frontale droite.

diminué surtout à la base. Toute la cage thoracique a subi un arrêt notable de croissance.]

On a employé, pour le traitement des appareils à compression, l'attitude couchée et des exercices de gymnastique. Les deux derniers procédés sont surtout recommandables. Le pectus carinatum s'aplatit très notablement dans l'attitude de réclinaison de la colonne vertébrale (fig. 162). Des malades couchés dans des lits plâtrés, disposés pour maintenir le tronc en réclinaison, ont guéri même à l'âge de 5 à 6 ans. Sont également utiles les exercices qui font travailler à la fois les muscles abdominaux et les pectoraux, les exercices de traction les bras décrivant des cercles et le malade étant en réclinaison dorsale. Chez les enfants plus âgés, de 8 à 10 ans, on ne peut espérer un résultat que par des exercices prolongés pendant des années (fig. 163).

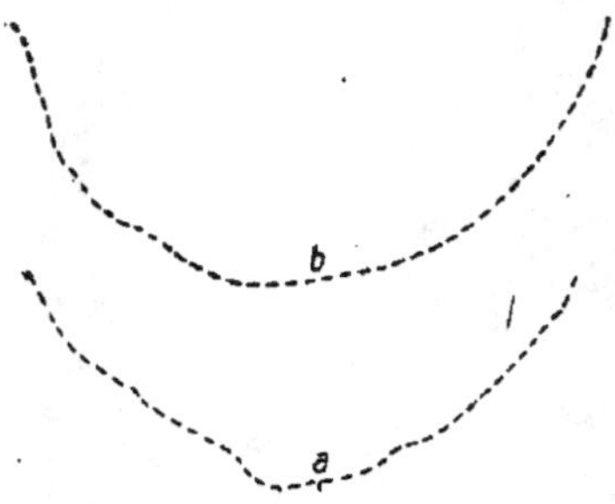

Fig. 163. — Contour horizontal antérieur d'un pectus carinatum : *a)* avant le traitement; *b)* après un an de traitement.

TORTICOLIS

On désigne sous le nom de *torticolis, caput obstipum, cou de travers*, une attitude oblique de la tête, permanente ou due à la contraction intermittente des muscles (torticolis spasmodique). C'est surtout la contraction, la contracture ou le raccourcissement du sterno-cleïdo-mastoïdien qui produit cette attitude et lui imprime son caractère propre (planche 13). La tête s'incline du côté du muscle raccourci et se tourne vers le côté opposé de sorte que le menton est quelque peu dirigé du côté du sterno-mastoïdien non raccourci et que le visage est tourné obliquement du même côté et en haut.

L'étiologie permet de distinguer des formes myogènes,

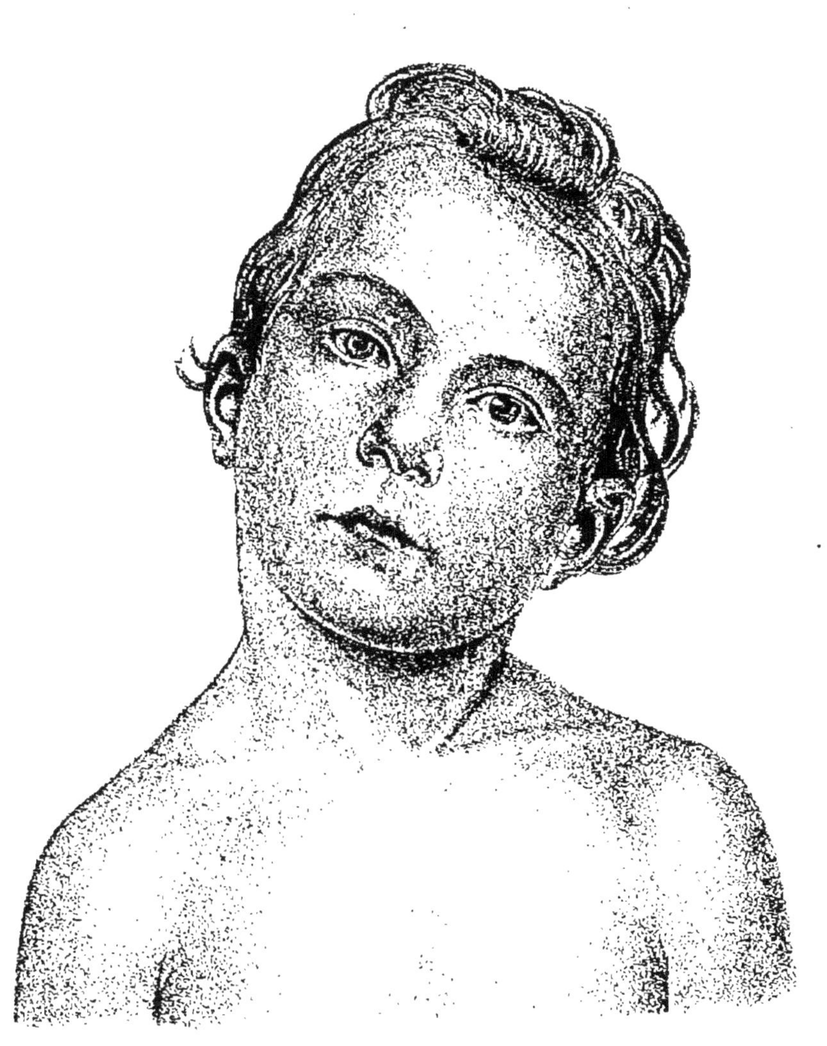

neurogènes, ostéogènes, arthrogènes, dermatogènes. Les
formes myogènes présentent de beaucoup le plus d'intérêt
et fournissent le plus grand contingent de malades.

Torticolis myogène. — Il s'observe à la suite de maladie
ou de blessure du sterno-cleïdo-mastoïdien ou de muscles
voisins.

Ces muscles, particulièrement les scalènes, sont fréquemment atteints de rhumatisme qui guérit assez vite et spontanément; le massage, l'extension (suspension, extension
de la tête) facilitent la rapidité du processus de guérison.

D'autres fois ce sont des inflammations de nature plus
grave qui peuvent donner naissance à des modifications
durables dans le tissu musculaire. En laissant de côté les
abcès, les affections tuberculeuses des ganglions de la région,
il reste encore à rappeler les myosites syphilitiques et ossi-
fiantes du sterno-cleïdo-mastoïdien. Les premières abandonnées à elles-mêmes se terminent par la dégénérescence
fibreuse, tandis que dans les stades du début elles présentent
une infiltration lardacée du muscle et de ce qui l'entoure.

La principale variété est le *torticolis dû au raccourcissement congénital* ou observé peu après la naissance, du
sterno-mastoïdien, raccourcissement répondant à une déchirure musculaire.

Si connue que soit cette affection dans ses grandes lignes,
les opinions sont encore très partagées sur son étiologie et
son anatomie pathologique. On admettait autrefois (Stromeyer) que tous les cas de torticolis typique survenaient
à la suite de déchirures musculaires pendant l'accouchement; cette opinion était confirmée par ce fait que presque
tous les accouchements de cette sorte avaient été artificiels.
Il y eut un renversement d'opinion dû à Pétersen, qui
voyait dans le raccourcissement musculaire une modification congénitale. Il fut réfuté à son tour par Kader qui
montra la cause de la contracture musculaire non dans une
déchirure, mais bien dans une myosite infectieuse.

Or il est à remarquer que :

1° La déchirure obstétricale du sterno-mastoïdien ne
conduit pas toujours à la contracture musculaire.

2° La relation existant entre l'accouchement anormal et
la déchirure musculaire peut très bien être due à une difior-
mité congénitale primitive du muscle, qui par elle-même
est capable d'avoir produit une présentation anormale.

3° La dissection d'une préparation faite par nous sur un

L. et S. — Atlas-man. de Chirurgie orthop.   15

Planche 14. — **Préparation d'un raccourcissement congénital du sterno-cleïdo-mastoïdien droit.** Garçon de 5 mois. Le faisceau claviculaire droit se présente sous forme d'un tendon qui ne contient plus à peine que quelques éléments musculaires dans sa partie moyenne. Accouchement au forceps.

garçon de 5 mois (planche 14) montre que la portion claviculaire du muscle est presque entièrement tendineuse, de telle sorte que nous ne pouvons pas la considérer comme produite par une myosite, et cela d'autant moins que la portion sternale était formée de tissu musculaire sain. Une malformation congénitale nous semblerait dans ce cas bien plus vraisemblable.

A l'examen anatomique le muscle dans les cas de torticolis développé présente une dégénérescence fibreuse d'une partie de ses éléments.

Symptômes du torticolis musculaire myogène. — Il y a, d'une part, l'attitude particulière de la tête décrite au début, rotation d'un côté avec inclinaison du côté opposé et déviation plus ou moins prononcée de la base du crâne du côté de la rotation ; de l'autre, divers phénomènes caractéristiques. L'un des sterno-cleïdo-mastoïdiens est fortement tendu si l'on essaye de redresser l'attitude décrite ; la tension se fait sentir même quand on ne voit se produire aucune contraction active dans le muscle et quand on n'oppose aucune résistance. En mesurant la longueur des muscles des deux côtés, on constate une différence marquée ; au palper, le muscle plus court apparaît plus dur, moins souple, plus mince, plus tendineux que celui de l'autre côté.

Au reste, la mobilité de la tête sur la colonne vertébrale et la mobilité de cette dernière même, ne présentent pas de limitation. La rotation de la tête du côté de la contracture est limitée et l'inclinaison du côté opposé l'est encore davantage. Ces manœuvres ne sont pas douloureuses.

Dans les cas de moyenne intensité, il n'est pas possible de ramener la tête dans la position droite sans déplacer et modifier les rapports de la ceinture scapulaire et de la colonne dorsale. La colonne vertébrale présente une scoliose dans toute son étendue ; elle est dorsale et continue directement la scoliose cervicale dont la convexité est tournée du côté sain ou bien présente une courbure en sens contraire.

L'asymétrie faciale est ordinairement très nette. La figure semble plus large du côté contracté, les deux sourcils ne

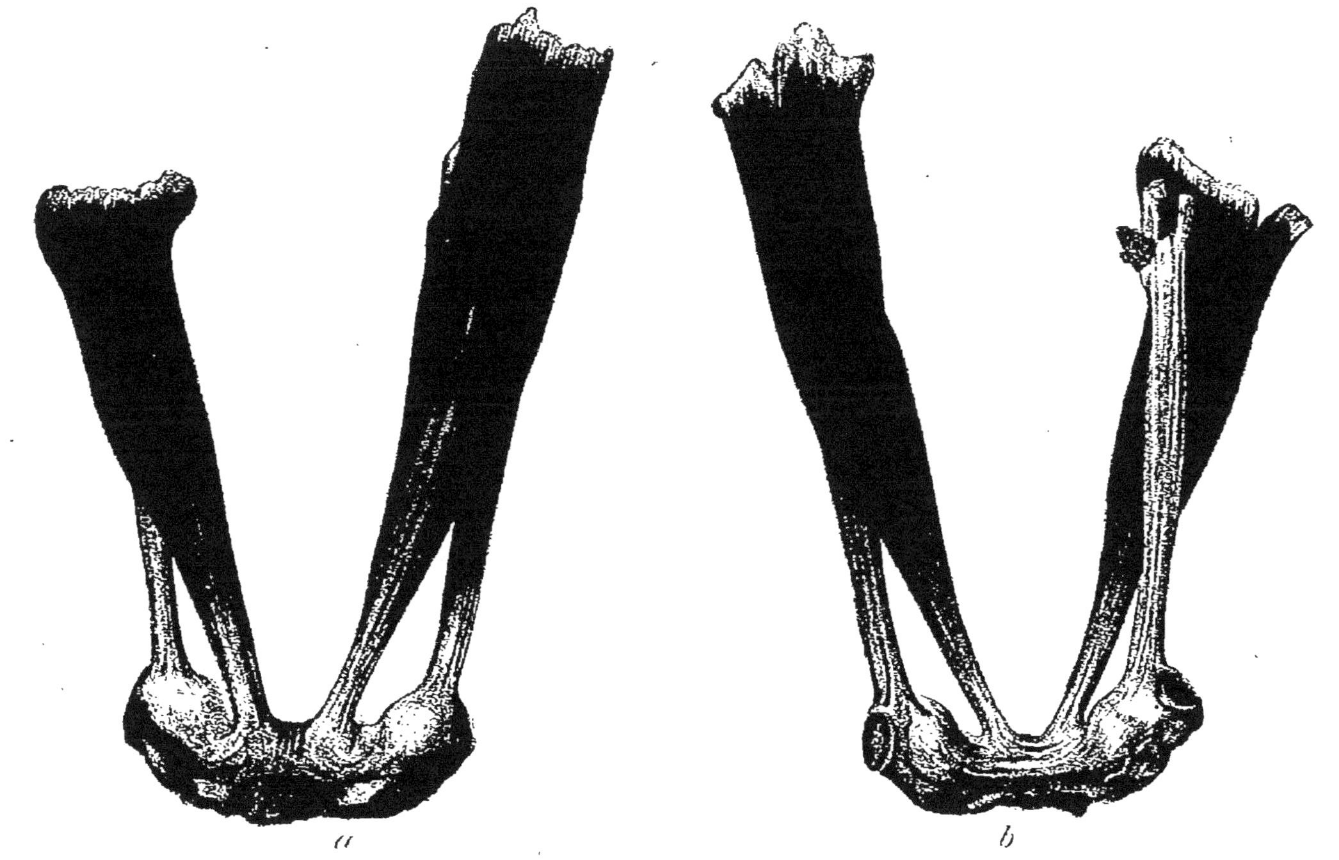

Tab. 14.

font pas le même angle avec le dos du nez; il est plus grand
du côté sain. La ligne qui unit les sourcils s'incline fortement du côté contracté et n'est pas parallèle à la ligne de la
commissure labiale, mais la coupe du côté malade. Le crâne

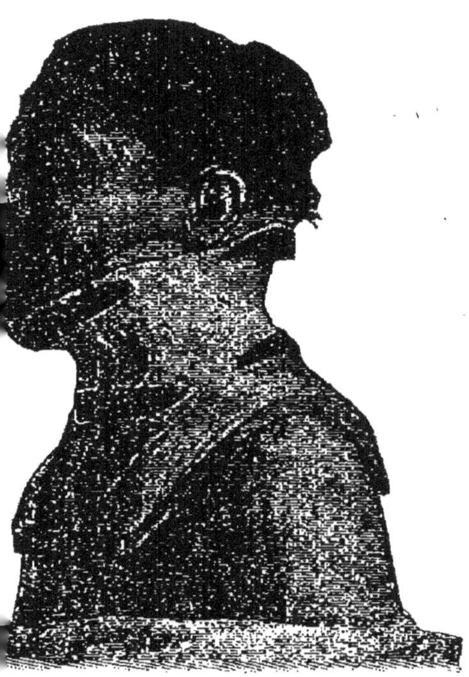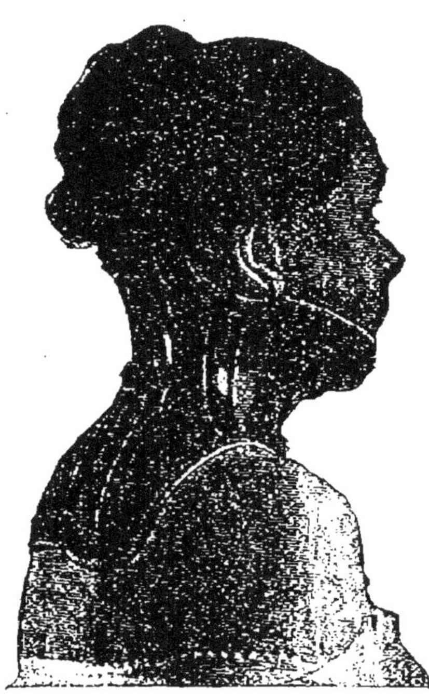

Fig. 164. — Cravate de plâtre appliquée dans un cas de torticolis spasmodique hystérique, ouverte en avant et en arrière.
Fig. 165·— Cravate en cuir moulé renforcé de bandes d'acier.

présente son plus grand diamètre dans une direction oblique,
l'extrémité postérieure de ce diamètre répondant au côté
contracté. La bosse frontale accuse une forte saillie du côté
sain et l'occiput fait de même en arrière du côté opposé.

Traitement du torticolis. — Il consiste soit dans
l'élongation progressive du sterno-cleïdo-mastoïdien rétracté,
soit dans sa section et le redressement ultérieur.

L'élongation progressive ne peut être appliquée que dans
des cas peu développés et chez de jeunes enfants, les nou-
veaux-nés surtout, chez lesquels on a diagnostiqué un héma-

Planche 15. — Section à ciel ouvert du sterno-cleïdo-mastoïdien dans le torticolis. Le chef sternal tendineux et le chef claviculaire musculaire sont relevés à l'aide de la sonde cannelée. Entre les muscles, on aperçoit la gaine aponévrotique teintée en bleu par les veines sous-jacentes.

tome du sterno-cleïdo-mastoïdien. La tumeur doit être massée, le corps charnu étiré quotidiennement. Ces pratiques doivent être répétées dix à vingt fois par jour et si la chose est possible en plusieurs séances. Pour maintenir l'attitude de redressement, on adapte une cravate de carton, de gutta-percha, de plâtre ou de feutre plastique poreux, mais seulement chez les enfants qui ont au moins plus de six mois (fig. 164).

La *section* du muscle rétracté ou plutôt de son tendon se fait par ténotomie sous-cutanée ou à ciel ouvert. Ce dernier procédé moins dangereux que l'autre présente plus de chances de destruction radicale de tous les obstacles. Des précautions particulières sont à prendre pour la section des fibres qui s'étendent à l'intérieur de la gaine musculaire postérieure, car elles reposent directement sur le golfe de la jugulaire. On exécute alors un redressement énergique de l'attitude de la tête et de la scoliose cervicale en produisant des courbures en sens inverse du côté sain.

La plaie guérie, on doit pratiquer des exercices de redressement passifs et actifs et fixer l'attitude dans une cravate. Le redressement passif s'obtient par l'extension verticale dans l'appareil à suspension de Glisson, grâce auquel on surélève le côté opposé en plaçant le point de suspension plus en dehors du centre. La main du même côté doit être fixée ou chargée d'un poids. On pratique les exercices actifs tout en maintenant le redressement par la suspension dans notre appareil à rotation.

[Les appareils à traction élastique ont l'incontestable avantage de maintenir l'attitude sans empêcher les exercices quotidiens de redressement. Sayre (fig. 166) place sur le front une large bande de diachylon pour éviter le glissement ; à chaque bout est cousue une bande de mousseline qui entoure la tête, et une courroie élastique en anse dont le plein répond à l'aisselle est fixée au bandeau du côté sain. Les appareils de Kirmisson, Gourdon, etc., sont analogues.]

L'extirpation partielle du muscle pratiquée par Mikulicz dans les cas rebelles est encore plus radicale que la simple

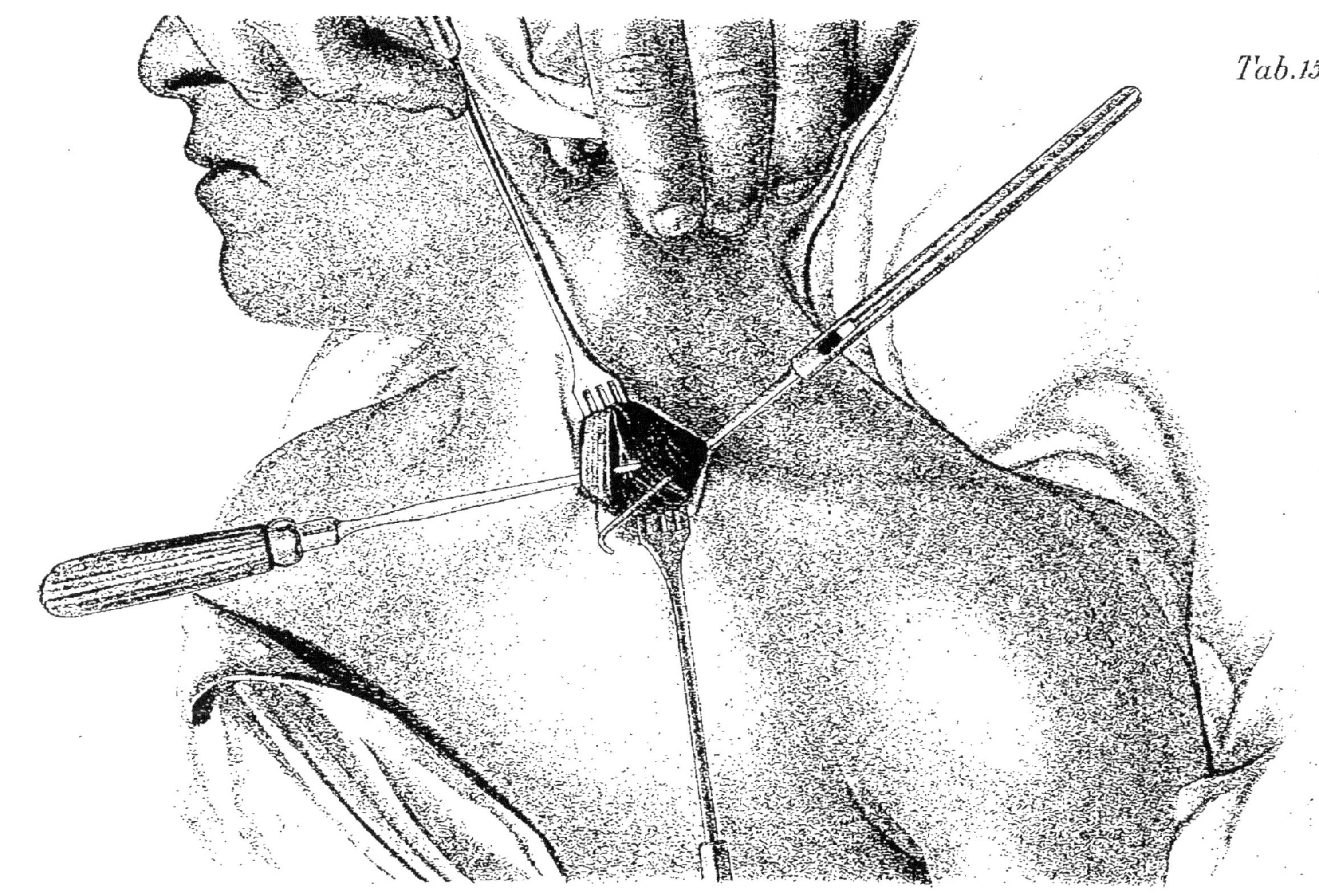

Tab. 15.

section à ciel ouvert; elle conduit dans bien des cas à la correction complète du torticolis sans traitement orthopédique complémentaire.

Formes neurogènes du torticolis. — Le torticolis spasmodique, la crampe du spinal se présente le plus souvent sous forme de contractions cloniques de la musculature cervicale et est dû à un trouble fonctionnel dans le domaine

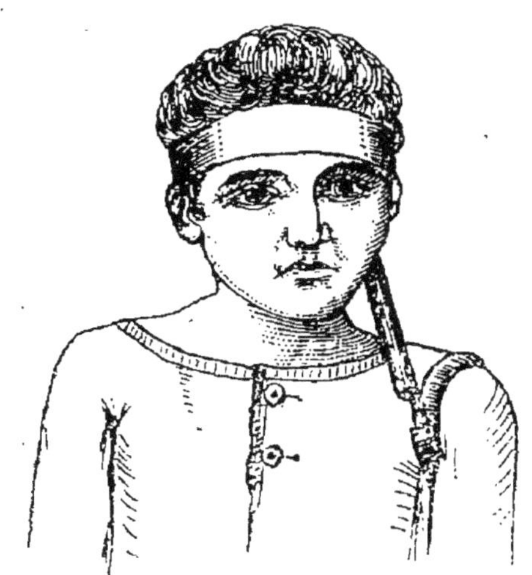

[Fig. 166. — Appareil de Sayre à traction élastique pour le traitement du torticolis.]

du centre cortical des mouvements de la tête. Les contractions douloureuses et très gênantes pour le malade se succèdent fréquemment, à des intervalles de quelques minutes.

Le *traitement* comprend l'extension des muscles, horizontale ou verticale, le massage et les exercices gymnastiques, la rotation de la tête fixée dans l'appareil de Glisson, les mouvements passifs, le massage, enfin la fixation de la tête dans une cravate de soutien. Quelques résultats ont suivi certaines interventions chirurgicales, résection du spinal, section du sterno-mastoïdien malade au-dessous de la mastoïde ou des muscles de la nuque du côté opposé (d'après Kocher).

Il y a un certain nombre de torticolis spasmodiques d'origine hystérique qui sont justiciables de la thérapeutique interne et de la suggestion en particulier.

Les anomalies d'attitude observées dans les diverses paralysies des muscles du cou, les torticolis dits paralytiques appartiennent à la neurologie.

Enfin les torticolis ostéogène et arthrogène sont par leur étiologie du domaine du mal de Pott tuberculeux, de l'arthrite déformante ou de la scoliose.

Note additionnelle.

[Il en est une autre variété beaucoup plus commune qu'on ne pense chez les jeunes sujets et chez l'adulte, c'est l'*arthrite cervicale* de nature rhumatismale. Cette forme est nettement démontrée par le siège de la douleur au niveau des articulations et des déformations articulaires inexplicables par le seul fait de la contracture musculaire. En effet le spasme musculaire, quand il existe, est secondaire ; il n'y a pas de torticolis par myosite rhumatismale.

Le début est brusque, le matin au réveil, à la suite d'une impression de froid, d'une mauvaise position du cou. L'état fébrile est inconstant, peu durable. Les mouvements spontanés et provoqués sont à peu près impossibles, toujours extrêmement douloureux. La souffrance cesse dès que la tête est bien immobilisée sur l'oreiller et la contracture disparaît. L'exploration du rachis doit se faire par la méthode des pressions localisées ; les muscles sont indolores, mais les apophyses épineuses et surtout les masses latérales de certaines vertèbres sont d'une sensibilité extrême. La douleur est ordinairement unilatérale, la tête étant inclinée de telle manière, que la courbure du rachis est convexe du côté douloureux. La tête est immobile même lorsque l'articulation occipito-atloïdienne est indemne.

Après quelques jours ou quelques semaines, l'affection peut guérir ou bien les douleurs spontanées disparaissent, mais l'attitude vicieuse persiste ; elle est due à des déformations osseuses, des adhérences fibreuses périarticulaires ou à des rétractions musculaires compliquant l'arthrite primitive. La tête est inclinée sur l'épaule, la face regardant du côté opposé. La déviation vertébrale est compensée par une incurvation en sens opposé des vertèbres supérieures de la région dorsale. Dans les cas plus rares où les articulations sont prises des deux côtés, il n'y a pas de déviation et la tête se trouve immobilisée dans le plan antéro-postérieur. Cette attitude vicieuse peut persister indéfiniment et devenir incurable.

Le *diagnostic* de cette affection est assez simple; l'adénite cervicale aiguë, la mastoïdite, l'hystérie, l'entorse des vertèbres cervicales ne nous arrêteront pas. Mais c'est surtout le mal de Pott cervical qui est en cause. On se souviendra que dans l'arthrite cervicale les mouvements de rotation sont plus libres; la déviation est une scoliose et non une déformation antéro-postérieure; l'immobilité est moins absolue; on atteint facilement, pour en explorer la sensibilité, les apophyses transverses et articulaires qui soulèvent les muscles du cou; il n'y a pas d'empâtement de la région et jamais d'abcès.

Le *traitement* consiste dans le redressement manuel sous chloroforme suivi d'immobilisation prolongée pendant un mois environ dans un appareil plâtré; au bout de ce temps la mobilisation, le massage, l'électricité viendront à bout des raideurs consécutives.]

Le torticolis cicatriciel succédant aux brûlures étendues sera traité d'après les mêmes principes chirurgicaux que les autres rétractions cicatricielles.

DIFFORMITÉS DU MEMBRE SUPÉRIEUR

La situation surélevée congénitale de l'omoplate est une malformation presque toujours unilatérale caractérisée par une position plus élevée de quelques centimètres de l'omoplate et de l'articulation de l'épaule correspondante; elle s'accompagne d'autres vices de développement comme l'absence complète du radius, l'absence congénitale du muscle grand pectoral, l'asymétrie crânienne. L'omoplate a des dimensions normales; son angle supéro-interne se trouve situé si près de la colonne cervicale que le fait qu'elle butte contre cette dernière est un obstacle à l'élévation latérale du bras. Le bord supérieur proémine à la manière d'une exostose à travers les parties molles de la nuque; le côté du cou qui lui correspond semble raccourci et épaissi. La colonne présente une scoliose du côté de la difformité.

Quand l'abduction du bras est par trop difficile, il y a lieu d'essayer de supprimer l'obstacle qui l'empêche en sectionnant les muscles raccourcis ou en faisant sauter à la gouge l'angle supérieur de l'omoplate.

Les luxations congénitales de l'épaule présentent un

intérêt moins grand encore; il n'en existe que quelques observations isolées, rapportées à propos du diagnostic des luxations traumatiques. On est parvenu dans quelques cas à remettre en position la tête humérale et à la maintenir en place en la fixant par un bandage.

Les rétractions et les ankyloses de l'articulation de l'épaule sont fréquentes; elles sont dues : à des processus de rétraction des parties molles périarticulaires, inflammatoires ou cicatricielles, à des affections articulaires de tout genre (carie sèche, arthrite déformante), surtout à des contusions et des distorsions de l'article, à des fissures, des fractures et des luxations.

La rétraction, comme l'ankylose, se produit généralement en *attitude d'adduction*, répondant à la position que prend le bras sous l'influence de la pesanteur, le coude accolé au corps. Les causes anatomiques qui amènent la raideur articulaire sont la rétraction de la capsule et des ligaments, l'atrophie due à l'inactivité des muscles de l'épaule, enfin, dans les affections articulaires graves, la synostose des extrémités osseuses. Quand l'ankylose est complète, le bras ne peut plus être soulevé qu'avec l'omoplate; dans la contracture, le bras ne peut s'élever passivement ou activement au-delà d'une certaine limite qui ne dépasse pas en général l'horizontale; les mouvements plus étendus s'accompagnent alors de mouvements de l'omoplate. La région de l'épaule semble amaigrie quand il n'y a ni gonflement inflammatoire, ni épanchement articulaire; l'acromion et la tête humérale font saillie à travers les muscles atrophiés.

Dans les cas bénins, la gymnastique active et passive, jointe au massage, à la faradisation des muscles, à l'hydrothérapie, peuvent suffire. Dans les cas graves, l'articulation sera mobilisée par une extension passive énergique. Si des manipulations de ce genre répétées quotidiennement ne produisent que de lents progrès, ou si elles ne peuvent être supportées au début, à cause de la douleur, on les fera précéder d'une mobilisation énergique faite en une seule fois pendant l'anesthésie. Des mouvements étendus d'abduction, de rotation, de circumduction font entendre des bruits de craquement dans la jointure et l'on sent l'article devenir plus mobile. On applique autour de la jointure un bandage modérément serré et on immobilise en abduction. Aussitôt que possible, c'est-à-dire au bout de deux à trois jours, on reprend les manipulations qui deviennent de moins en moins douloureuses quand on les fait précéder de massage.

Pour les cas très rebelles, ou bien pour ceux où le traitement manuel personnel et quotidien par le médecin lui-

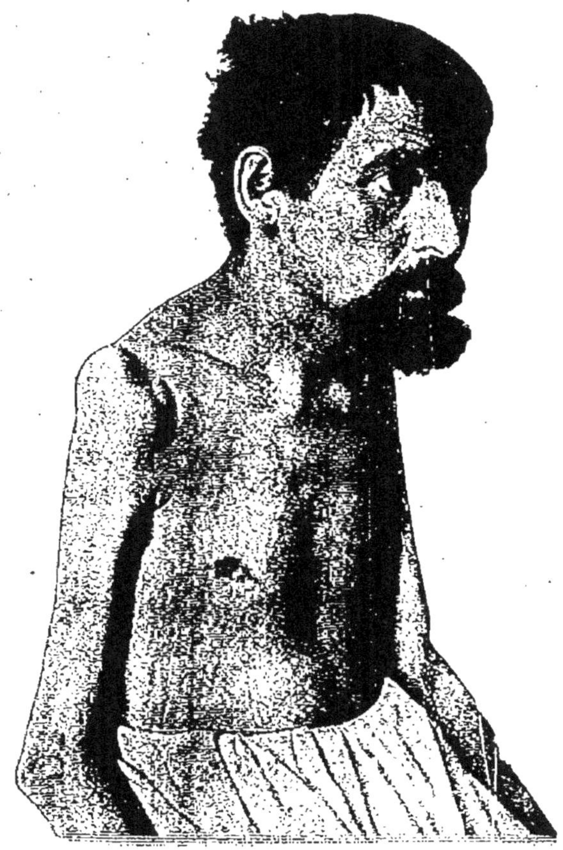

Fig. 167. — Mobilité anormale paralytique de l'épaule.
Homme de 34 ans avec paralysie partielle des muscles du
bras datant de la première année de sa vie (paralysie essentielle). Le malade peut à volonté luxer sa tête humérale et la
réduire; il ne peut soulever activement son bras que jusqu'à
l'horizontale.

même n'est pas possible, on a construit divers appareils;
celui de Beely se distingue par son emploi facile et son efficacité. Mais quand il ne s'agit pas d'économiser le temps ou
la force, la main expérimentée du médecin est encore supé-

rieure à tous ces moyens et ne saurait être complètement remplacée par eux.

La mobilité anormale paralytique de l'épaule est due à la paralysie des muscles qui tendent la capsule articulaire, surtout à celle du deltoïde et des rotateurs en dehors. La capsule est allongée par le poids du bras, la tête de l'humérus s'abaisse en s'écartant de la glénoïde et peut être facilement réduite par une pression de bas en haut; dans les cas graves, on peut même la promener dans la capsule agrandie en avant et en arrière du bourrelet glénoïdien. Le symptôme caractéristique est la saillie pointue de l'acromion et de la tête humérale, entre lesquelles se trouve une dépression où le doigt pénètre profondément. La dépression disparaît quand on repousse en haut la tête de l'humérus; le bras pend inerte le long du corps, le plus souvent en pronation; dans l'articulation de l'épaule, seuls les mouvements de circumduction sont possibles (fig. 167).

Au point de vue *étiologique*, ces paralysies dépendent de la paralysie infantile spinale, ce qui est rare, de lésions traumatiques du nerf circonflexe, enfin le plus souvent de traumatismes survenus pendant l'accouchement, de décollements épiphysaires et de lésions du plexus brachial par compression.

L'électricité, le massage, l'hydrothérapie ont plus ou moins de chances de succès suivant l'étiologie de chaque cas en particulier; il faut combattre l'allongement de la capsule en maintenant à l'aide d'appareils de soutien la tête humérale dans la cavité glénoïde. Dans les cas graves, il faut songer à l'arthrodèse exécutée pour la première fois par Albert.

Les luxations congénitales de l'articulation du coude sont rares et portent presque toujours sur la tête radiale que l'on a trouvée dans toutes les positions où on la rencontre dans les luxations traumatiques. Dans quelques cas on a entrepris la résection.

Les contractures et les ankyloses de l'articulation du coude sont fréquentes. Les contractures dans la flexion ont en général pour causes des cicatrices (brûlures), des affections musculaires (rhumatisme, syphilis) ou articulaires, tandis que les fractures articulaires occasionnent plutôt des ankyloses dans l'extension.

Le diagnostic différentiel entre l'ankylose et la contracture, établi dans certains cas pendant l'anesthésie, est d'une grande importance pratique. Les *ankyloses fibreuses* solides ne peuvent être mobilisées qu'après brisement forcé préalable et après un traitement complémentaire de longue durée qui met en jeu toute l'énergie du malade à cause des douleurs qu'il provoque. On fera bien de ne pas toucher aux *synostoses* qui se sont produites en attitude à angle droit parce qu'elles entraînent peu de troubles fonctionnels. Les synostoses en extension nécessitent la résection.

Pour les autres contractures ou ankyloses, on doit commencer, excepté dans les formes légères, par le *brisement forcé;* il sera suivi, une fois la première réaction passée, de mouvements d'abord passifs, puis actifs, soit avec le secours de la main d'un aide, soit avec des appareils conducteurs comme ceux qu'ont construit Zander, Krukenberg, Knoke et Dressler.

Les *rétractions cicatricielles* du pli du coude seront combattues par l'extension permanente à l'aide d'un poids porté à la main; en tirant sur la peau extensible de la région, ce procédé donne de meilleurs résultats que les autres appareils à extension. Il faut parfois mettre en œuvre le traitement chirurgical et les autoplasties.

Le *cubitus varus et valgus* est une adduction ou une abduction anormale de l'avant-bras dans l'articulation du coude; conséquence du rachitisme ou de fracture mal consolidée de l'extrémité inférieure de l'humérus, il présente bien peu d'intérêt thérapeutique.

L'*absence congénitale des os de l'avant-bras* atteint rarement le cubitus, et encore n'est-ce que partiellement. Le radius, au contraire, manque en général d'une manière complète (planche 8 et fig. 2). Presque toujours le pouce, son métacarpien, le trapèze et le scaphoïde font défaut en même temps. La main se place en abduction (main bote), le cubitus épaissi fait saillie par son extrémité interne convexe à côté de la racine de la main. Le but à poursuivre est de ramener l'axe de la main dans celui de l'avant-bras par des bandages, des appareils ou des interventions chirurgicales (ostéotomie, résection du cubitus, implantation du carpe dans l'extrémité inférieure du cubitus fendu longitudinalement).

Un obstacle à la croissance ou au contraire un développement exagéré de l'un des deux os de l'avant-bras (dans l'ostéomyélite par exemple) peut conduire à une attitude vicieuse analogue (manus vara ou valga).

Les fractures mal consolidées de l'extrémité inférieure du radius nécessitent une intervention opératoire quand la flexion des doigts est empêchée par la difformité ou lorsque les mouvements de pronation sont rendus impossibles par l'ankylose ; la fracture du cal réussit dans les cas récents ; dans les autres, surtout chez les adultes, il faut avoir recours à l'ostéotomie ou à l'ablation à la gouge des saillies osseuses.

Il existe un petit nombre de *luxations congénitales du poignet* tant du côté dorsal que du côté palmaire.

La contracture congénitale du poignet (manus vara congenita) est l'analogue du pied varus congénital et complètement différente de la main bote produite par l'absence totale du radius. La main est en flexion palmaire et interne comme dans la paralysie radiale ; quand l'articulation carpienne s'étend, les doigts se fléchissent.

La subluxation de la main décrite par Madelung est une

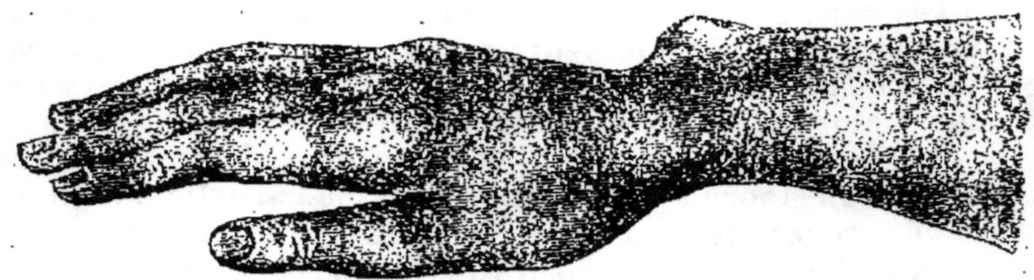

Fig. 168. — Subluxation de la main d'après Madelung.

difformité qui apparaît surtout chez les ouvrières entre 13 et 23 ans. Un travail manuel trop fatigant, une laxité trop grande de la capsule articulaire, la flexibilité anormale des os en sont l'origine. La main apparaît dans son ensemble affaissée du côté palmaire (fig. 168). Les extrémités articulaires du radius et du cubitus proéminent du côté dorsal, les tendons des fléchisseurs font une forte saillie, l'extension forcée de la main est difficile et douloureuse, la réduction impossible. Pendant le développement souvent rapide de la difformité, la douleur est intolérable ; avec les années, à mesure que les muscles de l'avant-bras acquièrent de la force, elle diminue, de telle sorte que le traitement n'est nécessaire que dans la période douloureuse (massage, développement des muscles de l'avant-bras, fixation périodique dans des bandages ou des appareils à enveloppement).

Les contractures et les ankyloses du poignet sont fréquentes et répondent aux mêmes causes que les affections similaires du coude, parmi lesquelles il faut signaler spécialement l'arthrite blennorrhagique. L'ankylose en attitude d'extension est plus fréquente que les contractures en flexion palmaire; celles en flexion dorsale ne se rencontrent presque jamais.

Les ankyloses osseuses en attitude moyenne causent peu de troubles et n'ont pas besoin de traitement; on opposera aux autres l'extension, le massage, la gymnastique, les exercices d'autoredressement avec l'appareil à pendule de Nebel.

LES DIFFORMITÉS CONGÉNITALES DES DOIGTS peuvent être classées en trois groupes :

1. *Luxations congénitales* dorsales, palmaires et latérales, rares.

2. *Déviations latérales congénitales des dernières phalanges.* Souvent héréditaires, combinées avec d'autres difformités congénitales, elles s'observent surtout à la deuxième phalange des doigts extrêmes, le reste de la main étant tout à fait normal (fig. 169).

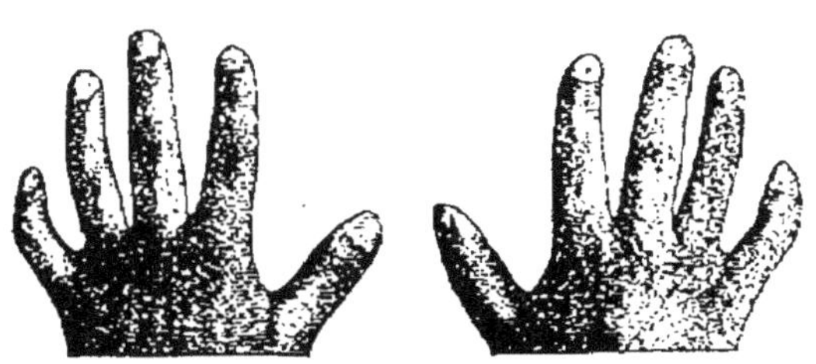

Fig. 169. — Garçon de 10 ans. Déviation latérale congénitale des dernières phalanges des deux petits doigts.

3. *Contractures congénitales des doigts.* Anomalie héréditaire, due à la tension anormalement exagérée de la peau de la paume de la main qui se soulève à la manière d'une membrane interdigitale.

LES CONTRACTURES ET LES ANKYLOSES ACQUISES des doigts sont extrêmement fréquentes et offrent un grand intérêt pratique à cause des nombreux troubles fonctionnels qui en découlent. Classées d'après leur étiologie, elles se divisent en :

dermatogènes (plaies, phlegmons, brûlures),
desmogènes (contracture de Dupuytren),

tendogènes (panaris, plaies des tendons),

myogènes (immobilisation, ischémie, contracture),

arthrogènes (fractures, inflammation, arthrite déformante),

neurogènes (paralysie spinale et périphérique, troubles spastiques).

Certaines de ces contractures, quand elles ont duré de longues années, se compliquent de rétractions tendineuses et capsulaires, d'ankyloses articulaires qui les rendent incurables. Aussi le traitement doit-il être institué de bonne heure même avant l'achèvement de la cicatrisation dans les plaies, les phlegmons, etc.

Les cicatrices se mobilisent par les bains, les mouvements de renversement, le massage, l'extension progressive à l'aide de gouttières en diachylon, les mouvements passifs répétés plusieurs fois par jour, la gymnastique active à l'aide d'appareils à redressement. Les doigts sont pris dans des éclisses articulées (Bigg), des gouttières en bois (Schœnborn), des gaines (Hoffa) et sont attirés par des cordes élastiques ou des vis fixées à des anneaux, ou bien encore ils sont mobilisés par l'appareil à pendule de Nebel.

Dans les rétractions cicatricielles graves, il faut avoir recours aux opérations plastiques sur la peau, les tendons, au redressement forcé dans les ankyloses afin d'obtenir une attitude moins gênante pour la fonction, puisque l'ankylose se reproduit habituellement.

La maladie de Dupuytren est due à la rétraction de l'aponévrose palmaire et de ses expansions à la face palmaire des premières phalanges, surtout de celles qui vont au quatrième et au cinquième doigt. Anatomiquement, c'est une inflammation chronique et plastique localisée, parfois héréditaire, d'autres fois relevant de la goutte. Dans les cas anciens, les rétractions des tendons fléchisseurs et des capsules articulaires sont communes.

[Notablement plus fréquente chez l'homme que chez la femme, coïncidant souvent avec le diabète, le saturnisme, la syphilis, elle serait pour les uns une sclérose accompagnant celle de plusieurs autres viscères, pour d'autres le résultat ultime de traumatismes répétés, pour d'autres enfin la conséquence de troubles trophiques dépendant de lésions des centres nerveux.

Le début est remarquablement lent et insidieux ; à peine signale-t-on quelques légères douleurs, des crampes, des fourmillements. Peu à peu l'extension devient impossible, l'abduction limitée ; la peau calleuse, sillonnée de plis transversaux peu profonds, se soulève en une corde que l'extension des phalanges met encore plus en relief.

L'affection progresse régulièrement, lentement ; l'état stationnaire, la guérison sont bien rares.]

Le **traitement orthopédique**, autrefois très en vogue, est de plus en plus abandonné ; certaines opérations jadis en honneur (section sous-cutanée des cordes fibreuses, etc.) ne donnent pas non plus de résultats durables. Le seul procédé efficace est l'extirpation totale des faisceaux épaissis. Le traitement orthopédique complémentaire n'est nécessaire que dans les cas où se sont déjà produites les rétractions secondaires des tendons et des articulations.

Le doigt a ressort (Nélaton) est caractérisé par un obstacle qui se montre au cours de la flexion ou de l'extension en produisant un sursaut brusque, quelquefois douloureux. On rencontre cette affection à tous les âges et à tous les doigts, deux fois plus fréquemment à droite. On l'a attribuée à la goutte, aux traumatismes, aux influences professionnelles. Le substratum anatomique varie beaucoup : rétrécissement des gaines tendineuses, épaississement du tendon, néoformations, exostoses, brides, etc. La guérison à la suite de massage, de renversement du doigt et d'autres pratiques de ce genre n'est pas rare ; d'autres fois il faut chercher à supprimer l'obstacle par une opération.

Les *contractures paralytiques* des doigts sont d'origine centrale ou périphérique. Parmi les premières, seules les paralysies essentielles sont intéressantes au point de vue orthopédique (paralysies infantiles) On connaît en pathologie nerveuse les tableaux cliniques de la *paralysie radiale* (paralysie des extenseurs de la main et des doigts, extension possible des deuxième et troisième phalanges), de la *paralysie cubitale* (main en griffe, contracture de tous les doigts étendus dans la première articulation, fléchis dans les deux autres), de la *paralysie du médian* (flexion et opposition du pouce, flexion atteignant les deux dernières articulations de l'index et du médius).

Massage, gymnastique, appareils redresseurs sont de mise ; ces derniers tendent à remplacer les muscles paralysés, suivant la méthode de Duchenne (de Boulogne), par des cordes élastiques ou des ressorts. Les déplacements de la fonction par transplantation opératoire des tendons ont aussi été mis en pratique avec succès, surtout dans les paralysies radiales.

La *contracture spasmodique* des doigts, la *crampe des écrivains*, ainsi que d'autres névroses professionnelles chez les musiciens, les télégraphistes, sont aussi bien du domaine de l'orthopédie que de la neuropathologie. La crampe des écrivains se manifeste par des contractions cloniques et toniques du pouce et de l'index, parfois de tout le bras (*forme spastique*) ou par du tremblement (*forme à trémulation*), enfin par une sensation de paralysie (*forme paralytique*), tandis que d'autres mouvements plus délicats peuvent être exécutés sans troubles.

Le TRAITEMENT dans les cas graves est fort difficile et exige en général la suppression de l'exercice de la profession pendant plusieurs mois; la guérison ou l'amélioration ne persistent guère et les récidives sont très fréquentes. Dans les cas à rechute, il vaut mieux conseiller au malade de faire usage de la machine à écrire. Le traitement consiste en massage des nerfs et des muscles de la main jusqu'à l'épaule, application de courants constants, mouvements actifs et passifs des doigts, exercices d'écriture lente, méthodique, de courte durée. Ces pratiques ont pour but de forcer le malade à employer pour son travail une autre combinaison musculaire que celle à laquelle il est habitué. Un autre procédé simple consiste à faire passer le pouce et le porte-plume à travers une plaque de liège (Guth). De cette façon le fléchisseur profond qui agit sur la phalange unguéale est soulagé et la conduite de la plume se trouve confiée à la main entière.

DIFFORMITÉS DU MEMBRE INFÉRIEUR

La luxation congénitale de la hanche est non seulement la luxation congénitale de beaucoup la plus fréquente, mais encore la difformité congénitale la plus ordinaire de toutes; elle est même, au dire de Lorenz, quatre fois moins rare que le pied bot congénital qui vient en seconde ligne. 12 0/0 des cas se rapportent au sexe masculin et 88 0/0 au sexe féminin. L'hérédité a été souvent constatée et prouvée par des tableaux généalogiques.

On a invoqué les explications les plus diverses au point de vue *étiologique*; elles sont sans intérêt pratique.

Les *altérations anatomiques* ne sont jamais aussi prononcées chez le nouveau-né que chez l'enfant qui marche. Elles augmentent sous l'influence de la surcharge jusqu'à l'âge adulte et même plus tard. La luxation iliaque est bien le stade définitif, mais n'est pas le type constant. Chez le nouveau-né, dans la plupart des cas, il se produit une luxation ou subluxation au-dessus du bord supérieur du cotyle ; elle peut se fixer dans cette attitude, mais le plus souvent après avoir persisté plus ou moins longtemps, elle se transforme peu à peu en une seconde forme dans laquelle la tête fémorale est placée au-dessus et en dehors du cotyle et en fin de compte en dehors de l'épine iliaque antéro-supérieure. C'est là que cliniquement on peut la sentir quand les jambes sont en extension, tandis que dans la flexion et l'adduction elle glisse en arrière. Dans le troisième type, la luxation est purement iliaque, la tête se trouve même dans l'extension à la face postérieure de l'os des îles, près de la grande échancrure sciatique.

La première forme se voit chez le nouveau-né, la seconde avec de grandes variations pendant les premières années de la vie ; la troisième ne se rencontre guère que chez des sujets plus âgés qui marchent depuis longtemps. Cette évolution est due, étant donné l'écartement de la tête fémorale loin du cotyle et l'augmentation du raccourcissement, à l'action de la surcharge. Les luxations congénitales de la hanche en avant (iliopubiennes, obturatrices) sont très rares.

La *cavité cotyloïde* est toujours à sa place normale, mais elle est comblée, tout au moins pas assez profonde ; elle ne permet l'introduction que d'un seul doigt et prend un aspect triangulaire chez les enfants d'un certain âge. Elle est d'ailleurs remplie de graisse ou de tissu conjonctif et difficile à trouver. Son fond est fortement épaissi par prolifération du cartilag e, le sourcil cotyloïdien est conservé, mais renversé vers le centre surtout au niveau de son bord postérieur. Ce bord po stérieur du cotyle est rectiligne et détermine une saillie oss euse qui sépare la face antérieure de la face postérieure du bassin et qui joue un grand rôle comme obstacle à la réduction.

La *c apsule articulaire* est normale chez le nouveau-né, tout au plus quelque peu élargie et relâchée. Lors de l'ascension de la tête fémorale, la capsule remonte en arrière, enveloppe à la manière d'une coiffe la tête luxée et le col, et aplatie s'applique sur le cotyle vide avec lequel elle contracte parfois des adhérences. Dans les cas anciens, cette

L. et S. — Atlas-man. de Chirurgie orthop. 16

poche cotyloïdienne vide communique par un *isthme étroit,* tubulaire, produit par l'enroulement du tendon du psoas iliaque refoulé en haut, avec le revêtement de la tête fémorale. Par suite des tractions considérables qu'elle subit dans les mouvements, elle s'épaissit fortement ; ses parois atteignent jusqu'à un centimètre.

Le *ligament rond* existe chez les petits enfants ; il est même hypertrophié chez les plus âgés, étant donné l'allongement qu'il subit par l'écartement de la tête et de l'acétabulum ; plus tard il disparaît par usure. Il manque en général après la quatrième année (Lorenz). Il fait défaut souvent dans les luxations doubles.

La *tête fémorale et le col* présentent de fortes altérations qui augmentent avec l'âge. La tête est toujours plus grosse que le cotyle ; elle est d'ailleurs relativement petite, aplatie au point où elle entre en contact avec le bassin. Elle est toujours orientée dans une direction plus ou moins sagittale en avant ; le col participe à cette direction ; il est souvent raccourci et placé horizontalement.

Le *bassin*, dans les cas anciens de luxation unilatérale, devient asymétrique ; quand la luxation est double, le détroit inférieur est élargi par éversion des ischions.

La manière dont se comportent les *muscles* est importante. Lorenz a montré que les *pelvitrochantériens* dont la direction est perpendiculaire à l'axe du fémur (moyen et petit fessiers, pyramidal, obturateurs, jumeaux, ainsi que le quadriceps fémoral et le psoas iliaque), sont atrophiés et allongés. Le grand fessier se raccourcit et sa direction devient plus horizontale. Au contraire, les muscles dont les fibres sont dirigées parallèlement à l'axe de la tête fémorale déplacée, les *pelvifémoraux* (les trois adducteurs) se raccourcissent dans leurs faisceaux inférieurs, tandis que les supérieurs s'allongent. Les muscles *pelvicruraux* (couturier, tenseur du fascia lata, droit antérieur, droit interne, demi-membraneux, demi-tendineux et biceps) se raccourcissent sans exception, répondant au déplacement de la tête fémorale.

Dans les cas graves, la musculature du membre inférieur tout entier est atrophiée ; les os, surtout le fémur, sont plus grêles et raccourcis.

Les **symptômes** de la luxation unilatérale ne sont pas faciles à constater chez le nouveau-né, et l'affection n'est en général reconnue que quand les enfants commencent à marcher. La claudication appelle alors l'attention ; elle augmente avec les progrès du raccourcissement. Celui-ci atteint un à deux centimètres chez les tout petits enfants, cinq à six chez les plus grands, jusqu'à dix chez les adultes. Cette énorme diminution dans la longueur du membre est compensée par l'équinisme du pied du côté atteint. Le raccourcissement est mesuré par la distance de l'épine iliaque antéro-supérieure à la malléole ou la hauteur correspondante dont s'élève le sommet du trochanter au-dessus de la ligne Roser-Nélaton ; la traction le diminue, la pression exercée sur la jambe l'augmente.

Dans la station debout, la fesse du côté mal conformé apparaît aplatie, le pli fessier est abaissé, la région trochantérienne fait saillie ; dans les cas avancés, la tête fémorale proémine dans la région fessière. Dans l'attitude hanchée sur la jambe luxée, le pli fessier du côté sain est plus bas parce que les muscles moyen et petit fessiers déplacés et allongés ne peuvent plus maintenir le bassin horizontal. La colonne vertébrale présente une scoliose du côté malade.

A l'examen dans la position couchée, on ne sent pas la résistance due à la tête fémorale dans la région des gros troncs vasculaires de la racine de la cuisse au pli de l'aine ; cette région se laisse déprimer en forme de niche ; par contre, dans la flexion à angle droit

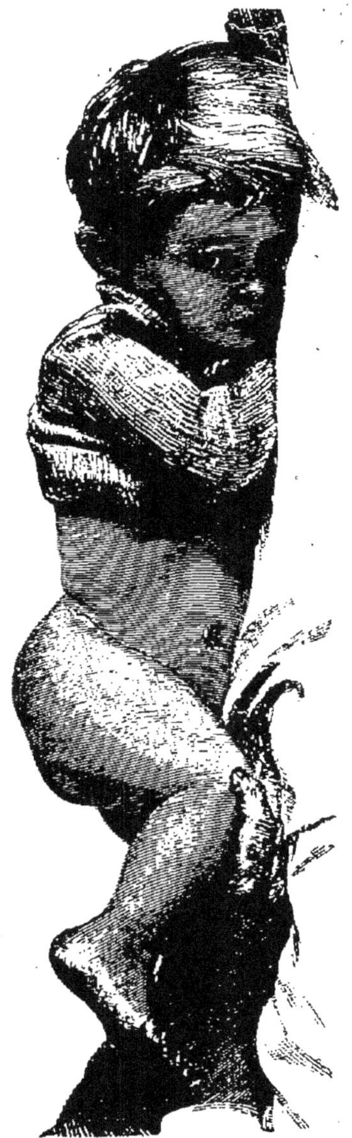

Fig. 170. — Luxation congénitale de la hanche droite chez une fille de trois ans et demi. Manœuvre de Malgaigne.

avec adduction et rotation interne (manœuvre de Malgaigne) (fig. 170), la tête fémorale est accessible à la face postérieure de l'os iliaque ; elle se dessine sous la forme d'une tumeur sphérique au-dessus du sommet du grand trochanter. Ce symptôme manque dans la forme initiale, dans la luxation supra-cotyloïdienne où la tête ne peut être déplacée que légèrement en haut, sur le bassin ; il est moins net dans la forme intermédiaire où l'on sent la tête dans l'extension sous l'épine iliaque antéro-supérieure.

Dans les mouvements de rotation et de circumduction, on entend assez souvent un bruit de craquement que Hoffa attribue à l'absence du ligament rond, mais que nous avons observé à plusieurs reprises chez de tout jeunes enfants. Dans les cas graves enfin, chez les enfants plus âgés, le membre est un peu fléchi dans l'articulation coxofémorale ; il est en adduction et rotation interne (fig. 171).

Dans la *luxation bilatérale*, les données fournies par l'inspection, la palpation et la mensuration sont analogues ; le raccourcissement ne peut être mesuré que par l'élévation des trochanters ; il est plus considérable que dans les luxations unilatérales. L'inclinaison prononcée en avant du bassin et la lordose lombaire sont frappantes et ne manquent presque jamais (fig. 172). C'est la conséquence du déplacement en arrière des supports du bassin.

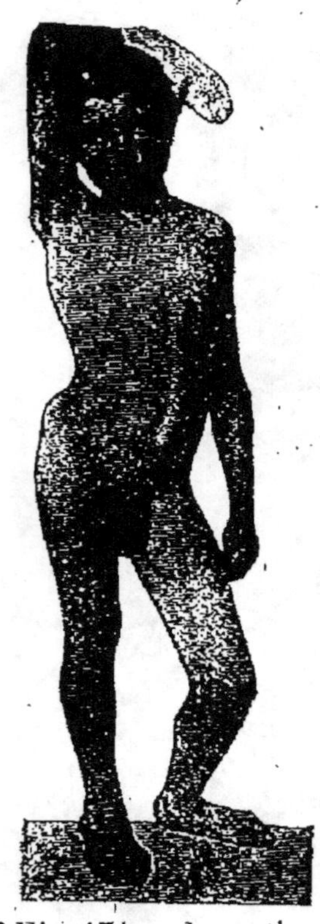

[Fig. 171. — Luxation congénitale de la hanche droite chez un jeune homme de 17 ans (clinique chirurgicale de Zürich).

La marche diffère sensiblement de celle que l'on observe dans la luxation unilatérale ; elle est dandinante (démarche du canard) ; le bassin et avec lui la partie supérieure du tronc, plongent alternativement d'un côté, puis de l'autre ; ce phénomène s'explique par l'instabilité des supports du bassin et l'insuffisance des fessiers.

On rencontre d'ailleurs souvent dans la luxation double

des attitudes d'adduction et de flexion, parfois le genu valgum, plus rarement le pied équin, puisque les jambes ne présentent pas de différence de longueur sensible. Dans les cas de diagnostic douteux, les rayons Rœntgen (fig. 173, 174, 175) nous sont d'un précieux secours ; ils nous fournissent de nombreuses données sur l'état du cotyle et de la tête et leurs rapports réciproques.

C'est avec la coxa vara rachitique que l'on confondrait le plus volontiers l'affection ; le diagnostic ne saurait être établi avec certitude qu'en faisant l'examen pendant l'anesthésie et par transparence ; de plus, dans la coxa vara, la mobilité de la tête fémorale fait toujours défaut. La confusion avec les décollements épiphysaires par ostéomyélite dans la première enfance est également possible ; l'erreur est évitable par les commémoratifs, la présence de cicatrices d'abcès. Les luxations paralytiques se ma-

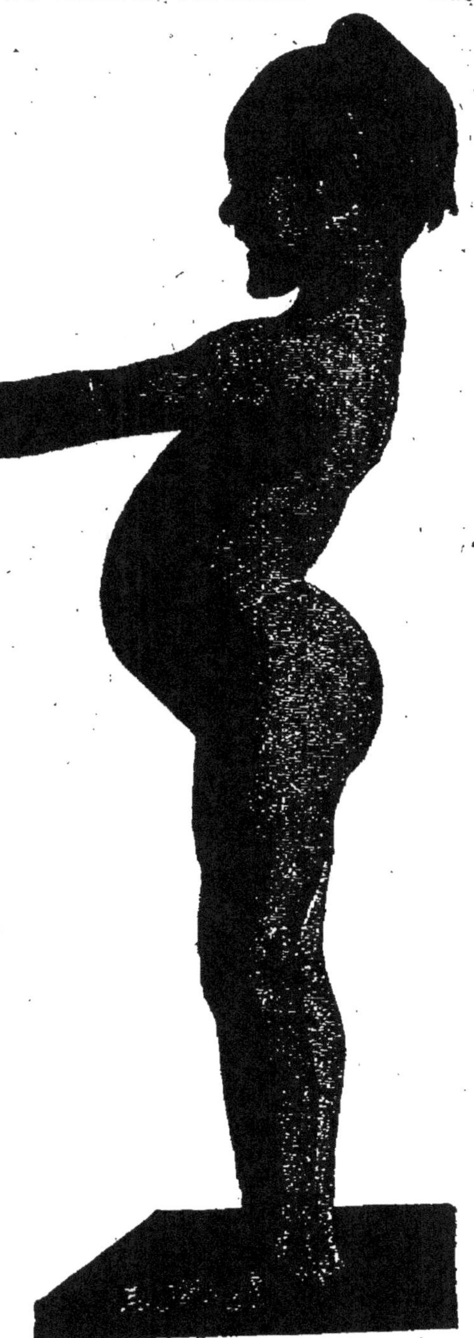

Fig. 172. — Luxation congénitale double de la hanche. Fille de 6 ans.

nifestent par des troubles de motilité que l'on ne rencontre jamais dans la luxation congénitale.

La guérison spontanée n'existe pas; la claudication et le raccourcissement augmentent d'année en année, de sorte qu'à un âge avancé l'infirmité est en général grave. Les enfants se plaignent de se fatiguer rapidement, de souffrir

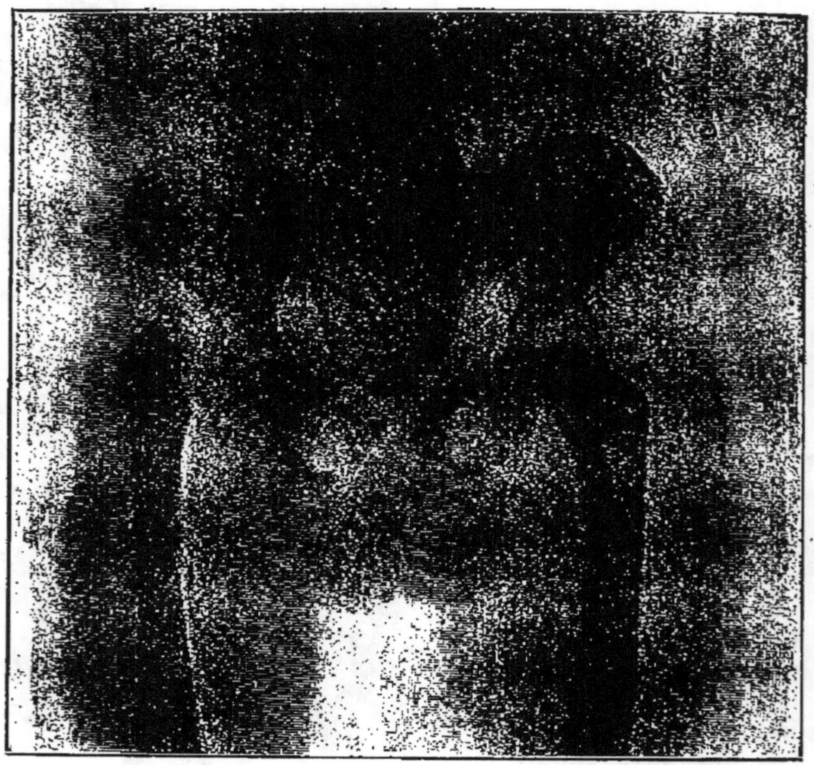

Fig. 173. — Luxation congénitale de la hanche, supra-cotyloïdienne. Radiographie prise la malade étant couchée sur le dos. Fille de 2 ans 1/2. Réduite depuis.

dans la hanche et le genou. Il y a des cas exceptionnels (parmi les unilatéraux) où l'affection ne produit que peu de troubles fonctionnels et peut se passer de traitement.

Il y a dix ans toute tentative de *traitement* était considérée comme inutile. On essayait de fixer les trochanters à l'aide d'appareils, des ceintures, des corsets, de diminuer le raccourcissement par des dispositifs produisant l'extension. On cherchait à obtenir une amélioration par des procédés orthopédiques divers tels qu'extension à l'aide de poids, manœuvres de traction et de réduction. Les tentatives de thérapeutique opératoire ne donnaient aucun résultat satisfaisant. Hoffa et Lorenz ont indiqué la voie dans laquelle se feront désormais les progrès de la thérapeutique.

Fig. 174. — Luxation congénitale de la hanche, variété iliaque. Radiographie en décubitus. Fille de 8 ans 1/2. Pas d'intervention.

Aujourd'hui les méthodes de *réduction non sanglante* sont presque universellement acceptées; elles sont plus ou moins conformes aux préceptes que Lorenz formula le premier à cet effet. Avant lui Pravaz (1847) (1), Paci (1887) avaient cherché à obtenir la réduction par des procédés mécaniques et y étaient partiellement parvenus. La méthode de Lorenz a le mérite de donner régulièrement une amélioration fonctionnelle importante et souvent aussi d'amener la guérison

(1) Pravaz *Traité théorique et pratique des luxations congénitales du fémur, suivi d'un appendice sur la prophylaxie des luxations spontanées.* Lyon 1847.

anatomique de la luxation. L'auteur y est arrivé après avoir pratiqué la réduction sanglante imaginée par lui-même et par Hoffa, et grâce aux observations anatomo-cliniques qu'elle lui a fourni.

Cette réduction n'est en général possible que pendant les dix premières années ; plus tard elle ne réussit qu'excep-

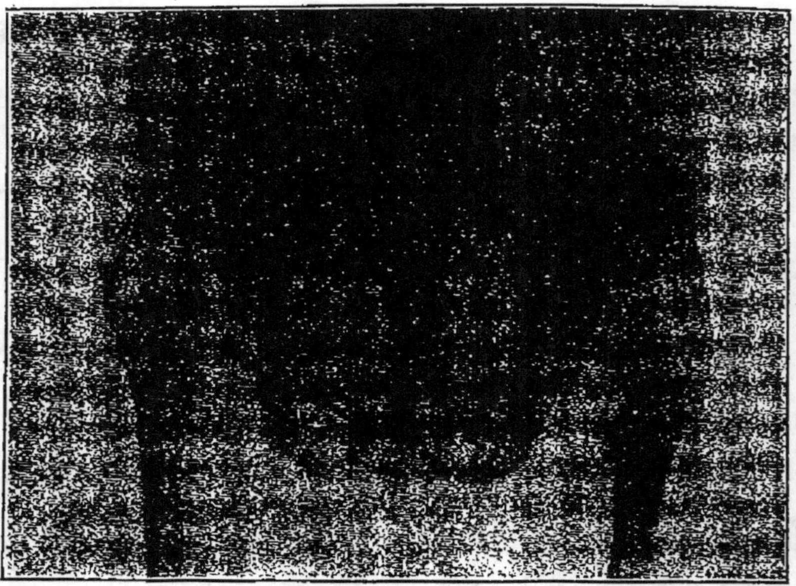

Fig. 175. — Luxation congénitale double de la hanche. Fille de 2 ans 1/2. Radiographie prise dans le décubitus dorsal.

tionnellement et le danger qui résulte des manœuvres de force s'accroît beaucoup. En voici la technique : chez les enfants d'un certain âge (raccourcissement de quatre centimètres et plus) on fait huit jours auparavant, pendant l'anesthésie, la ténotomie sous-cutanée des tendons du creux poplité (demi-membraneux, demi-tendineux et biceps) du couturier et du tenseur du fascia lata au niveau de l'épine iliaque antéro-supérieure et des adducteurs ; puis on pratique immédiatement à la main ou avec l'appareil à extension de Lorenz (fig. 176) quelques tractions énergiques avec un écheveau de laine enroulé autour des malléoles. On fait chaque jour, jusqu'à ce que les plaies opératoires soient guéries, des tractions ou de l'extension avec des poids (jusqu'à dix kilos).

Chez les petits enfants (au-dessous de quatre ans) ces préparatifs sont presque toujours superflus. Pour préparer la réduction, il suffit d'étirer par une extension et une abduction énergiques de la jambe les adducteurs tout en les massant et les pétrissant vigoureusement entre les doigts. Dans tous les cas l'anesthésie complète est nécessaire au succès de la réduction. On allonge vigoureusement les muscles à la main ou à l'aide de l'appareil à vis; le trochanter s'abaisse et le bassin maintenu par une bande de toile capitonnée de caoutchouc ou de feutre, appliquée au périnée et faisant la contre-extension, se place de lui-même en abduction lors de la traction. En même temps la main appuie fortement en haut et en dehors du grand trochanter; la jambe est maintenue en rotation interne. On obtient alors la réduction par-dessus le bord supérieur du cotyle; quand celui-ci est peu développé, elle se fait sans bruit appréciable, mais on sent cependant une secousse et le brusque abaissement du trochanter. Il ne faut pas se contenter de ce résultat, mais faire pénétrer la tête fémorale dans la cavité cotyloïde.

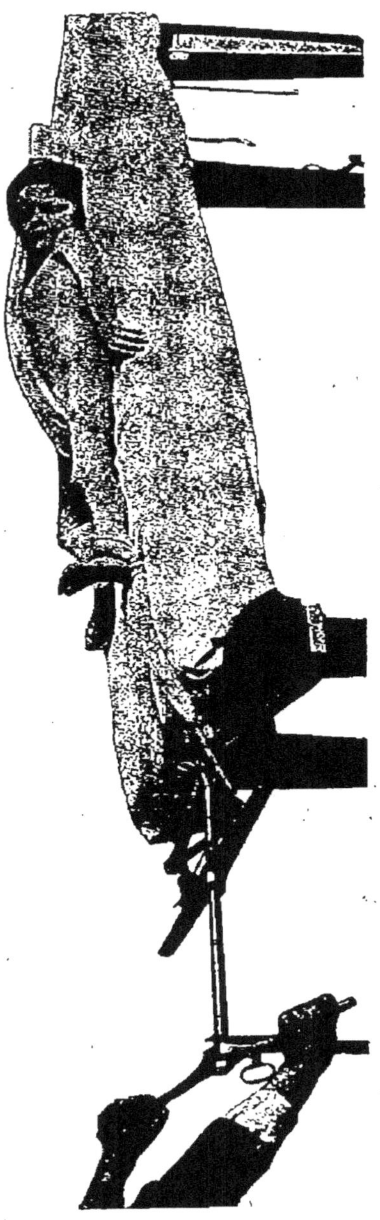

Fig. 176. — Pas de vis à extension de Lorenz. Appliqué à l'aide d'un écheveau de laine et avec contre-extension.

Il est préférable de réduire par dessus le bord postérieur du bourrelet cotyloïdien ; la rentrée de la tête fémorale se manifeste par des signes plus sensibles au moment où elle se produit. Pour cela, on cesse l'extension, le bassin est fixé à deux mains par un aide, l'opérateur saisit la jambe fléchie à angle droit au-dessus du creux poplité et amène vigoureusement le membre en adduction et rotation interne. Il applique le pouce ou l'éminence thénar de l'autre main sur le grand trochantér ou bien encore le poing tout entier compris entre la saillie osseuse et la table, et produit une abduction énergique en la graduant insensiblement. S'il parvient de la sorte à soulever la tête fémorale par dessus le rebord postérieur du cotyle, elle saute brusquement par dessus lui, s'engageant dans la cavité avec un bruit perceptible et produisant une secousse visible ou sensible à la palpation.

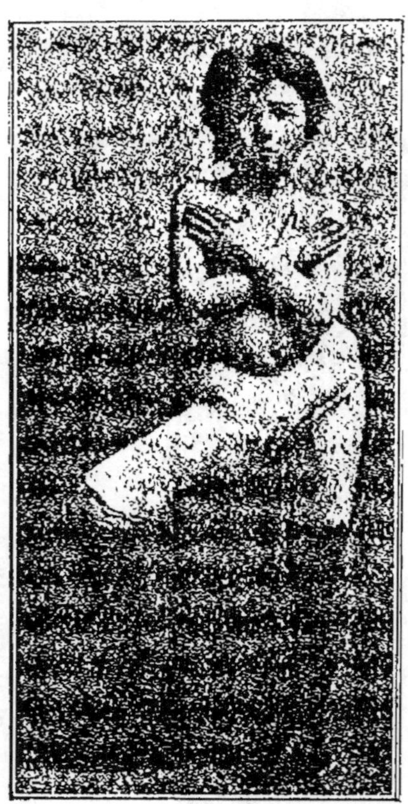

Fig. 177. — Premier appareil de fixation dans un cas de luxation unilatérale. D'après Lorenz.

Quand la manœuvre de réduction a réussi, l'attitude de la tête fémorale obtenue est si précaire qu'il suffit d'une diminution de l'abduction pour qu'elle se relaxe à nouveau ; toutefois on parvient à la réduire de plus en plus facilement. Pour fixer la tête au cotyle, il faut élargir le bord antérieur de la cavité cotyloïdienne rétrécie et faire pénétrer l'extrémité articulaire du fémur plus profondément encore. On porte alors la jambe en abduction à angle droit et on pousse la tête plus avant en lui faisant exécuter des mouvements de rotation comme si on voulait perforer l'os iliaque avec elle, tout en exerçant une pression énergique dans le sens de son grand axe. On élargit la paroi antérieure de la capsule en exagérant l'extension de la cuisse et en la tournant en dehors. Le résultat de ces efforts se traduit par une diminution de la tendance à la reluxation et par la saillie plus nette de la tête dans le pli de l'aine sous les gros vaisseaux.

L'appareil plâtré a pour but de fixer la jambe dans cette attitude d'abduction et de rotation (fig. 177) dans laquelle la réduction est maintenue et en tous cas la luxation en arrière, qui serait la pire des éventualités, devient impossible. Le plus souvent il faut faire une abduction qui approche de 90° : en même temps on étend la cuisse jusqu'à ce qu'elle se trouve située un peu en arrière du plan frontal. La rotation interne est recommandable à cause de l'antéversion de la tête fémorale qu'elle produit ; mais on ne peut la maintenir avec sécurité qu'à l'aide d'un bandage qui enveloppe jusqu'à la pointe du pied. Selon Lorenz, une attitude moyenne suffit, ou du moins une rotation interne légère qui se produit spontanément.

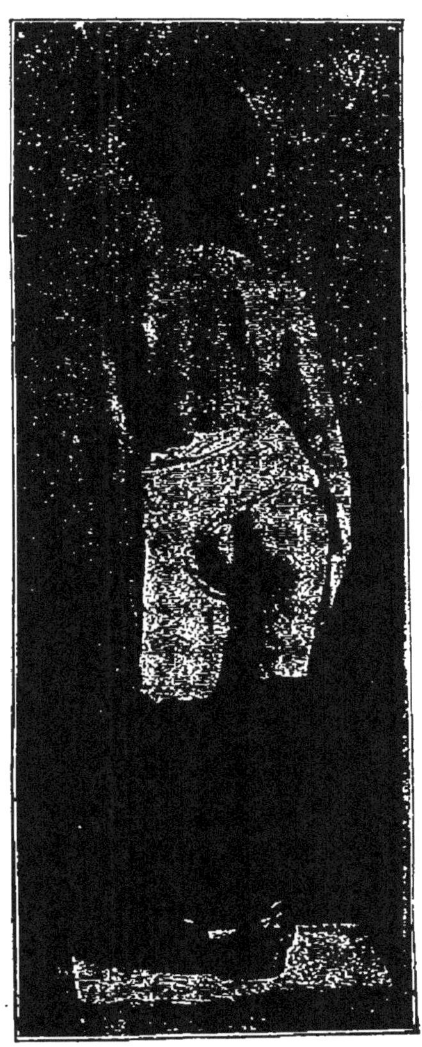

Fig. 178. — Second appareil de fixation dans un cas de luxation unilatérale. D'après Lorenz.

Pendant les premières nuits, on observe souvent le cri nocturne, si fréquent durant le sommeil des enfants atteints de coxalgie. Quand la première douleur a disparu, c'est-à-dire environ au bout de huit à dix jours, les enfants peuvent quitter le lit avec leur appareil, et, d'abord soutenus, plus tard libres, faire des essais de marche bientôt suivis de succès. A cause de la forte abduction, la semelle de la chaussure du côté malade doit être considérablement exhaussée.

Le premier plâtre reste en place au moins trois mois, cinq même d'après Lorenz. Il est alors changé et l'on diminue l'abduction du membre, ce qui nécessite une diminution d'épaisseur de la semelle sous le pied du côté atteint ; l'enfant peut alors placer ses jambes parallèlement et en inclinant son bassin, il produit un allongement apparent de la jambe en abduction (fig. 178).

Lorenz laisse le nouvel appareil environ cinq mois en place. Ce temps écoulé, il n'est plus besoin, dans les cas favorables, de fixation nouvelle (fig. 179). Il est utile de maintenir un reste d'abduction que l'on obtient en conservant pendant quelque temps encore une semelle surélevée du côté sain. Mais avant tout il faut développer les pelvi-trochantériens et surtout les fessiers amaigris sous le pansement par le massage et les mouvements gymnastiques d'abduc-

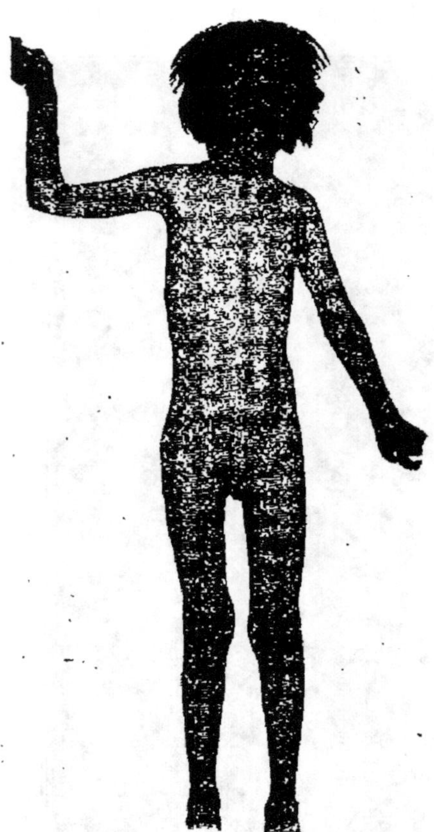

Fig. 179. — Luxation congénitale de la hanche droite réduite (radiographie avant et après le traitement fig. 241 et 242). Fille de 5 ans 1/2 représentée immédiatement la période de fixation terminée après un an d'appareils. La proéminence des têtes fémorales dans l'aine est très marquée chez cette enfant exceptionnellement maigre.

tion. Il faut déconseiller les mouvements articulaires passifs, de flexion et d'adduction ; la mobilité se rétablit d'elle-même.

Autrefois les luxations doubles étaient successivement réduites en deux séances par Lorenz ; maintenant on les opère toutes deux en une seule séance d'après le procédé

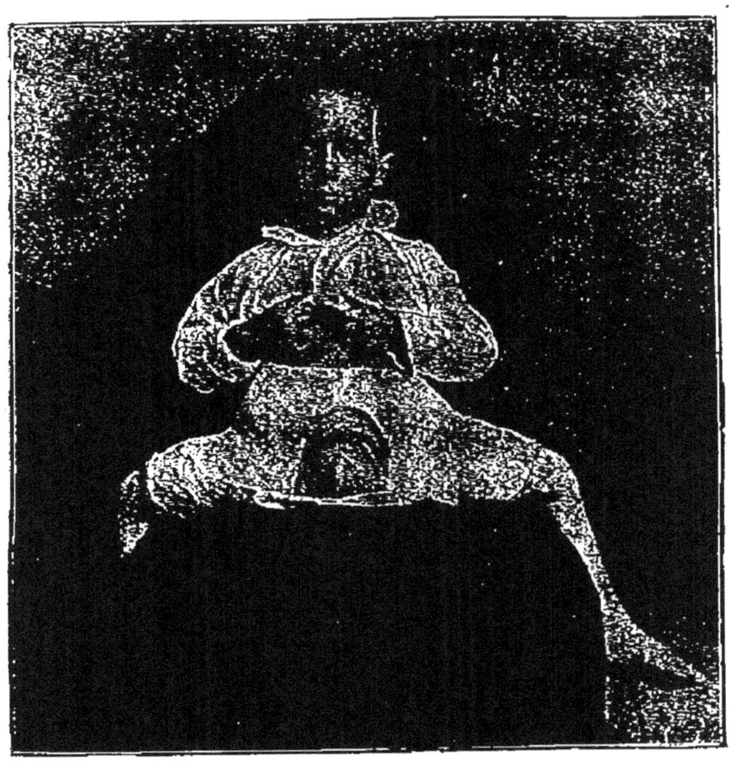

Fig. 180. — Premier appareil de fixation pour réduction double en abduction extrême. D'après Lorenz.

d'Hoffa ; il est vrai qu'en attitude d'abduction extrême les enfants ne peuvent marcher avec leur appareil (fig. 180 et 181).

Il ne faut pas se dissimuler les dangers de la méthode, surtout lorsqu'on pratique la réduction par la force chez des enfants qui ont dépassé huit ans, six ans chez ceux qui sont porteurs de luxation double. Les manœuvres ont bien des fois occasionné de fortes compressions du périnée et de la vulve, la gangrène de la jambe par compression des vaisseaux de la cuisse par la tête fémorale, des fractures du col et du bassin, surtout des paralysies par tiraillement des nerfs péronier et crural, une hernie crurale particulière, etc.

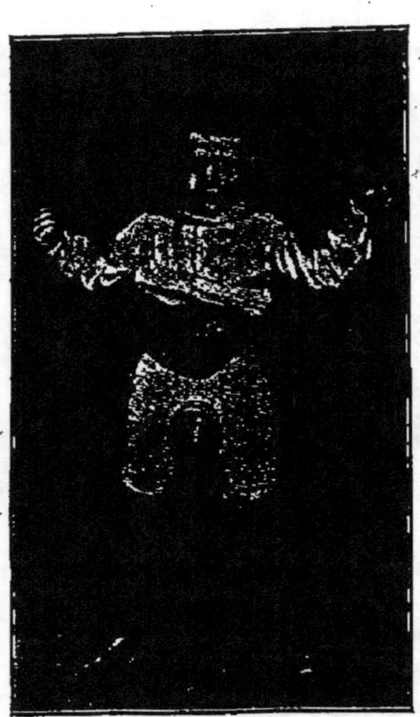

Fig. 181. — Second appareil de fixation après réduction double. D'après Lorenz.

Il y a d'autres méthodes de réduction analogues à la précédente ; celle de *Mikulicz* (position couchée temporaire dans un appareil disposé pour l'écartement, la rotation externe et l'extension ; recommandable pour les tout petits enfants), celle de *Schede* (extension très énergique, dans certains cas répétée à plusieurs reprises à l'aide de machines, la jambe maintenue en abduction, jusqu'à ce que la tête fémorale soit réduite par dessus le bord du cotyle ; appareil plâtré ; plus tard, gouttière à abduction ; s'applique aux enfants plus âgés). Nous ne pouvons entrer davantage dans le détail de ces procédés ; ils ont donné entre les mains de leurs inventeurs des succès incontestables, mais ne se sont pas généralisés.

Tous les observateurs s'accordent à affirmer que dans un certain nombre de cas, la réduction non sanglante de la luxation congénitale de la hanche maintient la tête fémorale dans la cavité cotyloïde d'une manière durable (fig. 182 et 183). Les radiographies ont montré que le toit du cotyle se développait ultérieurement d'une façon manifeste et des observations de plusieurs années ont fait voir la permanence de la réduction au point de vue anatomique.

Mais le plus souvent, surtout dans les luxations doubles, la tête quitte sa place et se met en haut et en dehors du cotyle, déjà pendant la durée de la fixation, même si la réduction a été incontestablement opérée. Cela n'a rien d'étonnant étant donnée la disproportion entre le volume de la tête fémorale et la capacité de la cavité cotyloïde, et ensuite l'interposition de fragments de la capsule. La tête ne fait plus saillie à travers les parties molles à côté des vaisseaux fémoraux, mais on la sent dans les mouvements

Fig. 182. — Luxation congénitale droite de la hanche avant la réduction. Radiographie prise le malade étant couché sur le ventre.

de rotation en dedans et en dessous de l'épine iliaque antéro-supérieure ; c'est la *reluxation supérieure* appelée souvent par euphémisme *transposition*. L'examen aux rayons X a également démontré ce fait que l'image est alors analogue à celle de la luxation supra-cotyloïdienne.

Lorsque la tête fémorale conserve cette position à la face antérieure du bassin, et cela semble se passer ainsi dans beaucoup de cas, on a obtenu malgré tout une *amélioration fonctionnelle* très sensible au dire de tous les observateurs. Mais s'il se produit une luxation en arrière de l'os iliaque, l'échec est naturellement complet ; on a rarement observé de luxation pubienne.

Bien que ces *transpositions* donnent en somme une amélioration fonctionnelle considérable, diminution de la claudication et de la marche en canard, atténuation de la lordose, etc., amélioration qui semble souvent durable, on peut se demander si, dans un grand nombre de cas, on ne pourrait faire mieux. La cause de ces transpositions réside

Fig. 183. — Cas de la figure 182. Guérison anatomique par réduction non sanglante et fixation pendant un an dans l'appareil plâtré. Radiographie en décubitus dorsal ; se trouve renversée par rapport à la figure 182.

dans la position sagittale de la tête fémorale qui, en attitude moyenne ou en rotation externe de la jambe, s'éloigne du cotyle.

Plusieurs auteurs réclament pour cette raison la fixation en rotation interne. Schede fixe pendant deux ou trois mois en rotation interne et abduction, assure alors la position de l'extrémité supérieure du fémur en enfonçant un clou d'acier par le grand trochanter à travers le col et la tête, ostéotomise le fémur dans son tiers inférieur et corrige ainsi la rotation en dedans du pied.

Lorenz recommande, pour éviter la reluxation en avant et en haut, une légère attitude de flexion dans la hanche et une diminution de l'abduction, une fois la première période de fixation terminée ; en effet à ce stade il n'y a plus grand danger de luxation en arrière.

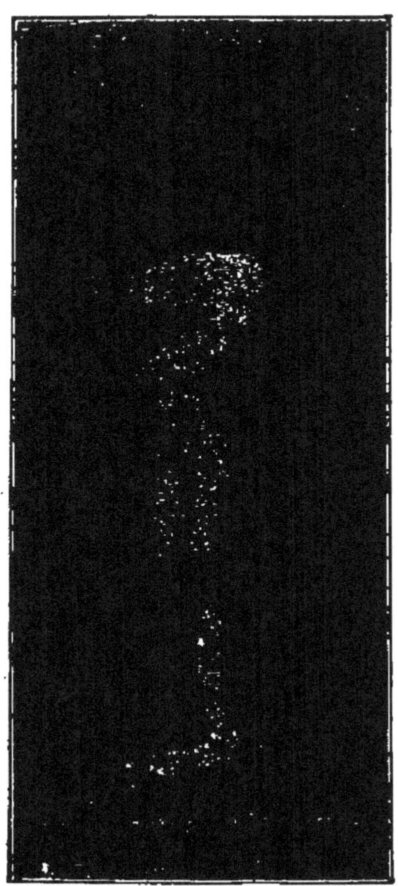

Fig. 184. — Luxation congénitale double de la hanche avant le traitement. D'après Lorenz.

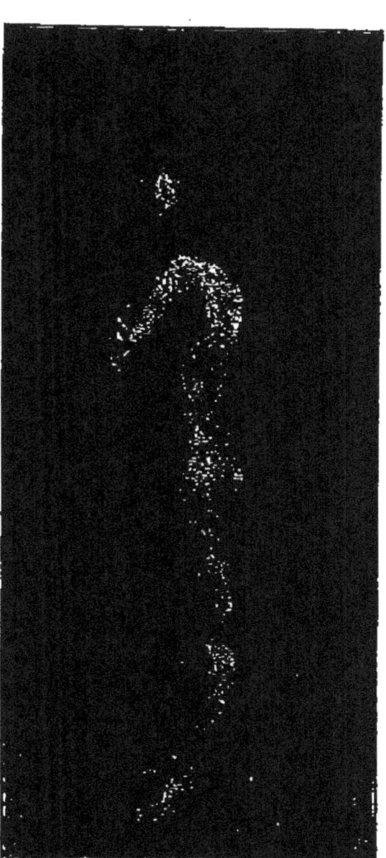

Fig. 185. — La même après le traitement. D'après Lorenz.

Maintenant se pose la question de savoir ce qu'il y a lieu de faire dans les cas qui présentent une résistance insurmontable à la réduction non sanglante ou qui doivent faire écarter toute tentative à cause de l'âge du sujet.

Quoiqu'il y ait des exceptions jusqu'à un âge bien supérieur à dix ans, il faut considérer comme une règle que chez les enfants luxés d'un côté au delà de huit ans, et chez ceux qui ont une luxation double au delà de six ans, la réduction ne saurait être obtenue qu'au prix de difficultés et de dangers considérables ; le plus souvent elle échoue. Comme limite d'âge inférieure, on fera bien de prendre deux ans, car les enfants plus jeunes sont trop difficiles à maintenir propres dans leurs appareils. Chez les enfants trop âgés on a essayé, quand la réduction était impossible, de fixer au moins la tête immédiatement en arrière du cotyle par l'abduction et l'extension extrêmes ; mais les chances de succès sont bien minimes.

Comme le rétrécissement de l'isthme de la capsule et son épaississement considérable constituent l'obstacle invincible à la réduction par les méthodes non sanglantes, Lorenz a, suivant la proposition de Senger, modifié dans ces cas difficiles le procédé de réduction sanglante. Après avoir supprimé la résistance des parties molles par la ténotomie et l'extension, il ouvre l'articulation ; mais il ne fait que fendre la capsule et se garde de creuser le cotyle pour éviter l'ankylose ; il applique la tête au fond de la cavité par rotation interne et abduction et met un plâtre, le genou étant en flexion.

Il faut également déconseiller complètement chez les enfants plus âgés l'opération qui consiste à *fabriquer une cavité cotyloïde artificielle*, opération aujourd'hui mise au second plan par les méthodes non sanglantes. Hoffa l'a exécutée le premier et l'a répétée un grand nombre de fois, alors que d'autres interventions opératoires pratiquées par divers chirurgiens n'avaient pas fourni de résultats satisfaisants.

La méthode de Hoffa a été modifiée et améliorée par Lorenz, qui épargne les muscles pelvitrochantériens si utiles plus tard au point de vue fonctionnel, en ne les détachant pas du grand trochanter et en reportant l'incision à la face antérieure de l'article.

L'opération peut se résumer ainsi : on abaisse la tête fémorale dans le champ opératoire par extension manuelle ou dans les cas de résistance extrême par l'emploi d'un appareil extenseur quelconque (fig. 176). Dans les cas accentués, il faut commencer par un traitement préparatoire d'extension, quelquefois même sectionner les faisceaux les plus internes des adducteurs.

Une incision cutanée quelque peu en dehors de l'épine iliaque antéro-supérieure est prolongée sur une longueur de 6 à 7 centimètres obliquement en bas et en dehors. L'aponévrose est fendue le long du bord externe du tenseur du fascia lata que l'on récline en avant avec le couturier et le droit antérieur. Entre celui-ci et le bord antérieur du moyen fessier écarté en arrière, un instrument mousse pénètre jusqu'à la partie antérieure de la capsule, dans laquelle on sent rouler la tête fémorale si l'extension est suffisante. La jambe est mise en rotation externe et la capsule généralement très épaissie fendue à sa partie antérieure ; dans certains cas, une incision en T est nécessaire ; la tête est luxée à travers la fente capsulaire, écartée du champ opératoire en cessant l'extension et en produisant une légère flexion et rotation en dehors. L'index de l'opérateur cherche la cavité cotyloïde et avec une forte et longue curette le cotyle est creusé aussi également et sphériquement que possible, de façon à recevoir la tête fémorale. [En France ce résultat est obtenu avec une très grande rapidité et un haut degré de perfection à l'aide des fraiseuses imaginées par Doyen.] Le bord supérieur de la cavité cotyloïde doit être façonné avec soin de manière à créer une saillie aussi marquée que possible. La perforation de l'acétabulum n'est pas à craindre ; son fond est ordinairement très épaissi. Par contre, l'hémorrhagie du tissu spongieux de l'os est souvent considérable et le soin de l'hémostase interrompt fréquemment l'opération. Lorsque toutes les esquilles osseuses ont été soigneusement enlevées, on réduit la tête par l'extension ; il est parfois nécessaire de faire de l'abduction et de presser sur le grand trochanter ; ce temps opératoire est souvent le plus difficile de toute l'opération. Quand on l'a réussi, on recherche si la tête ne se reluxe pas dans les mouvements plus violents, surtout dans l'abduction et s'il est nécessaire on travaille à nouveau le cotyle.

La plaie faite avec l'asepsie la plus rigoureuse est fermée à l'aide de quelques points de suture : une mèche pénètre jusqu'à l'ouverture capsulaire ; un pansement aseptique est appliqué et un appareil plâtré en attitude d'abduction légère enveloppe le patient depuis le pied jusqu'au-dessous des aisselles.

Au bout de huit jours, une fenêtre est pratiquée dans le plâtre et le tamponnement retiré. Les enfants peuvent dès le premier appareil quitter le lit ; au bout de quatre à cinq semaines, le plâtre est enlevé complètement. L'articulation nouvelle est raide et douloureuse; par un long et très minutieux traitement de massage, d'exercices de marche, de mouvements d'abduction, de flexion et d'extension, on la rend peu à peu mobile et la protège contre le danger principal, à savoir l'ankylose et la contracture en adduction.

La méthode, aux mains de spécialistes habiles, mise des centaines de fois en pratique, a fourni en somme des succès satisfaisants et même parfaits, équivalents à l'état physiologique. Mais de nombreux échecs se sont aussi produits, ce qui n'a rien d'étonnant, l'opération étant en elle-même difficile. On a signalé plusieurs cas de mort par septicémie dus à l'intervention; mais ce sont surtout de nombreux et regrettables échecs au point de vue fonctionnel qui ont modéré l'enthousiasme pour cette opération. Le danger d'une ankylose fibreuse est assurément très grand et difficile à éviter chez les enfants d'un certain âge; la possibilité d'une ankylose double est naturellement ce qu'il y a de plus déplorable, mais dans aucun cas on ne saurait en être responsable. Chez les enfants plus jeunes, pour lesquels les chances sont plus favorables au point de vue fonctionnel, la réduction non sanglante fournit des résultats bien préférables; elle maintient une articulation mobile en tous sens, tandis que la réduction sanglante ne fournit le plus souvent qu'une articulation enraidie, à mobilité limitée et souvent douloureuse.

Citons les tentatives opératoires, plutôt *palliatives*, proposées pour améliorer l'infirmité des malades adultes ayant dépassé l'âge de la cure radicale : l'opération de *pseudarthrose de Hoffa* (décapitation de la tête fémorale et implantation du col sur l'os iliaque dépourvu de capsule) pour les luxations doubles, *l'ostéotomie sous-trochantérienne de Kirmisson* pour les unilatérales.

Enfin un traitement purement palliatif est seul applicable aux cas où une thérapeutique radicale est impossible ou parce que le malade s'y oppose. Les massages et les exercices développent les muscles fessiers affaiblis et empêchent l'ascension du grand trochanter; les corsets et les ceintures se moulant sur le bassin améliorent un peu la marche et l'attitude générale du corps, mais on ne doit pas se faire d'illusion sur leur efficacité.

CONTRACTURES ET ANKYLOSES DE L'ARTICULATION DE LA HANCHE

Elles se produisent presque toujours en attitude de flexion et d'adduction. Celles en abduction sont bien plus rares et exigent rarement un traitement à cause du peu de troubles fonctionnels qu'elles provoquent.

Au point de vue **étiologique**, on distingue les *rétractions cicatricielles* après brûlures, les *rétractions aponévrotiques* (du fascia lata) après suppuration du psoas, bubons inguinaux, les *contractures nerveuses* hystériques, spasmodiques et paralytiques par affections médullaires. Les difformités d'origine *articulaire* sont infiniment plus fréquentes, et parmi elles la *coxotuberculose* tient le premier rang. Elle conduit dès la période d'état aux *attitudes de contracture*, plus tard par la rétraction des aponévroses, des muscles, du ligament ilio-fémoral et de la capsule à la *contracture proprement dite;* généralement le cotyle est détruit, souvent la tête fémorale est aussi déformée et subluxée en arrière et en haut dans la cavité articulaire agrandie (*déplacement du cotyle, luxation spontanée*). L'arthrite déformante rhumatismale et les infections (blennorrhagie, polyarthrite, exanthème aigu, fièvre typhoïde) aboutissent plutôt à des *ankyloses* et à des *synostoses*.

La *contracture coxalgique* est directement liée à la modification d'attitude qui existe pendant la période d'état ; elle représente la fixation et le développement de cette attitude. La contracture en flexion-adduction fait suite à l'attitude d'abduction et de rotation externe (premier stade de la coxalgie) et représente le développement ultérieur d'une attitude coxalgique en flexion, adduction et rotation interne.

L'examen doit tenir compte des mouvements compensateurs par lesquels le malade masque ou diminue instinctivement sa difformité. Dans la station debout, l'atrophie de toute la jambe, la présence de fistules ou de cicatrices sautent aux yeux (fig. 186 et 187). Le malade s'appuie, même quand il n'y a plus de douleur, sur la jambe saine, et place la jambe malade fléchie dans les articles de la hanche et du genou, en adduction et rotation interne, reposant sur la pointe du pied. L'adduction est bien plus marquée qu'elle ne paraît, car le malade cherche à rétablir le parallélisme de ses membres inférieurs en soulevant la moitié de son bassin du côté malade et masque ainsi l'adduction. Il atténue aussi en partie la flexion en inclinant son bassin en avant. En outre le soulèvement du bassin du côté malade a pour

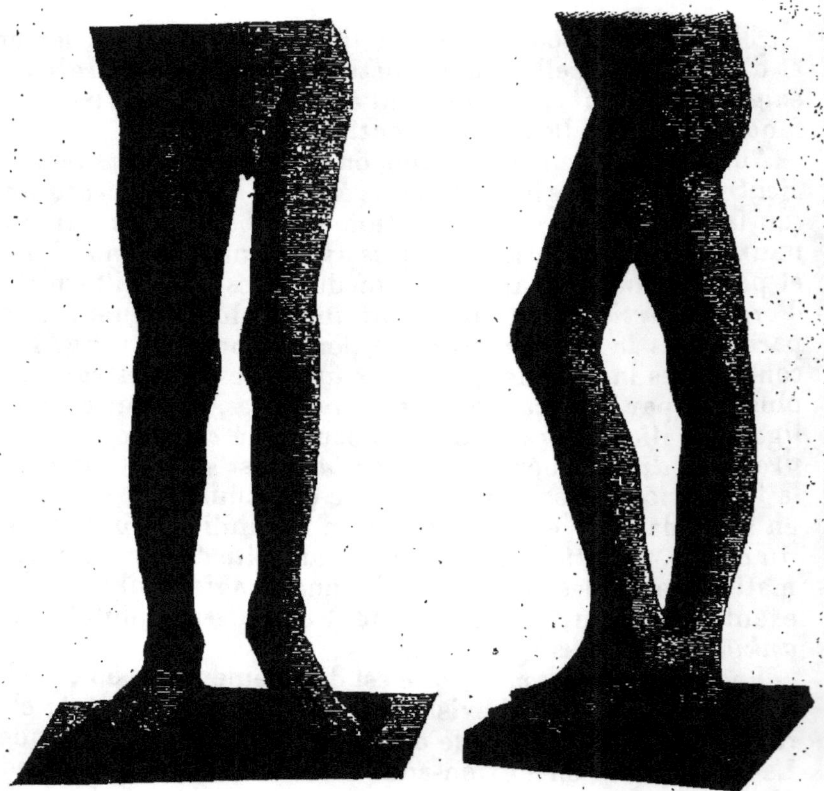

Fig. 186.   Fig. 187.

Fig. 186. — Contracture de la hanche gauche vue en avant. Garçon de 9 ans. Il y a en même temps une contracture tuberculeuse en flexion dans l'articulation du genou.
Fig. 187. — Contracture de la hanche gauche vue de côté. Même malade.

conséquence une scoliose à convexité du côté sain, et son inclinaison en avant produit une lordose. Les malades qui ont beaucoup marché avec leur difformité présentent le plus souvent une rotation en dehors du pied, comme adaptation fonctionnelle secondaire au mouvement de la marche.

Si l'on couche le malade sur une table dure, il est facile

d'apprécier la mesure véritable de la difformité. Le malade se tient soit la jambe étendue et le sacrum en lordose, soit le sacrum droit et le genou et la hanche fléchie. Dans ce dernier cas, on voit la véritable attitude de flexion ; dans le premier, on fléchit la cuisse jusqu'à ce que la lordose disparaisse et l'on a alors le même résultat, que l'on peut déterminer avec une plus grande exactitude encore par une mesure d'angle. On apprécie l'adduction en croisant la jambe malade allongée sur l'autre, jusqu'à ce que la colonne vertébrale soit droite et que les épines iliaques antéro-supérieures soient sur une ligne horizontale perpendiculaire.

On détermine le raccourcissement en mesurant la distance qui sépare l'épine iliaque antéro-supérieure de la malléole externe et en la comparant à celle du membre opposé. La position du sommet du grand trochanter au-dessus de la ligne Roser-Nélaton indique la luxation ; le raccourcissement des os mesuré du sommet du grand trochanter à l'interligne du genou et de celui-ci à la pointe des malléoles donne la mesure des troubles de croissance secondaires.

Les mouvements passifs renseignent sur ce qui a persisté des mouvements normaux de la hanche. Même quand la raideur est extrême, on peut provoquer de petits mouvements dans le sens de l'augmentation de la difformité. Le défaut de spasmes musculaires réflexes dans l'immobilité absolue indique l'ankylose osseuse. Les mouvements, la pression, la percussion directe sur l'articulation provoquent la douleur encore persistante, facteur très important pour le choix des méthodes de traitement.

La **thérapeutique** opératoire de la tuberculose de la hanche par la *résection*, surtout par la résection prématurée pendant l'enfance, ne procure pas le résultat radical que l'on en avait espéré autrefois. Si elle supprime définitivement le foyer de l'infection, elle ne donne pas de résultat fonctionnel meilleur que le traitement conservateur appliqué avec méthode. Ce dernier tire sa valeur des faits suivants : la statistique montre que la mortalité n'est pas plus grande que celle du traitement opératoire (40 °/₀, Bruns) ; la coxalgie dans un tiers des cas évolue sans aucune suppuration, ce que l'on considérait autrefois comme une indication de résection ; et même dans les cas où il y a eu suppuration, 40 °/₀ des malades guérissent sans opération.

On sait d'autre part que la durée de l'affection est de trois ans et demi en moyenne pour les cas sans suppuration, de cinq ans pour les cas suppurés; les avantages d'un *traitement ambulatoire* sont donc incontestables. L'extension à l'aide de poids enchaîne les enfants au lit pour un temps incalculable. Nos efforts actuels doivent tendre, comme dans le mal de Pott, à limiter le repos au lit à la période douloureuse d'état seulement, et à rendre le plus tôt possible au malade le bénéfice de l'air pur et des exercices physiques modérés.

Pour que l'articulation malade soit fixée avec soin, que les surfaces articulaires soient maintenues écartées et qu'il ne se produise pas de contracture, on a proposé de nombreux appareils. Tous sont construits d'après un principe commun : l'articulation de la hanche est immobilisée par un lien rigide qui unit le bassin au membre inférieur; celui-ci ne porte pas le poids du corps, mais repose sur une partie de l'appareil qui s'appuie en haut sur la tubérosité de l'ischion ; le pied ne touche pas le sol, se balance librement et est placé dans un étrier qui dépasse un peu le pied et porte le poids du corps transmis par la tubérosité de l'ischion. L'extension est adaptée à cet étrier et pratiquée de diverses manières. Plusieurs la considèrent comme inutile (Dœllinger, Lorenz), mais elle diminue incontestablement la douleur dans les premiers essais de marche. Quand il n'y a pas de raccourcissement de la jambe malade, le pied sain doit être élevé par un exhaussement de la semelle et surtout du talon d'une manière équivalente.

L'appareil plâtré, appliqué s'il est nécessaire pendant l'anesthésie et combiné à l'extension à l'aide d'un poids, restera toujours le procédé le plus simple et le plus sûr pendant la période douloureuse, et le malade à cette période se sentira mieux au lit que partout ailleurs.

Note additionnelle.

[Dans ces conditions, l'appareil à extension continue (fig. 188) offre de très nombreux avantages : simple, facile à fabriquer et à appliquer partout, il laisse accessible toute la région de la hanche, facilite les explorations fréquentes à la recherche des abcès qui pourraient survenir et surtout permet de donner au malade tous les soins de propreté nécessaires. Enfin, dans une certaine mesure, il agit sur

l'attitude vicieuse en ramenant lentement, progressivement
et sans douleur, le membre dans la rectitude.]

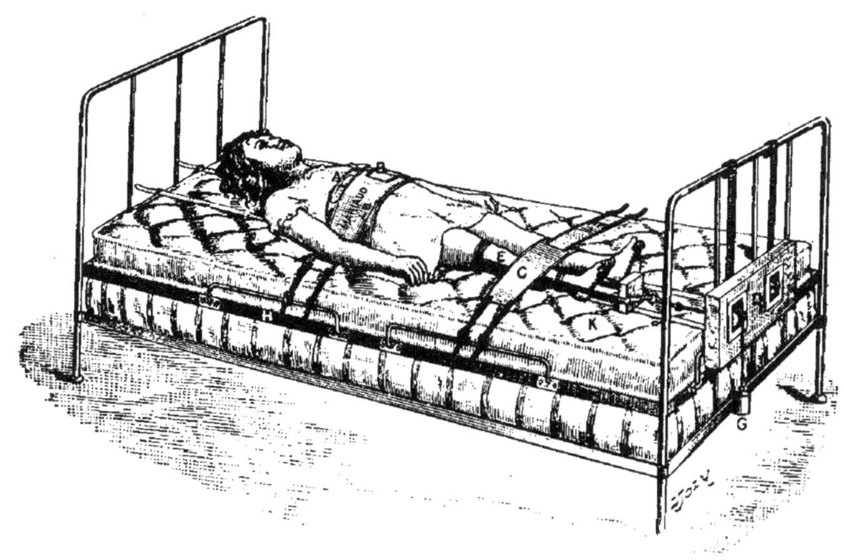

Fig. 188. — Appareil à extension continue
du professeur Lannelongue (Baffrey, constructeur.)

Mais le temps de séjour au lit ne doit pas être prolongé
outre mesure. Au contraire, après quelques semaines pendant lesquelles la douleur la plus intense cède ordinairement sous l'influence de l'immobilité et de l'extension, il
faut faire quitter le lit aux malades et appliquer, surtout
aux enfants, un appareil de marche. Toutefois il ne faudra
pas se laisser tromper par l'absence de douleur apparente et
enlever trop tôt ces appareils ; même au bout de plusieurs
années, il ne faut le faire qu'avec la plus grande prudence
et sous un contrôle minutieux, car c'est précisément à la
période de rétraction cicatricielle et de guérison que les
attitudes vicieuses se développent ordinairement.

Ce qu'il y a de mieux dans ce genre d'appareils, c'est
celui de Hessing, dont l'efficacité est surtout due au panier
à bassin spécial qui lui est propre. Ce panier à bassin consiste en un système d'attelles qui, les unes suivant le contour
supérieur et externe du bassin, les autres s'arcboutant contre
la tubérosité de l'ischion du côté malade, fixent le pelvis

Planche 16. — **Appareil à gaines et à attelles pour la coxal-gie** d'après Hessing. Panier à bassin modifié.

dans toutes les directions. La jambe est enveloppée par un système de gaines en cuir faites sur mesure et sur lesquelles on peut visser à diverses hauteurs les doubles attelles articulées. Le pied est tiré à l'aide d'une courroie à extension vers la pièce métallique qui représente la semelle de l'enveloppe du pied. Le membre sain est surélevé à l'aide d'un talon de un à deux centimètres (planche 16).

Les attitudes de *contracture primitive* à la période d'état sont faciles à corriger avant l'application de l'appareil pendant l'anesthésie et n'exigent aucune violence. Il n'en est pas de même des *difformités secondaires* fixées par la rétraction cicatricielle. L'*extension* à l'aide d'un poids ou la correction progressive à l'aide d'*appareils portatifs* conduisent au but d'une manière bien lente et bien aléatoire. La *mobilisation forcée* est dangereuse parce qu'elle nous expose au grave péril de la généralisation de la tuberculose, de la suppuration locale, de la réouverture des fistules, etc. Au contraire un *redressement* prudent et *progressif* fait en une séance, en allongeant les muscles, aponévroses et ligaments dont le raccourcissement crée l'obstacle, peut être tenté sans aucun risque, comme l'a montré l'expérience.

La coxotuberculose guérissant très rarement avec la conservation des mouvements normaux, la guérison s'effectuant avec ankylose plus ou moins complète, il vaut mieux, au lieu de compter sur une mobilisation totale, se contenter de corriger l'attitude, de mettre la jambe en légère flexion (ce qui est plus facile pour s'asseoir) et en abduction.

Le *redressement manuel* est très pénible, bien aléatoire et n'est suivi de plein succès que dans les cas les moins graves à cause de la difficulté de fixer le bassin et d'empêcher qu'il se meuve avec la cuisse. Dollinger étend le malade sur les p-rches de Dittl, fixe ensuite le tronc et le bassin à ces perches à l'aide de bandes plâtrées et continue l'enveloppement sur la jambe fléchie tandis qu'un aide l'étend vigoureusement en tirant sur le pied. Le plâtre étant sec, les perches sont retirées. Dans les cas graves, l'auteur n'opère pas l'extension en une fois, mais en plusieurs séances à huit jours d'intervalle.

Lorenz, au contraire, recommande de pratiquer le redres-

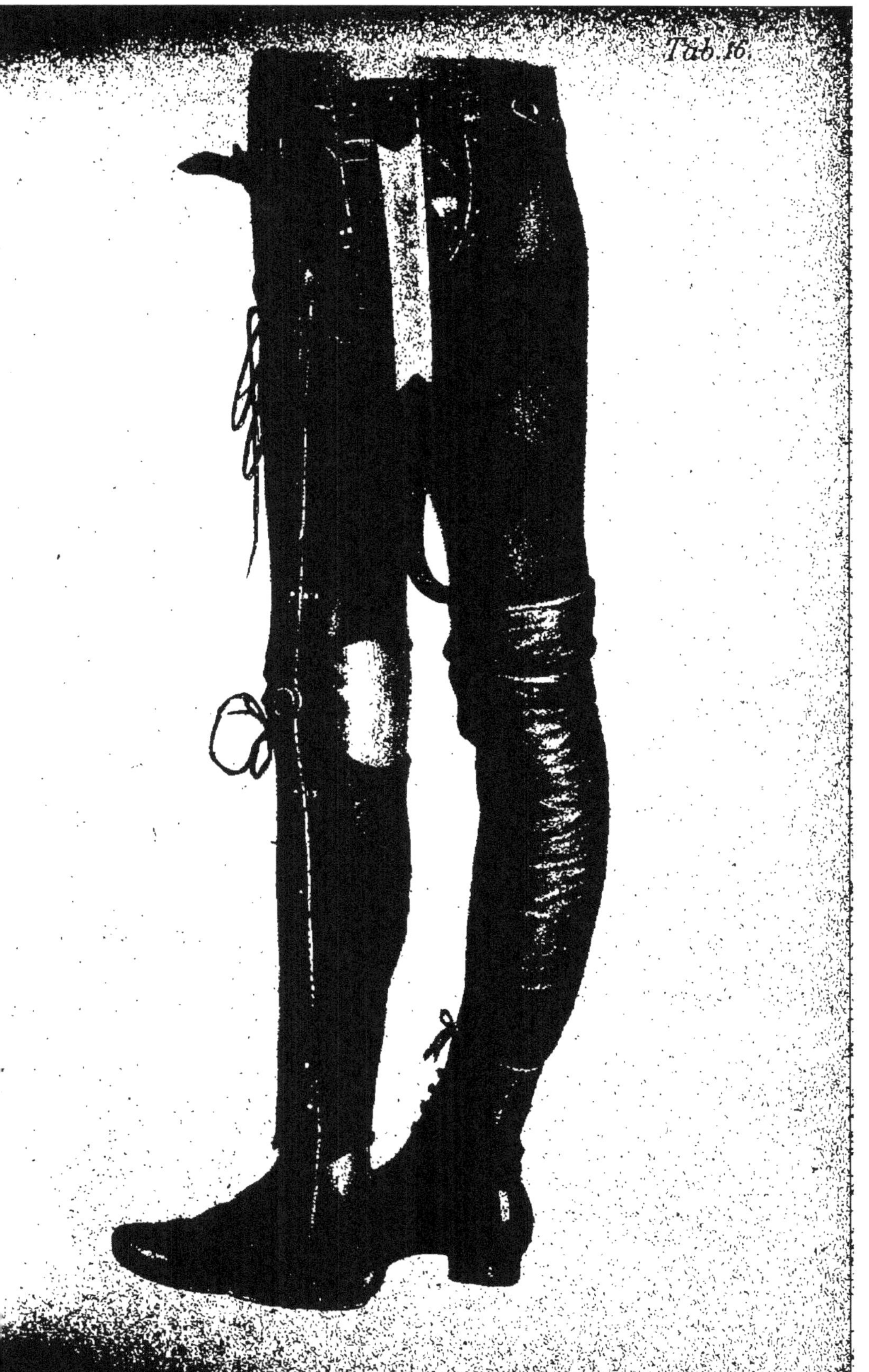

sement à l'aide de machines en une seule séance avec le *redresseur de hanche* (fig. 189) de son invention. La traction s'opère à l'aide d'une vis sur une guêtre à extension

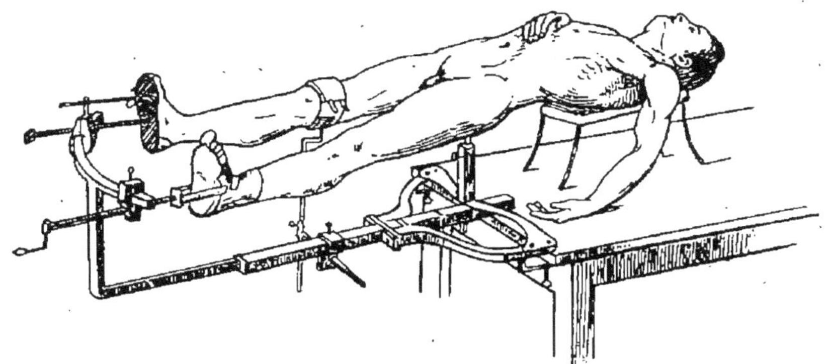

Fig. 189. — Redresseur de hanche d'après Lorenz.
Son emploi dans la contracture en adduction.

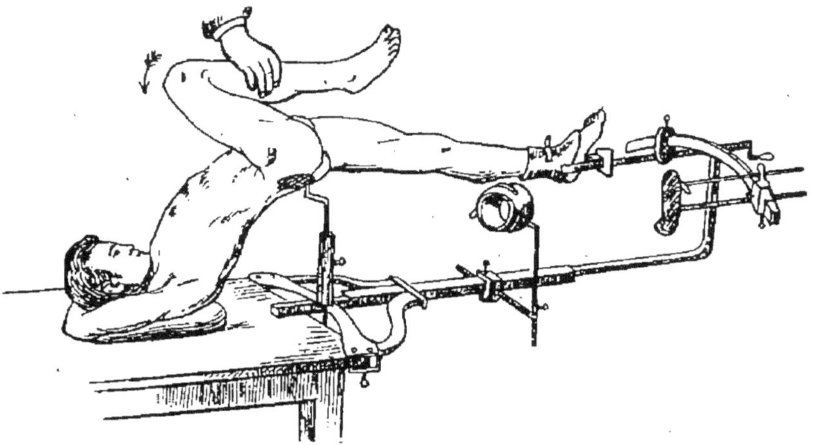

Fig. 190. — Redresseur de hanche d'après Lorenz.
Correction de la contracture en flexion.

fixée au membre malade, tandis que le bassin est repoussé en haut par une semelle s'appuyant contre le pied sain pendant que le genou est fixé dans l'extension. On arrive ainsi graduellement et sans peine, même sans anesthésie, sans autre fixation du bassin, à atteindre le degré de correction désiré, et l'appareil permet d'appliquer un plâtre exactement adapté pendant son fonctionnement. On corrige la flexion en inclinant en arrière la partie supérieure du tronc (fig. 190) et en fléchissant à l'extrême la jambe saine. Si la chose est nécessaire, on pratique simultanément la ténotomie sous-cutanée des adducteurs et des fléchisseurs. Lorsque les fistules suppurent, Lorenz évite le redressement ou le pratique en plusieurs séances.

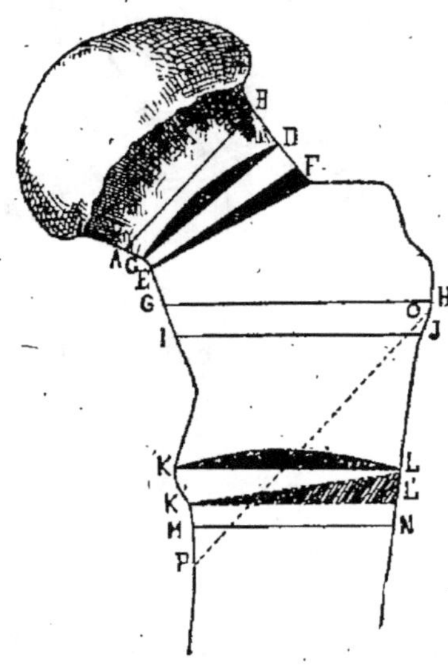

Fig. 191. — Schéma des ostéotomies diverses de l'extrémité supérieure du fémur. AB, ostéotomie simple du col du fémur (Adams); CD, ostéotomie énarthrodiale de Sayre et de Volkmann; EF, ostéotomie cunéiforme du col (Behrend); GH, ostéotomie intra-trochantérienne horizontale (Rhea Barton); IJ, ostéotomie inter-trochantérienne horizontale (Gant); KL, ostéotomie énarthrodiale et sous-trochantérienne de Volkmann; K'L', excision cunéiforme oblique postérieure et sous-trochantérienne de Le Dentu; MN, ostéoclasie sous-trochantérienne fréquente dans les redressements brusques; OP, ostéotomie oblique (Terrier et Hennequin).]

Dans tous les cas il faut, à cause de la grande tendance aux récidives, conserver et surveiller longtemps le résultat obtenu en faisant porter des bandages et des appareils portatifs.

Les *ankyloses osseuses* proprement dites ne peuvent naturellement être justiciables de ce traitement; ce sont les interventions opératoires qui seules entrent en ligne de compte, surtout dans les ankyloses d'origine rhumatismale ou infectieuse.

Rhea Barton (1826) exécuta le premier l'*ostéotomie* sous-trochantérienne ; Langenbeck recommanda plus tard l'ostéotomie sous-cutanée, Adams la section sous-cutanée à la scie du col du fémur. Volkmann introduisit alors dans la pratique l'ostéotomie cunéiforme, mais elle augmente le raccourcissement.

Lorenz sectionne au ciseau la synostose elle-même mise à nu par une petite incision longitudinale au-dessus du grand trochanter (ostéotomie pelvitrochantérienne) et ténotomise ensuite les adducteurs et les fléchisseurs contracturés. Enfin Landerer, Hoffa et d'autres cherchent par une ostéotomie sous-trochantérienne oblique de dehors en dedans et de bas en haut à produire, outre la correction de l'attitude, un allongement du membre à l'aide d'une forte extension.

La *résection articulaire* reste la dernière ressource réservée aux suppurations graves.

L'ARTICULATION DE LA HANCHE ANORMALEMENT MOBILE PAR PARALYSIE ET LA LUXATION PARALYTIQUE DE LA HANCHE

Elles sont dues à la paralysie spinale des muscles de la hanche, consécutivement à la paralysie infantile essentielle.

Si tous les muscles qui meuvent l'articulation de la hanche sont simultanément paralysés, le bassin se renverse en arrière sur son axe transversal produisant une lordose de la colonne vertébrale ; il ne reste maintenu que par la tension de la partie antérieure de la capsule et du ligament de Bertin. Lorsque ces derniers liens se relâchent, il se produit une articulation à mobilité anormale et la tête fémorale peut être déplacée en tous sens. Secondairement, sous l'influence de certaines attitudes habituelles, des contractures peuvent apparaître et conduire à la luxation.

Les luxations paralytiques de la hanche peuvent être la conséquence de la contracture des antagonistes dans les paralysies incomplètes (fig. 192 et 193). Si les rotateurs et les abducteurs sont paralysés et non les adducteurs, il y a contracture en adduction, la partie postérieure de la capsule est distendue par la pression de la tête fémorale, et il se produit une luxation en arrière, variété iliaque. Dans le cas contraire plus fréquent, il y a luxation en avant, variété infra-pubienne ; la jambe est fléchie en abduction et rotation en dehors, la tête fémorale est en contact avec la branche descendante du pubis.

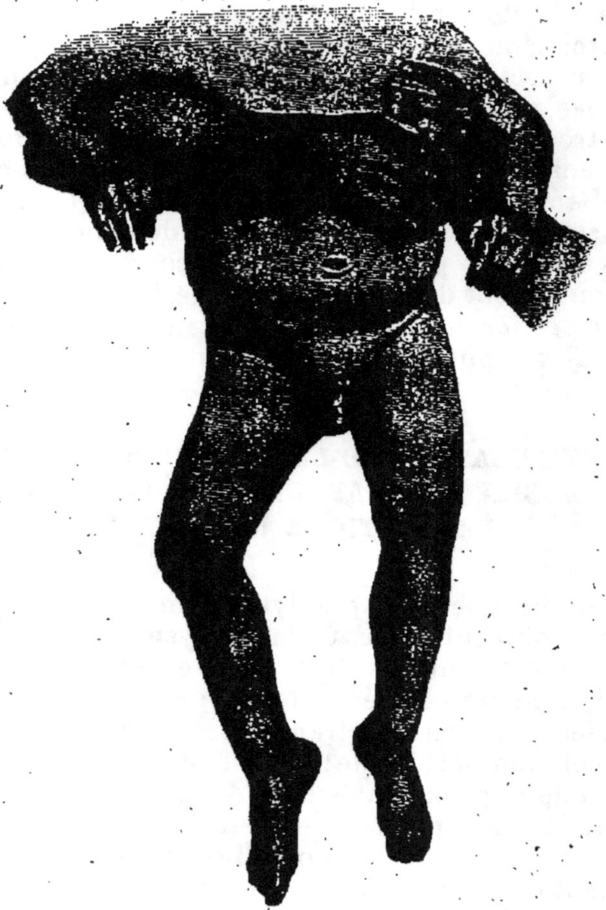

Fig. 192. — Paralysie des adducteurs sans luxation.
Garçon de 3 ans.

La réduction n'est possible que dans les cas récents. Dans les luxations antérieures anciennes, Karewsky recommande une méthode opératoire qui lui a donné des succès répétés. L'articulation est mise à nu par une incision antérieure ; le tenseur du fascia lata, le droit antérieur, le vaste externe, parfois des portions du psoas iliaque raccourcis sont sectionnés perpendiculairement; l'articulation est ouverte, les muscles pelvi trochantériens sont désinsérés et la tête fémorale est réduite dans le cotyle par une forte adduction. La

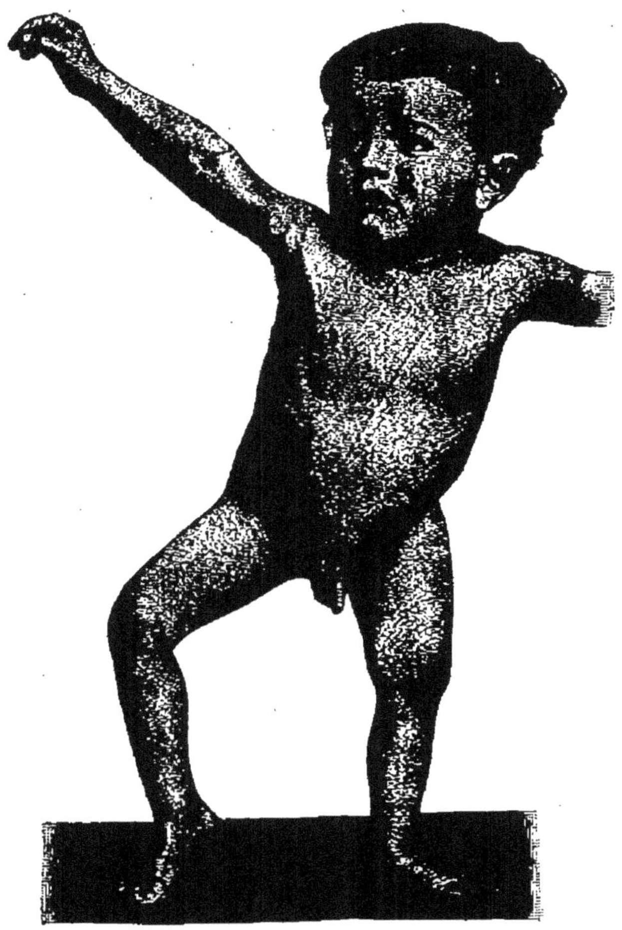

Fig. 193. — Même cas que précédemment.

cavité cotyloïde doit être agrandie à la curette au cas où elle serait trop petite. Immobilisation en adduction après suture des fléchisseurs sectionnés; traitement gymnastique complémentaire.

Dans l'articulation à mobilité anormale paralytique, il

faut se contenter de rendre la marche possible à l'aide de béquilles au moyen d'un appareil de soutien construit avec des attelles jambières et un corset à béquillons sous les aisselles.

COXA VARA

On désigne sous ce nom une inflexion du col du fémur qui, depuis quelques années, attire de plus en plus l'attention des observateurs. Elle n'est point rare et conduit souvent à des troubles fonctionnels graves; aussi on s'explique mal qu'elle ait été si longtemps méconnue. Son histoire remonte aux travaux de E. Müller (1888), Hofmeister, Kocher, Alsberg; bien des faits ont été éclaircis grâce à l'emploi des rayons Rœntgen qui peuvent seuls, dans certains cas, assurer le diagnostic.

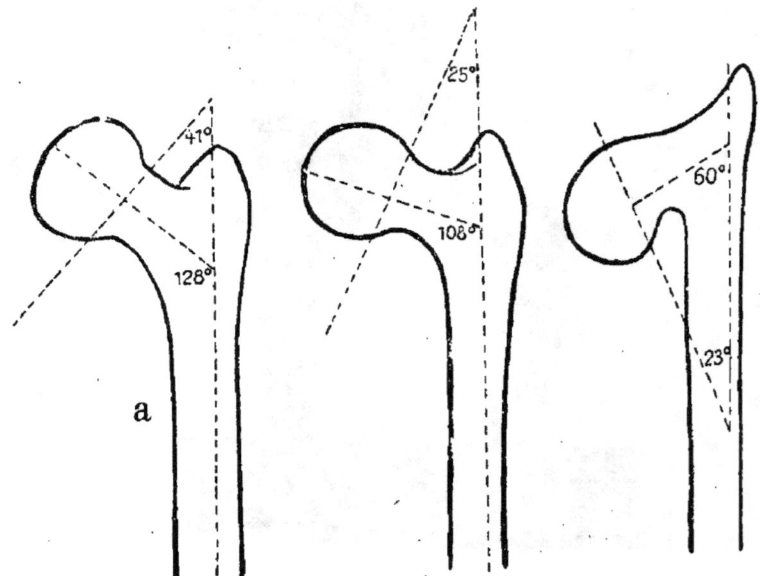

Fig. 194. — Angle d'inclinaison et angle de direction du col du fémur. D'après Alsberg.

Au point de vue *anatomique*, la difformité est caractérisée par la diminution de l'angle que forme le col du fémur avec la diaphyse. La valeur moyenne de cet angle est, d'après Mikulicz, de 125° environ (angle d'inclinaison). On peut désigner sous le nom de COXA VALGA l'agrandissement de cet angle qui peut être produit par un traumatisme (Thiem) et que l'on observe assez souvent dans la luxation congénitale de la hanche (fig. 182). Alsberg a cherché à

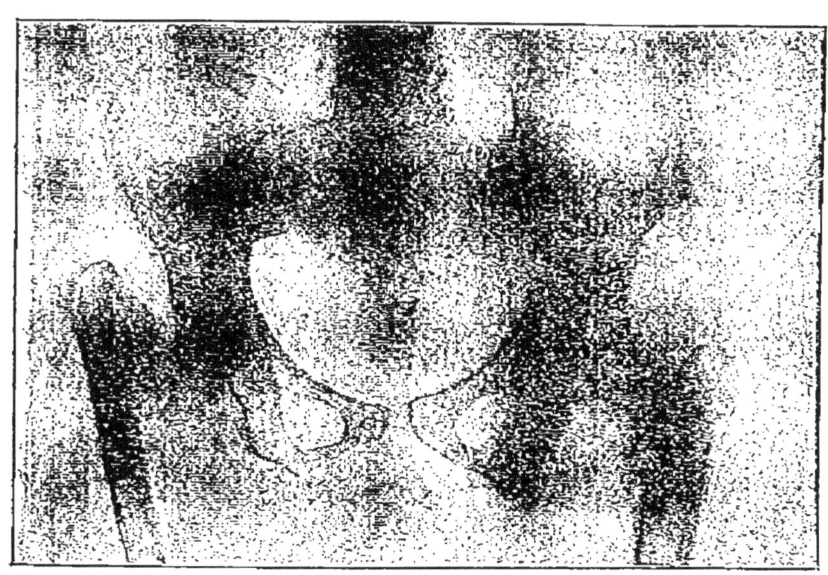

Fig. 195. — Coxa vara gauche. Fille de 15 ans. Elle était très rachitique, n'apprit à marcher qu'à l'âge de 3 ans; vers l'âge de 5 ans, on s'aperçut pour la première fois d'une claudication à gauche; on n'a pas relevé de traumatisme, si ce n'est une chute quand elle était en nourrice; la malade n'a jamais gardé le lit. L'enfant se plaignait de douleurs dans la jambe gauche et la boiterie augmentait avec les années. A l'époque du début du traitement (1900), le raccourcissement mesurait quatre centimètres. Depuis (15 juin 1900), on pratiqua l'ostéotomie sous-trochantérienne oblique qui a été très difficile, l'os étant éburné. On parvint ainsi à supprimer l'adduction, mais on n'obtint pas toutefois d'allongement véritable.

déterminer avec plus de précision la valeur de l'angle que fait un plan passant par la base de la surface de la tête encroûtée de cartilage avec l'axe longitudinal de la diaphyse (fig. 194). Il appelle cet angle *angle de direction*. Ce plan dans la position moyenne de la jointure est à peu près parallèle à celui du pourtour osseux cotyloïdien. Comme

valeur moyenne de l'angle de direction, Alsberg a trouvé 41°
(25° à 54°) ; dans la coxa vara très développée, il peut devenir négatif (fig. 194 c).

Mais le col du fémur n'est pas seulement plus infléchi
(coxa adducta, Kocher), il est encore recourbé en arrière
(plus rarement en avant) et tordu sur son axe longitudinal.
Dans les cas graves (fig. 195), la tête est même descendue
verticalement en bas contre le petit trochanter, elle surplombe à la manière d'un champignon le bord inférieur du
col raccourci ou même complètement roulé sur lui-même,
et n'est plus que partiellement en contact avec le cotyle,
surtout lorsque la déviation s'est produite dans la ligne
épiphysaire de la tête (*coxa vara typique de Kocher*).

Les causes encore fort discutées sont rapportées à une
conformation congénitale, au rachitisme de l'enfance, au
rachitisme tardif localisé, à l'ostéomalacie de l'adolescence,
à l'arthrite déformante, à l'ostéomalacie vraie, à l'ostéite
tuberculeuse du col du fémur, au décollement épiphysaire
traumatique. Le poids du corps agit naturellement dans
tous les cas.

La *coxa vara des adolescents* (Kocher) offre les symptômes cliniques les plus saillants : c'est une maladie de la
puberté à mettre en parallèle avec le genu valgum et le pied
plat. L'affection est professionnelle chez les travailleurs des
champs et Kocher l'attribue à la station debout prolongée,
le tronc fléchi, les jambes écartées et en rotation externe
prononcée ; quand les muscles sont faibles, ils se fatiguent
vite et l'attitude n'est plus uniquement maintenue que par
les contacts osseux et la tension des ligaments, ce qui produit la déformation.

La difformité se développe peu à peu, en rapport parfois
avec un traumatisme, tantôt sans douleur, tantôt avec une
sensibilité considérable de l'articulation, de la claudication
et de la fatigue rapide. La jambe atteinte est raccourcie, le
grand trochanter est situé à quelques centimètres au-dessus
de la ligne de Roser-Nélaton (fig. 196, 197, 198), mais les
deux membres mesurés du trochanter à la pointe des malléoles sont d'égale longueur. Par suite de l'élévation du
trochanter, les pelvitrochantériens sont affaiblis comme
dans la luxation congénitale de la hanche ; aussi le malade
présente-t-il dans les cas d'affection bilatérale (fig. 199) de
la lordose lombaire et une démarche de canard.

L'articulation est généralement maintenue en rotation en

dehors et extension ; mais on observe également la rotation
interne et la flexion. L'abduction, la flexion et la rotation
interne sont limitées ; dans les cas extrêmes, la mobilité de
la jointure est diminuée dans tous les sens. Dans les limites

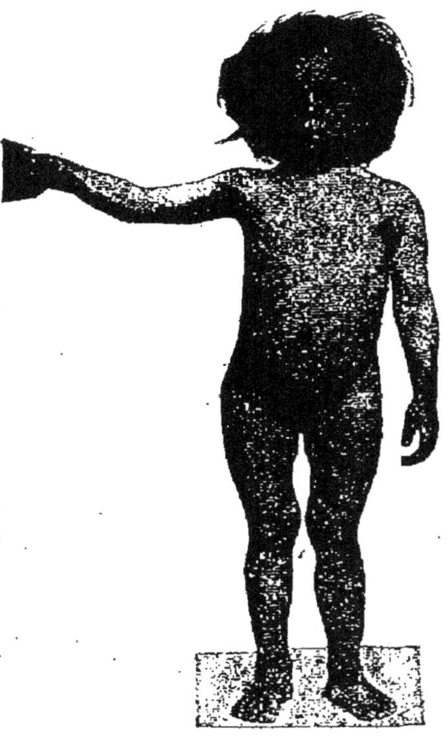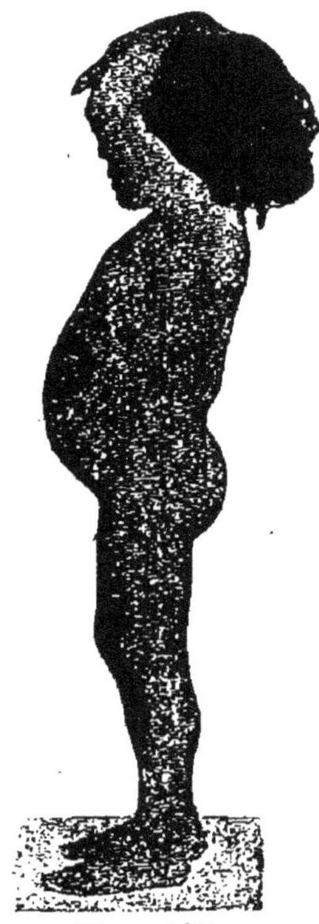

Fig. 196.   Fig. 197.

Fig. 196. — Coxa vara rachitique gauche vue de face.
Fille de 5 ans.

Fig. 197. — Le même cas vu de profil à gauche. Les marques
indiquent la situation du sommet du grand trochanter et de
l'épine iliaque antéro-supérieure.

où ils sont possibles, les mouvements articulaires sont indolores. La confusion à la période de début avec la coxalgie
et chez les tout petits enfants avec la luxation congénitale
est très facile ; on l'évitera en faisant usage de la radiographie. Les *décollements épiphysaires traumatiques*, quand
les commémoratifs manquent, peuvent simuler à s'y mé-
prendre tant au point de vue clinique qu'au point de vue
radiographique la coxa vara typique (Sprengel).

Le **pronostic** doit tenir compte de ce fait que les phénomènes subjectifs disparaissent au bout de quelque temps ou deviennent tout à fait insignifiants, sans qu'aucun traitement ait été mis en pratique. La thérapeutique doit en tenir compte et laisser de côté les interventions opératoires au moins pendant la période aiguë. Le repos au lit, l'exten-

Fig. 198. — Coxa vara rachitique gauche. Radiographie du cas des figures 196 et 197, prise dans le décubitus dorsal.

sion, le massage et la gymnastique d'abduction suppriment rapidement au moins les douleurs. Quand le malade peut se lever à nouveau, on essaye de forcer la jambe en adduction à faire de l'abduction en surélevant la semelle du côté sain.

Les *interventions opératoires* sont seulement indiquées quand persistent des troubles fonctionnels occasionnés par l'ankylose double, le raccourcissement exagéré et l'attitude en adduction. L'*ostéotomie cunéiforme* (Kraske) ou l'*ostéotomie linéaire* (Budinger) *du col fémoral* ne peuvent être exécutées avec sûreté hors de la capsule articulaire à la

cas très marqués où il n'existe plus de col à la partie inférieure ; or l'ostéotomie intracapsulaire entraine le danger
d'une nutrition insuffisante de la tête, et la suppuration et
l'infection se voient à la suite de ces interventions labo-
rieuses.

Fig. 199 — Coxa vara rachitique double Fille de 6 ans.
Radiographie en décubitus. A droite, le bord inférieur du col
est surplombé par la tête fémorale en forme de champignon.

L'ostéotomie sous-trochantérienne compense il est vrai
une difformité par une autre, mais elle triomphe de l'adduction et dans des circonstances favorables d'une partie
du raccourcissement. Dans les cas les plus sérieux, on a
exécuté plusieurs fois avec succès la *résection de la hanche*
(Müller, Kocher, Maydl) qui supprima la douleur, améliora
la marche et diminua le raccourcissement. Dans les faits

particuliers où la coudure de la tête donne lieu au dévelop-pement d'une épine épiphysaire, Mikulicz a rétabli l'abduction en enlevant la saillie osseuse à la gouge (fig. 200).

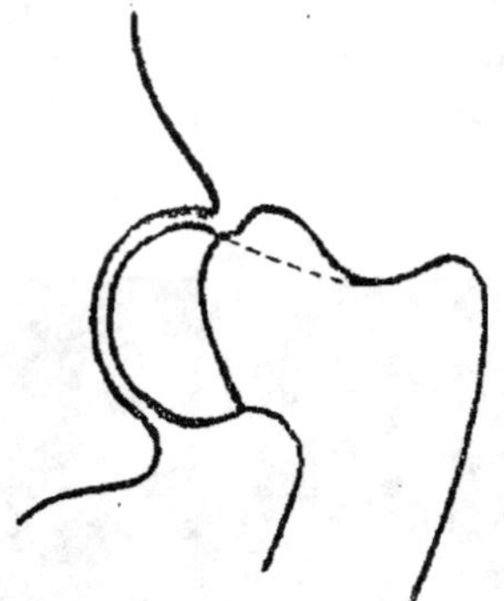

Fig. 200. — Opération de la coxa vara d'après Mikulicz.

DIFFORMITÉS DE LA CUISSE

Ce qui a été dit à propos des difformités du bras leur est applicable. Les courbures rachitiques à convexité antérieure et externe, les fractures mal consolidées sont fréquentes et justiciables de l'ostéo-clasie ou de l'ostéotomie.

Le développement rudimentaire ou l'absence congénitale du fémur nécessite l'adaptation d'un appareil prothétique (fig. 5, page 7). Les traumatis-mes ou les processus inflammatoires (ostéomyélite) qui se produisent au niveau de la ligne épiphysaire inférieure du fémur peuvent conduire à l'augmentation de longueur ou à l'arrêt de croissance de l'os, avec inflexion de l'épiphyse du côté de la flexion (Nicoladoni).

La luxation congénitale de la rotule est rare (Bajardi, 34 cas), le plus souvent bilatérale; elle se fait en avant et généralement en dehors; plus tard elle s'accompagne de genu valgum; la luxation en elle-même n'occasionne qu'une bien légère infirmité.

Luxation congénitale du genou. — Plus fréquente (Sporri, 54 cas, Muskal, 82 cas), surtout dans le sexe féminin, elle est d'habitude unilatérale; les bilatérales se rencontrent sur des enfants non viables, combinées avec d'autres luxa-tions, absences congénitales ou monstruosités.

Ces luxations se font dans tous les sens; mais ce sont les subluxations préfémorales avec hyperextension du genou (*genu recurvatum congénital*) (fig. 201) qui dominent. La hanche est fléchie, la jambe est parfois en telle hyperexten-sion sur la cuisse que le bord antérieur du tibia vient tou-cher la face antérieure de la cuisse. Les condyles fémoraux font saillie dans le creux poplité, la rotule est repoussée en haut, parfois rudimentaire ou absente. Aussitôt après la naissance, on peut facilement redresser le membre et même le mettre en flexion ; mais si on abandonne la jambe à elle-même, elle revient à sa position primitive comme mue par un ressort.

Au point de vue anatomique, l'altération des condyles fémoraux est remarquable ; ils présentent des facettes articulaires aux points de contact avec le tibia.

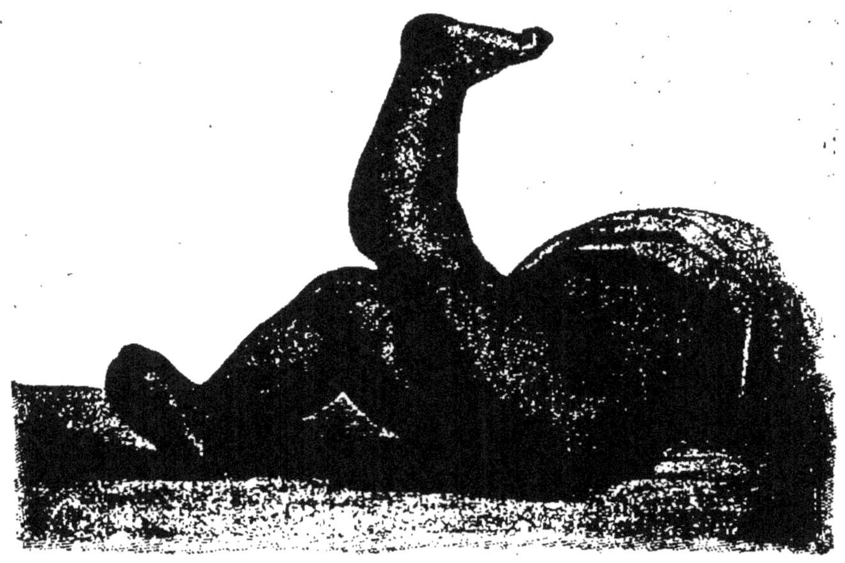

Fig. 204. — Genu recurvatum congénital d'après Hoffa.

Dans le *genu recurvatum congénital* unilatéral, la *réduction* par la traction et la pression sur la tête tibiale suffisent ordinairement. Si l'on fixe alors la jambe fléchie à angle droit pendant quelques semaines, la guérison fonctionnelle est complète. Dans un cas, J. Wolff dut allonger le tendon du quadriceps par des incisions en zigzag, enlever à la gouge la tubérosité antérieure du tibia, la fixer plus haut avec une cheville en ivoire et suturer le tibia réduit avec le fémur.

Les *luxations congénitales* en arrière sont rares, les *contractures congénitales en flexion* par ossification prématurée des épiphyses (Nicoladoni) ou par altérations congénitales de la peau (Wolff, Basch) plus rares encore.

DIFFORMITÉS PARALYTIQUES DU GENOU. — Elles succèdent à la paralysie infantile et se montrent soit en hyperextension (*genu recurvatum paralytique*), soit en flexion combinée à des rotations et des déviations latérales. Le *genu recurvatum* se développe dans la paralysie complète de tous les muscles qui actionnent le genou ; mais il existe également dans la paralysie des extenseurs par suite de l'action particulière exercée par la marche sur la jointure (Volkmann) ; ne pouvant plus étendre la jambe, le malade, pour empêcher son genou de fléchir, le met en extension extrême en portant le tronc en avant et faisant ainsi passer son centre de gravité en avant de l'axe de rotation du genou ; de cette façon les ligaments et tendons du creux poplité se trouvent très distendus et cet appareil d'arrêt continuellement sollicité se met peu à peu en *hyperextension pathologique*. Dans les mêmes conditions, chez un malade qui ne marche pas, il se produit au contraire une *contracture en flexion* par prédominance des antagonistes.

Il faut empêcher cette extension trop considérable par un appareil à attelles approprié. Au contraire les contractures en flexion seront soumises après ténotomie à l'extension par une corde élastique. Dans les cas de paralysie incurable de tous les muscles ou d'articulation folle, l'*arthrodèse* est le meilleur procédé pour ankyloser l'articulation, surtout si la lésion est bilatérale et accompagnée de difformités du pied et de la hanche.

Récemment on a tenté de rétablir la fonction du quadriceps paralysé par des *transplantations tendineuses* du couturier (Vulpius), du tenseur du fascia lata (Hoffa).

Contractures et ankyloses du genou. — La question des congénitales et des paralytiques a déjà été traitée. Les formes *arthrogènes* viennent en tête et parmi elles les *tuberculeuses* les premières. Puis ce sont les inflammations *rhumatismales*, *traumatiques* et *infectieuses* (blennorrhagie, ostéomyélite), parmi les formes d'origine *nerveuse* les hystériques, spasmodiques et paralytiques, enfin les *cicatricielles*. Les *ankyloses* en flexion et abduction ne sont pas rares après les résections du genou chez l'enfant ; elles s'observent lorsque la consolidation osseuse s'est faite lentement avec traitement complémentaire insuffisant ou même lorsqu'il y a eu synostose primitive apparente à cause du trouble apporté au développement des épiphyses.

Dans la *tuberculose du genou*, le malade prend l'attitude de flexion pour augmenter la capacité de la cavité articulaire dont le maximum correspond à un angle de flexion de

20° à 30° (Delitsch) ou bien parce que la flexion moyenne est l'attitude de repos dans laquelle les douleurs sont moins vives. De plus, le poids du membre dans le décubitus produit une rotation en dehors à laquelle ne peuvent s'opposer la capsule et les ligaments relâchés. Enfin lorsque la destruction de la jointure est complète, le tibia se subluxe en arrière (fig. 202).

Au point de vue *pronostic*, les cas où le valgus et la subluxation en arrière s'ajoutent à la flexion sont les moins favorables. Il en est de même de ceux où la suppuration et les fistules se prolongent.

Le **traitement** varie selon les degrés. Les formes tuberculeuses exigent des procédés prudents et progressifs, en remettant à plus tard la mobilisation de la jointure, tandis qu'après un traumatisme ou une arthrite rhumatismale, les phénomènes inflammatoires une fois passés, on peut et doit procéder plus énergiquement.

Dans les contractures légères et sans complications (hystériques, spasmodiques) des extensions passives jointes à des exercices de massage et de gymnastique suffisent habituellement (appareil de marche de Schulthess) (fig. 203).

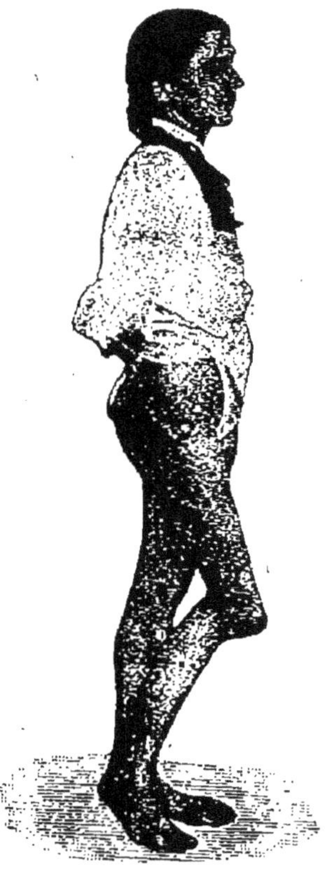

Fig. 202. — Contracture en flexion du genou droit. Fille de 17 ans.

Si ces manœuvres sont impossibles, une extension énergique pendant l'anesthésie vient à bout des résistances; le résultat est maintenu par un bandage ou une attelle et dès que la chose est possible, la jointure est à nouveau soumise au massage et à la gymnastique.

Quand il s'agit d'affections tuberculeuses et lorsque la flexion est compliquée de rotation, de valgus ou de subluxation, on fera bien de commencer par étendre le membre pour améliorer tout au moins la marche; les essais de mobilisation ne seront faits que dans des circonstances particulièrement favorables et si l'extension n'a pas provoqué de réaction. Un genou non douloureux, ankylosé dans l'extension, est préférable à tous égards à un genou douloureux par suite de tentatives de mobilisation marquées, à un

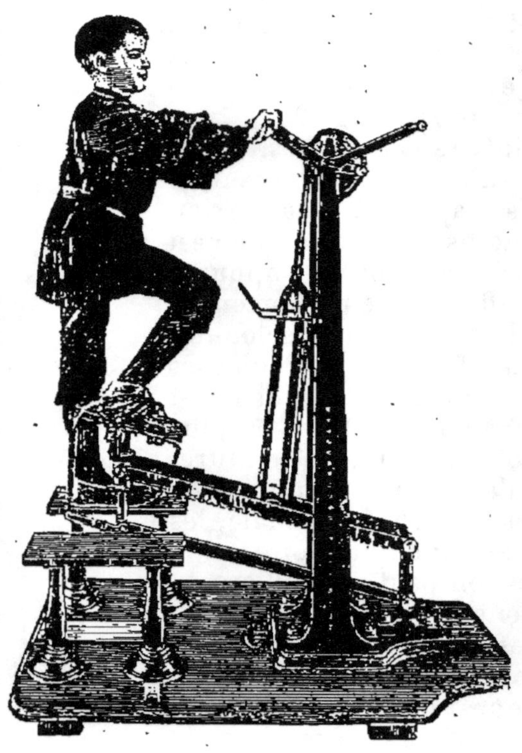

Fig. 203. — Appareil de marche d'après W. Schulthess. Il est construit de manière que le pied, en s'appuyant, peut être mis en flexion dorsale, supination ou pronation, rotation en dedans ou en dehors, et il travaille dans ces attitudes. L'énergie avec laquelle se produit cette modification d'attitude dépend directement de celle de l'action de fouler. On peut encore employer cet appareil pour les exercices de flexion et d'extension du genou et de la hanche.

genou partiellement mobile avec tendance au retour de l'attitude vicieuse, ou même mobile dans le sens latéral, car il exige le port continu d'un appareil de soutien (fig. 204).

La rectitude peut être obtenue à l'aide de procédés progressifs, soit par l'*extension continue* à l'aide de poids pendant le séjour au lit, soit par des *appareils portatifs*. La première se fait selon l'axe du membre en augmentant progressivement la surcharge jusqu'à cinq et six kilos, ou bien, dans les cas de subluxation en exerçant en même temps une traction en bas sur le fémur et en haut sur le tibia à l'aide de poids suspendus à des cordes (Schede).

Les appareils portatifs les plus simples sont des gaines en plâtre avec lien élastique agissant sur des crochets scellés dans le plâtre. D'autres plus compliqués utilisent les articulations mécaniques à charnière, ou ne sont que des modifications d'autres appareils, celui de Hessing par exemple.

Le *redressement forcé* convient aux contractures graves non tuberculeuses. Quand les parties molles sont très rétractées, il faut se garder de produire ou d'augmenter une subluxation en arrière ; l'accident arrive quand on se sert de l'extrémité inférieure de la jambe comme levier ; la subluxation se produit quand les parties molles postérieures ne cèdent pas, quand l'épine tibiale antérieure tient lieu de court bras de levier ou lorsqu'elle s'enfonce dans les condyles fémoraux souvent ramollis ; dans certaines circonstances l'épiphyse inférieure du fémur peut se briser aussi. Il est donc nécessaire de prendre la jambe haut, et d'exercer simultanément une traction selon l'axe longitudinal et une pression d'arrière en avant sur l'extrémité supérieure du tibia.

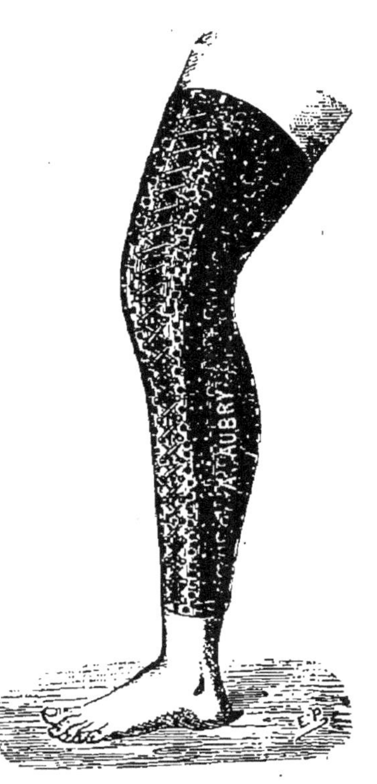

[Fig. 204. — Appareil en cuir moulé pour immobilisation du genou. Aubry, constructeur.]

Les appareils à redressement répondent à ces desiderata ; l'ostéoclaste de Lorenz est peut-être le plus satisfaisant de tous ; on l'emploie de la même manière que pour le genu valgum (fig. 24), mais on fait coucher le malade sur le côté et on effectue l'extension progressivement. La section à ciel

ouvert des parties molles raccourcies du creux poplité peut
faciliter singulièrement l'emploi de ces procédés dans les
cas difficiles.

Le traitement complémentaire comporte l'emploi d'appareils amovibles avec étriers de marche comme ceux de Hessing, l'attelle de Thomas, modifiée par Hoffa, etc.

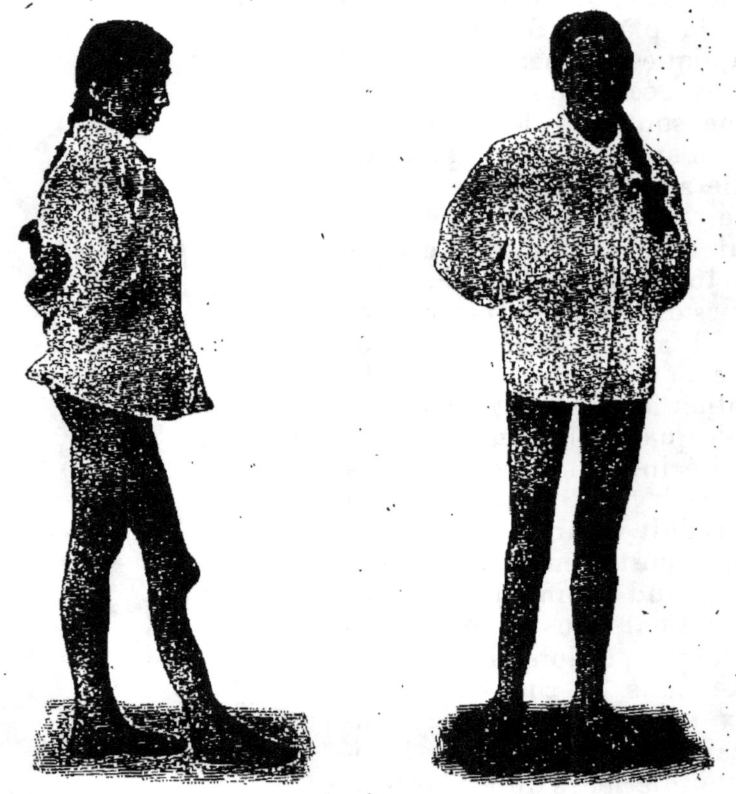

Fig. 205 et 206. — Cas de la figure 202 après l'opération
(ostéotomie cunéiforme et ténotomie des fléchisseurs).

Les *ankyloses osseuses* ne peuvent être modifiées que par
des interventions sanglantes. Cependant Ollier a recommandé pour les ankyloses à angle obtus l'*ostéoclasie sus-
condylienne* du fémur. Dans les attitudes de flexion plus
prononcées (moins de 135°), elle n'est pas recommandable
à cause de la difformité et du raccourcissement ainsi produits. L'*ostéotomie* est plus usitée; elle se fera *linéaire* à

travers la synostose ou bien *cunéiforme* (fig. 205 et 206).
Presque toujours la section simultanée des parties molles
est nécessaire à l'extension.

Genu recurvatum. — L'affection dont nous avons vu les
formes congénitale et paralytique est produite par une
extension exagérée qui agit sur une articulation malade à
capsule et à ligaments relâchés. Elle se voit après un traitement d'extension très prolongé surtout si les bandes de
l'appareil sont trop courtes et si le genou est mal soutenu.

Genu valgum, jambe en X ou jambe des boulangers.
— La cuisse fait avec la jambe un angle ouvert en dehors ;
selon Mikulicz, la ligne qui unit le sommet de la tête fémorale au milieu de la tibio-tarsienne ne passe pas entre les
condyles fémoraux, mais en dehors d'eux.

Il y en a deux formes : le *genu valgum infantile*, de
nature *rachitique*, propre aux premières années de l'enfance
et le *genu valgum des adolescents* apparaissant à l'âge de
la puberté, de 13 à 18 ans. Plus rares sont la forme *congénitale* que l'on trouve aussi dans les luxations congénitales
de la rotule, la forme *traumatique* après lésions des ligaments et fracture de l'articulation, la forme *inflammatoire*
après les affections articulaires (tuberculose, arthrite déformante, ostéomyélite, tabes), enfin la forme *paralytique*
dans la paralysie infantile essentielle.

Pour mesurer la difformité, Mikulicz détermine l'*angle
basal du genou*, c'est-à-dire l'angle latéral formé par un
plan passant par les extrémités inférieures des condyles
fémoraux et les diaphyses fémorale et tibiale. Toujours
l'*angle du fémur et de la base du genou* est plus petit que
normalement ; l'extrémité inférieure de l'os de la cuisse
prend donc une part constante à la difformité. L'*angle du
tibia et de la base du genou* est également diminué ; l'extrémité supérieure du tibia participe donc aussi à la malformation. L'*angle du fémur et de la base du genou* mesure
normalement de 76° à 84°, l'*angle du tibia et de la base
du genou* 98° à 90° ; à eux deux ils constituent l'angle externe
entre les diaphyses fémorale et tibiale qui est à l'état normal de 170° à 177°,5. Dans le genu valgum, cet angle est
toujours plus petit.

L'extrémité de chaque diaphyse (tiers inférieur du fémur,
tiers supérieur du tibia) est recourbée en dehors, allongée
en dedans au niveau du point de jonction avec l'épiphyse et
raccourcie en dehors. L'extrémité épiphysaire intacte est

donc soudée de travers à la diaphyse. A cela s'ajoute un développement considérable du cartilage épiphysaire qui se fait au niveau de la zone de prolifération, à la limite de la diaphyse.

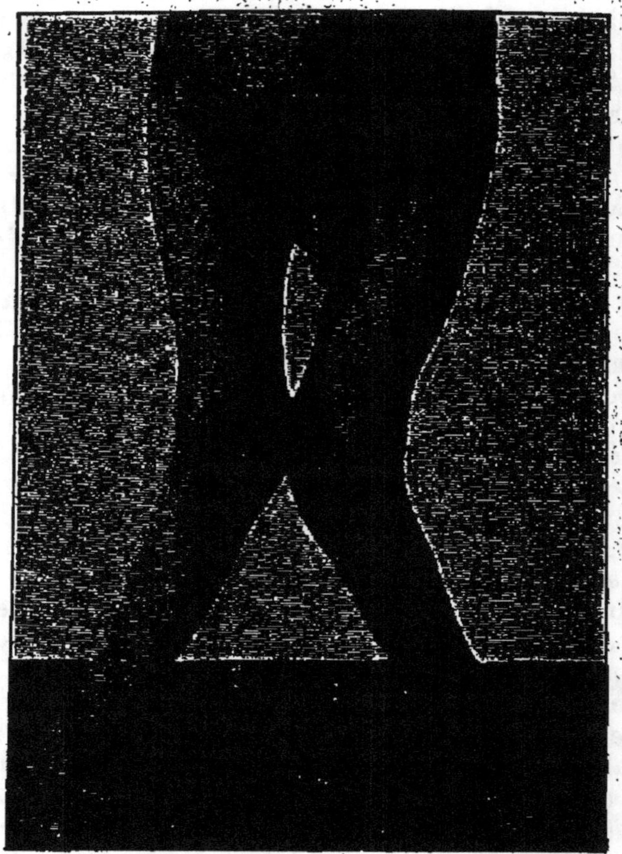

Fig. 207. — Genu valgum double rachitique, avec pied varus à droite, valgus à gauche.

L'architecture interne de l'os se modifie également. Le tissu compact de recouvrement et le tissu spongieux s'épaississent sur la face externe, s'amincissent du côté interne; la cavité médullaire n'occupe plus le centre de l'os.

Il y a encore une diminution de l'angle du col fémoral et une augmentation de la torsion, surtout de celle du tibia. Le cartilage du condyle externe est hypertrophié, celui du

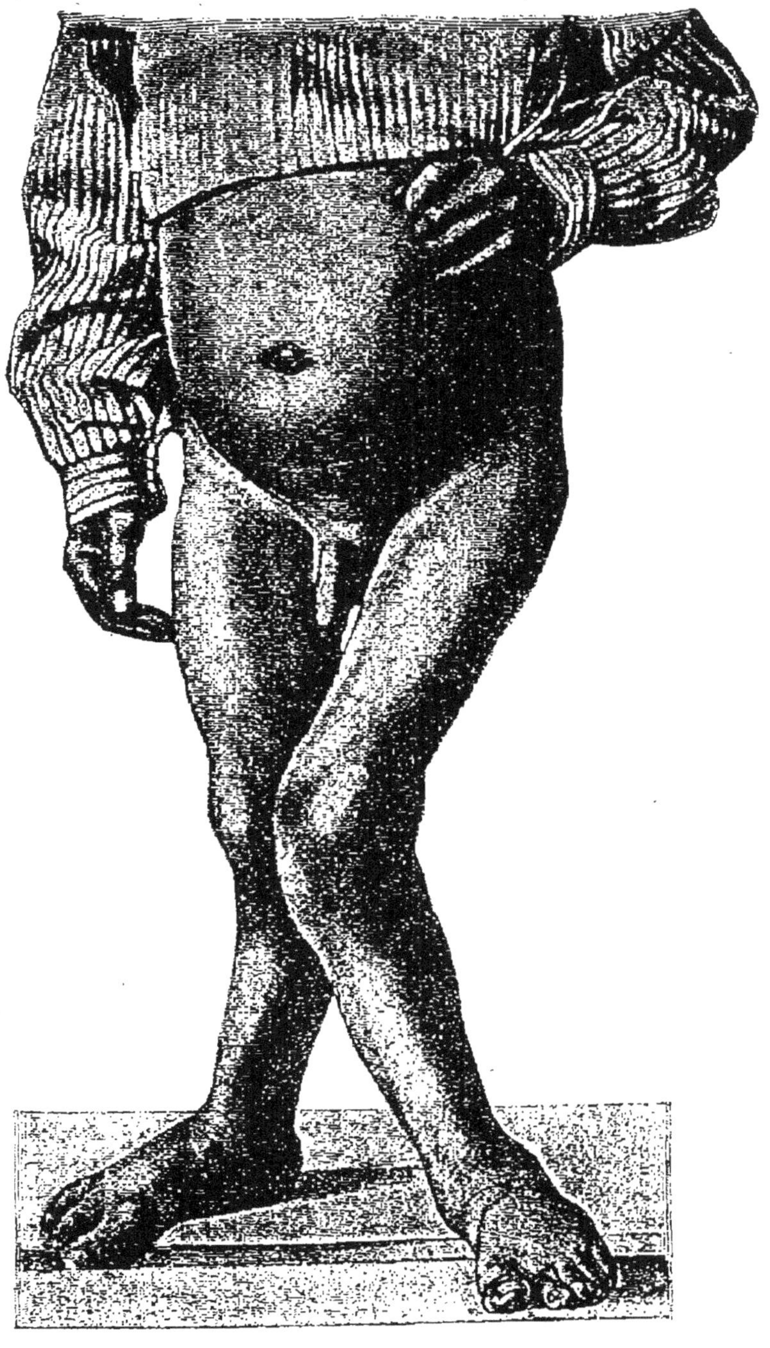

Fig. 208. — Genu valgum rachitique grave avec pied valgus.

condyle interne atrophié. L'articulation dans les cas anciens se trouve dans un état d'inflammation chronique ; la rotule est déjetée en dehors dans les cas avérés ; elle est parfois complètement luxée.

La mesure des angles de déviation est facile et s'obtient par divers procédés classiques. Pour les besoins de la pratique ordinaire, afin de contrôler la marche du traitement, il suffit, surtout chez les enfants où la mesure des angles est plus difficile, de tracer le contour des membres inférieurs sur une feuille de papier. Il est utile de projeter sur la même feuille le contour du bord interne des pieds mis parallèlement dans la station debout et les condyles internes étant étroitement appliqués l'un à l'autre ; la distance qui sépare les deux projections permet encore de mesurer la valeur de la difformité.

L'attitude en valgus disparaît dans la flexion du genou lorsque la déviation a pour cause l'altération du fémur, par suite d'une rotation compensatrice dans l'article. Chez les enfants, l'hyperextension est possible et augmente encore la rotation externe.

Secondairement des anomalies d'attitude s'établissent dans la hanche et dans le pied quand le genu valgum est très prononcé : ce sont la *rotation externe de la cuisse* qui évite le frottement d'un genou contre l'autre et le *pied varus* qui permet l'appui de la totalité de la face plantaire sur le sol. Dans les cas de rachitisme grave ou de grande faiblesse musculaire, on observe aussi le *pied valgus* (fig. 207, 208).

Certains enfants *rachitiques* à muscles faibles rendent la marche et la station debout plus faciles par l'hyperextension du genou et par l'écartement des jambes, ce qui met les cuisses en abduction, abduction destinée à progresser sous l'action du poids du corps.

Chez les *adolescents,* si l'on n'admet pas la théorie du rachitisme tardif, il faut reconnaître une prédisposition constitutionnelle fréquente à cet âge. La croissance rapide avec des muscles insuffisants, une mauvaise nourriture, le surmenage, le repos de la nuit trop limité, la station debout prolongée, sont les causes qui rendent cette affection si fréquente chez les apprentis boulangers, garçons de café, ouvriers de fabrique, menuisiers, etc. Fatigués, ils s'habituent à ne plus fixer leurs genoux par la contraction de leurs muscles ; ils mettent constamment en jeu la tension des ligaments et maintiennent l'équilibre en écartant les jambes et les tournant en dehors.

Le *pronostic* du genu valgum des adolescents est sérieux ; il n'y a jamais de guérison spontanée, l'aggravation est habituelle ; elle s'accompagne de troubles fonctionnels notables, fatigue rapide, douleurs dans l'articulation, scoliose secondaire, etc.

Au contraire dans la forme infantile, il y a souvent des guérisons spontanées incontestables, mais seules les formes tout à fait légères peuvent se passer de traitement : celui du rachitisme en général, l'absence de marche et de station debout prolongées et les manipulations de redressement suffisent alors. Quand la déviation est plus accentuée, il est bon de faire porter la nuit une attelle plâtrée qui s'étend du grand trochanter à la voûte plantaire et qui a été modelée sur le contour externe du membre pendant un redressement manuel énergique. L'attelle de Beely (fig. 209) répond au même principe.

Les appareils employés pendant la marche consistent en général en une attelle externe non articulée au niveau du genou, et à laquelle la jointure est fixée par une genouillère ; ils doivent être fixés en haut à la ceinture pelvienne, en bas à la bottine pour éviter la rotation externe du membre.

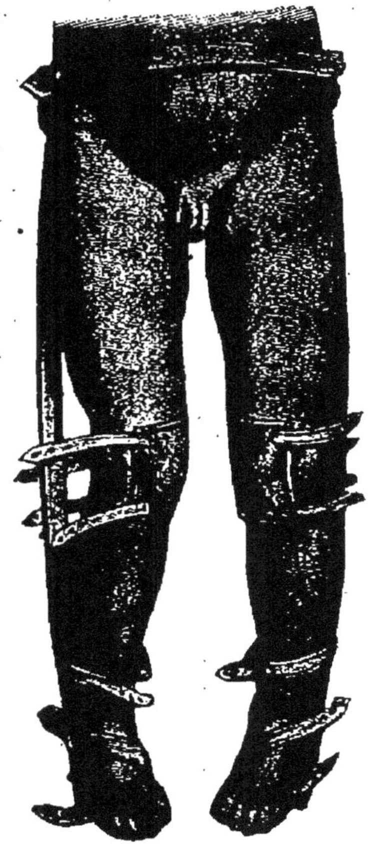

Fig. 209. — Attelle de Beely pour les cas légers de genu valgum.

Dans les cas graves et chez les enfants qui ont plus de six ans, le traitement avec les *appareils de redressement* est trop long ; il vaut mieux appliquer celui du genu valgum des adolescents, c'est-à-dire opérer en une ou plusieurs séances le redressement, suivi de traitement complémentaire à l'aide d'appareils ou de bandages de contention.

La correction par *décollement des épiphyses*, selon la méthode de Delore, n'est plus recommandable aujourd'hui; l'épiphyse fémorale ne se décolle d'ailleurs pas toujours et ce sont parfois la fracture de la diaphyse et le déchirement du ligament latéral externe qui se produisent.

Pour éviter les délabrements que l'on ne saurait calculer d'avance, le *redressement* peut se faire à la main, *en plusieurs séances* (Kœnig); chaque fois le résultat obtenu est fixé dans un appareil et l'intervention est renouvelée toutes les deux ou trois semaines. La correction obtenue, l'articulation étant encore mobile dans le sens latéral, un appareil de soutien est nécessaire pendant un certain temps.

L'*ostéoclaste* de Lorenz permet d'obtenir le *redressement modeleur* qu'on ne saurait trop recommander. Il ne produit ni déchirures des ligaments ou des autres parties molles, ni fractures si l'on pratique avec prudence et progression la traction à l'aide du pas de vis. Au bout de dix jours environ, le premier appareil plâtré appliqué aussitôt après la correction, voire même l'hypercorrection, est remplacé par un silicate avec lequel les enfants peuvent marcher pendant deux ou trois mois. Quand on l'enlève, l'articulation reste presque toujours anormalement mobile, et il est nécessaire de faire porter encore pendant six mois un appareil de soutien articulé à genouillère, si l'on veut se prémunir contre une récidive. Cet inconvénient est mince comparé à celui qu'entraînait autrefois l'emploi des appareils portatifs appliqués sans redressement préalable.

Dans la forme des adolescents, les obstacles du côté des ligaments et des os sont considérables; après une correction faite en un temps, au cas où elle sera articulaire, on aura de grandes chances d'avoir une articulation à mobilité anormale persistante. D'autre part, les cas les plus graves se rencontrent surtout chez des individus de la classe ouvrière, auxquels on ne peut imposer les longueurs du traitement par redressement progressif.

Pour peu que le cas soit accentué, une correction vraiment complète ne saurait être obtenue qu'avec bien des aleas à l'aide de ces derniers procédés. En règle générale, il est préférable de commencer par le *redressement forcé* préalable. Les anciennes méthodes de brisement forcé pratiqué avec les mains en se servant de la jambe comme levier, ne sont pas recommandables ; elles déchirent le plus souvent le ligament latéral externe ou bien font une fracture sus-condylienne ou un décollement épiphysaire. Or l'*ostéoclasie* cherche en principe à éviter le redressement intraarticulaire et à le remplacer par une fracture sus-condylienne faite au siège même de la difformité. Pour ce faire, l'ostéoclaste de Lorenz nous paraît le meilleur ; mais pour les os non élastiques des adultes ou les os éburnés des rachitiques, il n'est pas utilisable ; c'est vers l'âge de 18 à 20 ans que se trouve la limite de son emploi. Alors l'*ostéotomie* reprend ses droits. Par contre, Lorenz a trouvé que le *redressement modeleur* mécanique employé avec prudence permet de corriger en une seule séance sans déchirure ligamenteuse ni lésion osseuse certains genua valga assez prononcés chez de jeunes adolescents jusqu'à 17 ans. Le redressement est poussé jusqu'à la correction exagérée et fixé ensuite dans un appareil plâtré. Après une réaction remarquablement minime en général, le patient peut circuler avec un appareil de marche. Lorsque, le malade étant au lit, la jambe ne revient plus comme mue par un ressort dans l'attitude défectueuse (ce qui se produit encore longtemps dans la station debout), il faut encore maintenir l'articulation mobile latéralement pendant un an à l'aide d'un léger appareil de soutien que l'on enlève lorsque la consolidation de la jointure est achevée. Le traitement ressemble donc à celui que nous avons décrit pour la forme rachitique.

Dans les autres cas, l'*ostéotomie* donne les résultats les plus rapides et les plus beaux ; de toutes les méthodes, elle est celle qui rend les ouvriers le plus tôt capables de travailler. On pratique aujourd'hui presque exclusivement l'*ostéotomie sus-condylienne du fémur* d'après Mac Ewen. Les règles de l'opération sont les suivantes : incision directe jusqu'à l'os à un travers de doigt au-dessus du bord supérieur du condyle interne du fémur, et à un travers de doigt du grand adducteur ; décollement du périoste sur la longueur de l'incision ; avec un large ciseau, section de l'os un peu obliquement de bas en haut et de dedans en dehors ; ne laisser de tissu compact de l'autre côté que ce qui peut se casser facilement sans effort ; appareil plâtré par dessus le pansement.

Au bout de quatre à cinq semaines, l'os est consolidé et au bout de deux ou trois mois, le malade peut reprendre son travail, sans avoir besoin d'appareil de soutien puisque

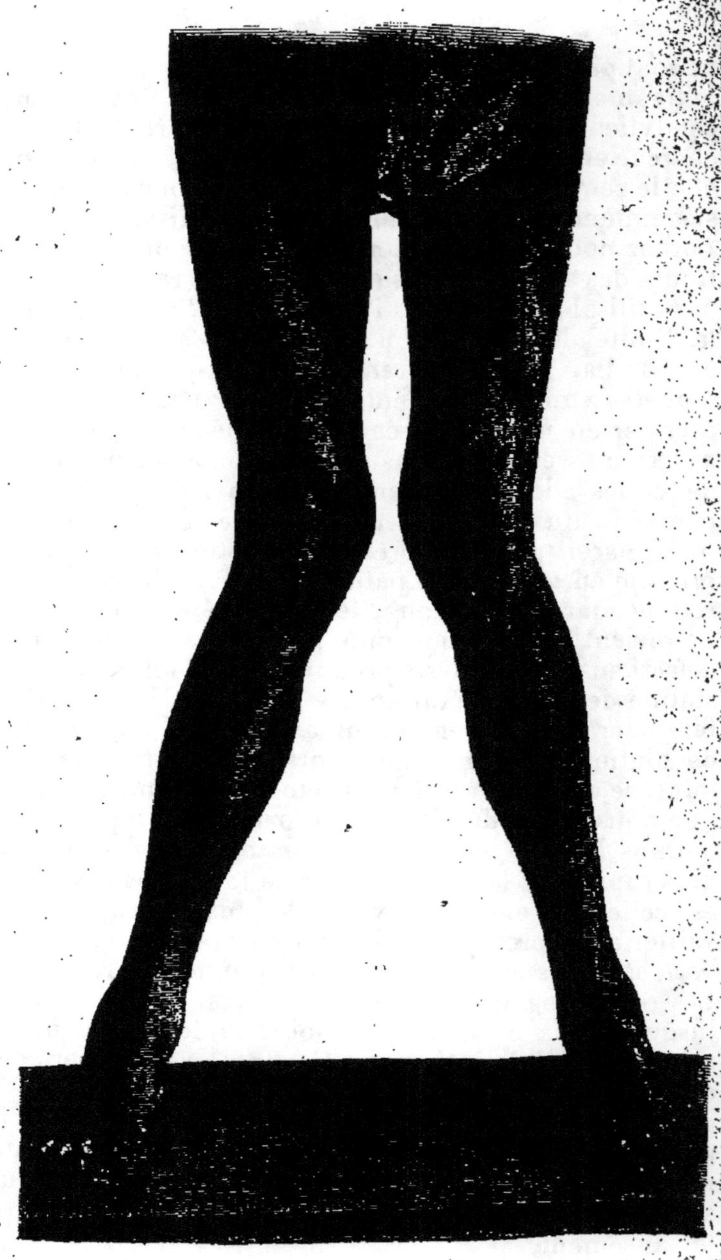

Fig. 210. — Genu valgum double vu en avant.
Jeune homme de 19 ans.

l'articulation est demeu-
rée complètement intacte
pendant l'opération (fig.
210, 211).

Comme dans 90 % des
cas environ le fémur est
le siège principal de la
difformité et comme les
malformations du tibia
peuvent aussi être corri-
gées par l'opération por-
tant sur le fémur, on a
bien peu l'occasion d'os-
téotomiser le tibia. L'opération est plus difficile,
mais plus rationnelle si
c'est cet os qui est le plus
infléchi (fig. 212).

**Genu varum ou jam-
bes en 0**. — C'est une
difformité principale-
ment d'origine *rachiti-
que*. La cuisse fait avec
la jambe un angle ouvert
en dedans et la ligne de
direction tombe en dedans
de la base du genou. Il y
a une forme rare corres-
pondant au genu valgum
des adolescents, qui est
due au *rachitisme tar-
dif;* le plus souvent elle
s'accompagne d'une dé-
formation du tibia en
lame de sabre. Le siège
de l'inflexion est plus
particulièrement déve-
loppé au tibia dans la diaphyse au niveau de son
union avec l'épiphyse. Il
n'y a pas d'altération
des extrémités articulai-
res. Le corps du tibia

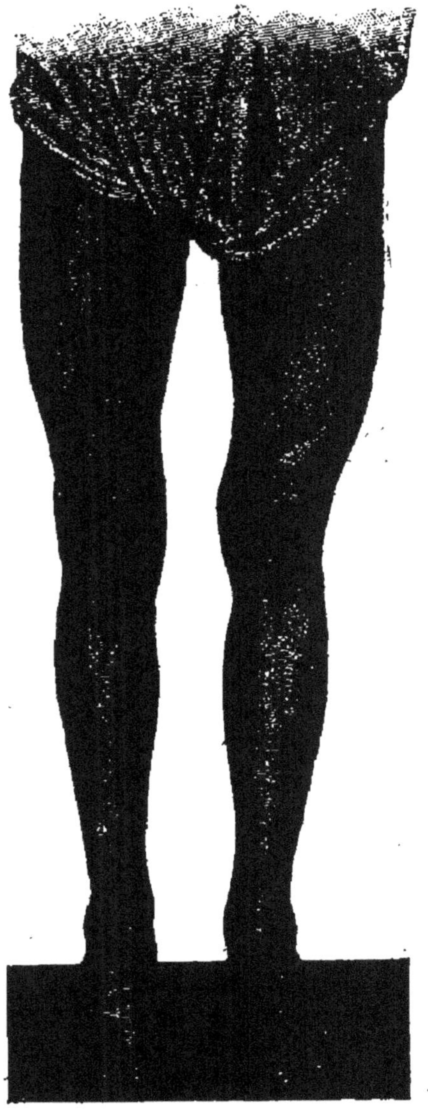

Fig. 211. — Cas de la figure 210
après l'opération. L'ostéotomie
fut pratiquée le 18 avril 1895 à
droite, le 6 mai 1895 à gauche et
le 18 septembre le malade sortit
guéri et sans appareil. Résultat
durable.

est tordu en dedans; il coexiste souvent un pied plat.

La *forme infantile* est une conséquence directe de la courbure rachitique de la jambe; elle est bien plus fréquente des deux côtés que d'un seul. La *combinaison genu valgum d'un côté, genu varum de l'autre* n'est pas rare; on l'explique ordinairement par l'habitude de porter les enfants assis sur le même bras.

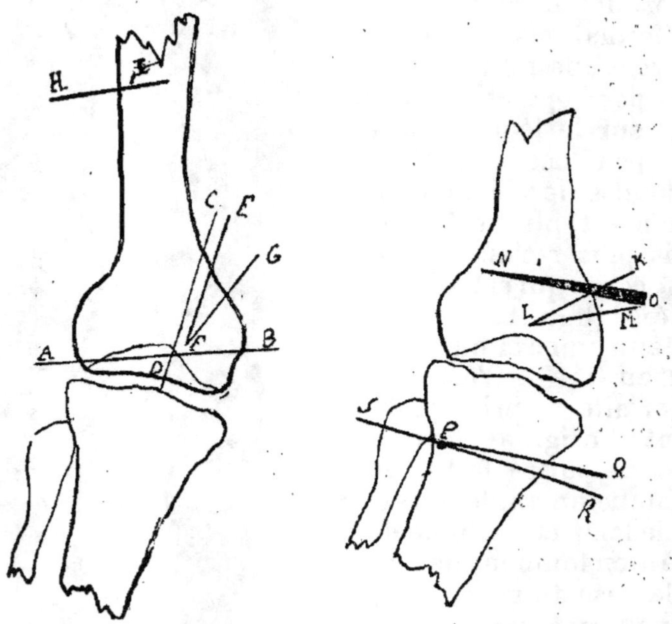

Fig. 212. — Ostéotomies pour genu valgum. AB, section horizontale (Annandale), CD, section condylienne totale (Ogston); EF, section condylienne incomplète (Reeves); EFG, section cunéiforme du condyle interne (Mac Ewen); HI, ostéotomie linéaire de la diaphyse (Reeves); KLM, ostéotomie cunéiforme horizontale du condyle interne (Cheyne); NO, ostéotomie sus-condylienne (Mac Ewen); PQ, ostéotomie linéaire tibiale (Billroth); PQR, ostéotomie cunéiforme tibiale (Meyer); QRS, ostéotomie cunéiforme tibio-péronière (Schede); PQ et NO, ostéotomie linéaire du tibia et du fémur (Barwell).

Les observations chez les *adolescents* en sont bien plus rares; modérément développée, l'affection ne produit aucun trouble fonctionnel sérieux et n'est que disgracieuse (fig. 213, 214).

Le point de vue *thérapeutique* est identique à celui du

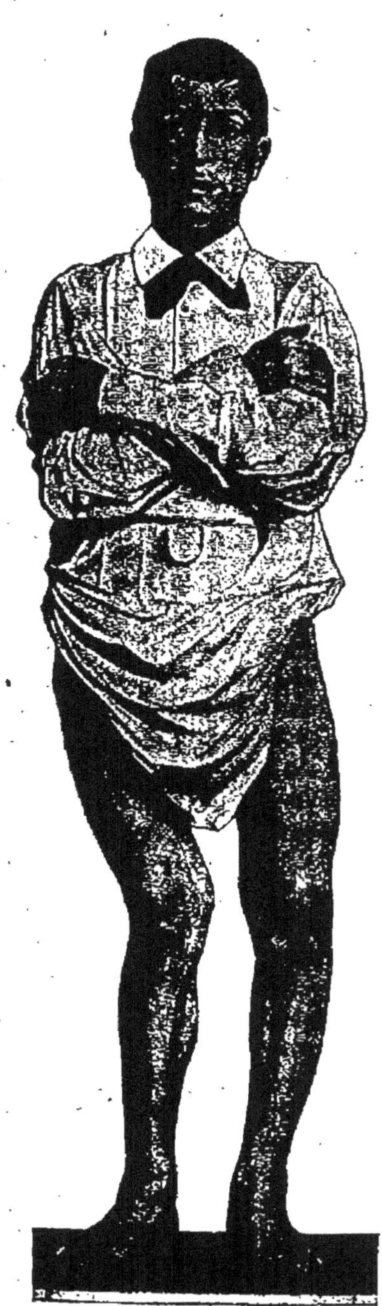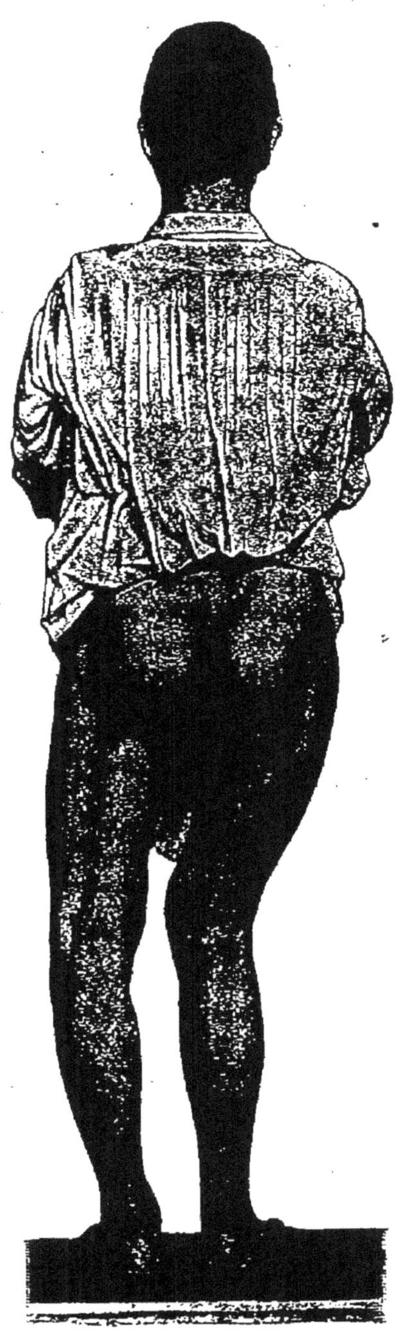

Fig. 213. — Genu varum et valgum de l'adolescence. Vue antérieure. Jeune homme de 18 ans. Depuis un an la difformité augmente et s'accompagne de douleurs au niveau des lignes épiphysaires.

Fig. 214. — Même cas, vue postérieure.

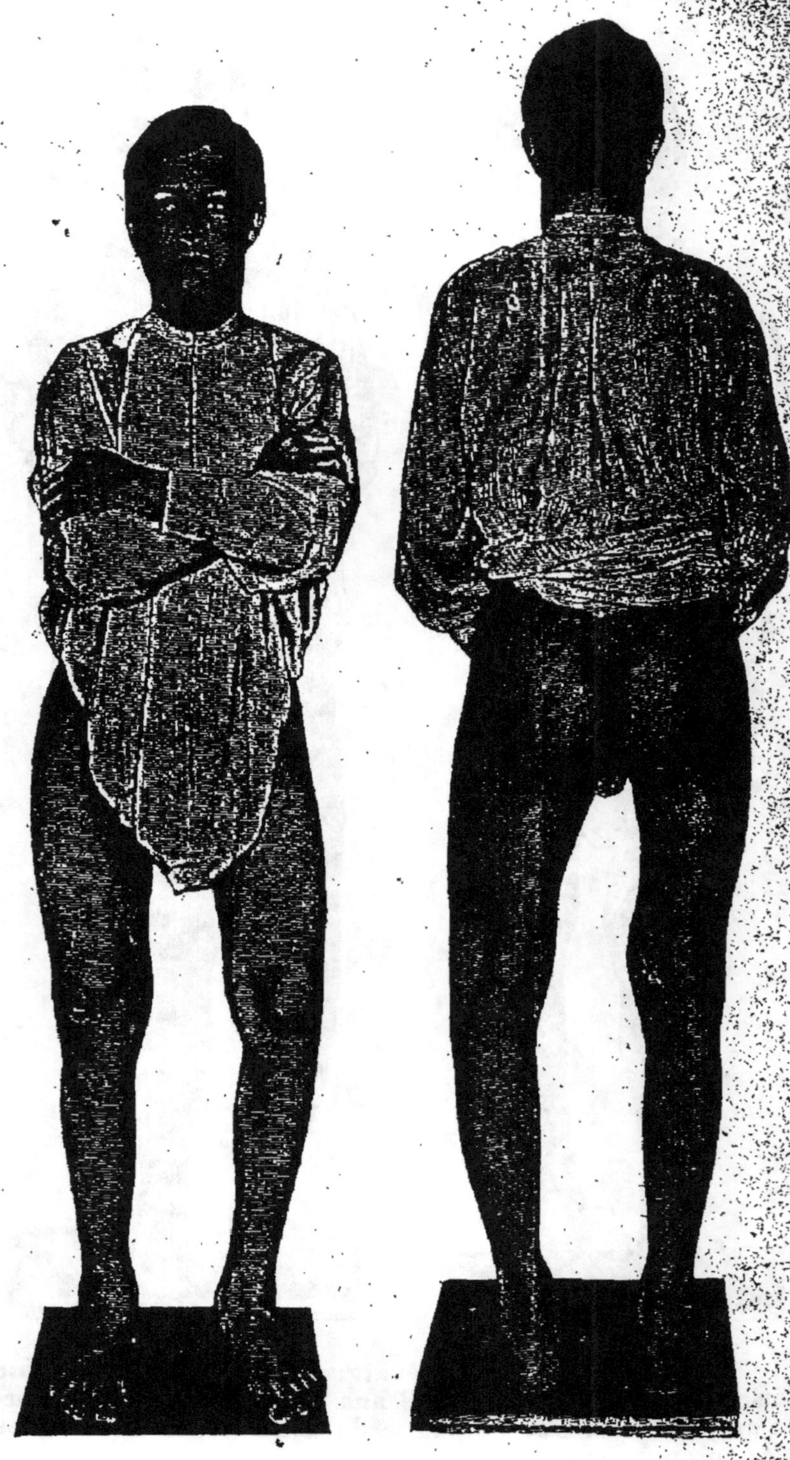

Fig. 215.

Fig. 216.

Fig. 215. — Cas de la figure 213. Résultat de l'ostéotomie linéaire du fémur droit, vue antérieure. Le genu varum étant moins gênant n'a pas été traité. Opération le 17 mai 1893. Le 12 juillet 1893, malade renvoyé guéri sans appareil. En février 1894, le cal se ramollit, devint très douloureux ; le malade s'alita et le trait de fracture complètement consolidé devint mobile. Jusqu'à la fin de 1895 il eut un appareil portatif aux deux jambes, grâce auquel on parvint à conserver complètement le résultat acquis par l'ostéotomie et à corriger ainsi la jambe en O.

Fig. 216. — Même cas, vue postérieure.

genu valgum. Chez les enfants, le redressement modeleur ou la correction progressive à l'aide d'appareils conviennent particulièrement. Chez les adultes, on n'a guère à traiter que des cas graves auxquels convient l'ostéotomie (fig. 215, 216). Celle-ci est pratiquée souvent sur le tibia et le péroné qui sont le lieu d'élection de la difformité.

ABSENCE CONGÉNITALE DU PÉRONÉ. — Elle est plus fréquente que celle du tibia, et l'absence totale plus que celle d'une portion de l'os. Fréquemment un ou deux orteils manquent avec leurs métatarsiens et les os du tarse correspondants. Le tibia est intact, ou présente des trous de soi-disant *fracture utérine*, c'est-à-dire une coudure du bord antérieur au tiers inférieur avec une cicatrice congénitale déprimée en long à ce niveau. Le pied est en valgus équin. Avec les années, le membre s'atrophie et se raccourcit de plus en plus (7 à 8 centimètres).

Chez le nouveau-né, les appareils à attelles ne donneront que des résultats médiocres ; plus tard, avec la ténotomie du tendon d'Achille et des péroniers, avec l'ostéotomie du tibia incurvé, on tentera de faire mieux. Bardenhauer a fendu le tibia longitudinalement et fabriqué une mortaise malléolaire où il implanta l'astragale. En cas de raccourcissement considérable, il est bon de maintenir le pied en équinisme forcé.

Malformation tibio-tarsienne de Volkmann. — Décrite pour la première fois par Volkmann, Kraske, etc., elle n'est connue que par un petit nombre de cas ; elle dépend d'un développement rudimentaire du péroné. La déviation tibio-tarsienne produit une luxation ou une subluxation en dehors. Ce n'est souvent qu'un cas particulier de l'absence partielle du péroné. La claudication existe, mais pas tou-

jours (fig. 217). Volkmann fit avec succès la résection cunéiforme de la tibio-tarsienne.

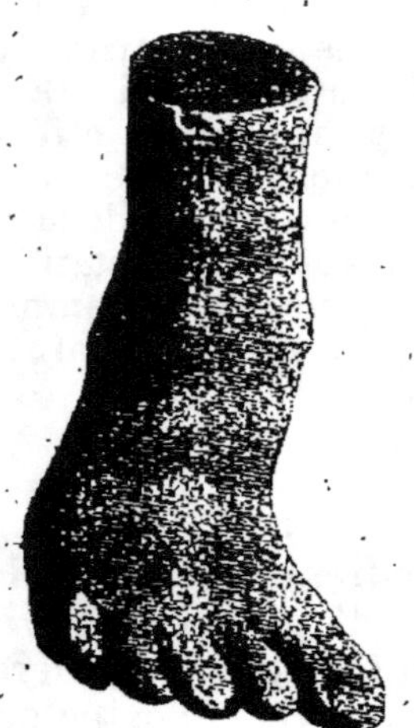

Fig. 217. — Malfor-
mation tibio-tar-
sienne de Volkmann.
Moulage en plâtre.

Absence congénitale du tibia. — Elle est bien plus rare que celle du péroné (Joachimstal, 1895, 31 cas), plus souvent partielle que totale. La place du tibia est occupée par une corde fibreuse. Le péroné plus développé que normalement est luxé en arrière et articulé lâchement au condyle externe du fémur. On voit coexister simultanément des malformations du fémur, une flexion en valgus du genou, l'absence d'orteils, la coudure du péroné, des formations cicatricielles au niveau de la tête de l'os.

Les troubles fonctionnels sont considérables et s'accroissent avec l'âge. Il y a lieu de supprimer le pied bot par le redressement et la ténotomie et l'attitude vicieuse du genou par l'implantation du péroné dans la fosse intercondylienne après avivement des surfaces (Albert).

Inflexions rachitiques de la jambe. — Elles comptent, parmi les difformités les plus fréquentes, 87,9 % de 1 à 5 ans, et 5,6 % de 5 à 10 ans (Hoffa). Elles débutent pour la plupart au moment où les enfants commencent à marcher et disparaissent avant la sixième année. Leur développement est attribuable à la surcharge sur des os mous et rachitiques. D'autres déformations aux bras, à la cuisse, au thorax, à la colonne vertébrale existent en même temps. Les courbures très marquées sont toujours bilatérales.

On en distingue un certain nombre de types : la courbure régulière à *convexité externe* (crus varum, jambe en O) est très fréquente ainsi que la coudure à angle aigu du tiers inférieur qui lui est souvent liée. La forme inverse est plus rare. Une autre catégorie comprend les courbures à convexité antérieure dont le sommet se trouve en général très peu au-dessus de la tibio-tarsienne (fig. 218 et 219) ; cette forme présente un aplatissement latéral plus ou moins considérable du tibia (tibia en lame de sabre). Il se produit souvent une torsion en dedans selon l'axe longitudinal ; plus rarement cette torsion est en dehors. Enfin le genu valgum (fig. 208) ou varum peut se combiner avec ces déformations. Le pied se met en valgus et ce pied plat rachitique persiste souvent alors que la courbure a disparu complètement.

En effet la disparition spontanée est de règle dans les courbures régulièrement arquées. Elle se produit pendant la croissance une fois l'évolution du rachitisme terminée. Certaines *incurvations à angle aigu* persistent parce qu'il y a eu sclérose osseuse prématurée. Après six ans la guérison spontanée est exceptionnelle et on ne peut l'espérer en règle générale après dix ans. Au point de vue du pronostic, les cas où il y a un ralentissement dans la croissance sont mauvais.

Les troubles fonctionnels sont liés plus à la gravité du rachitisme, à la faiblesse des muscles, à la douleur ressentie dans les os qu'au degré de courbure ; les malformations du pied influent nécessairement sur la marche qui,

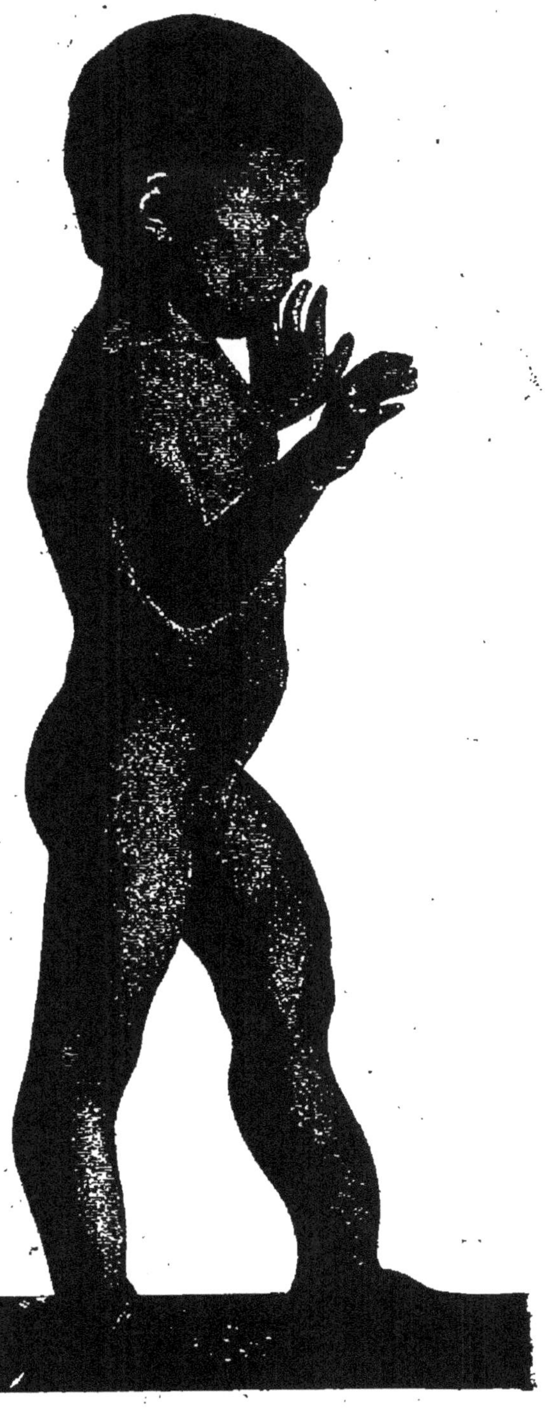

Fig. 218. — Courbure rachitique des fémurs vue de côté. Fille de 4 ans 1/2. Le 19 septembre 1898 ostéotomie cunéiforme à gauche.

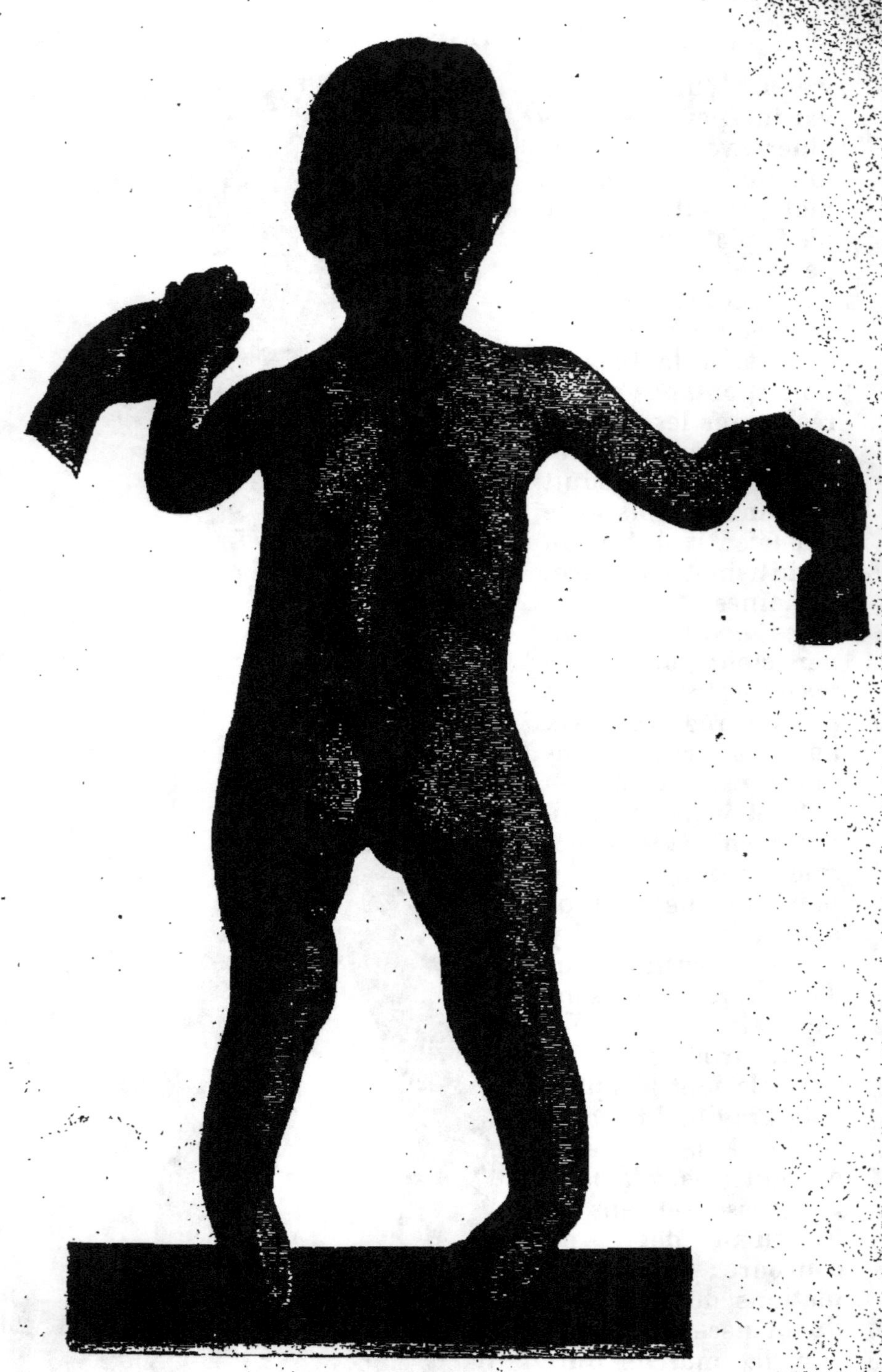

Fig. 219. — Le cas précédent vu en arrière.

à la période d'état, est pénible et parfois impossible.

A ce moment le traitement local est inutile, les lourds appareils sont nuisibles et augmentent les déformations; le traitement général s'adressant au rachitisme est seul de mise. Il faut donc empêcher les enfants de se tenir debout et de marcher. S'il y a vraiment indication de corriger l'incurvation, la manière la plus rapide et la plus complète de l'obtenir est le *redressement forcé* ou *l'ostéotomie* suivis de l'application d'appareils fixateurs. Lorsque les os sont encore mous, élastiques, on peut produire une fracture incomplète à la main ou par pression sur le rebord de la table (*ostéoclasie manuelle*); dans les courbures à angle aigu, il est déjà difficile de produire la correction exactement au point voulu et dans les tibias en lame de sabre à convexité antérieure, la force manuelle est insuffisante. Avec l'ostéoclaste, on risque de perforer les parties molles au moment où s'effectue la fracture.

C'est *l'ostéotomie* qui doit être pratiquée dans tous les cas et on doit la réserver tout particulièrement pour les courbures antéro-postérieures. L'ostéotomie cunéiforme n'est nécessaire que dans les cas où l'angle est très aigu ; on doit l'éviter à cause du raccourcissement qui en résulte.

Pied bot (pes varus). — Le pied bot varus correspond à une *attitude de supination exagérée*, dans laquelle le bord externe du pied est abaissé, le bord interne plus ou moins relevé ; il se complique presque toujours de flexion plantaire et d'adduction de la pointe ; c'est le pied varus équin. Il représente 11,8 °/₀ des malformations en général.

Dans les deux variétés principales, le *pied bot congénital* et le *pied bot acquis*, le premier représente les trois quarts des cas ; il est deux fois plus fréquent chez les garçons que chez les filles et est plus souvent bilatéral qu'unilatéral.

Et dans le pied bot congénital on peut encore envisager une *forme primitive idiopathique* plus rare (26 °/₀) et une *forme secondaire* (74 °/₀). La première est due à l'absence d'un point d'ossification ou à un arrêt de développement (absence congénitale d'un os, anomalie du nombre des orteils), ou bien à des altérations musculaires, osseuses et articulaires primitives (aplatissement et apparence cunéiforme de l'astragale, transposition des tendons et des insertions tendineuses, formation d'une articulation calcanéo-péronière.

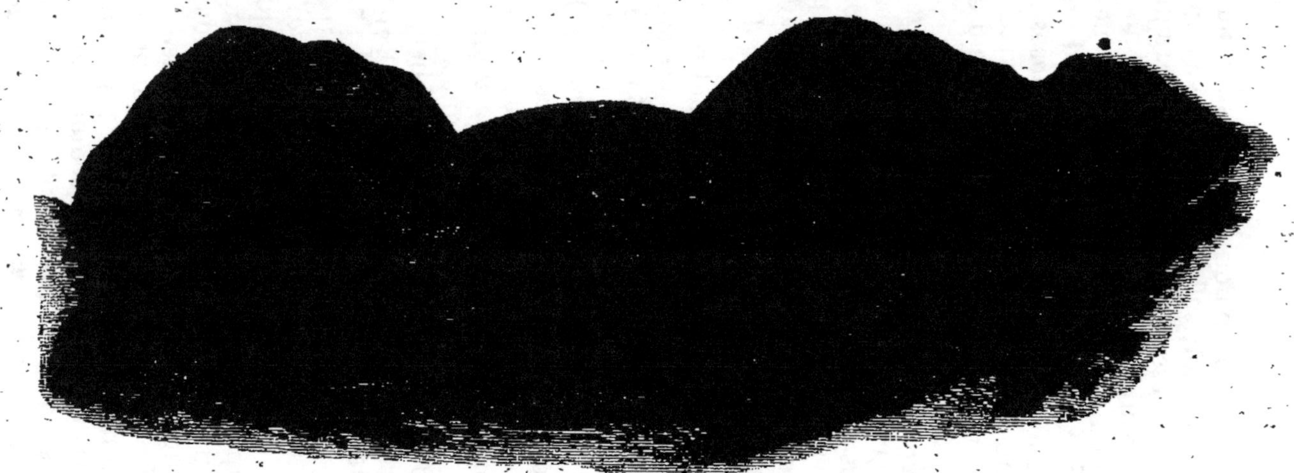

Fig. 220 — Pied bot varus congénital avec traces de compression sur la malléole externe surtout à droite. Nouveau-né.

Les pieds bots congénitaux secondaires sont dus à des surcharges et des pressions intrautérines (oligamnios, tumeurs utérines, malformations et maladies du fœtus, inclusions et adhérences de l'amnios). Les traces de compression s'observent souvent sur la peau, surtout au niveau des apophyses osseuses saillantes, les malléoles externes par exemple (fig. 220).

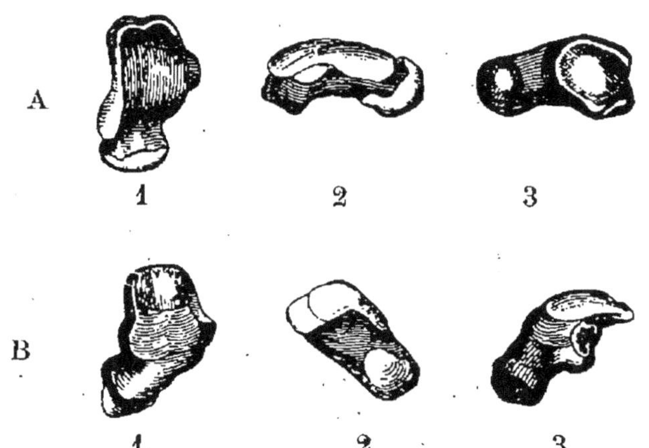

Fig. 221. — Astragale d'un nouveau-né. A. État normal : 1) face supérieure, 2) face interne, 3) face externe. B. Pied bot vu sous les mêmes aspects. D'après William Adams.

Quand la déformation du pied est très accusée il existe une forte adduction, une supination exagérée de la partie antérieure du pied et un abaissement en dedans de la pointe. Le pied repose sur le sol par son bord externe ou même par sa face dorsale. Les articulations tibiotarsienne, sous-astragalienne et de Chopart sont très altérées. Le corps de l'astragale est aplati, rétréci en forme de coin à la partie postérieure (fig. 221) ; sa poulie n'est plus en contact avec le tibia que par sa partie postérieure par suite de la flexion plantaire. Son col est allongé, tourné en dedans ; la surface articulaire de sa tête regarde tout à fait en bas et en dedans.

La surélévation de l'apophyse antérieure du calcanéum met de bonne heure obstacle à la pronation du pied. Sa grande apophyse est tournée en dedans, la tubérosité postérieure est repoussée contre la malléole externe ; celle-ci est atrophiée, le ligament péronéo-calcanéen fortement raccourci.

Les os de la jambe sont tordus dans leur partie inférieure de manière que la malléole externe tourne en avant. Les jumeaux, les jambiers antérieur et postérieur, l'aponévrose plantaire sont particulièrement rétractés. Les tendons sont souvent luxés.

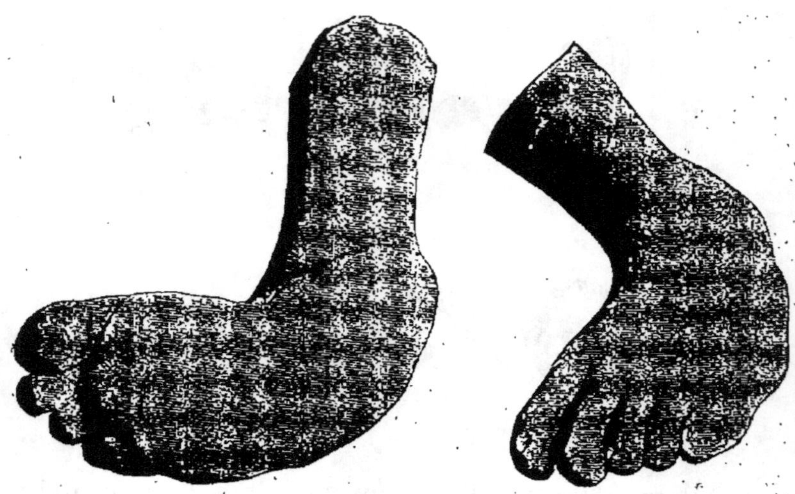

Fig. 222. — Pied bot d'un garçon d'un certain âge. Faces plantaire et dorsale. Moulage en plâtre.

La marche augmente et aggrave la supination (fig. 222). La face dorsale du pied sert de plus en plus de point d'appui et se couvre de callosités (fig. 223, 224). L'atrophie des muscles de la jambe et surtout du mollet est manifeste. L'équilibre qui n'est plus maintenu par les métatarsiens est rétabli par l'abaissement du bassin et la rotation en dedans de la jambe.

Chez l'adulte les mêmes altérations plus avancées encore se compliquent de subluxations, d'articulations accessoires, etc.

Le *pied bot acquis* est neuf fois sur dix unilatéral et soixante-dix fois sur cent d'origine nerveuse, habituellement par *paralysie infantile spinale*, plus rarement par compression médullaire, spina bifida, ou bien encore par *paralysie cérébrospinale spasmodique*. Il faut y ajouter les formes *traumatiques* (fracture des malléoles, luxation tibio-tarsienne, astragalienne ou sous-astragalienne), sta-

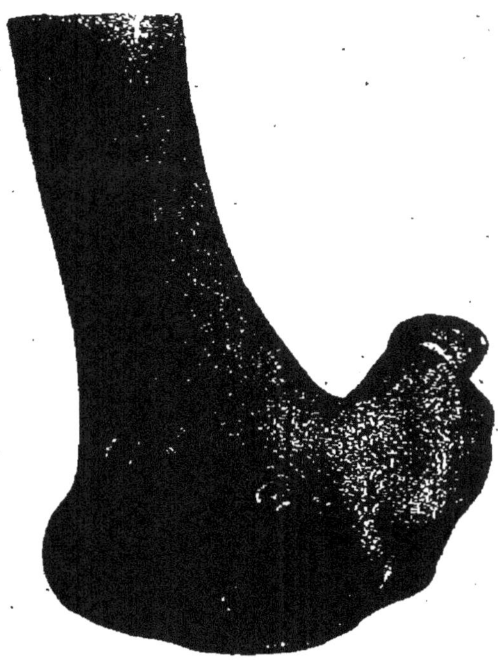

Fig. 223. — Pied bot prononcé, jamais traité, pourvu
de callosités. Face supérieure.

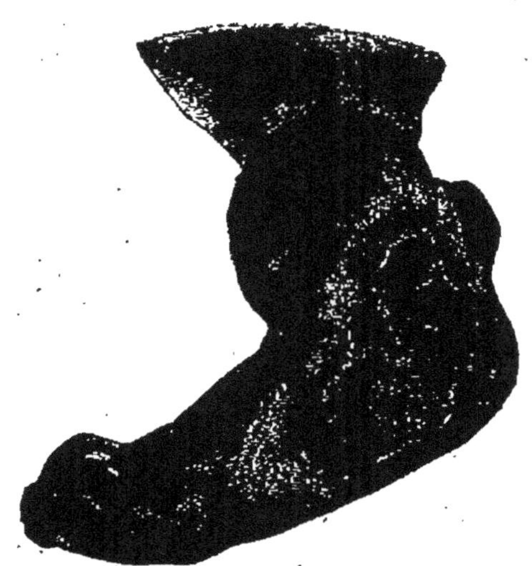

Fig. 224. — Face inférieure du même.

tiques (genu valgum, genu varum, courbures rachitiques des jambes), *articulaires* après arthrites, *cicatricielles*, *musculaires* par attitudes habituelles dans les affections douloureuses ou les raccourcissements de la jambe.

Le *pied bot paralytique* est dû moins à la traction exercée par les antagonistes non paralysés qu'au propre poids du pied et à la charge qu'il supporte. Aussi l'équinisme est-il toujours bien plus accentué que le varus. Au point de vue *anatomique* il diffère du pied bot congénital par l'atrophie considérable du membre et par l'aspect, différent de l'astragale et du calcanéum. Le grand axe de ce dernier reste sagittal et sa grosse extrémité vient se placer entre les deux malléoles.

Le **pronostic** dépend de la cause : les pieds bots paralytiques sont plus faciles à redresser, mais comme la paralysie persiste les influences déformantes continuent à se faire sentir. Au contraire, le pied varus congénital une fois redressé reste guéri au point de vue fonctionnel. Le pied demeure bien un peu raccourci, les orteils et le talon sont légèrement tournés en dedans, mais lorsque le malade peut dépasser l'angle droit dans la flexion dorsale, tout en maintenant le pied en pronation, la guérison est définitive.

Autrefois on considérait comme inutile de commencer le **traitement** pendant la première année, avant les premiers pas de l'enfant ; on se privait ainsi de tous les avantages que présente un squelette jeune en voie de développement rapide et n'offrant qu'une résistance insignifiante aux manœuvres de redressement. Aujourd'hui tous les orthopédistes sont d'accord pour entreprendre le traitement dès les premiers jours qui suivent la naissance.

Une main saisit la jambe de l'enfant ; l'autre tenant la partie antérieure du pied provoque des mouvements de pronation et d'abduction. Ensuite une main étant appliquée en étrier sur la mortaise tibio-péronière, l'autre relève le pied et le force à exécuter la flexion dorsale. Ces mouvements sont répétés avec énergie plusieurs fois par jour par la mère ou la nourrice sous la surveillance du médecin.

Au bout de quatre à six semaines d'assouplissement, il convient de maintenir l'attitude corrigée entre les séances. La nécessité des bains pour l'enfant ne permet que l'emploi d'appareils ou d'attelles amovibles. Déjà un simple bandage enroulé autour du pied, remontant du bord externe du pied au bord externe de la jambe et y étant fixé par un tour circulaire, réussit à corriger l'attitude. Les appareils sont faits de substances plastiques (plâtre, gutta percha, feutre poroplastique) ou bien ce sont de véritables attelles pourvues d'une pièce à laquelle on fixe le pied par des bandes et d'une attelle verticale qui lui est unie et que l'on applique à la face externe de la jambe en agissant comme avec un levier. [L'appareil à plaquette de Bouvier, modifié par de Saint-Germain (fig. 225), réalise très simplement et à peu de frais la contention du pied dans une attitude correcte.]

L'attelle de W. Schulthess (fig. 226 *a* et *b*) repose sur un principe un peu différent. Elle est fixée au pied à l'aide d'une bande de flanelle très étroite, de manière à aplatir le pied et à le mettre en abduction ; la bande fixée aux crochets (*h*, *h'*) ne peut glisser. Ensuite la jambe est également fixée par un bandage à la face interne de l'attelle. Les fils

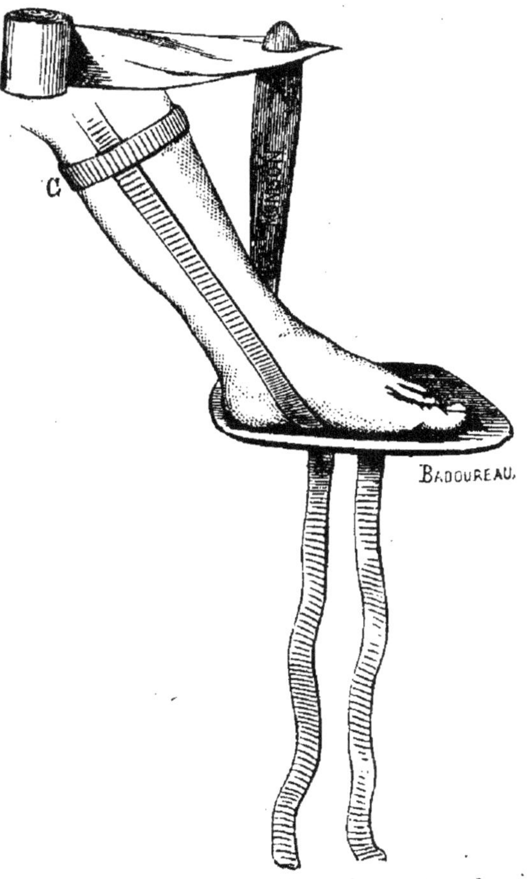

[Fig. 225. — Appareil à plaquette de Bouvier modifié par de Saint-Germain.]

métalliques d'union *c* et *e* sont contournés à l'aide d'une pince dans la forme que l'on veut. La flexion plantaire est combattue au moyen d'une corde élastique tendue de *g* en *f*. Au cours de la convalescence, une attelle à flexion (fig. 227), pourvue de gouttière de cuisse et d'une double traction élastique, détermine une flexion dorsale plus complète.

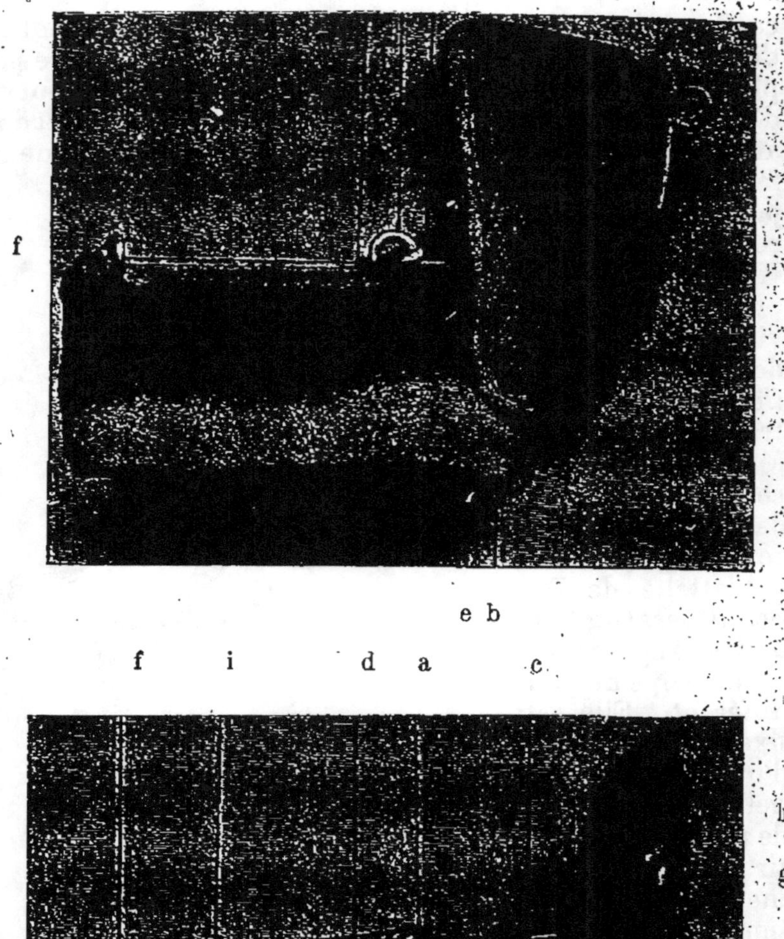

Fig. 226 *a* et *b*. — Attelle pour pied bot d'après W. Schulthess : *a*, en varus ; *b*, montre l'action du redressement exercée par la corde élastique tendue de *f* en *g*.

Pour éviter les récidives lorsque les enfants marchent, il faut leur faire porter pendant des années une bottine à attelles. Le pied doit être fixé à une semelle d'acier adaptée à la plante dans une attitude aussi correcte que possible ; en reliant cette semelle à des attelles de jambe articulées, on maintient l'abduction et la pronation. Pour éviter la déformation rapide de la chaussure, on renforce les points

les plus exposés, la saillie du gros orteil en dedans, le col de l'astragale en dehors, par des étriers métalliques rivés à la semelle d'acier. Les attelles latérales de jambe sont fixées par des bandes d'acier matelassées à la partie postérieure, de cuir souple à la partie antérieure. Afin de lutter contre la rotation interne si fréquente des pieds et des genoux, il faut prolonger l'appareil sur la cuisse et articuler l'attelle externe à une ceinture qui enveloppe le bassin.

Cette ceinture de bassin étant assez pénible à porter, on peut la remplacer, dans les cas de difformité bilatérale, par des cordes élastiques croi-

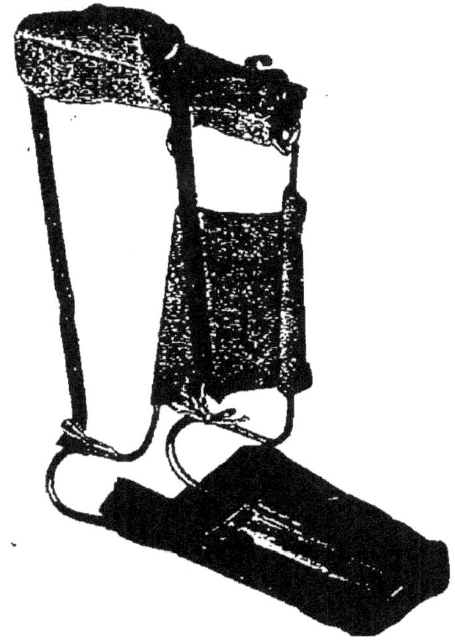

Fig. 227. — Attelle à flexion avec gouttière de cuisse, d'après W. Schulthess.

sées (Lücke, Bruns) fixées à l'extrémité supérieure libre de l'attelle externe.

De toutes façons le redressement passif du pied doit être obtenu aussi complet que possible avant l'application de ces divers appareils. Ils sont absolument inefficaces chez les enfants âgés, chez les adolescents et les adultes. Pour ceux-ci, le *redressement forcé pendant l'anesthésie* peut seul supprimer la résistance des parties molles et permettre ensuite de modeler la forme des os à l'aide des appareils de marche et la surcharge physiologique.

Après ténotomie du tendon d'Achille et parfois section de

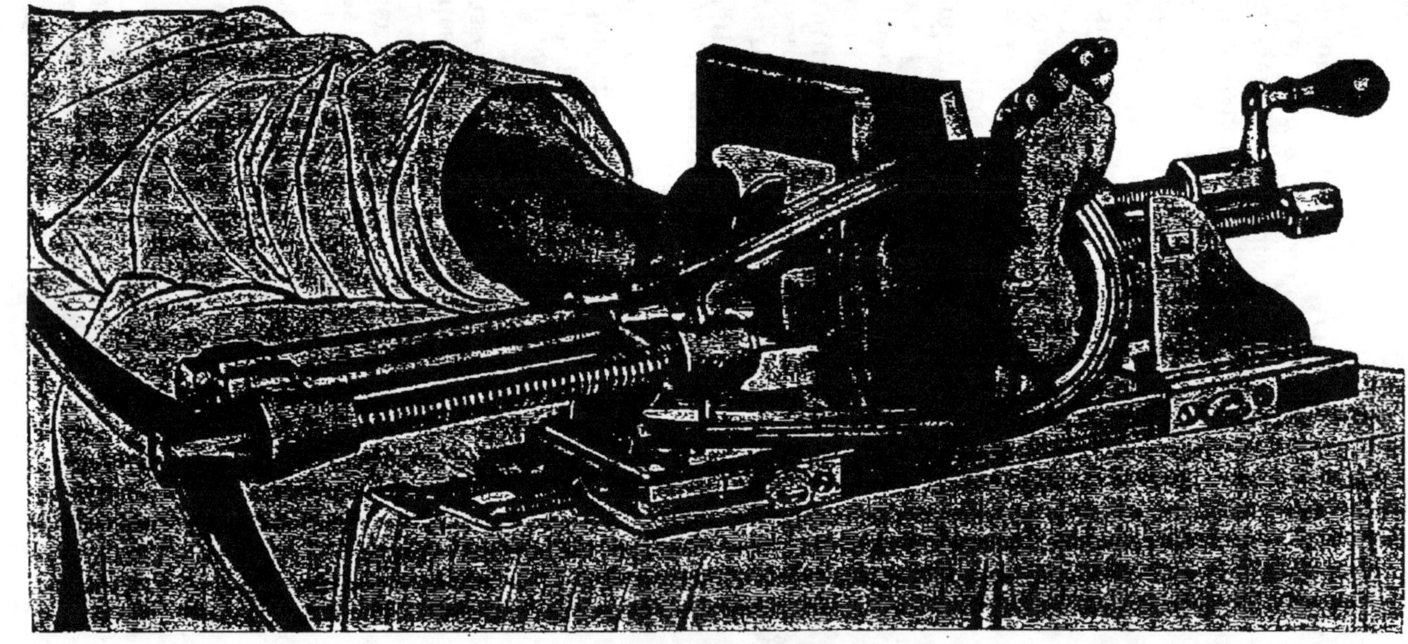

Fig. 228. — Application de l'ostéoclaste de Lorenz à la suppression par modelage de la supination du talon dans un cas de pied bot paralytique chez l'adulte.

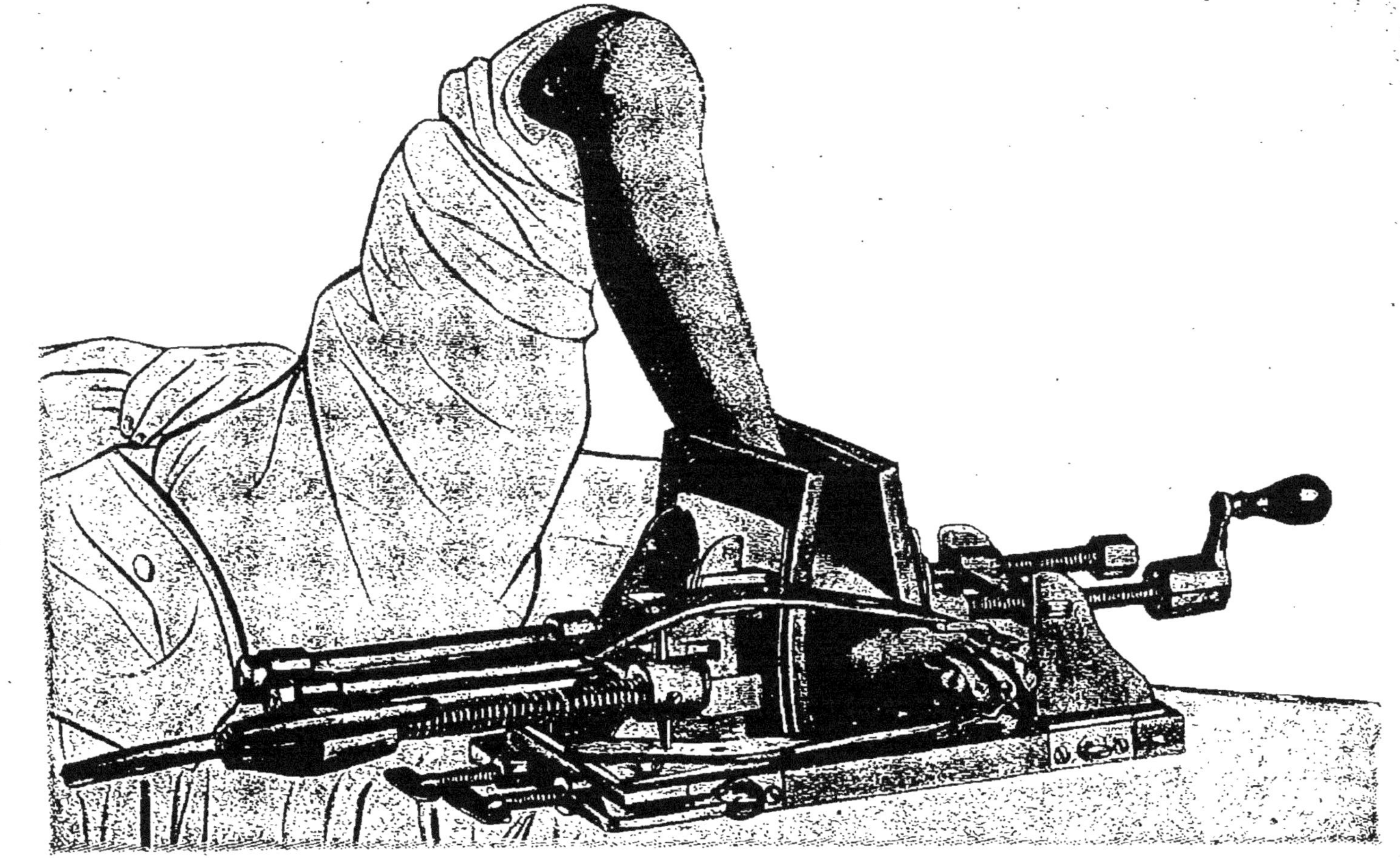

Fig. 229. — Application de l'ostéoclaste de Lorenz à la correction de l'adduction de la pointe du pied.

l'aponévrose plantaire, le pied est redressé brusquement en une fois jusqu'à ce que les ligaments soient déchirés et les os enfoncés. L'ostéoclaste redresseur de Lorenz remplit ce but d'une manière très précise et avec le minimum de délabrements. La figure 228 montre comment avec cet appareil on supprime la supination du talon, et la figure 229 comment on remédie à l'adduction et à la supination dans l'articulation de Chopart. S'il arrive à corriger en même temps le pied creux, il ne peut rien contre la flexion plantaire; la ténotomie du tendon d'Achille reste donc indispensable, mais celle de l'aponévrose plantaire n'est plus nécessaire.

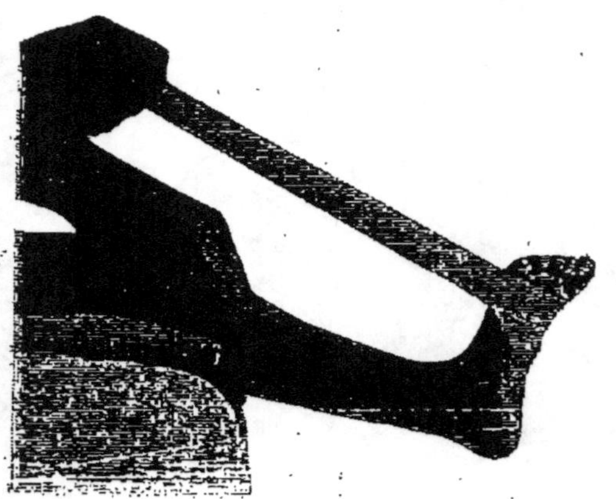

Fig. 230. — Application de l'appareil de marche à l'aide d'une bande de diachylon.

Ce modelage inverse du pied en talus valgus ne donne qu'une réaction insignifiante. Au bout de huit jours on peut remplacer le plâtre primitif par un appareil de marche. Pour faciliter l'application de ce dernier, une bande de diachylon fixée au bord interne du gros orteil (fig. 230) passe sous la plante et sur le bord externe et, tirée par un aide, produit très énergiquement l'abduction, la pronation et la flexion dorsale du pied. Si le talon tourne encore en dedans, on le maintient par une seconde bande de diachylon. A l'égard de l'équinisme, on a la ressource d'appuyer l'appareil pendant qu'il sèche contre une planchette appliquée sur la poitrine de l'opérateur. Revêtu d'une chaussure lacée, il doit être porté plusieurs mois, étant changé tous les deux mois environ. Plus tard le malade n'aura plus besoin que d'une paire de bottines à bord externe suffisamment surélevé.

Les *interventions opératoires* sont réservées aux cas très difficiles et très anciens chez l'adulte. L'opération de Phelps exige souvent qu'on s'attaque aux os pour atteindre la correction complète; elle exige un traitement complémentaire aussi long que le redressement non sanglant. Les opérations osseuses sont universellement rejetées chez les enfants. Même chez les adultes on peut tenter. avec succès le procédé non sanglant.

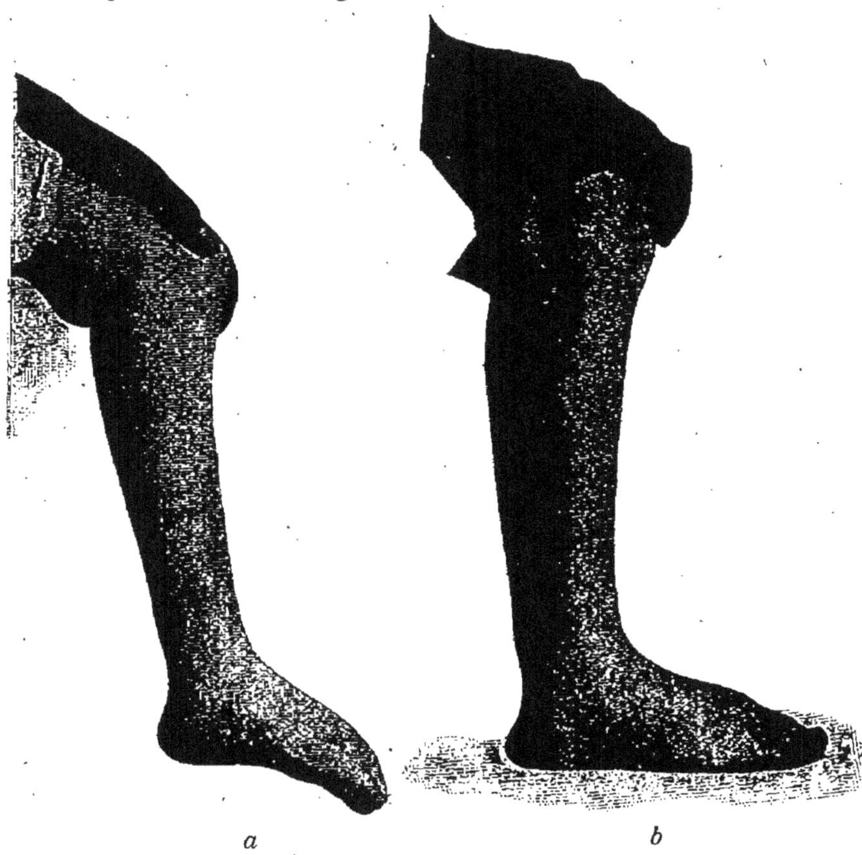

Fig. 231, a et b. — Arthrodèse de la tibio-tarsienne droite dans un cas de pied varus équin paralytique. Paralysie des deux membres inférieurs et de la colonne lombaire. Arthrotomie de la tibio-tarsienne droite par incision externe curviligne, résection des surfaces cartilagineuses ; fixation pendant cinq mois dans un appareil plâtré. Garçon de deux ans hydrocéphale. Photographie deux ans après l'opération. Plus aucune trace de mouvement dans la jointure ; attitude à angle droit. En a l'avant-pied paralysé retombe, en b) il est soulevé par la pression sur la surface plantaire.

Le **traitement du pied bot paralytique** s'inspire des mêmes règles que le pied bot congénital, il se corrige plus vite et mieux ; seulement la persistance de la paralysie oblige les malades à porter toute leur vie un appareil à attelles. Les *transplantations tendineuses* et *l'arthrodèse* (fig. 231) conviennent à certains cas particuliers.

Pied équin (*Spitzfuss, pied de cheval*). — Il est caractérisé par la *fixation anormale du pied en flexion plantaire*. Il est moins fréquent (40 %) que le varus congénital (60 %). Il est unilatéral dans les 9/10 des cas. A part quelques rares exemples de pied équin congénital, il est presque toujours *acquis* et de nature *paralytique*. On rencontre aussi le pied équin *compensateur* par raccourcissement de la jambe, le *traumatique* à la suite de fractures malléolaires mal guéries, enfin celui qui succède à une attitude habituelle à la suite d'un long repos au lit ou à l'application d'appareils plâtrés défectueux.

Le PIED ÉQUIN PARALYTIQUE est dû à l'antagonisme des muscles opposés aux fléchisseurs dorsaux paralysés ou bien au propre poids du pied dans la paralysie totale. Dans l'équin pur, le pied en flexion plantaire, la pointe en bas, le talon en haut (fig. 232), s'appuie sur la saillie du gros orteil et les têtes des métatarsiens. Le pied semble coudé sur lui-même ; l'aponévrose plantaire fait saillie dans l'excavation de la plante. L'axe du pied peut se confondre avec celui de jambe. Dans les cas extrêmes le malade marche sur la face dorsale des orteils, le dos du pied, voire même la tête de l'astragale.

Dans les formes peu avancées il n'y a qu'une inflexion plantaire de l'astragale et du calcanéum ; dans les cas graves c'est une subluxation de l'articulation tibio-tarsienne ; l'astragale n'a plus que sa partie postérieure dans la mortaise ; le revêtement cartilagineux de sa partie antérieure a disparu par défaut d'usage ; les os du tarse ont chevauché les uns sur les autres ; les orteils sont subluxés ; les jumeaux sont extrêmement raccourcis.

Le traitement est très analogue à celui du pied varus, pour les cas légers les manipulations, le massage, la gymnastique à l'aide des appareils de Schulthess (fig. 203), de Zander, à pendule ; pour les cas graves la *ténotomie* du tendon d'Achille et le *redressement forcé* jusqu'à correction complète maintenue dans un appareil contentif pendant plusieurs semaines.

Dans certains cas spéciaux la *transplantation tendineuse, l'arthrodèse* sont indiquées. Dans les ankyloses de la

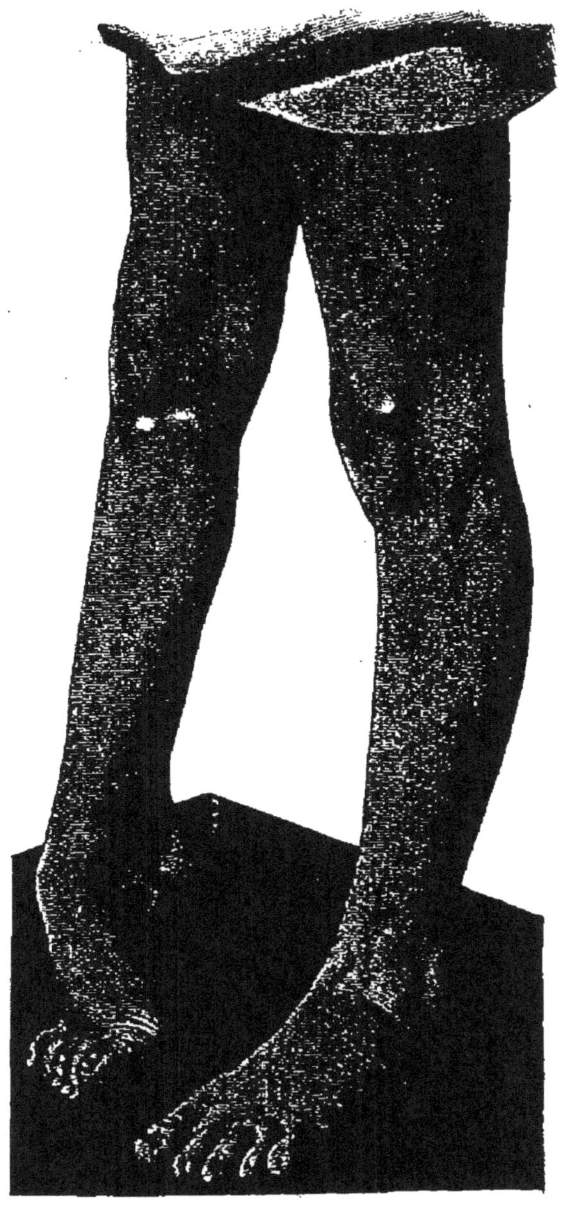

Fig. 232. — Pied équin paralytique à la suite de paralysie essentielle. Fille de 8 ans. Développement athlétique de la jambe saine.

tibio-torsienne, *l'ostéotomie sus-malléolaire*, la *résection cunéiforme* de l'articulation, *l'extirpation de l'astragale*

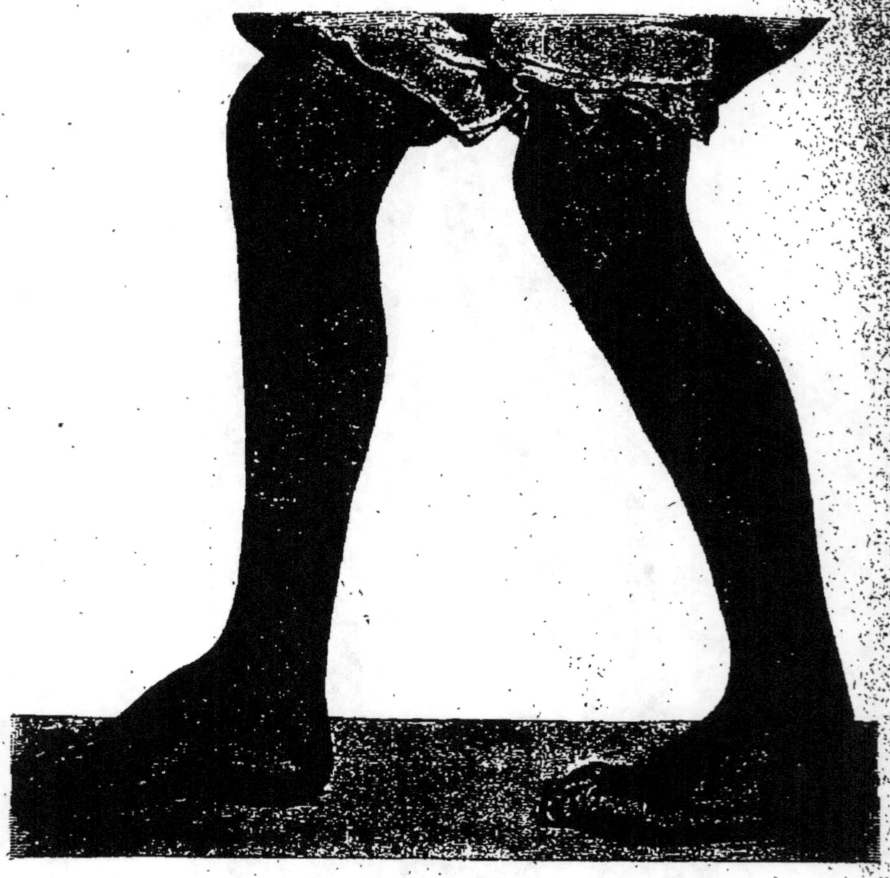

Fig. 233. — Pied creux varus. Jambes vues de profil. Fille de douze ans, arriérée. Pied creux varus qui remonte à la première enfance, probablement dû à la paralysie essentielle congénitale. Pas d'équinisme. N'avait subi aucun traitement. Ténotomie de l'aponévrose plantaire, redressement modeleur à l'aide de l'ostéoclaste, appareil plâtré de marche, plus tard sandales conformes à la figure 237.

rendent le redressement possible. La résection ostéo-plastique de Wladimiroff-Mikulicz est applicable aux raccourcissements considérables.

Dans le pied équin *spasmodique* l'allongement plastique

du tendon d'Achille est préférable à la ténotomie simple qui est souvent suivie de récidive. Il faut respecter les pieds bots équins *compensateurs* quand ils ne causent aucune gêne.

Pied creux (*pes excavatus ou cavus*). Il est caractérisé par *l'augmentation de l'excavation plantaire* et accompagne souvent le pied varus paralytique et le pied équin. Il existe une forme congénitale peut-être héréditaire (fig. 233, 234, 235).

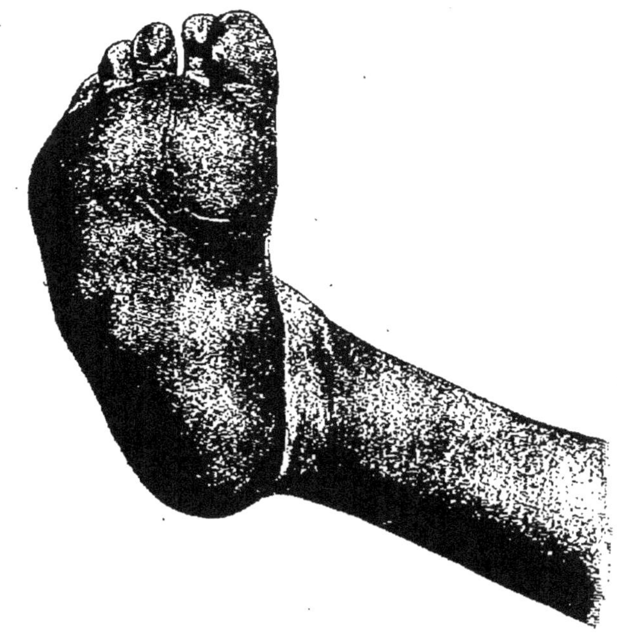

Fig. 234. — Cas de la figure 233. Pied droit vu par la plante.

Le traitement consiste dans la ténotomie de l'aponévrose plantaire suivie de redressement et d'application d'un appareil plâtré. Le malade porte ensuite une guêtre en cuir souple fixée à une semelle d'acier sur laquelle on comprime la voûte plantaire à l'aide d'une courroie large passant sur le cou de pied (fig. 236, 237).

Pied plat (*pes valgus*). — Le pied plat est une attitude du pied caractérisée par la pronation (relèvement du

bord externe (fig. 238), et l'abduction (pied tourné en dehors dans son ensemble ou dans les articulations postérieures

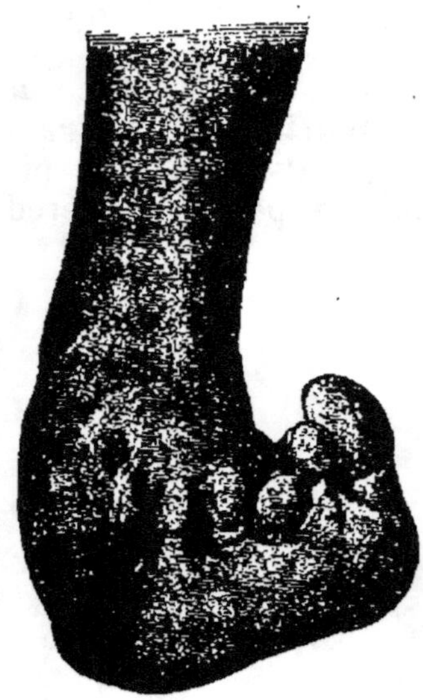

Fig. 235. — Cas de la
figure 233. Pied droit ou
en avant.

du tarse) ainsi que par l'aplatissement de la voûte plantaire.
Le pied plat développé présente
toujours cet affaissement de la
voûte, tandis qu'au début l'affection peut ne se traduire que
par un seul de ces caractères.
Dans certains cas la pronation
existe seule; c'est le pied valgus simple (fig. 243), tandis que
le « planovalgus » est le pied
plat complètement développé.

Cette affection est très fréquente; dans les deux tiers des
cas elle est bilatérale; elle est
congénitale ou *acquise* et s'observe surtout de 16 à 20 ans.
Dans la *forme congénitale*, le
pied est en flexion dorsale prononcée, la pronation est très
accentuée. Il est possible qu'elle
soit due au rachitisme fœtal,
car certains cas présentent des altérations pathologiques
osseuses très nettes. Beaucoup d'entre eux doivent se développer plus tard pendant l'adolescence.

D'autres formes dépendent des altérations du système
nerveux, comme celles de la raideur spasmodique congénitale des membres.

Le *traitement* consiste en manipulations de redressement
par lesquelles le pied est ramené en supination, ce qui exige
un énergique déplacement du talon. Il est utile de fixer
l'attitude corrigée dans une attelle plâtrée amovible.

Le PIED PLAT ACQUIS succède au traumatisme, à l'altération
de la fonction ou à ces deux facteurs réunis. Il suffit de
rappeler le rachitisme tardif, les processus destructifs comme
la tuberculose et l'ostéomyélite, la paralysie infantile essentielle ou spasmodique, les paralysies diverses à la suite des
affections des centres nerveux. Les influences fonctionnelles
sont les surcharges, les efforts exagérés; elles interviennent
pour peu que le malade soit soumis à des causes d'affaiblissement, l'anémie, l'alitement pour maladie, etc. Comme

la scoliose, le pied plat est une *difformité fonctionnelle ostéopathique*.

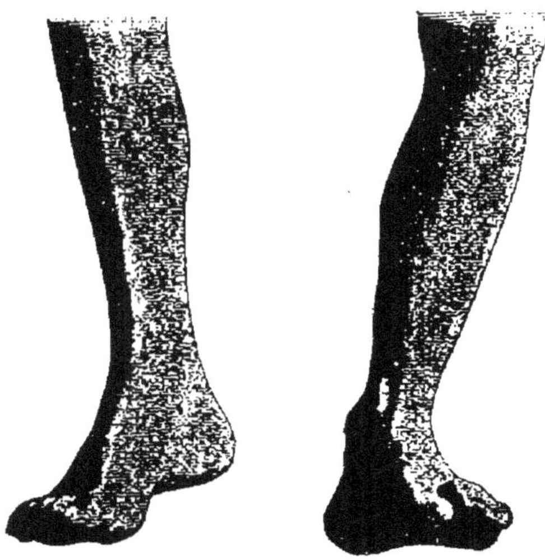

Fig. 236. — Pied creux paralytique ; garçon de six ans.
Ténotomie sous-cutanée de l'aponévrose plantaire et plâtres.
redresseurs.

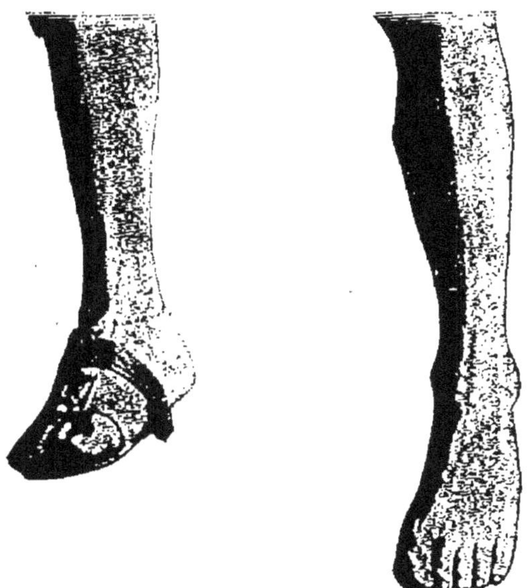

Fig. 237. — Même cas. Sandale pour traitement
complémentaire.

Le PIED PLAT PARALYTIQUE est dû à la paralysie ou à l'affaiblissement des muscles supinateurs et adducteurs du pied, principalement le jambier postérieur, le long fléchisseur du gros orteil, le jambier antérieur (fig. 238 a et b). L'af-

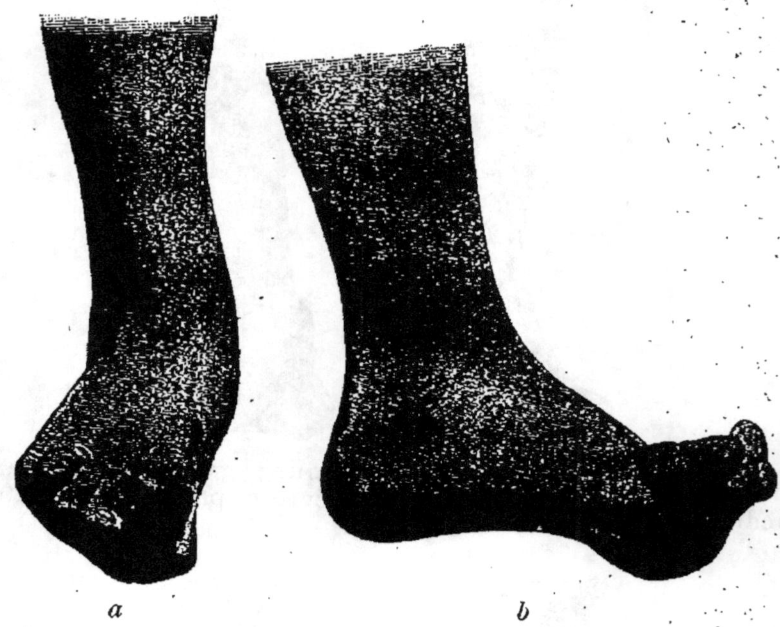

Fig. 238. — Flexion dorsale active dans le pied plat paralytique. Le bord externe du pied est relevé et en abduction d'une manière évidente, tandis que le bord interne reste en arrière. a) vue antérieure, b) vue latérale externe.

faissement en dedans, le valgus apparaît très nettement quand on regarde le pied par derrière (fig. 239). Le calcanéum est de travers, l'abduction du pied antérieur est plus ou moins accentuée suivant la forme de la paralysie. Le ligament calcanéo-scaphoïdien avec son faisceau tibial est tendu d'une façon exagérée.

La transplantation tendineuse rencontre ici de grandes difficultés : le travail exigé des muscles transplantés est considérable ; on ne remplace pas si aisément par un autre muscle le jambier postérieur dont l'action physiologique de soutien de la voûte plantaire est si importante. Lorsqu'il faut suppléer en même temps le long fléchisseur du gros orteil et le jambier antérieur, on ne trouve de matériaux capables d'y faire face qu'en divisant le tendon d'Achille ; dans certains cas, le long extenseur du pouce peut servir à suppléer le jambier antérieur paralysé. Les déformations osseuses qui accompagnent la paralysie des muscles entraînent l'emploi d'un dispositif mécanique qui maintienne et garantisse l'attitude pendant un certain temps. Comme la rechute se fait toujours en valgus, une simple bottine ne saurait suffire ; elle doit être fixée à la jambe par une attelle mécanique.

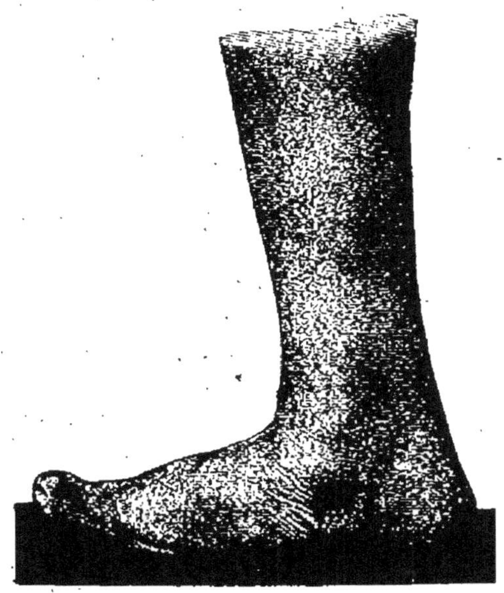

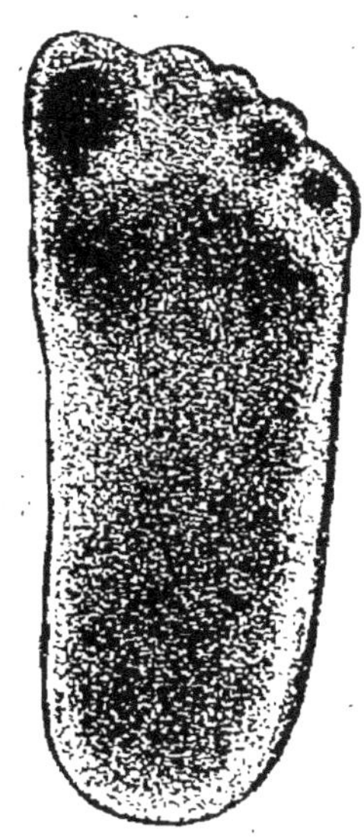

Fig. 239. — Cas de la figure 238. Vue de la face interne. La figure montre l'affaissement complet de la voûte plantaire et le contour aplati du pied.

Fig. 240. — Pied plat rachitique. Empreinte de la plante. Garçon de trois ans.

Le PIED PLAT RACHITIQUE s'observe chez les enfants de 3 à 5 ans ; il n'est parfois qu'une forme congénitale ne se manifestant qu'à cette époque. Le diagnostic n'est donc porté qu'en cas de rachitisme généralisé. La voûte plantaire de l'enfant, déjà beaucoup moins excavée que celle de l'adulte, s'effondre sous la surcharge et grâce au ramollissement des os. L'empreinte plantaire est très caractéristique (fig. 240) ; la région du scaphoïde est peu disloquée en dedans, le cou-

L. et S. — Atlas-man. de Chirurgie orthop.   21

tour a une forme presque normale, l'aplatissement est considérable. La difformité est souvent associée au genu varum ou au genu valgum (fig. 208, 218, 219). D'une manière générale, on observe que la voûte fait défaut, sans qu'il y ait valgus ou abduction bien marquée (fig. 241).

La difformité est réduite et même corrigée entièrement en un an ou deux par le port d'une bottine dont le talon et la semelle sont surélevés du côté interne ; il faut y ajouter le massage, le redressement passif et, chez les enfants d'un certain âge, les exercices actifs de supination.

PIED PLAT STATIQUE. — Le type le plus parfait de pied plat statique ou fonctionnel est la résultante du travail exagéré du pied pendant la marche et la station debout par suite d'impotence fonctionnelle de l'autre membre. Une autre cause est le surmenage des adolescents par la marche et la station debout, quand les conditions hygiéniques sont mauvaises, repos nocturne et alimentation insuffisants. Le sujet fatigué cherche à mettre son pied dans une attitude aussi passive que possible, c'est-à-dire en valgus. Le défaut d'énergie dans la croissance et la régénération des os agissent dans le même sens.

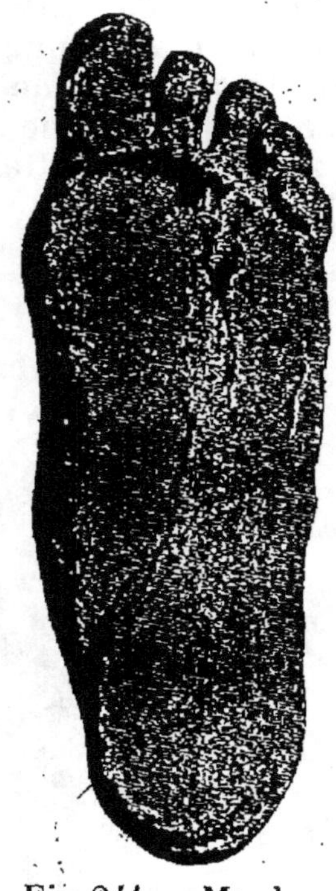

Fig. 241. — Moulage en plâtre du pied plat rachitique d'une jeune fille de 14 ans. Tout le squelette portait des traces de rachitisme.

Dans les formes confirmées, certaines surfaces articulaires ont disparu, des crêtes osseuses surtout dans la tibio-tarsienne et la sous-astragalienne se sont développées ; ces saillies que l'on trouve encore dans les articulations calcanéo-cuboïdienne et scapho-astragalienne sont la preuve qu'il s'est produit en certains points des pressions ayant dépassé les limites physiologiques. L'astragale est constamment en flexion plantaire par rapport à la jambe, car la partie antérieure de la surface articulaire de la poulie est dépourvue de cartilage ; il se déplace à son tour par rapport au calcanéum en avant et en dedans, attitude qui correspond à une

torsion en valgus du calcanéum. Par contre, le scaphoïde
se relève par rapport à l'astragale de telle sorte que la partie
inférieure de la surface articulaire de la tête devient libre ;
ce mouvement peut être prononcé au point que la partie
supérieure du scaphoïde vient s'enfoncer dans une excava-

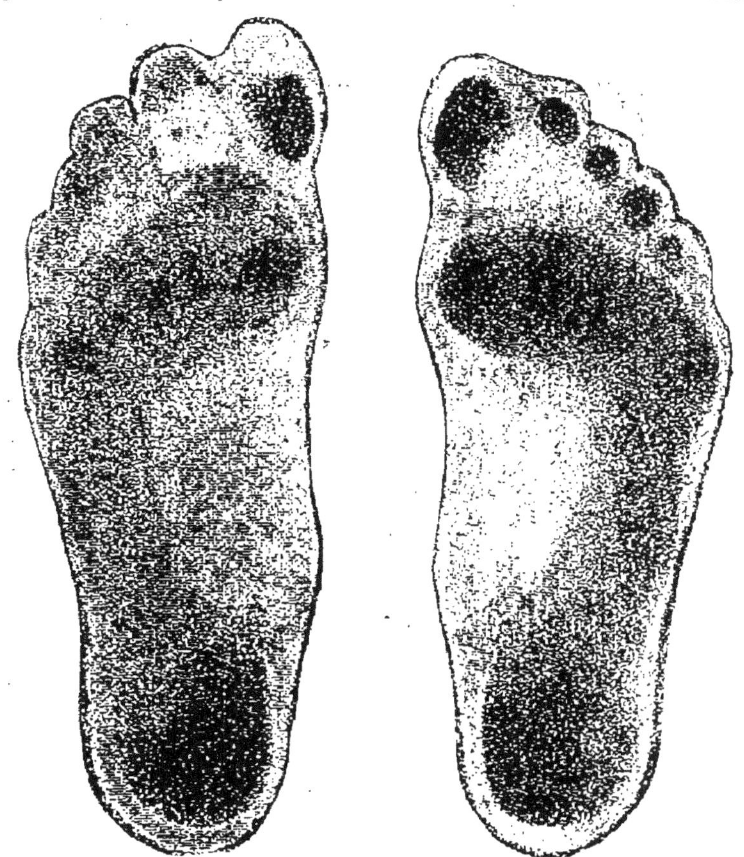

Fig. 242. — Empreintes plantaires de pieds plats au début.
La voûte du pied est bien conservée ; le valgus est prononcé ;
douleurs habituelles du pied plat. Jeune homme de 16 ans.

tion du col de l'astragale. Le ligament calcanéo-scaphoïdien
sur lequel l'astragale rejeté en dedans et en bas chevauche
complètement, s'allonge et s'épaissit. Souvent une crête saillante à la partie supérieure de la tête de l'astragale empêche
le scaphoïde de glisser en haut. Ce dernier peut être déformé
au point de présenter sa partie externe en forme de coin.

Les altérations de rapport du calcanéum et du cuboïde sont considérables ; les bords supérieurs de ces os sont fortement comprimés l'un contre l'autre, les inférieurs sont écartés, ce qui amène l'allongement du ligament calcanéo-cuboïdien plantaire. Les faces antérieure et postérieure du cuboïde, au lieu de converger en bas, convergent en haut. Dans les cas très graves, le péroné touche le col du calcanéum en valgus extrême et s'y crée une néarthrose.

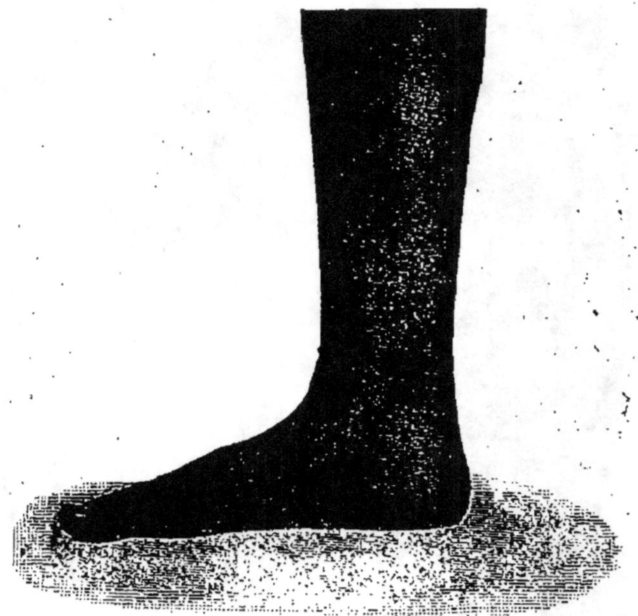

Fig. 243. — Pied plat d'une jeune fille de 12 ans. Face interne. La voûte plantaire n'est pas trop mal conservée.

En résumé, les lésions du pied plat sont en première ligne des déplacements articulaires, en seconde ligne des allongements ligamenteux, en dernier des altérations osseuses.

Symptômes et marche. — Le pied plat au début se traduit par une série de phénomènes subjectifs : il survient des douleurs dans le mollet, le dos du pied, au-dessous de la malléole interne alors même qu'il n'y a aucune modification d'attitude. Un peu plus tard se montrent des points douloureux derrière le tubercule du scaphoïde, au côté externe de la tête de l'astragale et dans l'articulation calcanéo-astragalienne ; ils n'ont d'ailleurs rien de constant.

L'évolution ultérieure est marquée par une série de modifications d'attitude. C'est le valgus du calcanéum qui apparaît le premier. La région du scaphoïde et la malléole font
une saillie telle que la ligne qui prolonge celle-ci tombe
nettement en dedans du contour interne de la projection

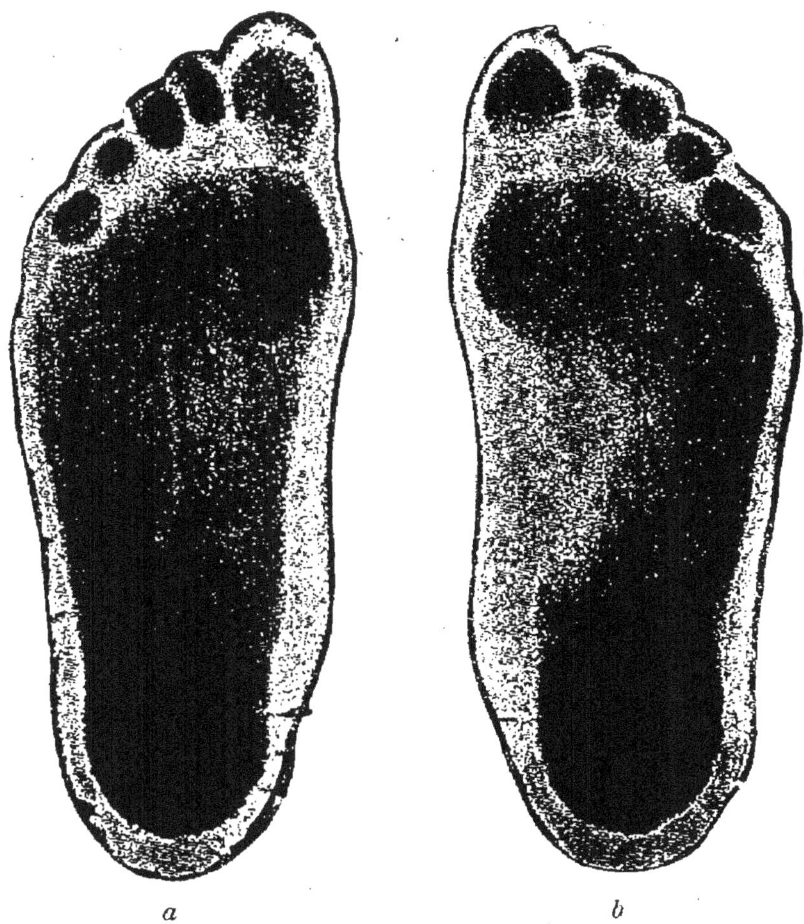

a b

Fig. 244, *a* et *b*. — Empreinte d'un pied plat moyen-
nement développé chez un jeune homme de 18 ans.

du pied sur le sol. Dans certaines de ces attitudes en valgus,
le pied reste creux (fig. 242, 243). Mais si la maladie continue sa marche, l'astragale et le scaphoïde descendent peu
à peu et la voûte s'affaisse. Alors surviennent des contractures musculaires qui ont pour origine la douleur provoquée

par les modifications d'attitude. La mobilité du pied se
trouve limitée aussi bien dans la tibio-tarsienne que dans

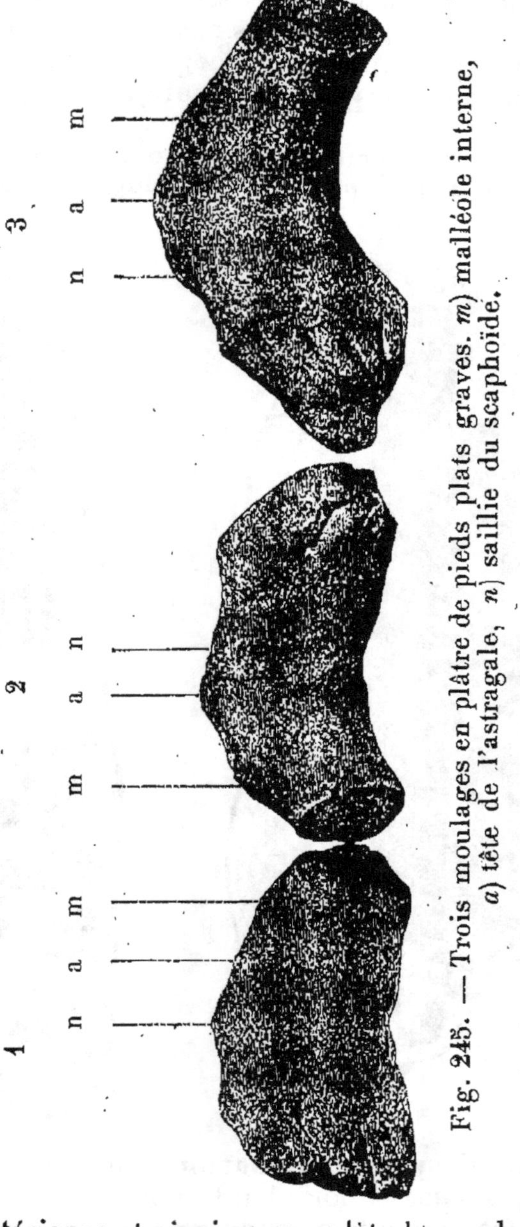

Fig. 245. — Trois moulages en plâtre de pieds plats graves. *m*) malléole interne,
a) tête de l'astragale, *n*) saillie du scaphoïde.

le tarse postérieur; et ainsi se complète le syndrome de ce
qu'on appelle le *pied plat contracturé*.

Cette période peut n'être atteinte que des mois, des années après l'apparition des premiers symptômes. Quand elle persiste longtemps, elle peut aboutir au *pied plat fixe*, difformité presque irréparable, aux profondes altérations ligamenteuses et osseuses. En dehors de celles-ci cette forme de pied plat est caractérisée par une limitation considérable de la mobilité pouvant aller jusqu'à l'ankylose. La figure 245 montre comment dans cette forme grave et ancienne la région du scaphoïde et de la tête de l'astragale se trouve de plus en plus déjetée en dedans.

Le *diagnostic* est difficile au début. En dehors des troubles subjectifs, c'est l'attitude en valgus du calcanéum qui permet de se prononcer. Plus tard l'empreinte plantaire fournit des données utiles ; on y voit l'aplatissement de la voûte, la saillie de la région scaphoïdienne, de la tête de l'astragale, de la malléole interne, surtout si l'on y joint le contour du pied. Dans certains cas le tubercule du scaphoïde descend assez pour se dessiner sous forme de tache sombre.

Le *traitement* a pour but la suppression de la difformité et le rétablissement fonctionnel. La première partie de ce programme peut être remplie dans les formes légères, mais dans les autres il faut se contenter de rétablir la fonction d'une manière suffisante.

S'il n'y a que du valgus avec relâchement de toutes les articulations du pied, on aura recours à une bottine spéciale à talon et semelle surélevés du côté interne, aux exercices de gymnastique en supination et au massage. Lorsque la bottine ne suffit pas, il faut y joindre une semelle ayant une courbe plantaire correcte et s'étendant du talon à la saillie du gros orteil. Elle sera façonnée sur un moulage en plâtre de la plante obtenu dans la station debout le pied reposant sur un plan incliné de haut en bas et de dedans en dehors. Faite en métal ou en celluloïde cette semelle laissera libres les saillies osseuses et sera construite selon une courbe à convexité supérieure dont le sommet répondra en moyenne à l'articulation de Chopart.

Un *traitement préparatoire* comprenant le repos au lit plus ou moins prolongé, l'hydrothérapie et le massage doit précéder le traitement orthopédique du pied plat contracturé. Après la disparition des phénomènes inflammatoires, viendront les mouvements de redressement et après le retour de la mobilité, le port de la bottine ou de la semelle, le massage et le redressement passif seront longtemps prolongés. Souvent la bottine et la semelle seules ne suffiront pas, et il y faudra joindre une attelle interne remontant le long de la jambe.

Le pied plat fixe doit être d'abord mobilisé soit par redressement forcé sous l'anesthésie, soit par le massage, les manipulations, l'hydrothérapie. Dans les cas spécialement graves, des opérations sanglantes ont été faites : résection cunéiforme du bord interne du pied, séparation par un trait de scie de la partie postérieure du calcanéum repoussé ensuite en bas, ostéotomie des malléoles suivie de dislocation en dedans du pied (Trendelenburg).

Note additionnelle.

[En France l'affection est plus communément désignée sous le nom de *pied plat valgus douloureux* ou de *tarsalgie des adolescents*. La pathogénie en reste encore obscure. D'après la théorie *articulaire* l'affection serait le résultat d'une arthrite sèche calcanéo-astragalienne (Gosselin); la théorie *musculaire* invoque l'impotence fonctionnelle du long péronier latéral (Duchenne de Boulogne) ; la théorie *ligamenteuse* s'appuie sur l'allongement par surmenage des ligaments plantaires internes (Chassaignac, Le Fort), du ligament en Y, du ligament calcanéo-scaphoïdien (Tillaux) ; les théories *osseuses* se réclament des déformations et déplacements par surchage, par rachitisme, par défaut de rotation du tibia ; la théorie *nerveuse* cherche l'interprétation dans l'hypothèse d'une lésion médullaire plus ou moins passagère ou dans un état névropathique.

Parmi les interventions sanglantes qu'on a proposées pour les cas invétérés, ajoutons le raccourcissement du jambier postérieur, l'excision cunéiforme de la tête et du col de l'astragale, l'astragalectomie totale, la scaphoïdectomie, l'arthrodèse astragalo-scaphoïdienne avec enchevillement (Ogston), etc.]

Pied talus (pes calcaneus). — La fixation du pied en flexion dorsale est rare ; on en distingue deux groupes (Nicoladoni).

1. PES CALCANEUS SURSUM FLEXUS produit par flexion considérable du pied. Il peut être :

a) congénital,
b) acquis et cela
    α) par paralysie,
    β) par processus pathologiques de la tibio-tarsienne.

PES CALCANEUS SENSU STRICTIORI ; il est produit par l'abaissement pur et simple du talon sans flexion dorsale dans la tibio-tarsienne. Il est toujours acquis.

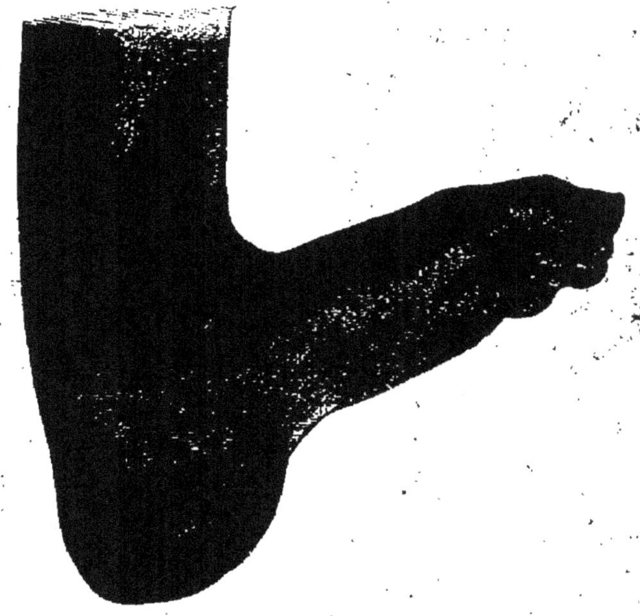

Fig. 246. — Pied talus paralytique gauche. Garçon de 10 ans. Pied en flexion dorsale active. Le traitement a consisté en la résection du tendon d'Achille.

Le PES CALCANEUS SURSUM FLEXUS CONGÉNITAL est en flexion dorsale prononcée. Tous les muscles sont intacts et cependant on ne peut pratiquer la flexion plantaire parce que les tendons dorsaux s'y opposent. C'est une difformité due à des surcharges intrautérines, rarement combinée avec le varus, presque toujours avec le valgus. Tantôt le squelette du pied est intact, tantôt les déformations portent sur l'astragale aplati, allongé, dont le col porte une excavation destinée à recevoir le bord antérieur de la surface articulaire du tibia, sur le calcanéum dont le corps est très court et la grande apophyse anormalement allongée.

Le PES CALCANEUS SURSUM FLEXUS PARALYTIQUE est le résul-

tat de la paralysie des muscles postérieurs de la jambe, les
extenseurs étant conservés (fig. 246, 247, 248). Plus tard
l'avant-pied coude peu à peu la plante par son propre poids,
et ainsi naît le pied creux paralytique.

Les autres causes de pied talus acquis sont les brûlures
de la face antérieure du cou de pied et le décollement de
l'épiphyse du tibia par ostéomyélite ou traumatisme.

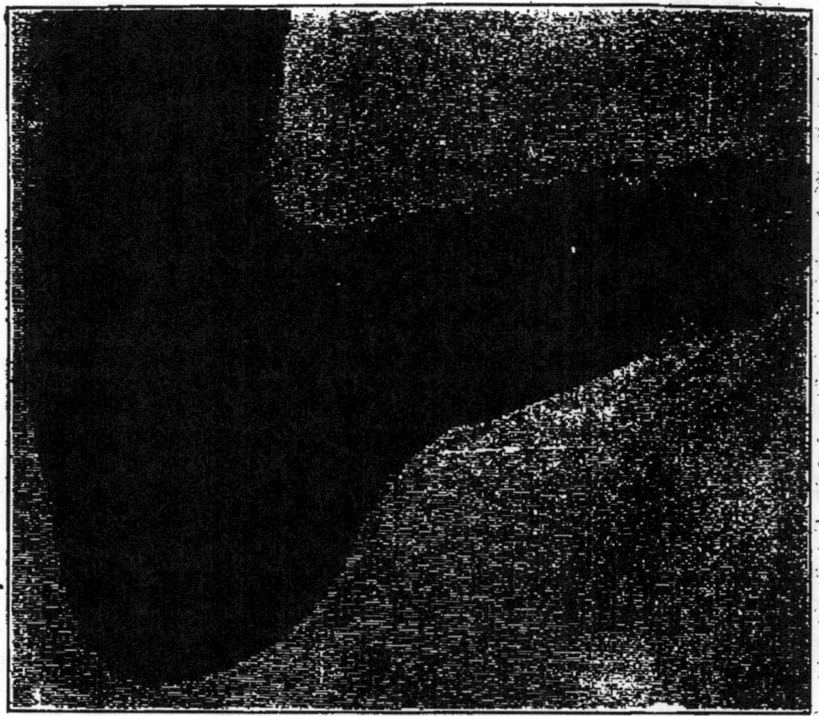

Fig. 247. — Radiographie du cas de la figure 246.

Le *pes calcaneus sensu strictiori* se distingue par ce fait
que le talon regarde bien directement en bas, mais que le
pied n'est pas en flexion dorsale dans la tibio-tarsienne et
n'a jamais pris cette attitude. La plante du pied est bien en
contact avec le sol, mais comme elle est très excavée, elle
n'y touche que par le talon et les saillies des premier et
cinquième orteils; le bord externe excavé également ne
repose pas sur le sol pendant la marche, à fortiori le bord
interne.

Cette difformité ne se rencontre que chez l'adulte ; elle serait due selon Nicoladoni à une paralysie des muscles profonds et superficiels du mollet, tandis que les péroniers, les fléchisseurs dorsaux et tous les muscles plantaires sont demeurés sains.

Le PIED TALUS CONGÉNITAL chez les petits enfants se traite, comme le pied varus, par des flexions plantaires et la fixation à l'aide d'une attelle jusqu'à ce que l'enfant commence

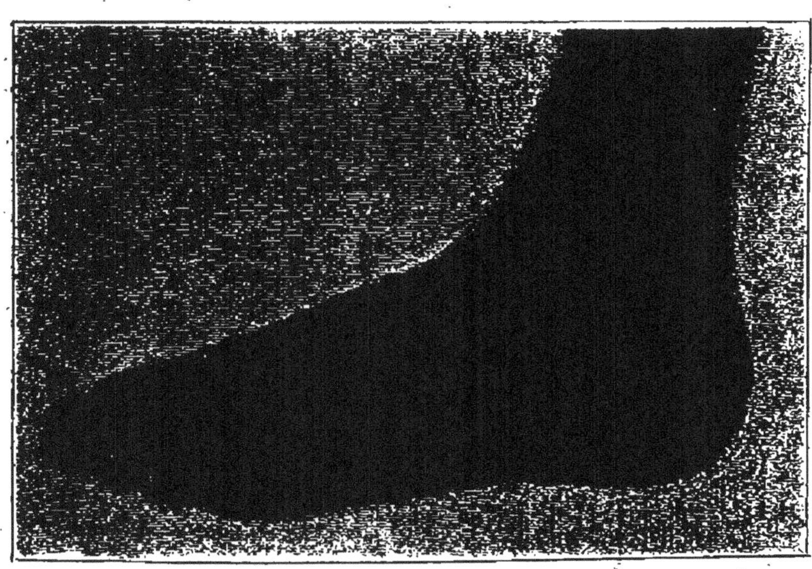

Fig. 248. — Le pied droit sain comme point de comparaison.

à marcher. Dans les cas graves, on a eu recours avec succès à la ténotomie des fléchisseurs dorsaux.

Le PIED TALUS PARALYTIQUE exige avant tout un traitement général par le massage et l'électricité et ensuite une bottine pour le redressement ; une attelle renforcée au niveau de la tibio-tarsienne empêche la flexion dorsale ; dans des lésions plus avancées, on produit un redressement plus énergique au moyen d'une corde élastique qui remplace les muscles paralysés du mollet. Les transplantations tendineuses ont également ici leurs indications : suture des tendons des péroniers ou des languettes détachées de ces tendons au tendon d'Achille. Le raccourcissement de ce dernier par résection trouve aussi son emploi.

Note additionnelle.

[**Ankylose tibio-tarsienne.** — Le *traumatisme* et les *arthrites* sont les deux causes qui permettent de subdiviser l'ankylose tibio-tarsienne en deux classes distinctes. Dans la première catégorie, il faut citer en premier lieu la fracture bimalléolaire de Dupuytren, puis la fracture malléolaire tibiale ou péronière consolidée en mauvaise position; enfin les luxations astragaliennes mal réduites ou compliquées de fractures.

Les arthrites rhumatismales et surtout tuberculeuses se terminent fréquemment par le processus de guérison de l'ankylose; tant que l'arthrite est en voie d'évolution, la jointure doit être immobilisée d'une manière d'autant plus parfaite que l'on est plus près des accidents du début, à l'aide d'appareils plâtrés, en cuir moulé (fig. 249), etc. L'arthrite étant guérie, il y a lieu de chercher à modifier l'ankylose lorsqu'elle entraîne une trop grande gêne fonctionnelle. L'ankylose en varus ou en valgus est bien plus incommode qu'un léger équinisme.

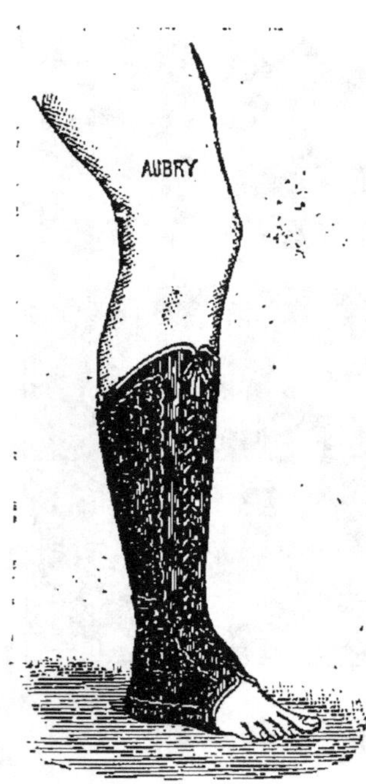

[Fig. 249. — Appareil en cuir moulé pour arthrite tibio-tarsienne.]

Les cals vicieux du cou de pied entraînant l'ankylose en valgus sont justiciables d'ostéotomies diverses, ostéotomies linéaires du tibia, du péroné, isolées ou combinées, à la base des malléoles ou sus-malléolaires, résection de malléoles ou de toute l'articulation tibio-tarsienne.

L'équin valgus est corrigé par l'extirpation de l'astragale qui fournit une néarthrose solide et en même temps assez mobile. L'équin varus comporte l'emploi de l'ostéotomie oblique interne de l'extrémité inférieure du tibia.

Les ankyloses consécutives aux arthrites seront réduites en bonne position par le redressement forcé; lorsque ce dernier moyen thérapeutique sera impossible, ce qui est fréquent, on préférera la résection tibio-tarsienne.]

Hallux valgus. — C'est l'abduction du gros orteil qui se dirige en dehors contre l'orteil voisin, souvent par dessus ou par dessous. La tête du premier métatarsien fait une forte saillie en dedans, recouverte d'une callosité sous laquelle est une bourse séreuse ayant tendance à s'enflammer. Souvent le bord externe de l'ongle est incarné.

La difformité est excessivement fréquente et uniquement due à la compression de chaussures trop étroites ou trop pointues ; la goutte, l'arthrite déformante ne sont que des causes accessoires.

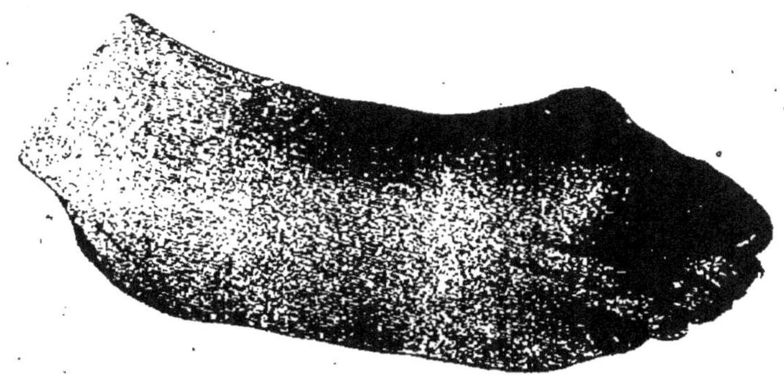

Fig. 250. — Hallux valgus. Femme de 30 ans.
L'affection était bilatérale.

La phalange a glissé en dehors par rapport à la tête du métatarsien et n'est plus en connexion qu'avec la partie externe de la surface articulaire élargie en dehors. La portion interne qui n'est plus articulaire est épaissie en forme d'exostose et son revêtement cartilagineux est altéré ou a disparu. A la face plantaire la tête du métatarsien est aplatie, le tendon du long fléchisseur du pouce rejeté en dehors avec ses sésamoïdes.

Une sandale en cuir souple pourvue d'une semelle d'acier percée de trous convenablement disposés pour laisser passer des bandelettes correctrices suffit en général au traitement de cette petite affection. Une lame verticale rembourrée et fixée à la semelle au côté externe du gros orteil remplit le même but.

Parfois les troubles sont assez graves pour nécessiter une intervention opératoire. La résection articulaire ne peut donner de bons résultats que dans les cas de pied plat lorsque la tête du premier métatarsien ne sert plus à soutenir la voûte plantaire; dans le cas contraire, l'opération augmente la surcharge sur les têtes des autres métatarsiens. Aussi certains chirurgiens se contentent-ils d'enlever l'exostose à la gouge. Mais c'est la *résection cunéiforme* et *sous-périostée* du métatarsien tout près de sa tête qui donne les meilleurs résultats.

L'hallux varus est rare; cette difformité inverse de la précédente s'associe au génu valgum.

Orteil en marteau (malleus hammerzehe). — C'est une contracture en flexion qui apparaît sur un des orteils, principalement sur le second, quelquefois sur plusieurs à la fois. La première phalange est en flexion dorsale, la seconde en flexion plantaire; la troisième continue la direction de la seconde ou bien est en flexion dorsale, souvent subluxée et jouissant d'une mobilité anormale. Au sommet de l'angle ainsi formé se développent des callosités et des bourses séreuses. Le malade se plaint de douleurs au niveau de la tête du métatarsien qui proémine à la face plantaire. Les tendons extenseurs raccourcis sont en saillie sous la peau.

L'affection peut être congénitale et héréditaire, mais le plus souvent est produite par des chaussures trop courtes, et le second orteil, le plus long de tous, est atteint le premier. Elle accompagne souvent le pied plat.

Les malades réclament un traitement plutôt à cause des durillons et des fistules des bourses séreuses qu'en raison de la difformité elle-même; les douleurs plantaires rendent également la marche difficile.

Le massage, l'allongement des extenseurs contracturés, le repos, ont raison des cas légers. Le traitement complémentaire comporte l'usage d'une sandale à laquelle sont fixées des bandelettes en forme de pont qui appuient sur la partie saillante de l'orteil déformé. Parfois des ténotomies sont indiquées; dans les cas très marqués, l'incision plantaire de toutes les parties molles jusqu'à l'articulation facilite le redressement.

[Sans aller jusqu'à l'amputation de l'orteil pratiquée autrefois, on peut conseiller la *résection cunéiforme dorsale* avec ablation du durillon et de sa bourse séreuse.]

FIN

TABLE DES FIGURES ET DES PLANCHES

FIN DE LA TABLE DES FIGURES ET DES PLANCHES

TABLE DES MATIÈRES

PARTIE SPÉCIALE

FIN DE LA TABLE

PLACEMENT DES PLANCHES HORS TEXTE

TABLE ALPHABÉTIQUE

Dijon. — Imprimerie Darantiere.

Atlas-Manuel de diagnostic clinique (Technique médicale, indications thérapeu-

tiques) par le Dr C. JAKOB. *Troisième édition française* par les Drs A. LÉTIENNE, ancien interne des hôpitaux de Paris et Ed. CART, lauréat de la Faculté de médecine de Paris. 1901, 1 vol. in-16 de 396 p., avec 68 pl. chromolithogr., comprenan. 182 figures et 86 fig. intercalées dans le texte, relié en maroquin souple, tête dorée. . . . . 15 fr.

L'*Atlas-Manuel de diagnostic clinique* réunit de nombreux documents cliniques épars dans des traités spéciaux.

Une *première partie* est consacrée à l'exposé et à l'iconographie des procédés d'exploration clinique les plus nouveaux ou les plus récemment perfectionnés : la microscopie, les réactions chimiques et colorées, qui donnent si fréquemment des indications précieuses, la projection des organes normaux, la topographie de la percussion. Elle comprend ensuite les schémas relatifs aux affections pulmonaires, cardiaques et abdominales. Cette première partie est accompagnée de 68 planches originales en couleurs. C'est une série de « leçons de choses » médicales.

La *seconde partie* est divisée en cinq chapitres, dans lesquels l'auteur montre d'abord comment il faut procéder à l'examen des malades, en général, puis de tous les organes. il fait connaître les anomalies que peuvent présenter les échanges nutritifs ; il décrit ensuite les parasites les plus importants.

Les deux derniers chapitres sont un résumé de pathologie et de thérapeutique spéciales. On y remarquera les méthodes diététiques applicables spécialement à chaque maladie.

M. Létienne a eu soin de mettre en relief les travaux de la clinique française et l'enseignement si apprécié des maîtres de notre école.

Atlas-Manuel de Médecine légale, par le professeur von

HOFMANN, directeur de l'Institut de médecine légale de Vienne. *Deuxième édition française*, par le Dr Ch. VIBERT, médecin-expert près les Tribunaux de la Seine. Préface par le professeur P. BROUARDEL, doyen de la Faculté de médecine de Paris. 1900, 1 vol. in-16 de 168 pages avec 56 planches chromolithographiées et 193 figures, relié en maroquin souple, tête dorée. . . . . 18 fr.

Cet *Atlas-Manuel de Médecine légale* se présente sous les auspices des maîtres les plus autorisés de la médecine légale. Les planches ont été dessinées d'après nature sous les yeux du professeur HOFMANN (de Vienne). Le Dr VIBERT, chef du laboratoire du professeur BROUARDEL, à la Morgue, a enrichi le texte du professeur viennois d'additions prises dans le service de son maître, qui a bien voulu écrire une introduction pour cette édition adaptée à la pratique de la médecine légale en France.

Voici un aperçu des principaux sujets traités :

4 planches en couleurs et 78 figures en noir sont consacrées à la *Médecine légale des organes génitaux de l'homme et de la femme* : vices de conformation, hermaphrodisme, anomalies de l'hymen, *Avortement*. Vient ensuite l'*Infanticide* avec 3 planches en couleurs et 7 en noir.

Les *coups et blessures*, comprenant 13 planches en couleurs et 86 en noir ; fractures du crâne et contusions du cerveau, blessures en cas de meurtre ou de suicide, par armes blanches ou armes à feu, brûlures.

La *pendaison*, la *strangulation*, la *submersion*, sont l'objet de 8 planches en couleurs et 13 en noir.

Les *empoisonnements* comprennent 22 planches en couleurs : empoisonnement par la lessive de soude, les acides sulfurique, chlorhydrique, azotique, phénique, le sublimé, le cyanure de potassium, le phosphore, l'arsenic, l'oxyde de carbone, etc.

L'Atlas se termine par l'*examen du cadavre* (5 pl. en couleurs et 6 en noir).

Envoi franco contre un mandat-postal

Atlas-Manuel des Maladies externes de l'œil, par le professeur O.

HAAB, directeur de la clinique ophtalmologique de l'Université de Zurich. *Edition française*, par le Dr Albert TERSON, chef de clinique ophtalmologique à la Faculté de médecine de Paris. 1900, 1 vol. in-16 de 284 p., avec 40 pl. chromolithog. contenant 76 fig. col. Relié en maroquin souple, tête dorée . . . 15 fr.

Le texte comprend, outre l'exposé des cas tels qu'ils se présentent dans la pratique courante, une introduction sur la marche à suivre dans l'examen clinique de l'œil, puis un exposé des principales indications et de la technique de la thérapeutique oculaire usuelle de l'auteur, tout en restant très bref, à dessein, sur les méthodes opératoires.

On passe successivement en revue les maladies de l'appareil lacrymal, des paupières, de la conjonctive, de la cornée, de la sclérotique, de l'iris et du corps ciliaire, du cristallin, du corps vitré, le glaucôme et les maladies de l'orbite.

Les planches de cet Atlas sont d'un réalisme absolu, car l'art du peintre dépassera toujours, aussi bien pour le fond de l'œil que pour les représentations des objets extérieurs, la vérité passive de la photographie directe, même coloriée. La reproduction des maladies externes de l'œil a atteint la perfection dans l'*Atlas-Manuel* de M. Haab.

Atlas-Manuel d'Ophtalmoscopie par le professeur HAAB. *Troisième édition française*,

par le Dr Albert TERSON et A. CUÉNOD, lauréat de la Faculté de médecine de Paris. 1900, 1 vol. in-16 de 276 pages, avec 88 pl. chromolithographiées contenant 138 figures, relié en maroquin souple, tête dorée. . . . . 15 fr.

L'*Atlas-Manuel d'Ophtalmoscopie* de HAAB et TERSON est le complément de l'*Atlas-Manuel des maladies externes de l'œil*.

Il devient banal d'insister sur l'extrême utilité de l'ophtalmoscopie qui donne si fréquemment au médecin des indications précises sur le diagnostic et le pronostic d'une maladie générale à retentissement oculaire.

Cet ouvrage, remarquable par ses descriptions concises et ses nombreuses planches en couleur exécutées d'après nature, constitue un *vade-mecum* pour l'étudiant et le médecin désireux de s'assurer de l'état du fond de l'œil de leurs malades, dès que le moindre affaiblissement visuel se produit au cours de l'affection qui les a conduits à l'hôpital. M. le Dr Terson a ajouté au texte primitif une étude sur les *rapports de l'ophtalmoscopie et des maladies générales*.

Atlas-Manuel des maladies de l'oreille, par le Dr BRUHL-POLITZER. *Edition*

française, par le Dr G. LAURENS, assistant de laryngologie et d'otologie à l'hôpital Saint-Antoine. 1902, 1 vol. in-16 de 300 p., avec 100 fig. et 39 pl. chromolith. Relié en maroquin souple, tête dorée.

Atlas-Manuel de Chirurgie Opératoire par le professeur O. ZUCKERKANDL.

Deuxième édition française, par A. MOUCHET, ancien interne, lauréat des hôpitaux, aide d'anatomie à la Faculté de médecine de Paris, lauréat de la Société de chirurgie. Préface par le Dr QUÉNU, professeur agrégé à la Faculté de médecine de Paris, chirurgien des hôpitaux. 1900, 1 vol. in-16 de 436 pages, avec 266 figures et 24 planches chromolithographiées, relié en maroquin souple, tête dorée. . . . . 16 fr.

L'auteur s'est appliqué à présenter sous une forme concise les procédés opératoires aujourd'hui généralement adoptés.

Il traite successivement des opérations sur les membres (ligatures, amputations, désarticulations, résections), puis il passe aux opérations sur la tête, le cou, le thorax, le bassin, les voies urinaires, l'anus, le rectum.

C'est un livre d'étudiants, c'est aussi un manuel que les chirurgiens de métier consulteront avec avantage : la simplicité de l'exposition, la clarté du plan, la multiplicité des figures en rendent la lecture facile.

M. MOUCHET a fait des additions de deux sortes : les unes sur des opérations que l'auteur n'avait pas cru devoir décrire, telles que la trépanation de l'apophyse mastoïde, les opérations sur le gloître exophtalmique, la désarticulation de la hanche par le procédé de Verneuil, les thoracoplasties, la chirurgie pulmonaire, etc., les autres sur les procédés opératoires les plus usités en France.

Les nombreuses additions dont M. MOUCHET a enrichi la seconde édition, plus importante encore que celles de la première, en font un livre nouveau et original. Complet dans sa précision, pratique dans son ordonnance, clair dans ses descriptions, ce volume a sa place toute indiquée dans les bibliothèques des étudiants et des praticiens; et ce qui en augmente encore la valeur, ce sont les 266 figures intercalées dans le texte et les 24 planches chromolithographiées.

Atlas-Manuel des Fractures et Luxations par le professeur HELFE-

RICH. *Deuxième édition française*, par le Dr Paul DELBET, chef de clinique chirurgicale à la Faculté de médecine de Paris. 1901, 1 vol. in-16 de 448 pages, avec 137 figures et 68 planches chromolithographiées, relié en maroquin souple, tête dorée. . 20 fr.

L'*Atlas-Manuel* de HELFERICH comprend une série de planches dessinées d'après nature sur des pièces d'autopsie ou des pièces expérimentales : elles font ressortir aux yeux la disposition du trait de fracture, le déplacement des fragments, l'attitude des membres, la situation occupée par la surface articulaire déplacée Il est facile d'en déduire les symptômes et le traitement.

Négligée au moment où les progrès de l'antisepsie ouvraient aux opérateurs le champ nouveau de la chirurgie abdominale, l'étude des fractures et des luxations est aujourd'hui reprise, et s'engage dans une voie nouvelle, car, là aussi, l'antisepsie permet d'intervenir heureusement, réduisant à ciel ouvert, réséquant les extrémités articulaires, suturant les parties fracturées.

Envoi franco contre un mandat postal

Atlas-Manuel des Maladies du Larynx par le Dr GRUNWALD, *Edition française*,

par le Dr A. CASTEX, chargé du cours de laryngologie à la Faculté de médecine de Paris et P. COLLINET, ancien interne des hôpitaux de Paris. 1899, 1 vol. in-16 de 244 pages, avec 48 figures et 44 planches chromolithographiées comprenant 107 figures, relié en maroquin souple, tête dorée. . . . . 14 fr.

L'Atlas-Manuel des maladies du larynx est divisé en deux parties.

La première partie est un résumé de laryngologie, clair et méthodique. L'ouvrage débute par l'anatomie et la physiologie. Viennent ensuite les méthodes d'examen : laryngoscopie indirecte avec le miroir, laryngoscopie directe, inspection, palpation, auscultation, stroboscopie, éclairage par transparence, examen radiographique. Le dernier chapitre est consacré aux causes et au traitement

La deuxième partie traite de la pathologie et de la thérapeutique.

I. Inflammations aiguës. — II. Inflammations chroniques. — III. Tumeurs. — IV. Troubles de la motilité. — V. Troubles de la sensibilité. — VI. Troubles de la circulation. — VII. Solutions de continuité. — VIII. Corps étrangers. — IX. Malformations.

Cet Atlas-Manuel sera un guide précieux pour le médecin praticien.

M. Castex, chargé du cours de laryngologie à la Faculté de médecine, a une compétence indiscutée sur les maladies du larynx.

Atlas-Manuel du Système Nerveux à l'état normal et à l'état pathologique par C. JAKOB. *Deuxième édition française* par le Dr RÉMOND, professeur

de clinique des maladies mentales à la Faculté de médecine de Toulouse et CLAVELIER, ex-chef de clinique ophtalmologique à la Faculté de Toulouse. 1900, 1 vol. in-16 de 364 pages, avec figures et 84 planches chromolithographiées comprenant 220 figures, relié en maroquin souple, tête dorée. . . . . . 20 fr.

Le praticien que ses études n'ont pas familiarisé avec le mouvement neurologique contemporain, ne saurait trouver de meilleur guide que l'*Atlas-Manuel du système nerveux* de JAKOB et RÉMOND. L'absence de schématisation dans les planches, le soin avec lequel celles-ci sont expliquées, le résumé d'anatomie, de physiologie et de pathologie qui les accompagne et leur sert de commentaire, tous ces éléments constituent un ensemble éminemment pratique. La deuxième édition a été améliorée par la place plus grande accordée aux travaux français.

La partie iconographique, composée de 84 planches coloriées comprenant 220 figures *entièrement refaites à nouveau* pour cette 2e édition, est précédée d'un Précis de neurologie, où M. le Dr RÉMOND expose la morphologie, le développement et la structure, la pathologie et la thérapeutique générale et spéciales du système nerveux.

Atlas-Manuel de Chirurgie orthopédique par les Drs LUNING et SCHULTHESS. Edition française par P. VILLEMIN, chirurgien des hôpitaux

de Paris. 1902, 1 vol. in-16 de 334 pages avec 250 figures et 16 pl. chromolith., relié en maroquin souple, tête dorée. 16 fr.

Atlas-Manuel de Gynécologie par le Dr A. SCHAEFFER. *Edition française* par le Dr BOUGLÉ, chirurgien des hôpitaux de Paris, 1 vol. in-16 de 350 pages,

avec 90 planches chromolithographiées, relié en maroquin souple.

Envoi franco contre un mandat postal

Atlas-Manuel des Bandages. Pansements et Appareils,

par le professeur A. HOFFA. *Edition française* par Paul HALLO-PEAU, interne des Hôpitaux de Paris. Préface de M. le professeur Paul BERGER, professeur à la Faculté de Médecine de Paris. 1900, 1 vol. in-16 de 160 pages avec 128 planches tirées en couleur, relié en maroquin souple, tête dorée. . . . . 14 fr.

Un manuel de petite chirurgie contenant la description sommaire des pièces servant aux bandages, aux pansements, aux appareils élémentaires quotidiennement employés dans les services de chirurgie, — et la manière de s'en servir, c'est-à-dire d'appliquer ces bandages et ces pansements en une région quelconque, et de procéder à la pose de ces appareils, suivant des règles — tel est le premier livre, tel doit être le *vade mecum* et le guide du commençant, qui va pour la première fois franchir le seuil d'une salle d'hôpital.

Aussi ne saurait-on trop engager ceux qui débutent dans les études médicales, à prendre, dès l'abord, le contact du malade et à s'exercer auprès de son lit, en s'essayant aux pansements, à acquérir la légèreté, la sûreté, l'habileté de main que seuls possèdent ceux qui ont passé des mois, des années, dans le maniement de ces objets vulgaires avec lesquels un chirurgien doit tout savoir faire.

Pour aborder ces exercices, il faut un éducateur et un guide : l'*Atlas-Manuel des Bandages* de M. HOFFA est précisément fait pour initier les commençants à ce genre d'étude, en leur faisant voir, grâce aux figures nombreuses et claires qui en émaillent le texte, les objets qu'ils auront à leur disposition pour répondre aux indications les plus variées et en leur en montrant le mode d'utilisation.

Atlas-Manuel d'Obstétrique clinique et thérapeutique par le Dr A. SCHAEFFER. *Edition française*,

par le Dr POTOCKI, professeur agrégé à la Faculté de médecine, accoucheur des hôpitaux de Paris. Préface par A. PINARD, professeur de clinique obstétricale à la Faculté de médecine de Paris. 1901. 1 vol. in-16 de 472 p. avec 73 pl. dont 55 col. et 18 figures, relié en maroquin souple, tête dorée . . 20 fr.

Un *Atlas d'obstétrique* de format portatif et d'un prix abordable manquait aux besoins de l'étudiant et du praticien : celui de M. le professeur SCHAEFFER est un excellent résumé de l'enseignement classique de l'obstétrique. M. POTOCKI a ajouté à l'édition originale de nombreuses additions, qui sont souvent de véritables chapitres. On a ainsi l'exposé des idées des auteurs classiques français et étrangers. La comparaison des méthodes pouvant devenir la cause d'améliorations profitables aux femmes et aux enfants; ajouter à la science française celle des autres pays, ce n'est pas seulement savoir *davantage*, c'est savoir *mieux*.

Voici un aperçu des matières traitées dans l'*Atlas-Manuel d'obstétrique* : Physiologie de la grossesse. — Examen de la femme enceinte et diagnostic de la grossesse. — Anatomie, développement et examen clinique du bassin. — Accouchement physiologique. — Suites de couches. — Soins à donner aux nouveau-nés. — Pathologie de la grossesse. Avortement et accouchement prématuré. Bassins viciés. — Pathologie de l'accouchement. — Pathologie des suites de couches.—Fièvre puerpérale. — Maladies des glandes mammaires.

Envoi franco contre un mandat postal

Atlas-Manuel d'Anatomie pathologique, par BOLLINGER, professeur à l'Université de Munich. *Edition française,* par le Dr GOUGET, professeur agrégé à la Faculté de médecine de Paris, 1901, 1 vol. in-16 avec 120 planches coloriées, relié en maroquin souple, tête dorée.

Atlas-Manuel d'Histologie pathologique, par le Dr HERM. DURCK, assistant à l'Institut pathologique à Munich. *Edition française.* par le Dr GOUGET, professeur agrégé à la Faculté de médecine de Paris, 1901, 1 vol. in-16, avec 120 planches coloriées, relié en maroquin souple, tête dorée. . . . . 20 fr.

L'étude de l'anatomie pathologique, surtout microscopique, a pris une importance sans cesse croissante. A côté de l'enseignement pratique à l'amphithéâtre et au laboratoire, il n'est pas douteux que l'enseignement théorique est indispensable, pour coordonner les souvenirs de celui qui a déjà observé et pour servir de guide au débutant dans l'analyse et l'interprétation des lésions qu'il a sous les yeux.

L'*Atlas-Manuel* de DURCK diffère à la fois des traités et manuels classiques par la place prépondérante accordée aux figures en couleurs, et des atlas publiés jusqu'ici. tels que ceux de Cruveilhier et de Lebert. par ses dimensions plus maniables et mieux appropriées aux besoins de l'étude journalière et surtout par son prix accessible à tous.

Atlas de Microbiologie, *Soixante planches coloriées* (en 8 couleurs), par E. MACÉ, professeur à la Faculté de médecine de Nancy. directeur de l'Institut sérothérapique de l'Est. 1898, 1 vol. gr. in-8 de 60 planches coloriées avec texte explicatif, cartonné. . . . . 32 fr.

Le *Traité de Bactériologie* du professeur MACE est devenu, grâce à un succès de quatre éditions, l'ouvrage classique sur la matière. Mais les progrès faits dans cette science ont été considérables. Aussi, sans modifier la disposition générale de l'ouvrage. a-t-il fallu faire de nombreuses additions nécessitées par les découvertes récentes De là l'extension de la nouvelle édition, qui se présente avec le double de pages et de figures. C'est à proprement parler un ouvrage au courant des dernières acquisitions.

Comme complément de ce traité, M. Macé publie un *Atlas de microbiologie,* qui est la reproduction de plus de 500 superbes aquarelles.

Il n'est pas inutile de rappeler quelle est. dans l'étude d'une science aussi complexe que la *Microbiologie* telle qu'on la conçoit aujourd'hui. l'importance très grande d'une représentation exacte des caractères de culture des milieux habituellement employés, des formes que présentent les principaux microbes aux grossissements nécessaires pour bien les étudier. C'est la majeure partie des caractères qui priment pour les déterminations spécifiques. souvent bien délicates.

Aussi, tous ceux qui étudient les microbes reconnaîtront-ils la grande utilité de ce bel Atlas, où la préoccupation dominante a été de reproduire les caractères naturels des organismes étudiés.

Cet atlas de 60 planches comprend près de 500 figures. toutes dessinées d'après nature sous les yeux de l'auteur, et reproduites en nombreuses couleurs par les procédés typographiques les plus nouveaux et les plus perfectionnés.

Cet Atlas de bactériologie est appelé à rendre les plus grands services à ceux qui commencent l'étude de la microbiologie, et aux médecins qui, pourront trancher des diagnostics bactériologiques quelquefois hésitants.

Envoi franco contre un mandat postal

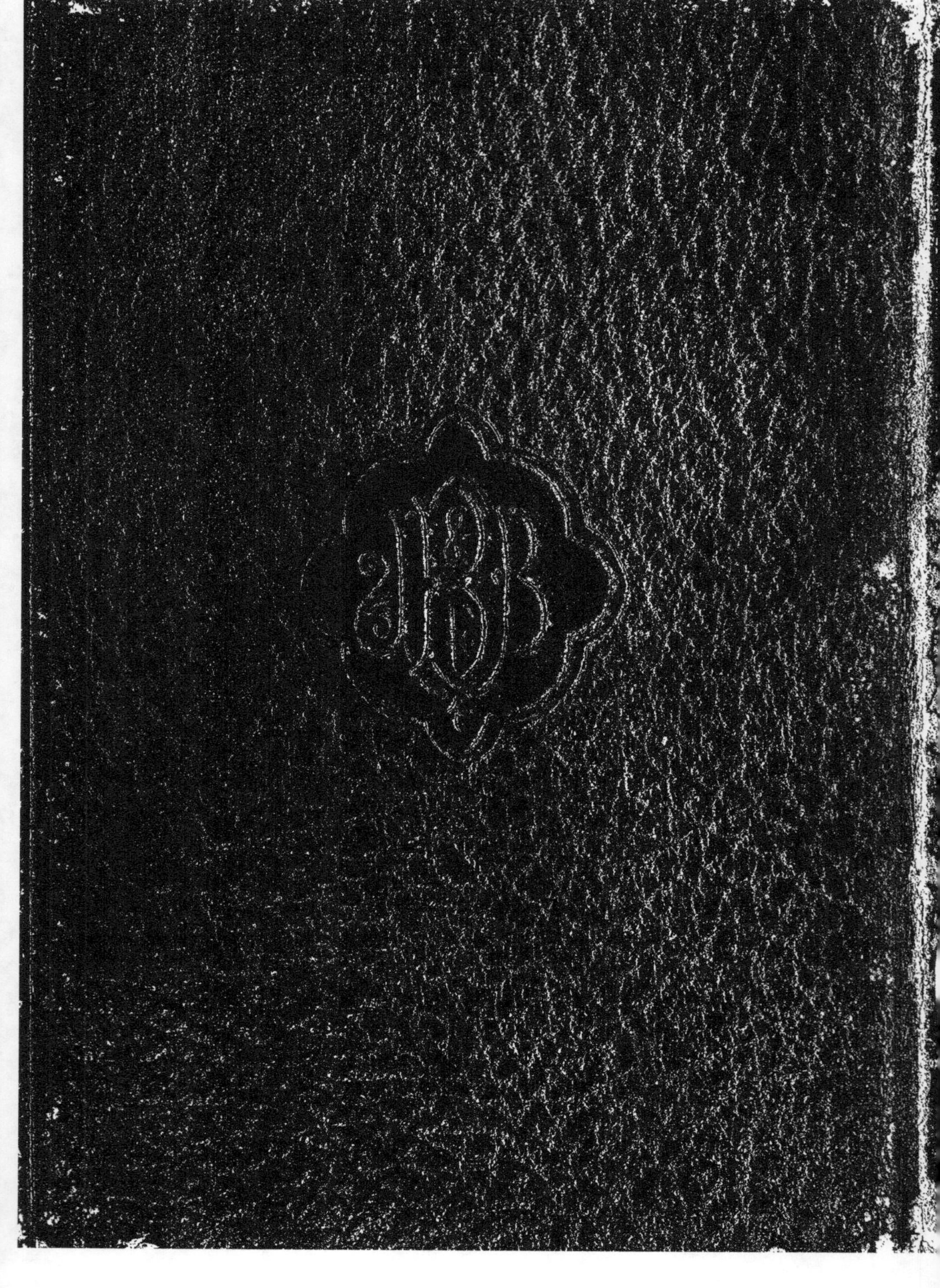